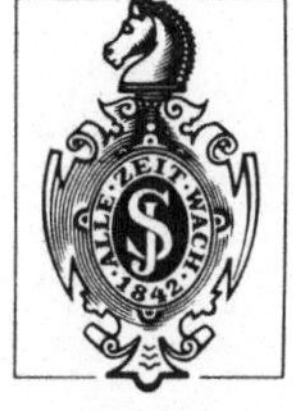

Gerd Bönner

Das renale Kallikrein-Kinin-System

Mit 178 Abbildungen
und 112 Tabellen

Springer-Verlag Berlin Heidelberg New York
London Paris Tokyo

Priv.-Doz. Dr. med. Gerd Bönner
Medizinische Klinik II und Poliklinik
der Universität zu Köln
Ostmerheimer Straße 200
5000 Köln 91

ISBN-13: 978-3-642-47579-5   e-ISBN-13: 978-3-642-47577-1
DOI: 10.1007/978-3-642-47577-1

CIP-Titelaufnahme der Deutschen Bibliothek
Bönner, Gerd: Das renale Kallikrein-Kinin-System / Gerd Bönner. – Berlin ; Heidelberg ;
New York ; London ; Paris ; Tokyo : Springer, 1988
ISBN-13: 978-3-642-47579-5

Dieses Werk ist urheberrechtlich geschützt. Die dadurch begründeten Rechte, insbesondere
die der Übersetzung, des Nachdrucks, des Vortrags, der Entnahme von Abbildungen und
Tabellen, der Funksendung, der Mikroverfilmung oder der Vervielfältigung auf anderen
Wegen und der Speicherung in Datenverarbeitungsanlagen, bleiben, auch bei nur auszugs-
weiser Verwertung, vorbehalten. Eine Vervielfältigung dieses Werkes oder von Teilen
dieses Werkes ist auch im Einzelfall nur in den Grenzen der gesetzlichen Bestimmungen des
Urheberrechtsgesetzes der Bundesrepublik Deutschland vom 9. September 1965 in der
Fassung vom 24. Juni 1985 zulässig. Sie ist grundsätzlich vergütungspflichtig. Zuwiderhand-
lungen unterliegen den Strafbestimmungen des Urheberrechtsgesetzes.

© Springer-Verlag Berlin Heidelberg 1988
Softcover reprint of the hardcover 1st edition 1988

Die Wiedergabe von Gebrauchsnamen, Handelsnamen, Warenbezeichnungen usw. in diesem Werk berechtigt auch ohne besondere Kennzeichnung nicht zu der Annahme, daß
solche Namen im Sinne der Warenzeichen- und Markenschutz-Gesetzgebung als frei zu
betrachten wären und daher von jedermann benutzt werden dürften.

Produkthaftung: Für Angaben über Dosierungsanweisungen und Applikationsformen kann
vom Verlag keine Gewähr übernommen werden. Derartige Angaben müssen vom jeweiligen Anwender im Einzelfall anhand anderer Literaturstellen auf ihre Richtigkeit überprüft
werden.

Laserausdruck: P. Allhoff, Leverkusen

2125/3145-543210 – Gedruckt auf säurefreiem Papier

Vorwort

Die physiologische Regulation des Blutdruck unterliegt zahlreichen vasopressorischen und vasodepressorischen Regelmechanismen und ist letztlich das Ergebnis einer ausgewogenen Balance zwischen diesen konträr wirkenden Regelsystemen. In den vergangenen Jahren sind bevorzugt die vasopressorischen Hormonsysteme wie das sympathische Nervensystem, das Renin-Angiotensin-System, die Mineralokortikoide sowie das Vasopressin untersucht worden. Die vasodepressorischen Hormonsysteme wie die Prostaglandine und Kinine wurden aber wegen methodischer Probleme weitgehend von der Forschung ausgeschlossen. Die arterielle Hypertonie kann jedoch nicht nur das Ergebnis einer zu hohen Aktivität der vasopressorischen Hormonsysteme sein, wie es für die renovaskuläre Hypertonie, das Conn-Sydrom oder das Phaeochromozytom gezeigt wurde, sondern sie kann durchaus auch aus einer verminderten Aktivität der vasodepressorischen Hormonsysteme resultieren.

Ziel der vorliegenden Untersuchungen sollte es nun sein, mit verfeinerten Methoden die Bedeutung der Kallikrein-Kinin-Systeme, insbesondere des renalen Kallikrein-Kinin-Systems, für die physiologische Volumen- und Blutdruckregulation aufzuzeigen und zu untersuchen, inwieweit dieses Hormonsystem bei Hypertonie in seiner Aktivität gestört ist.

Dieses Buch integriert als Habilitationsschrift eine Reihe von methodischen, tierexperimentellen und klinischen Untersuchungen in einen allgemeinen Literaturüberblick und zeigt auf, über welche Störungen besonders das renale Kallikrein-Kinin-System an der Entwicklung einer arteriellen Hypertonie beteiligt sein kann. Durch das sehr ausführliche Literaturverzeichnis soll dem Leser ermöglicht werden, jeweilige Teilaspekte zu den Kallikrein-Kinin-Systemen weiter zu vertiefen.

Mit der Auflage dieses Buches verbindet sich mein großes Anliegen, das Interesse an der Kreislaufforschung stärker als bisher auf das wenig beforschte Gebiet der Kallikrein-Kinin-Systeme zu lenken und die vasodepressorischen Hormonsysteme enger in die allgemeine Diskussion um die Mechanismen der Blutdruckregulation und der Pathogenese der arteriellen Hypertonie einzubinden. In diese Diskussion müssen in Zukunft sicher auch die vasodepressorischen Prostaglandine PGE_2 und Prostacyclin mit einbezogen werden.

Die vorgestellten Untersuchungen sind nur mit der großen Hilfe vieler Kollegen möglich gewesen, deren am Ende des Buches in der Danksagung gedacht wird. An dieser Stelle möchte ich aber auch den Herren des Springer Verlages

Heidelberg, besonders Herrn J. Sydor, sowie Herrn P. Allhoff, Leverkusen und der Firma Intersan GmbH, Ettlingen aufrichtig danken, die mit Ihrer Unterstützung den Druck des Buches ermöglicht haben.

Köln, im Dezember 1988   Gerd Bönner

Inhaltsverzeichnis

Einleitung

Die Regulation des systemischen Blutdrucks und der regionalen Organdurchblutung unterliegt einer multifaktoriellen Steuerung, die entscheidend durch mehrere, einander gegenseitig beeinflussende Hormonsysteme kontrolliert wird. Die Bedeutung einiger dieser Hormonsysteme in der Blutdruckregulation ist seit langem nachgewiesen, und Enthemmungen ihrer Aktivitäten führen erfahrungsgemäß zu pathologischen Blutdruckanstiegen. In diese Krankheitsbilder sind das Conn-Syndrom, das Phächromozytom, die renovaskuläre Hypertonie, das Cushing-Syndrom und die schwere Hyperthyreose einzuordnen. Anders verhält es sich mit den gefäßerweiternden und blutdrucksenkenden Hormonsystemen wie den Prostaglandinen, den Kallikrein-Kinin-Systemen, dem atrialen natriuretischen Faktor oder der Substanz P. Denn anhaltende pathologische Kreislaufreaktionen auf Aktivitätsänderungen dieser Hormonsysteme sind bis heute noch nicht sicher nachgewiesen worden. Neben diesen endokrinen Regulationsmechanismen hat auch die Volumenregulation des Organismus einen entscheidenden Einfluß auf die Blutdruckhomöostase. Die zwei wichtigsten Organe in diesem Zusammenhang sind das Herz und die Niere. So führen Fehlfunktionen des Herzens sowohl zu Blutdruckanstiegen (hyperkinetisches Herzsyndrom, extreme Bradykardie, Aortenklappeninsuffizienz) als auch zu Blutdruckabfällen (Herzinsuffizienz, Herzklappenfehlfunktionen). Besondere Bedeutung in der Pathogenese einer arteriellen Hypertonie wurde einer bis heute noch nicht sicher nachgewiesenen Nierenfunktionsstörung zugemessen, die nach der Theorie von Guyton [202] als initialer Faktor vor allen anderen endokrinen Regulationsstörungen über eine verminderte renale Natrium- und Wasserausscheidung eine Blutdruckerhöhung induzieren soll.

Dem renalen Kallikrein-Kinin-System werden im wesentlichen natriuretische, diuretische und vasodilatorische Eigenschaften zugesprochen (Abb. 1). Aufgrund dieser Eigenschaften kann dieses System nach dem heutigen Kenntnisstand in beide der vorgestellten Regulationsmechanismen – renale Kontrolle der Volumenhomöostase und endokrine Steuerung des Gefäßtonus – eingreifen. Bisher existierten jedoch nur sehr wenige Hinweise für eine solche physiologische bzw. auch pathophysiologische Bedeutung dieses Systems. Neues Interesse am renalen Kallikrein-Kinin-System wurde durch Untersuchungen geweckt, die zeigten, daß eine pharmakologische Hemmung des Angiotensin-I-Convertingenzyms mit Captopril den Blutdruck stärker senkt, als es mit der alleinigen spezifischen Blockade des Renin-Angiotensin-Systems durch den Angiotensin-II-Rezeptorantagonisten Saralasin möglich war. Initial bot sich als Erklärung für diese Wirkdifferenz der beiden Substanzen eine für Saralasin bekannte, geringe "intrinsic activity" an, die mög-

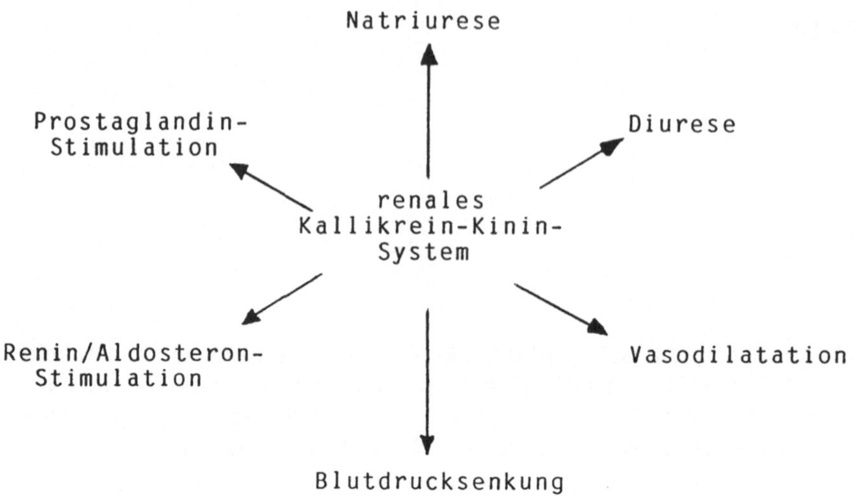

Abb. 1. Das renale Kallikrein-Kinin-System und seine diskutierten physiologischen Wirkungen

licherweise der maximal erreichbaren Blutdrucksenkung nach Blockade des Renin-Angiotensin-Systems entgegenwirkt. Andererseits muß bei Captopril bedacht werden, daß das Angiotensin-I-Convertingenzym der bradykinin-abbauenden Kininase II identisch ist. Eine Hemmung dieses Enzyms verhindert somit nicht nur die Bildung des vasokonstriktorischen Angiotensin II, sondern verhindert auch den Abbau der vasodilatierenden Kinine. Die Kininase II ist zu einem ganz beträchtlichen Anteil im Endothel der Lungenkapillaren lokalisiert und hat die Aufgabe, das Übertreten von venös anflutenden Kininen in den arteriellen Schenkel der Zirkulation zu verhindern. Nach Hemmung des Enzyms können die Kinine nicht mehr rasch inaktiviert werden und gelangen so in nahezu ungeminderter Konzentration in die Arterien, wo sie möglicherweise zu einer stärkeren Vasodilatation mit entsprechend ausgeprägterer Blutdrucksenkung führen, als dies mit einer alleinigen Blockade des Renin-Angiotensin-Systems zu erreichen ist. Unterstützt wurde diese Hypothese durch den Befund, daß bei einer gleichzeitigen Hemmung des renalen Kallikreins mit Aprotinin die Blutdrucksenkung durch Captopril nicht mehr stärker ausgeprägt war als unter Saralasin.

Durch diese Befunde wurde die Forschung auf dem Gebiet der Kallikrein-Kinin-Systeme neu belebt. Es gelang aber auch in den zahlreichen, neu konzipierten Untersuchungen nicht, die physiologische Bedeutung der Kinine und deren Regulation aufzudecken. Besonders erschwert wurde die Kallikreinforschung durch den Umstand, daß bis heute noch kein spezifischer Kallikreininhibitor oder Kininantagonist entdeckt wurde, der eine gezielte Hemmung der Kallikrein-Kinin-Systeme erlaubt hätte: Aprotinin hemmt alle Serinproteasen des Organismus sowie das Renin-Angiotensin-System; die bisher entwickelten Bradykinin-Rezeptorantagonisten weisen alle noch eine bradykinin-ähnliche Eigenwirkung auf und sind aus ethischen Gründen zur Zeit noch nicht am Menschen einzusetzen. Ein weiteres, großes Problem der Kallikreinforschung waren in der Vergangenheit die unzureichenden Meßverfahren. Dieses Problem stellte eine besondere Herausforderung dar, da verwertbare Ergebnisse in tierexperimentellen oder klinischen Studien zu den Kallikrein-Kinin-Systemen nur erzielt werden können, wenn die verwandten Meßverfahren keinen Zweifel an der Spezifität aufkommen lassen. Dies war aber früher bei Anwendung von unspezifischen esterolytischen Assays und fragwürdigen Bioassays kaum möglich. So wurde in der vorliegenden Arbeit besonderer Wert auf die Entwicklung zuverlässiger und spezifischer Meßverfahren gelegt, mit denen untersucht werden konnte, welche physiologische Bedeutung den Kallikreinen und Kininen zukommt, welchen Regulationsmechanismen ihre Aktivitäten unterworfen sind und inwieweit diese Systeme bei der arteriellen Hypertonie verändert sind. Es wäre jedoch vermessen, eine entgültige Klärung all dieser schon über 50 Jahre bestehenden Fragen durch die Ergebnisse dieser Untersuchungen zu erwarten, die unter besonderer Berücksichtigung des renalen Kallikrein-Kinin-Systems in zahlreichen Tierexperimenten und Studien an Normalpersonen und Patienten mit arterieller Hypertonie gewonnen wurden. Vielmehr kann, im Vorgriff auf die erhobenen Untersuchungsergebnisse, nur erwartet werden, daß mit den folgenden Untersuchungen neue, eventuell richtungsweisende und für das Verständnis der Kallikrein-Kinin-Systeme wertvolle Befunde erhoben werden können.

1 Allgemeiner Überblick

1.1 Geschichte der Kallikrein-Kinin-Systeme

Die Geschichte der Kallikrein-Kinin-Systeme reicht bis in das Jahr 1908 zurück. Damals entdeckten Abelous und Mitarbeiter eine blutdrucksenkende Wirkung des Urins, wenn sie ihn Hunden intravenös injizierten [8]. 1925 gelang es dann Frey und Mitarbeitern dieses Hormon aus dem Urin zu isolieren, das sie F-Stoff nannten [155, 156]. 1930 fanden Kraut, Frey und Werle in Kooperation einen ähnlichen Stoff im Pankreasextrakt, der nach intravenöser Injektion ebenfalls den Blutdruck der untersuchten Hunde senkte [272]. Nach seiner Lokalisation im Pankreas wurde dieses Protein "Kallikrein" genannt [122, 157]. Das plasmatische Kallikrein wurde erstmals 1928 von Kraut und Mitarbeitern beschrieben [273]. Die Strukturaufklärung des glandulären (renalen) Kallikreins erfolgte erst in den letzten Jahren durch die Arbeitsgruppe um Fritz und Geiger [178, 181, 182].

Die Entdeckung der Kinine begann 1937. Damals konnten Werle und seine Arbeitsgruppe zeigen, daß mit Kallikrein im Blut eine Substanz freigesetzt werden konnte, die einen isolierten Ileumstreifen kontrahieren ließ. Diese Substanz nannte er Kallidin, das dazugehörige Substrat Kallidinogen [535, 536]. Rocha e Silva und Mitarbeiter gelang es 1939 aus einer Globulinfraktion des Blutes, die sie mit Trypsin oder dem Gift der Schlange Bothrops jararaca inkubierten, eine Substanz freizusetzen, die den Blutdruck senken konnte und glatte Muskelstreifen langsam kontrahieren ließ. Wegen dieser langsamen Reaktion nannte er dieses Peptid Bradykinin, sein Substrat Bradykininogen [436]. 1960 wurde dann von Elliot und Mitarbeitern die Aminosäuresequenz von Bradykinin aufgeklärt [124] und 1962 erstmals durch Pless und Mitarbeiter Kallidin synthetisiert [420]. In den Jahren 1964/65 beschrieb Elliot dann das dritte Kininpeptid Meth-Lys-Bradykinin [123], dem sich dann 1983 noch das T-Kinin der Ratte [196] und 1986 das Ala^4-Kallidin des Menschen [470] hinzugesellten.

Nachdem die Kininpeptide bekannt waren, wurden die Begriffe Kallidinogen und Bradykininogen fallengelassen und einheitlich der Begriff der Kininogene eingeführt. 1966 konnten dann Jakobsen und Mitarbeiter die Kininogene in hoch- und niedermolekulare Subtypen einteilen [237, 238]. Die Aufklärung der molekularen Struktur der Kininogene gelang 1983 Kitamura und 1984 Müller-Esterl und ihren Arbeitsgruppen [263, 362].

Die Kininasen wurden erstmals von Werle und Mitarbeitern 1937 beschrieben [536]. 1961 konnten dann Erdös und Mitarbeiter die Kininase I charakterisieren, und Yang aus der gleichen Arbeitsgruppe gelang 1967 die Darstellung der Kininase II [128, 549]. Angeregt durch pharmakologische Befunde, die eine identische Lokalisation der Angiotensin-II- Bildung und des Bradykininabbaus beschrieben, wurde in den Jahren 1971 bis 1973 von mehreren Arbeitsgruppen annähernd gleichzeitig nach einem Enzym gesucht, das beide Enzymaktivitäten in sich vereint. Bei diesen Untersuchungen stellte sich dann heraus, daß das schon länger bekannte Angiotensin-I-Convertingenzym mit der Kininase II identisch ist [48, 52, 129, 489, 529, 530].

1.2   Biochemie der Kallikrein-Kinin-Systeme

Die Kallikrein-Kinin-Systeme lassen sich anhand ihrer Kallikreine (E.C. 3.4.21.33/34 ; Tabelle 1) in zwei große Gruppen einteilen, das plasmatische Kallikrein-Kinin-System und die glandulären Kallikrein-Kinin-Systeme. Während das plasmatische Kallikrein-Kinin-System nur in der Zirkulation nachzuweisen ist, sind die glandulären Kallikrein-Kinin-Systeme sowohl im Gewebe als auch im Blut anzutreffen.

1.2.1   Biochemie des plasmatischen Kallikrein-Kinin-Systems

Unter physiologischen Bedingungen liegt Plasmakallikrein (PK) im Blut als inaktive Vorstufe, dem Plasmaprokallikrein (PPK), vor. Dieses inaktive Proenzym, auch Fletscher-Faktor genannt, wird in der Leber synthetisiert [86, 114, 534]. Im

Tabelle 1. Vergleich der biochemischen und physiologischen Eigenschaften des plasmatischen und des glandulären Kallikreins (*I* Inhibitor; *SBTI* Sojabohnen-Trypsininhibitor; *HMW* hochmolekular; *LMW* niedermolekular)

	Plasmakallikrein	Gewebekallikrein
Molekulargewicht	88 000	32 000
Isoelektrischer Punkt	pH 8,6	pH 4,0
Substrat	HMW-Kininogen	LMW-Kininogen
Kininprodukt	Bradykinin	Lys-Bradykinin
Inhibitoren	Aprotinin SBTI α_2-Makroglobulin C1-Esterase-I	Aprotinin — α_1-Proteasen-I spez. Urin-I

Funktion	Aktivierung von
	  Gerinnung
	  Plasmin
	  Renin
	  Insulin?
	Entzündung?
	Allergie?
		Regulation von
		  Organdurchblutung
		  system. Blutdruck
		  Natriurese, Diurese
		Insulinaktivierung?
		Reninaktivierung?
		Entzündung?
		Allergie?

Plasma wird es durch aktivierten Hageman-Faktor (F XIIa) rasch in das aktive Plasmakallikrein überführt; katalysiert wird diese Aktivierung durch die Anwesenheit von hochmolekularem Kininogen (HMWK) [113, 254, 305]. Die Aktivierung des plasmatischen Kallikrein-Kinin-Systems wird in der Regel durch eine Oberflächenaktivierung des inaktiven Hageman-Faktors bedingt, kann aber auch durch Zellwandfragmente bestimmter Bakterien wie E. coli und Staph. aureus ausgelöst werden [121, 198, 249]. Aktiviertes PK ist eine Serinprotease mit einem pI um 8,6, das in zwei aktiven Formen im Blut vorkommt. PK I hat ein Molekulargewicht von Mr 88000, während PK II ein etwas geringeres Molekulargewicht (Mr 85000) hat [300]. Beide Formen unterscheiden sich nicht immunologisch, da ihre "heavy chains" mit einem Molekulargewicht von Mr 52000 identisch sind. Die "light chains", die das aktive Zentrum des Enzyms tragen, sind jedoch different (PK I Mr 36000 und PK II Mr 33000) und bedingen eine annährend zehnfach höhere amidolytische Aktivität des PK I im Vergleich zum PK II [286]. Der proteolytische Abbau des aktiven PK ist für seine Inaktivierung von nur untergeordneter Bedeutung, da PK in der Regel unmittelbar nach der Aktivierung wieder durch potente Inhibitoren inaktiviert wird. Zu diesen Inhibitoren zählen das Alpha2-Makroglobulin, der C1-Esterase-Inhibitor, das Antithrombin III und der Alpha1-Proteaseninhibitor (-Antitrypsin) [165, 166, 167, 189, 209, 215, 221, 276, 431, 519]. Der wichtigste dieser Inhibitoren ist das Alpha2-Makroglobulin, da es das PK am schnellsten inaktivieren kann; es besitzt aber die Nachteile, daß es PK nur gegenüber hochmolekularen Substraten (Kininogenen) vollständig inaktiviert, während eine geringe Restaktivität gegenüber synthetischen Substraten bestehen bleibt [209]. Bei pathologischem Abbau von Alpha2-Makroglobulin, zum Beispiel durch die PMN-Elastase, kann das aktive PK unkontrolliert wieder freigesetzt werden [242]. Neben hochmolekularem Kininogen schützt auch Alpha2-Makroglobulin das Enzym gegen weitere Inaktivierung durch andere Inhibitoren oder Proteasen [209, 458]. Aktiviertes PK kann verschiedene enzymatische Aktivitäten entfalten, von denen die Aktivierung des plasmatischen Kallikrein-Kinin-Systems (Abb. 2) sowie der Gerinnung ganz im Vordergrund stehen [86]. Fehlt PPK im Blut (Fletscher trait) oder auch nur HMW-Kininogen (Williams trait, Fitzgerald trait), so ist die partielle Thromboplastinzeit in den Gerinnungstests deutlich verlängert, da beide Komponenten des Plasma-Kallikrein-Kinin-Systems die Aktivierung von F XII und F XI der Gerinnungskaskade wesentlich fördern [449, 527, 534]. Bei der Aktivierung des plasmatischen Kallikrein-Kinin-Systems wird aus HMW-Kininogen durch PK Bradykinin freigesetzt, das lokal zu entzündlichen Reaktionen mit Steigerung der Durchblutung (Rötung und Hyperthermie), der Gefäßpermeabilität (Ödem) und der Schmerzentwicklung führen kann [112, 304]. Systemisch kann das im Blut freigesetzte Bradykinin in höheren Konzentrationen auch deutliche Blutdruckabfälle bis hin zum Kreislaufschock verursachen, obwohl es sofort nach seiner Freisetzung durch die Kininasen zerstört wird [141, 142]. Neben diesen zwei wichtigsten Wirkmechanismen besitzt PK auch die Eigenschaft, Plasminogen in aktives Plasmin zu überführen und Renin aus Prorenin zu aktivieren [82, 283, 457, 472, 497, 520]. Ob es auch wie das glanduläre Kallikrein an der Aktivierung von Insulin aus seinen Vorstufen beteiligt ist, ist zur Zeit noch nicht endgültig geklärt [388].

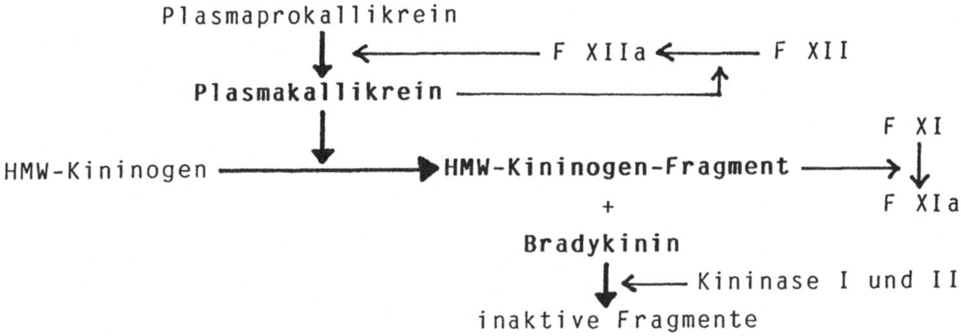

Abb. 2. Schematische Darstellung des plasmatischen Kallikrein-Kinin-Systems. *(F XI, XII Gerinnungsfaktor XI, XII)*

1.2.2 Biochemie der glandulären Kallikrein-Kinin-Systeme

Die biochemischen Kenntnisse über die glandulären Kallikreine sind noch nicht in allen Punkten so klar wie beim plasmatischen Kallikrein. Die glandulären Kallikreine entstammen verschiedenen exokrinen Organen, sind aber in ihrer Struktur und Funktion weitgehend identisch, da sie sich nur um wenige Kohlenhydratanteile unterscheiden. Zur besseren Übersicht wird im folgenden das renale Kallikrein als Vertreter der glandulären Kallikreine vorgestellt. Das renale Kallikrein unterscheidet sich in Molekulargewicht, isoelektrischem Punkt, Kininbildung, Hemmbarkeit und physiologischer Funktion deutlich vom plasmatischen Kallikrein (Tabelle1). Ein Proenzym ist für das glanduläre Kallikrein in Nierentubuluszellen beschrieben worden [395]. In vitro konnte dieses Proenzym mit Trypsin in aktives Gewebekallikrein überführt werden [501]. Physiologische Aktivatoren in vivo sind aber bis heute noch unbekannt. Das Molekulargewicht des einkettigen glandulären Kallikreins (Alpha-Kallikrein) schwankt zwischen Mr 40000 und 32000 je nach Oligosaccharidgehalt [182]. Das Molekulargewicht des zweikettigen glandulären Kallikreins (Beta-Kallikrein) liegt geringfügig niedriger, da es durch proteolytische Abspaltung eines kleinen Peptids aus dem Alpha-Kallikrein entsteht [144]. Der isoelektrische Punkt der glandulären Kallikreine liegt ungefähr bei pH 4,05 [178]. Inaktiviert werden die glandulären Kallikreine über eine direkte Ausscheidung aus dem Organismus in den Exkreten der Kallikrein-bildenden exokrinen Organe sowie durch eine Hemmung mit spezifischen Inhibitoren in den Exkreten und unspezifischen Inhibitoren im Blut wie dem Alpha$_1$-Proteaseninhibitor [177, 183, 184, 165]. Im Gegensatz zum Plasmakallikrein ist das Gewebekallikrein nicht durch Sojabohnen-Trypsininhibitor hemmbar [525, 547]. Die Hemmung des glandulären Kallikreins ist im Verhältnis zum plasmatischen Kallikrein wesentlich langsamer, so daß dem Gewebekallikrein längere Wirkzeiten (Stunden) für seine Funktionen im Organismus zur Verfügung stehen [165]. Speziell im Urin konnte in den letzten Jahren ein trypsin-aktivierbares glanduläres Kallikrein gefunden werden, das sich dem aktiven renalen Kallikrein identisch

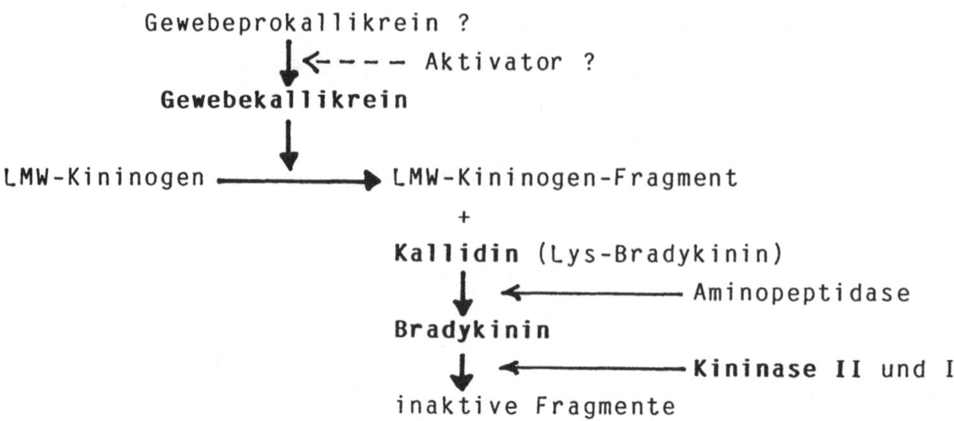

Abb. 3. Schematische Darstellung der glandulären Kallikrein-Kinin-Systeme. (*LMW* niedermolekular

verhält [501]. Es ist bis heute aber unklar, ob dieses aktivierbare Kallikrein ein Proenzym ist, das durch Trypsin aktiviert wurde, oder einen Enzym-Inhibitor-Komplex darstellt, der durch die Inkubation mit Trypsin wieder gespalten wird. Seine hauptsächliche Wirkung entfaltet das glanduläre Kallikrein über die Kininfreisetzung aus niedermolekularem (LMW-) Kininogen (Abb. 3). Die Kinine selbst sind hochaktive Peptide, die vom Organismus durch sehr potente Enzyme, den Kininasen, sofort nach ihrer Entstehung wieder inaktiviert werden [142, 487]. Besonders hohe Konzentrationen an Kininase II werden in Organstrukturen beobachtet, die den organspezifischen Wirkorten der Kinine vorgeschaltet sind. Hierbei handelt es sich zum Beispiel in der Niere um die Epithelzellen des proximalen Tubulus und in der Zirkulation um die Endothelzellen der Lungenkapillaren [131, 487, 528, 530]. Die jeweiligen Organe werden auf diese Art vor der Wirkung unerwünschter, organunspezifischer Kinine geschützt. Die Wirkung der Kinine kann wahrscheinlich in lokale und systemische Effekte eingeteilt werden. Lokal sind die Kinine unter physiologischen Bedingungen möglicherweise an der Regulation der Organdurchblutung sowie der exkretorischen Organfunktion beteiligt [63, 66, 533]. Eine lokale, pathologische Aktivierung der Gewebekallikreine führt oft zu entzündlich-allergischen Reaktionen, die mit erheblicher Vasodilatation (Rötung), Permeabilitätsstörung des Kapillarendothels (Ödem, Lymph- und Sekretfluß) und Wundschmerz einhergeht [255, 543]. Den Kininen wird ferner eine positive Beeinflussung der zellulären Glukoseaufnahme am Skelettmuskel zugesprochen [108]. Ob die Steigerung der Spermienmotilität durch Kallikrein direkt geschieht oder auch kininvermittelt ist, bleibt nach den bisherigen Untersuchungen offen [185, 452, 453, 460]. Eine direkte Wirkung der glandulären Kallikreine ohne Kininfreisetzung scheint nach einigen anderen Studien durchaus möglich zu sein. Zu diesen direkten Wirkungen des glandulären Kallikreins gehören die Stimulation der Uterusmuskulatur, die Aktivierung des Prorenins zu Renin und des Proinsulins zu Insulin [72, 388, 472]. Diese nicht kininvermittelten Kallikreinwirkungen stellen die Bedeutung eines sogenannten "Kallikrein-Kinin-

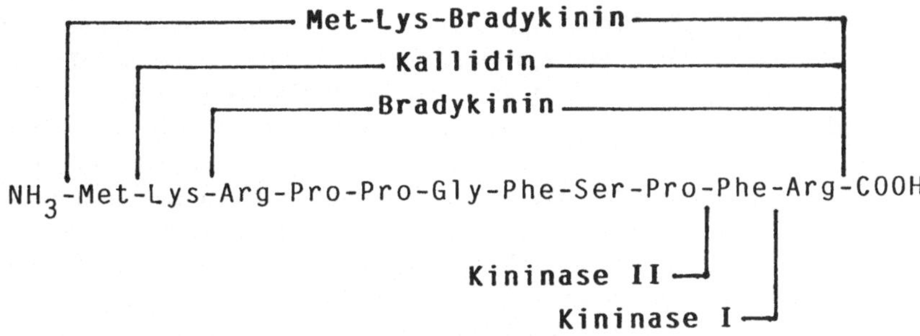

Abb. 4. Inaktivierung der Kinine durch die Kininasen I und II

Systems" sicher in Frage, können es andererseits aber auch nicht widerlegen, da diese In-vitro-Wirkungen in-vivo noch nicht bestätigt werden konnten. Systemisch wirken die glandulären Kallikreine über eine intravasale Kininfreisetzung blutdrucksenkend [404, 429].

Interessant ist ein neuer Befund, der zeigt, daß die Kininogene beider Kallikrein-Kinin-Systeme (HMW- und LMW-Kininogen) mit dem Alpha-Cystein-Proteinaseninhibitor identisch sind und so eine neue Verbindung zwischen Kallikrein-Kinin-Systemen und Alpha-Cystein-Proteinasen herstellen [363].

Die Kininasen sind in beiden Kallikrein-Kinin-Systemen gleichermaßen vorhanden (Abb. 4). Die Kininase I, auch Carboxypeptidase N (E.C. 3.4.12.7) genannt, spaltet von Bradykinin die C-terminale Aminosäure Arginin ab [128]. Als Peptidyldipeptidase (E.C. 3.4.15.1) spaltet die Kininase II die beiden C-terminalen Aminosäuren Phenylalanin sowie Arginin ab [549]. Durch beide Enzyme wird Bradykinin sofort ohne aktive Metabolite inaktiviert. Die Kininase II ist mit dem Angiotensin-I-Convertingenzym des Renin-Angiotensin-Systems identisch. So besitzt es zwei natürliche Substrate, das Bradykinin und das Angiotensin I, von denen aber Bradykinin (Km: 10^{-7} M) eine wesentlich höhere Affinität zum Enzym hat als Angiotensin I (Km: 10^{-5} M)[115].

Die am Menschen erhobenen Befunde gelten im wesentlichen auch für Tiere anderer Spezies. Zwei Unterschiede sollen jedoch erwähnt werden: 1. Bei Ratten konnte inzwischen ein anderes Kininogenmolekül, das T-Kininogen, nachgewiesen werden. Aus diesem T-Kininogen setzen die Kallikreine dann das T-Kinin, Ile-Ser-Bradykinin, frei [196]. 2. Bei Hunden ließ sich das glanduläre Kallikrein im Gegensatz zu allen anderen Spezies nicht durch Aprotinin hemmen [525].

1.2.3 Meßverfahren zur Bestimmung der Komponenten der Kallikrein-Kinin-Systeme

Als Kinine wurden initial Peptide bezeichnet, die den Blutdruck senkten und einen isolierten Ileumstreifen langsam kontrahierten. Diese Eigenschaften der Kinine nutzte man in der folgenden Zeit aus, um die Konzentration dieser Peptide in Bioassays zu messen [314, 437, 536]. Auch die Kallikrein-Aktivität und die Kininogen-Konzentration ließ sich mit diesen Bioassays bestimmen. Zur Kallikreinbestimmung wurden die Proben zuvor mit Globulinfraktionen inkubiert, die Kininogen enthielten [61, 67]. Die Kininogenbestimmung basierte auf der Kininfreisetzung aus Kininogen durch Trypsin [110]. Diese Bioassays waren jedoch nicht sehr empfindlich, so daß hohe Konzentrationen an Kininen (ng) erforderlich waren, um korrekte Messungen vorzunehmen. Ein weiteres Problem dieser Meßverfahren war die geringe Spezifität, da im Bioassay auch andere Peptide eine gefäßerweiternde oder muskelkontrahierende Wirkung entfalten konnten. Wesentlich verbessert wurden die Meßverfahren durch die Einführung eines direkten und spezifischen Radioimmunoassays für Bradykinin [61, 323, 366, 477, 486]. Die in diesen Assays benutzten Antikörper gegen Bradykinin zeigten eine vollständige Kreuzreaktion zu allen Kininen, aber nur geringe Kreuzreaktionen gegen Kininfragmente. Mit dem Bradykinin-Radioimmunoassay gelang es nun ohne Mühen, Kinine in verschiedenen Körperflüssigkeiten zu bestimmen [3, 477, 503]. Lediglich im Blut war die Bestimmung der Kinine wegen der hohen kinin-bildenden und kinin-abbauenden Enzymaktivitäten kaum möglich, und entsprechend stark schwankende (200 pg/ml bis 4 ng/ml) Kinin-Konzentrationen wurden gemessen [228, 335, 371, 503, 521]. Erst in letzter Zeit konnten durch aufwendige Extraktionsverfahren und geeignete Antikörper reproduzierbare Kinin-Konzentrationen im Blut gemessen werden [467, 480].

Die Kallikreine sind definitionsgemäß Enzyme, die aus Kininogen Kininpeptide freisetzen. Diese Aktivität wurde Kininogenase-Aktivität genannt und initial mittels Kinin-Bioassay bestimmt [67, 226, 314]. Durch den Einsatz des Bradykinin-Radioimmunoassays war es später möglich geworden, die Kininogenase-Aktivität der Kallikreine genau zu erfassen [61, 490]. Diese Verfahren waren jedoch aufwendig, da in einer Vorinkubation der Probe mit gereinigtem Kininogen die Kinine zuerst freigesetzt werden mußten. Nach einer Extraktion der abgespaltenen Kinine aus dem Inkubationsmedium konnten diese dann im Bradykinin-Radioimmunoassay bestimmt werden. Um die Bestimmung der Kallikrein-Aktivität zu vereinfachen, wurden in der Folgezeit synthetische Substrate entwickelt, die in einfachen und zeitlich kurzen Meßansätzen eine zuverlässige Erfassung der Kallikrein-Aktivität ermöglichten [143]. Die zuerst entwickelten esterolytischen Assays mit den Substraten Benzoyl-Arginin-Methylester (BAMe), Na-Benzoyl-Arginin-Ethylester (BAEe) und p-Toluen-Sulfonyl-L-Arginin-Methylester (TAMe) erwiesen sich als sehr praktikabel und wurden bevorzugt bei biochemischen Untersuchungen eingesetzt. Für experimentelle Untersuchungen waren sie aber nicht spezifisch genug und wurden hier rasch durch die synthetischen Peptidsubstrate der amidolytischen Assays verdrängt [77, 161]. Als die zuverlässigsten Substrate mit ausreichender Spezifität und Sensitivität für die glandulären Kallikreine haben sich D-Val-Leu-Arg-p-Nitroanilin und Ac-Phe-Arg-Ethyl-Ester bewährt [19, 180]. Zur Bestimmung des Plasmakallikreins in einem amidolytischen Assay bietet sich das Tripeptidsubstrat D-Pro-Phe-Arg-p-Nitroanilin an, das jedoch nicht spezifisch für dieses Enzym ist [77, 160]. In diesem Meßverfahren waren dementsprechend Vorbehandlungen der Proben erforderlich, die die in der Probe vorhandenen Inhibitoren inaktivierten [150]. Es blieben aber die ebenfalls mit dem Substrat reagierenden Enzyme unverändert in diesen Proben erhalten und konkurrierten mit dem Plasmakallikrein um das Substrat. Ein optimales Meßverfahren der Plasmakallikrein-Aktivität stand somit bisher noch nicht zur Verfügung.

Deutlich verbessert wurden die Meßverfahren für Gewebekallikrein und Kininogen durch die Einführung von direkten Radioimmunoassays mit hochspezifischen Antikörpern [65, 303, 361, 478]. Doch auch diese Bestimmungsmethoden waren nicht frei von Problemen. So war nicht klar, ob die methodisch unproblematisch zu bestimmende, immunologische Kallikrein-Konzentration gut die Kallikrein-Aktivität wiedergab und ob die in den Proben vorhandenen Enzym-Inhibitor-Komplexe mitbestimmt wurden. Besondere Probleme ergaben sich bei Messungen der Konzentration der glandulären Kallikreine im Blut, da die im Blut bestimmte Immunoreaktivität nicht der des hochgereinigten Kallikrein-Standards entsprach [303, 414]. Lediglich einer Arbeitsgruppe gelang es im Rattenblut durch Inaktivierung des Kallikrein-Tracers mit PMSO eine intakte Immunoreaktivität des glandulären Kallikreins im Blut zu erlangen [427].

Bei der immunologischen Bestimmung der HMW- und LMW-Kininogene blieb offen, inwieweit die Antikörper bereits enzymatisch gespaltenes, bradykinin-freies Kininogen noch miterfassen und so zu falsch hohen Ergebnissen führen können. Daher blieb trotz der qualitativ hervorragenden Radioimmunoassays die Bestimmung der Kininogene über ihren Kiningehalt als konkurrierende Methode bestehen. Dieses Verfahren hatte aber bisher den Nachteil, daß die Bestimmung des LMW-Kininogens nur nach enzymatischem Abbau des HMW-Kininogens durch Plasmakallikrein möglich war. In den meisten Verfahren wurde für diesen Schritt das endogene Plasmaprokallikrein der Probe durch aktivierten Hageman-Faktor in aktives Kallikrein überführt, das dann das HMW-Kininogen der Probe vollständig abbaute [357, 506]. Der Abbau des HMW-Kininogens war aber nur korrekt, wenn die Proben ausreichend Hageman-Faktor und Plasmaprokallikrein enthielten. Um diese Unsicherheit auszuschließen, wurden in neuesten Ansätzen Versuche mit exogenen Enzymaktivitäten gemacht, die allen Proben standardisiert zugesetzt werden konnten [471].

Die Bestimmung der Kininase II erfolgte mit synthetischen Substraten, von denen das Substrat Benzoyl-Gly-His-Leu in der Regel bevorzugt wurde [98, 116]. Dieser Assay war zur Bestimmung der Aktivität des Angiotensin-I-Convertingenzyms aufgebaut worden. Es war jedoch nicht eindeutig geklärt worden, ob dieses Substrat die Aktivität der Kininase II vollständig erfaßt und wie spezifisch es ist. Denn es fiel auf, daß nach vollständiger Hemmung des Enzyms mit Captopril noch immer eine nicht zu verachtende Restaktivität in den Proben zu messen war [407]. Das Substrat ^{3}H-Benzoyl-Gly-Gly-Gly brachte in diesem Zusammenhang eine Verbesserung, da es nach Enzymhemmung mit Captopril keine weitere Aktivität mehr erfaßte und als spezifisch bezeichnet werden konnte [448].

1.2.4 Lokalisation der Kallikrein-Kinin-Systeme

Das plasmatische Kallikrein wird in der Leber synthetisiert und von dort in die Zirkulation abgegeben [49]. Unter physiologischen Bedingungen ist es nur im Blut zu finden, kann aber bei pathologischen Permeabilitätsstörungen auch die Gefäßwand durchdringen und so in den interstitiellen Raum und die Lymphe gelangen [424].

Die glandulären Kallikreine sind in vielen Organen vorhanden. Besonderes Interesse wurde dem Kallikrein des Hirns [351, 418] der Speicheldrüsen, der Nieren und der Bauchspeicheldrüse entgegengebracht. In den Speicheldrüsen und der Niere ist Kallikrein in ähnlichen Zellstrukturen vorhanden und scheint in beiden Organen gleiche Funktionen zu haben. Abweichend davon ist das Kallikrein der *Bauchspeicheldrüse* als inaktives Enzym in einem anderen Zelltyp lokalisiert. Es war lumennah in den Azinuszellen des exokrinen Organanteils als inaktives Proenzym nachzuweisen. Die Ausführungsgänge sowie die Betazellen des Inselapparates waren in diesen Untersuchungen vollständig frei von Kallikrein [400, 401]. Mit Fab-Fragmenten monospezifischer Kallikrein-Antikörper konnte Kallikrein aber auch in den Zellen der Ausführungsgänge und den Betazellen des Inselapparates gefunden werden [418]. Bei der deutlich differenten Lokalisation, muß es letztlich offen bleiben, ob es sich hierbei wenigstens zum Teil um unspezifische immunologische Reaktionen handelte.

In der Schleimhaut des *Dickdarms* (Kolon) wurde Kallikrein nur in den Becher-Zellen nachgewiesen; alle anderen Dickdarmstrukturen waren frei von Kallikrein [456].

In den *submandibulären Speicheldrüsen* der Ratten ließ sich das Kallikrein in den granulierten und den gestreiften Speichelrohren sowie in den großen Sammelrohren nachweisen [397, 402, 455]. In Untersuchungen am Menschen konnte diese Lokalisation bestätigt werden [262]. Die immuno-histochemischen Methoden zeigten, daß das Kallikrein teils in Granula, teils aber auch frei an der luminalen Oberfläche der Zellen nachzuweisen ist [126, 397]. In den Azinuszellen und dem Interstitium war kein Kallikrein festzustellen [53].

In der *Niere* war das renale Kallikrein in den Epithelzellen der Verbindungsstücke der Nephrone in den höchsten Konzentrationen nachzuweisen [395, 424]. Wesentlich niedrigere Konzentrationen fanden sich noch im unteren Teil des distalen Tubulus (Abb. 5). Der Macula-densa-nahe Teil des distalen Tubulus war frei von Kallikrein, und eine räumliche Nachbarschaft zu den reninhaltigen Zellen

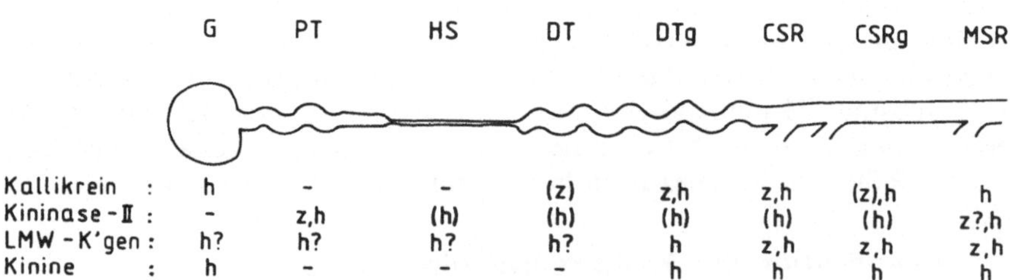

	G	PT	HS	DT	DTg	CSR	CSRg	MSR
Kallikrein :	h	–	–	(z)	z,h	z,h	(z),h	h
Kininase-II :	–	z,h	(h)	(h)	(h)	(h)	(h)	z?,h
LMW-K'gen :	h?	h?	h?	h?	h	z,h	z,h	z,h
Kinine :	h	–	–	–	h	h	h	h

Abb. 5. Lokalisation der Komponenten des renalen Kallikrein-Kinin-Systems im Nephron (*z* zellulär; *h* im Harn; *g* Glomerulum; *PT* proximaler Tubulus; *HS* Henlesche Schleife; *DT* distaler Tubulus; *DTg* granulierter Teil des DT; *CSR* kortikales Sammelrohr; *CSRg* granulierter Teil des CSR; *MSR* medulläres Sammelrohr; *LMW-K'gen* niedermolekulares Kininogen)

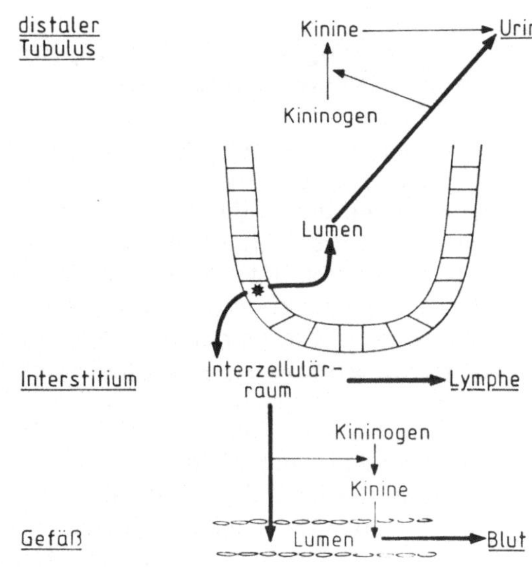

Abb. 6. Mögliche Wirkorte des glandulären Kallikreins renalen Ursprungs

des juxtaglomerulären Apparates fand sich nicht [403]. In den Epithelzellen der Verbindungsstücke ist das renale Kallikrein zum überwiegenden Teil lumennah als Ektoenzym anzutreffen [71]. Es fand sich aber auch im endoplasmatischen Retikulum und an der basalen Zellmembran [373, 548]. Entsprechend dieser Lokalisationen kann das renale Kallikrein in alle drei Flüssigkeitskompartimente der Niere gelangen und diese hierüber verlassen (Abb. 6). So wurde renales Kallikrein im Urin, in der Lymphe der Niere und im venösen Blut der Niere nachgewiesen [63, 101, 347, 435]. Nach Untersuchungen, die den Einbau von radioaktiv markierten Aminosäuren in das Kallikrein-Molekül demonstrierten [378], kann angenommen werden, daß das renale Kallikrein in den Tubulusepithelien selbst synthetisiert wird und lokalen Regulationsmechanismen unterliegt [374]. Eine glomeruläre Filtration von glandulärem Kallikrein ist aufgrund der Molekülgröße möglich, bleibt aber sicher ohne biologische Relevanz, da filtriertes Kallikrein unmittelbar im proximalen Tubulus wieder vollständig abgebaut wird und daher den distalen Tubulus nicht erreicht [338]. Es bleibt jedoch bis heute noch ungeklärt, wo das renale Kallikrein aus dem distalen Tubulus seine physiologische Wirkung entfaltet, im Interstitium, in der Tubulusepithelzelle selbst oder im Harn. In den gleichen Epithelzellen, in denen das renale Kallikrein vorhanden war, konnte in neuesten Untersuchungen auch LMW-Kininogen nachgewiesen werden [149]. Die Lokalisation der Kininase II gelang übereinstimmend in den Epithelzellen des proximalen Tubulus [205]. Im Primärharn können nach glomerulärer Filtration Kinine vorhanden sein. Diese Peptide können aber nicht mit dem renalen Kallikrein-Kinin-System im distalen Tubulus interferieren, da sie schon im proximalen Tubulus durch die Kininase II vollständig abgebaut werden und so den distalen Tubulus nicht erreichen können [59, 367]. Erst im distalen Tubulus (Abb. 5) können dann die Kinine des renalen Kallikrein-Kinin-Systems wieder im Harn nachgewiesen werden, die dann mit dem Urin ausgeschieden werden [553].

1.3 Physiologische Bedeutung der glandulären Kallikrein-Kinin-Systeme

Alle Erkenntnisse zur physiologischen Bedeutung der glandulären Kallikrein-Kinin-Systeme basieren nur auf indirekten Untersuchungen, die zwar gewisse Rückschlüsse auf die Funktion der Kallikrein-Kinin-Systeme zulassen, aber keine sicheren Nachweise führen können. In den Untersuchungen wurde entweder der Effekt von Kallikrein oder Bradykinin in pharmakologischen Dosen auf die verschiedenen Organfunktionen geprüft, oder es wurden die Veränderungen in den Aktivitäten oder Konzentrationen der einzelnen Komponenten der Kallikrein-Kinin-Systeme gemessen, die durch die verschiedensten experimentellen Manipulationen erzielt werden konnten. Eine direkte Prüfung durch den Einsatz von hochspezifischen Kallikreininhibitoren oder Bradykininrezeptorantagonisten ist am Menschen zur Zeit noch nicht möglich.

Das plasmatische Kallikrein-Kinin-Sytem ist vorrangig in die Gerinnung involviert und gilt als wichtiger "Starter" der Gerinnungskaskade [85, 275, 305, 450]. Nach Aktivierung durch aktiven Hageman-Faktor kann Plasmakallikrein selbst wieder den Hageman-Faktor aktivieren [254]. Zusätzlich spaltet Plasmakallikrein HMW-Kininogen in Bradykinin und ein hochmolekulares Fragment, das seinerseits wieder die Aktivierung des Hageman-Faktors und des Faktors XI der Gerinnung fördert [359, 527]. Das bei dieser Reaktion freiwerdende Bradykinin wird unter physiologischen Bedingungen unmittelbar durch Kininasen inaktiviert und bleibt ohne Effekt. Kommt es jedoch zu einer pathologischen, akuten Freisetzung von Bradykinin in hohen Konzentrationen, kann es zu einer raschen Vasodilatation mit Blutdruckabfall (Schock) führen [17, 277, 333]. Eine weitere Funktion des Plasmakallikreins ist die Aktivierung der Fibrinolyse durch Umwandlung des Plasminogens in Plasmin [82, 252, 520], wodurch es seiner eigenen gerinnungsaktivierenden Eigenschaft entgegenwirkt und für ein Gleichgewicht zwischen Gerinnung und Fibrinolyse sorgt [358].

Die *glandulären Kallikrein-Kinin-Systeme* haben hauptsächlich lokale Funktionen und wirken erst in zweiter Linie systemisch. Das *pankreatische Kallikrein* stellt eine Ausnahme unter den glandulären Kallikreinen dar, da es nicht in die Organfunktion eingreift, sondern als inaktives Enzym von der Bauchspeicheldrüse in den Darm ausgeschieden wird [128]. Dort wird es durch Trypsin aktiviert und führt zu einer Steigerung der Resorption, des transmembranösen Elektrolyttransportes und des intestinalen Lymphflusses [130, 355]. In den anderen exokrinen Organen, in denen Kallikrein nachweisbar ist, hat das glanduläre Kallikrein-Kinin-System ähnliche lokale Funktionen, wie sie im folgenden exemplarisch für das *Kallikrein-Kinin-System der Niere und der Speicheldrüse* beschrieben werden.

1.3.1 Einfluß der glandulären Kallikrein-Kinin-Systeme auf die Wasser- und Elektrolytausscheidung

Die *Wasserausscheidung* der exokrinen Organe wird durch das glanduläre Kallikrein-Kinin-System gesteigert [33, 533]. Für die Speicheldrüsen konnte dieser Effekt nur indirekt anhand von hochsignifikanten Korrelationen zwischen Anstieg der Kallikreinaktivität und der exkretorischen Leistung des Organs demonstriert werden [33, 399, 454]. An der Niere führte Bradykinin oder Kallidin, intraarteriell injiziert, unmittelbar zu einer Steigerung der Diurese [212, 533]. Eine Hemmung des renalen Kallikrein-Kinin-Systems der Ratte mit dem Serinproteaseninhibitor Aprotinin oder mit hochspezifischen Bradykininantikörpern bewirkte erwartungsgemäß eine Reduktion der Diurese [271, 317, 483]. Über den diuretischen Wirkmechanismus des renalen Kallikrein-Kinin-Systems herrscht noch keine einheitliche Auffassung. Die Ergebnisse aus einigen Untersuchungen ließen es aber für möglich erscheinen, daß die intrarenal freigesetzten Kinine im Nierenmark die Prostaglandinsynthese durch Erhöhung des intrazellulären Kalziums stimulieren und besonders über den Anstieg des Prostaglandin E_2 die Diurese steigern könnten [329, 330]. Über diesen Prostaglandinanstieg könnte das renale Kallikrein-Kinin-System möglicherweise auch die Wirkung des antidiuretischen Hormons am Sammelrohr des Nephrons abschwächen und so zu einer gesteigerten Diurese führen [20]. Zusätzlich zur Steigerung der Diurese bewirkten die Kinine auch einen erhöhten Urintransport durch die Ureter, indem sie die Uretermuskulatur der Ratte am isolierten Präparat zu einer verstärkten rhythmischen Kontraktion anregten. Dieser Effekt war durch spezifische Antikörper hemmbar [318, 320].

Die Beziehung des renalen Kallikrein-Kinin-Systems zum Säure-Basen-Haushalt und zur *H-Ionen*-Ausscheidung im Urin ist nicht eindeutig geklärt. So wurde nach Ansäuerung des Harns mit Natriumsulfat ein Abfall der Kininbildung trotz gesteigerter Kallikreinexkretion beobachtet. Ein Anstieg der intrarenalen Kininbildung war umgekehrt nach Alkalisierung des Urins mit Natriumbikarbonat zu beobachten [469].

Ein Zusammenhang zwischen der *Ausscheidung von Natrium und Kalium* und der Aktivität des renalen Kallikrein-Kinin-Systems wurde in mehreren Arbeiten beschrieben. Die intraarterielle Injektion von Bradykinin oder Kallidin in die Niere führte regelmäßig zu einer massiven Stimulation der Natriurese, die von einer nur sehr kurzfristigen Kaliurese begleitet wurde [29, 190, 212, 533]. Die Ergebnisse dieser pharmakologischen Untersuchungen wurden durch Versuche bestätigt, in denen das renale Kallikrein der Ratte durch Aprotinin gehemmt oder die Wirkung der endogenen Kinine durch spezifische Bradykinin-Antikörper blockiert war [271, 317]. In beiden Versuchsmodellen kam es nach Blockade des renalen Kallikrein-Kinin-Systems zu einem meßbaren Rückgang der Natriurese. An Ratten war auch die furosemid-induzierte Natriurese nach Aprotinin-Vorbehandlung erniedrigt, während in Untersuchungen am Menschen keine Veränderung der furosemid-induzierten Natriurese nach Hemmung des renalen Kallikreins durch Aprotinin zu verzeichnen war [410, 483]. In diesen Hemmversuchen ließ sich für das renale Kallikrein-Kinin-System ein ähnlicher Einfluß auf die Kaliumausscheidung im Urin aufzeigen wie auf die Natriumausscheidung, doch waren die Veränderungen in der Kaliurese wesentlich schwächer ausgeprägt und zeitlich erheblich kürzer als die der Natriurese.

Die basale Kallikreinausscheidung im Urin korrelierte unter physiologischen Bedingungen sowohl bei der Ratte als auch beim Menschen mit der Natriurese bzw. der Kaliurese [10, 138, 280, 287, 289, 308, 556]. Diese Korrelationen konnten aber nicht regelmäßig gefunden werden, so daß der Verdacht aufkam, daß die beobachteten Korrelationen nur zufälliger Natur waren und auf sekundäre Faktoren zurückzuführen waren, die sowohl das renale Kallikrein als auch die renale Elektrolytausscheidung beeinflussen konnten. In metabolischen Versuchen war die Beziehung zwischen dem renalen Kallikrein und der Natrium- bzw. Kaliumausscheidung im Urin zu einem Teil aldosteron-vermittelt. So fand sich nach Natriumentzug und Kaliumbelastung eine Stimulation des renalen Kallikreins, die durch den Aldosteronantagonisten Spironolacton aufgehoben werden konnte [89, 308, 310, 474]. Andererseits war nach oraler Kaliumrestriktion oder Natriumbelastung die renale Kallikreinaktivität supprimiert [227, 246, 313, 412]. Auch eine akute Hemmung der Kaliumsekretion mit Spironolacton bzw. Amilorid bewirkte eine Reduktion der renalen Kallikreinaktivität [310, 312, 474]. Diese Befunde waren jedoch nicht regelmäßig zu reproduzieren. So wurde in anderen Studien nach oraler Natriumbelastung trotz effektiver Aldosteronsuppression über eine fehlende Kallikreinveränderung und sogar über einen Kallikreinanstieg im Urin berichtet [92, 200, 258, 259, 308, 345, 522]. Eine akute intravasale Natriumbelastung war regelmäßig mit einem Anstieg der renalen Kallikreinausscheidung verbunden, der aber nur sehr kurzfristig nachzuweisen war und nicht mit der Natriurese korrelierte [101, 319, 321].

Neben der Natrium- und Kaliumexkretion kann auch die *Chloridsekretion* durch renales Kallikrein beeinflußt werden. So stimulierten renales Kallikrein und Bradykinin an der Kolonschleimhaut die Chloridsekretion, wenn ihre Konzentration auf der serösen Seite erhöht wurde. Dieser Effekt war durch Furosemid und Indomethazin zu hemmen [99]. Die Fragen, ob diese Befunde auch auf andere Organe wie die Nieren übertragbar sind und ob diese In-vitro-Ergebnisse eine physiologische Bedeutung haben, blieben in den Studien unbeantwortet und wurden nicht weiter untersucht.

1.3.2 Einfluß der glandulären Kallikrein-Kinin-Systeme auf die Organdurchblutung

Die direkte Infusion von Kallidin oder Bradykinin in die Nierenarterie führte nicht nur zur einer gesteigerten Diurese und Natriurese, sondern auch zu einer deutlichen Vasodilatation mit Steigerung des renalen Blutflusses [29, 190, 212, 533]. Dieser Effekt war unabhängig von der sympathischen Innervation der Niere und wurde in der Nierenrinde zumindest anteilig über die Prostaglandine vermittelt [329]. Der gleiche Effekt konnte auch mit gereinigtem Kininogen erreicht werden, wie an der isoliert perfundierten Rattenniere gezeigt wurde [299]. Endogenes renales Kallikrein kann somit aus Kininogen in der Zirkulation Bradykinin freisetzen und hierüber eine Vasodilatation bewirken. Eine Hemmung des endogenen renalen Kallikreins durch den Serinproteaseninhibitor Aprotinin bewirkte dementsprechend eine Reduktion der Nierendurchblutung [271]. Dieser Befund war jedoch nur an volumenbelasteten, wachen Ratten zu erheben, während Aprotinin an unbehandelten Ratten ohne Effekt blieb.

An den Speicheldrüsen führte eine Stimulation der sympathischen Nerven zu einem Anstieg der Organdurchblutung, der regelmäßig mit einem Anstieg der Kallikreinaktivität verbunden war [31, 33, 404]. Diese Veränderungen im Kallikrein-Kinin-System konnten initial nur anhand der erhöhten Kallikreinexkretion erfaßt werden. In einer neueren Studie ist es jedoch gelungen, die erhöhte Kallikreinaktivität nach Nervenstimulation auch im venösen Blut der Speicheldrüse nachzuweisen. Dieses Kallikrein stellte sich als enzymatisch aktiv heraus und setzte noch in der Zirkulation Bradykinin aus Kininogen frei [404]. Dieser Befund weist darauf hin, daß das glanduläre Kallikrein bei Stimulation Kinine in den Gefäßen der jeweiligen Organe freisetzen und so eine wesentliche Rolle in der Regulation der Organdurchblutung spielen kann.

1.3.3 Beziehung der glandulären Kallikrein-Kinin-Systeme zur Regulation des systemischen Blutdrucks

Die glandulären Kallikreine sind in biologisch aktiver Form in der Zirkulation nachzuweisen. Sie können direkt aus dem Interstitium durch die Gefäßendothelien hindurch in die Zirkulation gelangen – eventuell über die kinin-induzierte Permeabilitätsänderung – oder mit der Lymphe ins Blut eingeschwemmt werden [101, 428, 429, 434]. Die im Darm vorhandenen glandulären Kallikreine aus den Speicheldrüsen und dem Pankreas werden in biologisch aktiver Form resorbiert und gelangen wahrscheinlich über die Lymphe unverändert in das Blut [148, 355, 411]. In der Zirkulation selber werden die glandulären Kallikreine nur langsam inaktiviert, so daß sie noch die eigentlich vasoaktiven Kinine freisetzen können [184, 167]. Unter physiologischen Bedingungen werden die zirkulierenden Kinine unmittelbar durch die Kininase II in den Epithelien der Lungenkapillaren abgebaut (ca. 97 % bei einer einzigen Lungenpassage), so daß sie keine meßbare arterielle Vasodilatation verursachen können [141, 142, 487]. Bei pathologischen Kallikrein-Freisetzungen oder pharmakologischen Hemmungen der Kininase II können aber derart hohe, arterielle Kinin-Konzentrationen erreicht werden, die eine ausgeprägte Vasodilatation mit sekundärem Blutdruckabfall verursachen können [270, 404, 421].

Vermittelt wird die Vasodilatation mit größter Wahrscheinlichkeit durch spezifische Bradykininrezeptoren an der Oberfläche der Gefäßendothelien [16]. Im Gefäßsystem existieren zwei Typen von Kininrezeptoren, zu denen Bradykinin und Kallidin die gleiche Affinität besitzen [117, 118, 175]. Der Bradykininrezeptor B_1 ließ sich in der Kaninchenaorta nachweisen und konnte durch Des-Arg^9-Leu-oMe^8-Bradykinin gehemmt werden. In den anderen arteriellen und venösen Gefäßen von Kaninchen, Ratte und Hund war der Bradykininrezeptor B_2 nachweisbar, der durch den B_1-Antagonisten unbeeinflußt blieb [117, 176]. Dieser Rezeptortyp wurde auch in der glatten Muskulatur des Intestinums und des Uterus nachgewiesen [73, 550]. Bei Stimulation der Bradykininrezeptoren wird über eine Aktivierung des cGMP das intrazelluläre Kalzium erhöht und eine Kontraktion des Muskelpräparates ausgelöst [117, 492]. Dieser In-vitro-Befund steht in Widerspruch zu der in-vivo gefundenen Relaxation der glatten Gefäßmuskulatur durch Bradykinin. Als Ursache für diese Diskrepanz wurde unter anderem eine Zerstörung des Gefäßendothels in den In-vitro-Präparationen diskutiert. Denn es konnte gezeigt werden, daß bei intaktem Endothel auch in-vitro eine Relaxation der glatten Gefäßmuskulatur erreicht werden kann [16, 69, 539]. Da dieser Befund jedoch nicht auf alle Gefäßtypen übertragbar war, müssen für die differenten Befunde in-vitro und in-vivo noch andere, zur Zeit noch unbekannte Mechanismen verantwortlich gemacht werden [176, 218, 432]. Auch über die Regulation der Bradykininrezeptoren liegt noch keine Kenntnis vor. Es existiert lediglich ein Befund, der zeigte, daß nach Potenzierung der Kinine durch Hemmung der Kininase II mit Captopril die Zahl der Bradykininrezeptoren im Rattenuterus reduziert ist [550]. Eine Beteiligung der Prostaglandine an der relaxierenden Wirkung der Kinine an den extrarenalen Gefäßen konnte nicht nachgewiesen werden, da durch Indomethazin keine Hemmung dieser Kinineigenschaft erzielt wurde. Eine Verstärkung der Bradykininwirkung auf die glatte Muskulatur der Gefäße können unter Umständen aber die Leukotriene bewirken. Denn die Hemmung der Lipoxygenase führte zu einer deutlichen Abschwächung der relaxierenden Wirkung von Bradykinin oder kehrte diese sogar in eine kontrahierende Wirkung um [70]. Doch auch dieser Einzelbefund bedarf weiterer Abklärung. Besonders erschwert wird das Studium der Bradykininrezeptoren durch die in jedem Gewebe vorhandenen Kininasen, die trotz einer pharmakologischen Hemmung ihrer Enzymaktivität Kinine noch binden und so Bradykininrezeptoren vortäuschen können ([382]; C. Odya, persönliche Mitteilung). Untersuchungen zu Bradykininrezeptoren in menschlichen Gefäßen existieren noch nicht.

Neben dieser systemischen Gefäßwirkung der Kinine wird auch noch eine räumlich umschriebene Vasodilatation durch Kinine diskutiert, da in der letzten Zeit in Rezeptorstudien in-vitro auch ein lokales glanduläres Kallikrein-Kinin-System für die Arterien demonstriert werden konnte [117, 539].

An den intrarenalen Venen kann Bradykinin im Gegensatz zu den Arterien eine Vasokonstriktion hervorrufen, die im wesentlichen durch das Prostaglandin $F_{2\alpha}$ vermittelt wird. Diesen Effekt erzielt Bradykinin über die Stimulation der Prostaglandinsynthese mit gleichzeitiger Stimulation der Prostaglandin E_2-9-keto-Reduktase [329, 330]. Die physiologische Bedeutung dieser Beobachtungen ist bis heute noch unklar.

1.3.4 Beziehung der glandulären Kallikrein-Kinin-Systeme zum Zellstoffwechsel

Die wichtigste metabolische Funktion der Kinine besteht wohl in der Steigerung der insulin-abhängigen zellulären Glukoseaufnahme. Kallikrein oder Bradykinin konnten an der arbeitenden Vorderarmmuskulatur die Durchblutung und die Glukoseaufnahme steigern. Diese Veränderung in der Glukoseaufnahme wurde indirekt aus der arteriovenösen Differenz der Glukosekonzentration im Blut ermittelt [105, 542]. Mit einer Hemmung des Kallikreins durch Aprotinin war der gegenteilige Effekt mit reduzierter insulin-abhängiger Glukoseaufnahme in den arbeitenden Muskel zu demonstrieren [106, 108]. Diese Befunde galten jedoch nur für den arbeitenden Skelettmuskel. Am schlagenden Herzen war die Steigerung der Glukoseaufnahme durch Bradykinin unabhängig vom Insulin [441]. Am ruhenden Skelettmuskel sowie am Kardiozyten in-vitro war keine Veränderung des Glukosestoffwechsels durch Kinine festzustellen [441, 484]. Die verbesserte Glukoseutilisation der Muskelzelle durch Bradykinin könnte auf einer Prostaglandin-E_2-vermittelten Stimulation der Phosphofruktokinase beruhen [109, 542]. Dieser Hypothese stehen allerdings Befunde entgegen, die an der Ratte in-vivo unter Bradykinin eine deutliche Reduktion der Phosphofruktokinase in Skelettmuskelzellen beschrieben [168]. Eine orale Glukosebelastung war mit einem Verbrauch an glandulärem Kallikrein im Blut verbunden, der in der Gruppe der Patienten mit Hyperinsulinämie stärker ausgeprägt war als in der Gruppe mit normalem Insulinverhalten [267].

Bei Ratten mit streptozotocin-induziertem Diabetes mellitus war die renale Kallikrein-Aktivität stark reduziert und normalisierte sich mit der Substitution von therapeutischen Insulindosen [211, 325]. Parallel zur Normalisierung der Kallikrein-Aktivität trat die Normalisierung im Blutzucker ein. Es blieb in dieser Untersuchung jedoch offen, ob diese parallelen Veränderungen pathogenetisch miteinander verknüpft sind oder eher zufälliger Natur sind. Die Behandlung von Diabetikern mit Kallikrein (Schweinepankreaskallikrein) brachte bisher keine Klärung, da die Ergebnisse dieser Studien widersprüchlich waren und eine Verbesserung der diabetischen Stoffwechsellage nicht in allen Untersuchungen beobachtet werden konnte [15, 125, 158, 216, 417].

Die männliche Infertilität, die auf einer verminderten Spermienmotilität beruht, soll unter anderem durch einen Mangel an glandulärem Kallikrein zu erklären sein. Dementsprechend zeigten Versuche mit oraler Kallikreinsubstitution (Schweinepankreaskallikrein) eine deutliche Verbesserung der Spermienmotilität und eine Wiederherstellung der Fertilität [451, 456, 459]. In anderen Untersuchungen an kleineren Kollektiven gelang es aber nicht, diesen Befund zu reproduzieren [32, 337].

Als weitere metabolische Effekte wurden den glandulären Kallikrein-Kinin-Systemen eine verbesserte Knochenkallusbildung nach Fraktur sowie eine Verstärkung der zytostatischen Therapie bei Malignomen zugesprochen [170, 217]. Bei entzündlichen Weichteil- oder Knochenprozessen sollen die Kinine hingegen an der verstärkten Knochenresorption beteiligt sein [201]. Diese präliminären Befunde bedürfen sicher noch einer weiteren Abklärung durch standardisierte und kontrollierte Studien.

1.4 Interferenzen der Kallikrein-Kinin-Systeme mit anderen Hormonsystemen

Das *plasmatische Kallikrein-Kinin-System* weist nur sehr geringe Beziehungen zu anderen Hormonsystemen auf. Es ist primär in die Gerinnung und die Fibrinolyse involviert, kann aber auch Einfluß auf die Aktivität des Renin-Angiotensin-Systems nehmen. Denn Plasmakallikrein kann Prorenin in Renin überführen und vermag so die Angiotensin-Bildung in Gang zu setzen [103, 283, 446, 472]. In einer Mitteilung wird darüber berichtet, daß das plasmatische Kallikrein-Kinin-System der Ratte durch hohe Dosen verschiedener ß-Blocker wie Propranolol, Pindolol und Sotalol stimuliert werden kann [499]. Bei Patienten mit Hypertonie konnte Clonidin die Aktivität des Plasmakallikreins stimulieren [274]. Zu anderen Hormonsystemen wie den Prostaglandinen, dem antidiuretischen Hormon und den Steroiden sind bisher keine Beziehungen bekannt.

Im Gegensatz zum plasmatischen Kallikrein-Kinin-System weisen die *glandulären Kallikrein-Kinin-Systeme* zum Teil recht enge Wechselbeziehungen zu anderen Hormonsystemen auf. Besonders gut untersucht wurden die Wechselbeziehungen des Kallikrein-Kinin-Systems der Niere und der Speicheldrüsen zu den bisher bekannten vasoaktiven Hormonsystemen, während zu den Kallikrein-Kinin-Systemen anderer Organe, wie Gehirn, Gastrointestinaltrakt, Seminalplasma, Schweißdrüsen und Gebärmutter, keine diesbezüglichen Studien vorliegen.

Die Regulation des *Kallikrein-Kinin-Systems der Speicheldrüsen* unterliegt einer strengen adrenergen Kontrolle [399, 429, 454]. Nach Stimulation der afferenten sympathischen Nervenfasern wird durch Adrenalin zyklisches AMP und durch Noradrenalin zyklisches GMP freigesetzt und so das intrazelluläre freie Kalzium in den Drüsenzellen erhöht. Die erhöhte Konzentration an freiem Kalzium bewirkt dann eine vermehrte Kallikreinsekretion aus der Zelle in den Speichel [11].

Die Beziehungen des *renalen Kallikrein-Kinin-Systems* zu anderen Hormonsystemen werden in den folgenden Absätzen gesondert besprochen.

1.4.1 Beziehung des renalen Kallikrein-Kinin-Systems zum Renin-Angiotensin-System

Das renale Kallikrein-Kinin-System und das Renin-Angiotensin-System haben mehrere direkte Berührungspunkte (Abb. 7), die eine enge Wechselbeziehung zwischen beiden Systemen vermuten lassen. Die wichtigste Gemeinsamkeit beider Systeme ist das Angiotensin-I-Converting-Enzym, das mit der Kininase II identisch ist. Dieses Enzym greift mit gleicher Zielsetzung direkt in beide vasoaktiven Systeme ein, denn es fördert die Vasokonstriktion durch die Bildung des Angiotensin II und hemmt die Vasodilatation durch den Abbau der Kinine [130].

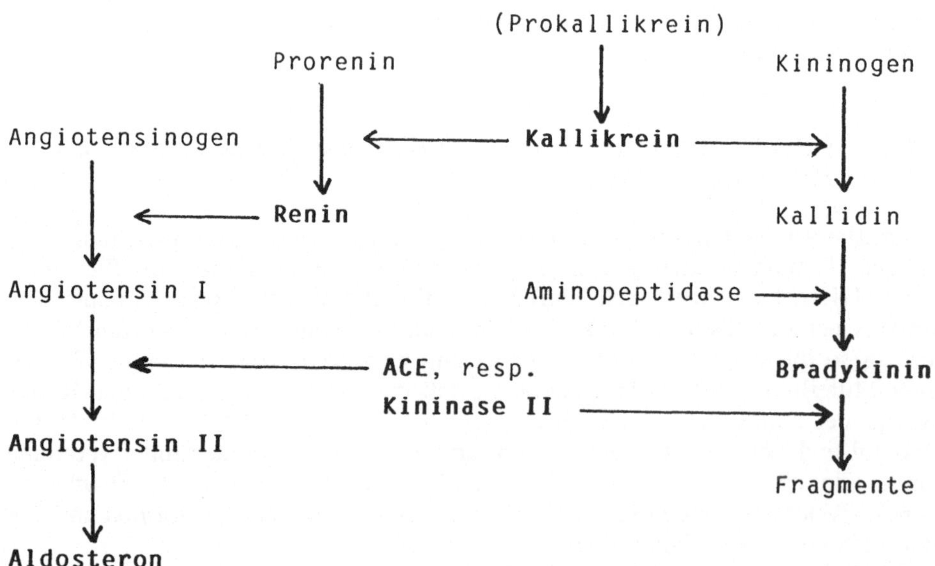

Abb. 7. Wechselbeziehung zwischen dem renalen Kallikrein-Kinin-System und dem Renin-Angiotensin-System (*ACE* Angiotensin-I-Converting-Enzym)

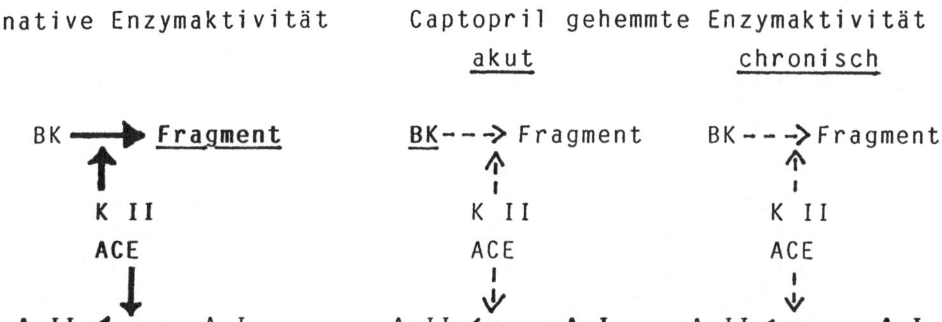

Abb. 8. Einfluß einer akuten und chronischen Hemmung des Angiotensin-I-Converting-Enzyms (*ACE*) bzw. der Kininase II (*KII*) durch Captopril auf die Konzentration von Angiotensin (*A*) I und II und von Bradykinin (*BK*)

Eine Hemmung dieses Enzyms mit Captopril (Abb. 8) führt dementsprechend zu einem Abfall des Angiotensin II und einer Kumulation der Kinine [326, 409]. Dieser Befund ist jedoch nur nach akuter Hemmung des Enzyms zu beobachten, denn bei einer längerfristigen Enzymhemmung verschwindet die potenzierende Wirkung des Hemmstoffes auf die endogenen Kinine [409]. Der Wirkungsverlust in Hinblick auf das Kallikrein-Kinin-System ist am ehesten auf eine verminderte Kallikreinaktivität bei reduzierter Aldosteronsekretion zurückzuführen [384, 508]. Dieses parallele Verhalten von Aldosteron- und Kallikreinsekretion weist auf einen weiteren Berührungspunkt zwischen dem renalen Kallikrein-Kinin-System und dem Renin-Angiotensin-System hin, nämlich die Stimulierbarkeit des Kallikreins durch Aldosteron. Da die Aldosteronsekretion in der Nebennierenrinde in hohem Maße durch Angiotensin II gesteuert wird, kann das Renin-Angiotensin-System über Aldosteron direkt in die Regulation des renalen Kallikreins eingreifen. Die Beeinflußbarkeit des Kallikreins durch Aldosteron wird im nächsten Abschnitt gesondert besprochen. Angiotensin II scheint aber auch unabhängig vom Aldosteron die Kallikreinausscheidung der Niere fördern zu können [296].

Lassen diese biochemischen Befunde auch eine enge Beziehung zwischen beiden Hormonsystemen vermuten, so stellen die immunhistochemischen Befunde diese Vermutungen doch wieder in Frage. Denn mit zunehmend feineren Techniken konnte gezeigt werden, daß die beiden Systeme im einzelnen Nephron nicht eng benachbart lokalisiert sind, sondern in Strukturen vorkommen, die morphologisch deutlich voneinander getrennt sind [403].

1.4.2 Beziehung des renalen Kallikrein-Kinin-Systems zu den Steroiden

Von den Steroiden spielen die Mineralokortikoide eine wichtige Rolle in der Regulation des renalen Kallikrein-Kinin-Systems. Die Stimulation der Aldosteronsekretion durch diätetische Natriumrestriktion oder Kaliumbelastung war in allen Untersuchungen mit einer gleichzeitigen Stimulation der renalen Kallikreinaktivität verbunden [120, 345, 412, 522]. Besonders beeindruckend war der Befund, daß die Kallikreinstimulation nach Natriumrestriktion durch den Aldosteronantagonisten Spironolacton aufgehoben werden konnte [308]. Dieser positive Effekt auf das renale Kallikrein ist generell allen Mineralokortikoiden eigen. So wurde bei einem Patienten mit 17-alpha-Hydroxylase-Mangel trotz erniedrigter Aldosteronspiegel eine stimulierte renale Kallikreinaktivität gefunden, die sich über die massiv gesteigerten Konzentrationen von 18-OH-Kortikosteron und Kortikosteron erklären ließ [223, 348]. Eine orale Behandlung mit Fludrokortison führte ebenfalls rasch zu einer Stimulation des renalen Kallikrein-Kinin-Systems [120, 311, 522]. Da das renale Kallikrein als natriuretisches Hormon dem natriumretinierenden Aldosteron entgegenwirken kann, wurde vermutet, daß das renale Kallikrein-Kinin-System am sog. "Escape-Phänomen" der Niere beteiligt ist [120, 316]. Doch direkte Beweise hierfür konnten bisher nicht erbracht werden. Eine Minderung der renalen Kallikreinaktivität war erwartungsgemäß nach Reduktion der endogenen Mineralokortikoide durch Adrenalektomie oder Hypophysektomie zu beobachten [95, 187]. Überraschend war aber der Befund, daß nach Hypophysektomie eine Wiederherstellung der Mineralokortikoid-Aktivität durch Substitution von Aldosteron nicht zu einer Normalisierung der renalen Kallikreinaktivität führte [95].

Nicht so einheitlich wie bei den Mineralokortikoiden stellten sich die Verhältnisse bei den Glukokortikoiden dar. So konnten nach Dexamethasonbehandlung sowohl Reduktionen, keine Veränderungen als auch Stimulationen in der Kallikreinaktivität beobachtet werden [208, 284, 294, 332, 524]. Die Substitution von Glukokortikoiden an adrenalektomierten Ratten führte zu einer deutlichen Zunahme der Kallikreinkonzentration in den Zellen des Tubulusepithels [374]. Da in diesem Modell aber die Wirkung der endogenen Mineralokortikoide durch die Adrenalektomie vollständig ausgeschaltet war, kann die geringe Mineralokortikoidaktivität des Glukokortikoids schon ausreichen, um das erniedrigte renale Kallikrein wieder zu stimulieren. In neuesten Untersuchungen an Bradykininrezeptoren konnte unter der Wirkung von Glukokortikoiden ein zahlenmäßiger Rückgang der Bradykininrezeptoren beobachtet werden [443].

In keiner Untersuchung konnte bisher ein Einfluß des renalen Kallikrein-Kinin-Systems auf die adrenale Steroidsekretion festgestellt werden.

1.4.3 Beziehungen des renalen Kallikrein-Kinin-Systems zu den Prostaglandinen

Das renale Kallikrein und die Kinine werden aus der Nierenrinde in den Harn, das Blut und die Lymphe sezerniert [101, 435]. Über diese drei Kompartimente gelangen sie in das Nierenmark, wo sie die Prostaglandinsynthese beeinflussen

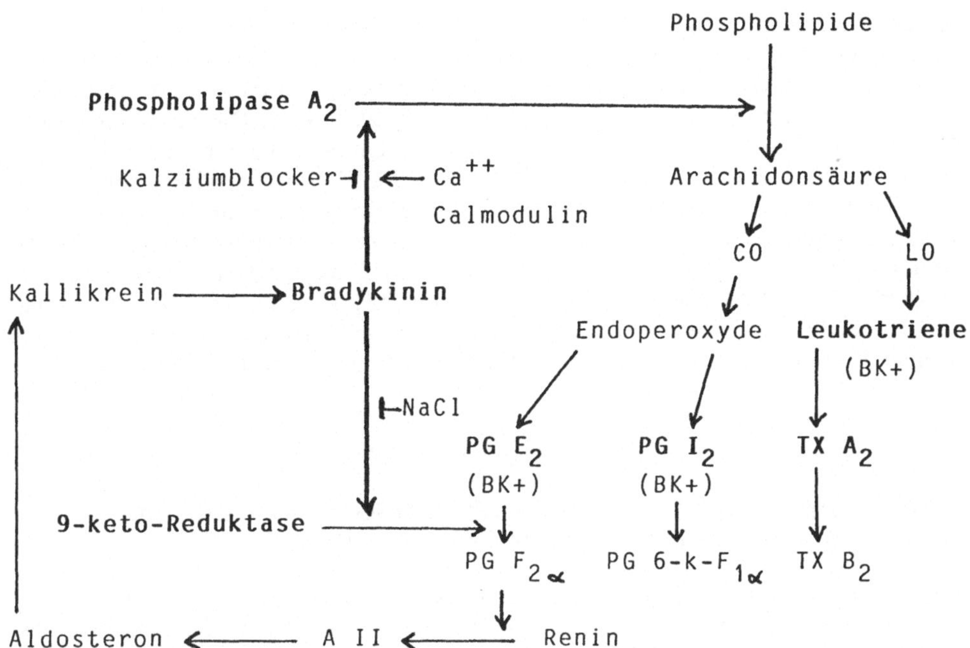

Abb. 9. Wechselbeziehung zwischen renalem Kallikrein-Kinin-System und Prostaglandinen, Thromboxanen und Leukotrienen (*CO* Zyklooxygenase; *LO* Lipoxygenase; *A II* Angiotensin II; *BK+* Bradykinineinwirkung verstärkend; *PG* Prostaglandine; *TX* Thromboxane)

können [369] (Abb. 9). In zahlreichen Untersuchungen konnte gezeigt werden, daß die Kinine eine markante Stimulation der Prostaglandinsynthese induzieren können, und zwar nicht nur in der Niere, sondern auch an Gefäßendothelien, Adipozyten, Herzzellen, Ileumschleimhaut, Fibroblasten und Nervenzellen [25, 96, 222, 224, 385, 504]. Reproduzierbar fand sich eine Stimulation der Prostaglandine E$_1$, E$_2$, F$_{2\alpha}$, I$_2$ und 6-keto-F$_{1\alpha}$ [25, 79, 222, 330]. Auch die Synthese der Thromboxane A$_2$ und B$_2$ wurde durch Bradykinin stimuliert [96, 426]. Die Stimulation der Prostaglandinsynthese durch die Kinine beruhte auf einer unmittelbaren Aktivitätssteigerung der Phospholipase A$_2$ und konnte durch Mepacrin oder Hemmer der Zyklooxygenase vollständig aufgehoben werden [79, 430, 513]. Auch hypertone NaCl-Lösungen waren in der Lage die Stimulation der Prostaglandinsynthese durch Bradykinin zu reduzieren [329]. Die Aktivierung der Phospholipase A$_2$ durch Kinine stellte sich kalziumabhängig dar und wurde durch die intrazelluläre Konzentration von Calmodulin und Kalzium moduliert [540].

Neben der Phospholipase A$_2$ stimuliert Bradykinin auch die 9-keto-Reduktase, die Prostaglandin E$_2$ in Prostaglandin F$_{2\alpha}$ überführt. Diese Wirkung von Bradykinin ist deutlich natriumabhängig; denn sie wird durch Natriumentzug verstärkt und durch Natriumbelastung abgeschwächt [329].

Über den Einfluß der Prostaglandine auf die Aktivität des Kallikrein-Kinin-Systems liegen verhältnismäßig wenige Untersuchungen vor, die zudem voneinander abweichende Ergebnisse vorweisen. So fand sich nach Hemmung der Prostaglandinsynthese mit Zyklooxygenasehemmern in einigen Arbeiten keine Veränderung in der renalen Kallikreinausscheidung und in anderen Arbeiten eine deutliche Reduktion des renalen Kallikreins [35, 291, 462]. Die vasodilatierende Eigenschaft der Kinine konnte in den meisten Untersuchungen durch Indomethazin nicht gehemmt werden [153, 220, 292, 293, 512], während nur selten über eine Reduktion der gefäßerweiternden Wirkung von Bradykinin berichtet wurde [329]. Ähnlich uneinheitlich verhielt es sich mit der natriuretischen und diuretischen Wirkung der Kinine. Sie konnte durch Zyklooxygenasehemmer gehemmt werden [55, 554] oder blieb völlig unbeeinflußt [37]. Eine direkte Stimulation des renalen Kallikreins wurde für Prostaglandin E_2 und Prostaglandin $F_{2\alpha}$ gezeigt, während das Prostaglandin I_2 keinen Einfluß auf das renale Kallikrein hatte [93, 151].

1.4.4 Beziehung des renalen Kallikrein-Kinin-Systems zum antidiuretischen Hormon (Vasopressin)

Das renale Kallikrein-Kinin-System kann über die Stimulation der Prostaglandine die Wirkung des antidiuretischen Hormons (ADH) am Sammelrohr des Nephrons abschwächen [195] (Abb. 10).

An der Froschblase hemmte Bradykinin den ADH-induzierten Wasserfluß, während es den ADH-induzierten Harnstofftransport stimulierte. Die Wirkung des Bradykinins konnte durch Hemmung der Kininase II mit Captopril verstärkt werden [68]. Die Hemmung des Kallikreins durch Aprotinin bewirkte entsprechend der fehlenden Kininbildung eine Stimulation des ADH-induzierten Wasserflusses und eine Hemmung des Harnstofftransportes [68, 172]. Andere Untersuchungen an der Ratte konnten diese Befunde an der Froschblase nicht bestätigen, denn sie zeigten, daß die Hemmung des Kallikreins durch Aprotinin ohne jeden Effekt auf die renale Wirkung des antidiuretischen Hormons blieb [136].

Die Bedeutung des antidiuretischen Hormones in der Regulation des renalen Kallikrein-Kinin-Systems ist noch weitgehend unklar. Die Injektion von ADH in die Nierenarterie am Hund führte zu einer Steigerung der Kallikreinausscheidung [341], während in einer anderen Studie an Ratten nach ADH eine Suppression des renalen Kallikreins beobachtet wurde [135]. Bei einem vincristin-bedingten

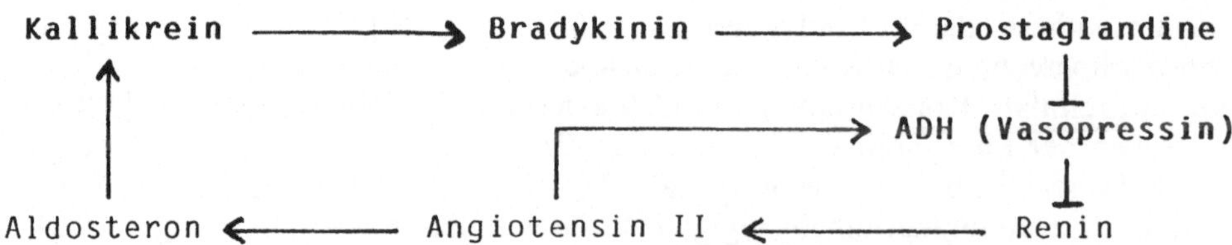

Abb. 10. Beziehung zwischen renalen Kallikrein-Kinin-System und antidiuretischem Hormon (*ADH*)

SIADH mit deutlich gesteigerter ADH-Sekretion war das Kallikrein-Kinin-System hingegen stimuliert, was durch die ebenfalls deutlich erhöhte Aldosteronsekretion erklärt werden konnte [505]. Auf die diuretische Wirkung von Bradykinin an der Hundeniere hatte ADH keinen Einfluß (Mills, persönl. Mitteilung).

1.4.5 Beziehung des renalen Kallikrein-Kinin-Systems zum sympathischen Nervensystem

Eine Beziehung des renalen Kallikrein-Kinin-Systems zum sympathischen Nervensystem wurde von einigen Autoren abgelehnt. Dieser Beurteilung lagen Untersuchungsergebnisse zugrunde, die keinerlei Beziehung zwischen Katecholaminen und Urinkallikrein fanden bzw. eine unveränderte Bradykininwirkung an der Niere nach Betarezeptorblockade oder Denervation der Niere beobachteten [111, 134, 281, 370, 554]. In anderen Untersuchungen wurde nach pharmakotherapeutischer Blockade der Betarezeptoren eine erniedrigte Kallikreinexkretion im Urin gesehen [164, 379]. Eine Stimulation der renalen Kallikreinaktivität wurde unter Adrenalin beobachtet, wenn zuvor die Alpharezeptoren blockiert worden waren [392].

Zeigten diese letzteren Untersuchungen eine positive Beziehung zwischen Betarezeptoren und renalem Kallikrein, so existieren desweiteren Befunde, die eine negative Beziehung zwischen Alpharezeptoren und renalem Kallikrein andeuten. Denn nach peripherer alpha-adrenerger Stimulation, sei es durch Clonidin oder durch Adrenalin nach Betarezeptorblockade, war die Aktivität des renalen Kallikreins supprimiert [392, 393]. Dieser Effekt schien aber unter basalen Bedingungen keine Bedeutung zu haben, da eine alleinige Blockade der Alpharezeptoren ohne jeden Einfluß auf die renale Kallikreinaktivität blieb [393]. In einem weiteren Versuchsmodell am Hund führten Dopamin, Noradrenalin und Isoproterenol einheitlich zu einer vermehrten Kallikreinausscheidung im Urin. Da die Effekte in diesen Versuchen jedoch nur über einen sehr kurzen Zeitraum zu beobachten und jeweils mit einer deutlich gesteigerten Diurese verbunden waren, ist eine Bewertung dieser Ergebnisse kaum möglich [339, 343].

Bradykinin seinerseits konnte in pharmakologischen Dosen zu einer Stimulation der sympathischen Nervenfasern führen, wie dies an Herzen von Katzen und Hunden gezeigt wurde [137, 532]. Am Zentralnervensystem führte Bradykinin zu einer Stimulation der efferenten alpha-adrenergen Neurone und über eine Hemmung des "Dopamin-Uptakes" zu einer reduzierten lokalen Dopaminkonzentration [47, 352]. Ob diese Bradykininwirkung jedoch spezifisch ist oder nur durch unspezifische, lokale Permeabilitätsänderungen bedingt ist, bleibt ungeklärt.

1.5 Pathologie der Kallikrein-Kinin-Systeme

Die Kallikrein-Kinin-Systeme weisen bei zahlreichen Erkrankungen Veränderungen in den Aktivitäten oder Konzentrationen ihrer Komponenten auf. Die am häufigsten beobachtete Veränderung ist eine Aktivierung des *plasmatischen Kallikrein-Kinin-Systems* [84, 450] (Tabelle 2). Als initiale Reaktion wird in der Regel der inaktive Faktor XII der Gerinnung aktiviert, der dann seinerseits das Plasma-

Tabelle 2. Krankheiten mit Veränderungen in den plasmatischen (*pKKS*) bzw. glandulären (*gKKS*) Kallikrein-Kinin-Systemen

Krankheitsbild	System	Veränderte Komponente
Hageman-Krankheit	pKKS	Faktor-XII-Mangel
Fletscher-Krankheit	pKKS	Plasmakallikrein-Mangel
Williams-Krankheit	pKKS	HMW-Kininogen-Mangel
Disseminierte intravasále Gerinnung	pKKS	Kallikrein-Aktivierung mit Kininogen- und Inibitorverbrauch
Transfusionsreaktion	pKKS	Kallikrein-Aktivierung
Angioneurotisches Ödem	pKKS	Kallikrein-Aktivierung mit Kininogen- verbrauch und Kinin-Freisetzung
Herzinfarkt	pKKS, gKKS?	Kallikrein-Aktivierung mit Kininogen- verbrauch
Hypertonie	gKKS	Kallikrein-Mangel
Orthostase-Syndrom	pKKS	Kinin-Freisetzung
Schock, septisch	pKKS	Kallikrein-Aktivierung mit Kininogen- und Inhibitorverbrauch
Schock, anaphylaktisch	pKKS	
Schock, traumatisch	pKKS	
Verbrennungskrankheit	pKKS, gKKS?	Kallikrein-Aktivierung mit Kininogen- verbrauch
Pankreatitis, hämorrhagisch	pKKS, gKKS	Kallikrein-Aktivierung mit Kininogen- und Inhibitorverbrauch
Leberzirrhose	pKKS	Kallikrein- und Kininogen-Mangel
Karzinoid	gKKS, pKKS?	Kinin-Freisetzung
Dumping-Syndrom	gKKS, pKKS?	Kinin-Freisetzung
Allergische Rhinitis	gKKS, pKKS	Kallikrein-Aktivierung mit Kinin- Freisetzung
Arthritis	gKKS	Kallikrein-Aktivierung
Infertilität	gKKS	Kallikrein-Mangel
Migräne	gKKS	Kinin-Freisetzung

prokallikrein in aktives Kallikrein überführt. Dies gilt besonders für die disseminierte intravasale Gerinnung, die Transfusionsreaktion und die Verbrennungskrankheit [17, 358, 526]. Im Falle des angioneurotischen Ödems liegt der verstärkten Plasmakallikreinaktivierung ein Mangel an C1-Esterase-Inhibitor zugrunde [112, 431]. Die Aktivierung des Plasmakallikreins kann jedoch nur indirekt anhand des Plasmaprokallikreinverbrauchs ermittelt werden, da das aktivierte Plasmakallikrein mit den zur Verfügung stehenden Meßverfahren nicht direkt gemessen werden kann. Bei ausgeprägter Aktivierung des plasmatischen Kallikrein-Kinin-Systems kommt es auch zu einem Verbrauch der Kininogene und der Kallikreininhibitoren im Blut [173]. Die Folgen dieser Veränderungen können eine verstärkte intravasale Gerinnung, eine ausgeprägte Vasodilatation mit Kreislaufzusammenbruch (Schock) und eine Enthemmung von anderen Proteasen im Blut sein [17, 204, 277].

Besonders auffällig stellte sich in letzter Zeit eine Wechselbeziehung zwischen den Kallikreinen und der PMN-Elastase im Blut dar. Kinine, die lokal durch Kallikreine in Entzündungsherden freigesetzt werden, ziehen durch Chemotaxis vermehrt Leukozyten in das entzündlich veränderte Gewebe, die dort die PMN-Elastase freisetzen [242, 253]. Die Elastase zerstört nun ihrerseits die Kallikrein-Inhibitoren und bewirkt so eine Verstärkung und Verlängerung der Entzündungsreaktion durch Kallikrein, da das einmal aktivierte Enzym nun ungehemmt Kininogen spalten und Kinine freisetzen kann [242, 304]. Die Kinine wiederum steigern die entzündlichen Reaktionen und fördern den weiteren Einstrom von Leukozyten [253]. Ist dieser Circulus vitiosus erst einmal in Gang gekommen, kann er kaum mehr vom Organismus durchbrochen werden. Durch eine zunehmende Permeabilitätsstörung im Bereich der Kapillarendothelien greift das primär lokale Geschehen mit der Zeit auf die Zirkulation über, wo die enzymatischen Veränderungen zu schweren pathologischen Störungen wie disseminierter intravasaler Gerinnung, Kreislaufschock und interstitiellem Lungenödem führen können ([270, 331, 445] Kortmann, persönl. Mitteilung). Diese vital bedrohlichen Veränderungen treten besonders charakteristisch bei der akuten, hämorrhagisch-nekrotisierenden Pankreatitis, bei einer Sepsis sowie nach einem Polytrauma oder einer hochgradigen Verbrennung auf [24, 270, 421].

Bei anderen Krankheitsbildern wird nur das *glanduläre Kallikrein-Kinin-System* aktiviert, so daß die Entzündungsreaktion lokal begrenzt bleibt. Zu diesen Krankheitsbildern gehören die Arthritis, der Herzinfarkt, die Migräne und die allergische Rhinitis [207, 250, 268, 425]. In seltenen Fällen werden die Kinine nach Aktivierung auch systemisch sezerniert und induzieren dann eine akute Vasodilatation und Hypotonie. Diese systemischen Begleitreaktionen sind wegen des raschen Kininabbaus im Blut jedoch nur von kurzer Dauer und wurden beim Dumping-Syndrom, beim Karzinoid und beim Orthostasesyndrom beobachtet [97, 130, 493, 545].

Selten fanden sich Defekte mit einem primären Kallikrein- oder Kininogenmangel im Blut (Tabelle 2). In der Regel sind die Patienten mit solchen Mangelzuständen klinisch unauffällig, so daß die pathologischen Veränderungen oft nur laborchemisch auffallen [113, 114, 449, 520, 534]. Eine eingeschränkte Leistungsfähigkeit bei körperlicher Belastung bestand lediglich bei einem Patienten mit Kininogenmangel [239].

Von klinisch bedeutenderer Relevanz hingegen sollen die Mangelzustände an glandulärem Kallikrein sein. So kann eine verminderte renale Kallikreinaktivität an der Entwicklung einer Hypertonie beteiligt sein [306], und eine reduzierte seminale Kallikreinaktivität führt zu einer verminderten Spermienmotilität mit Infertilität [456, 460]. Auch der Diabetes mellitus wird von einigen Arbeitsgruppen mit einer verminderten glandulären Kallikreinaktivität in Zusammenhang gebracht [108, 158, 325, 541]. Dieser Verdacht basiert jedoch bisher nur auf funktionellen Untersuchungen, während der direkte Nachweis von Veränderungen in den Kallikrein-Kinin-Systemen bei Diabetes mellitus bisher nur an der streptozotocin-behandelten Ratte gelang. Die Gabe von Insulin normalisierte die erniedrigte Kallikreinausscheidung im Urin der diabetischen Ratten [325].

Da bis heute noch keine spezifischen Kallikrein-Inhibitoren oder Kinin-Antagonisten zur Verfügung standen, konnten die meisten der beschriebenen laborchemischen Befunde nicht in ihrer pathophysiologischen Bedeutung gewertet werden. Insbesondere blieben die Fragen ungeklärt, inwieweit die Veränderungen in den Kallikrein-Kinin-Systemen in der Pathogenese der jeweiligen Erkrankung eine wesentliche Rolle spielen, ob sie als sekundäre Veränderungen die Krankheit verstärken und weiter unterhalten, oder ob sie nur als unspezifische Begleitreaktionen ohne pathologische Bedeutung auftreten. Wegen dieser zur Zeit noch schwierigen klinischen Zuordnung der in Tabelle 2 beschriebenen Veränderungen der Kallikrein-Kinin-Systeme zu den pathophysiologischen Mechanismen der verschiedensten Erkrankungen wurden die der Literatur (zur Übersicht siehe [127, 130]) entnommenen Befunde an dieser Stelle nur tabellarisch und ohne Wertung aufgezählt.

Zu den Veränderungen des renalen Kallikrein-Kinin-Systems bei arterieller Hypertonie liegen weitergehende Untersuchungen vor, die gemäß dem Schwerpunkt dieser Arbeit im folgenden (1.6.1-1.6.3) gesondert besprochen werden.

1.6 Veränderungen der Kallikrein-Kinin-Systeme bei arterieller Hypertonie

Die Bedeutung der Kallikrein-Kinin-Systeme in der systemischen Blutdruckregulation ist unter basalen physiologischen Bedingungen nicht sicher geklärt. Es ist aber durchaus denkbar, daß die Kinine als sehr potente vasodilatierende Peptide den vasokonstriktorischen Substanzen entgegenwirken und so eine nicht unbedeutende Rolle in der Blutdruckeinstellung spielen können. Die Kinine können jedoch nicht nur über eine Vasodilatation in die Blutdruckregulation eingreifen, sondern auch aufgrund ihres diuretischen und natriuretischen Effektes bei der Regulation des intravasalen Volumens mitwirken. Ist die Aktivität der Kallikrein-Kinin-Systeme, speziell die des renalen Systems, erniedrigt, so kann eine arterielle Hypertonie entstehen, die auf einer erhöhten Vasokonstriktion bzw. einer vermehrten Volumenretention basiert.

Erste Hinweise für die Bedeutung des renalen Kallikrein-Kinin-Systems in der physiologischen Blutdruckregulation erbrachten epidemiologische Untersuchungen, in denen gezeigt wurde, daß in Familien mit niedrigem Blutdruck die renale Kallikrein-Aktivität hoch war, während sie in Familien mit höherem Blutdruck niedrig war [555, 556]. Untersuchungen an 10 000 Schulkindern bestätigten diesen Befund [485].

1.6.1 Veränderungen der Kallikrein-Kinin-Systeme bei primärer Hypertonie

Bei Patienten mit *essentieller Hypertonie* konnte schon sehr früh eine erniedrigte Kallikrein-Aktivität im Urin nachgewiesen werden [122, 306, 537] (Tabelle 3). Sie war bei schwarzen Hypertonikern niedriger als bei weißen Hypertonikern [223, 555]. Diese Befunde waren aber nicht in allen Fällen reproduzierbar, denn es wurden in anderen Studien völlig normale Aktivitäten des renalen Kallikreins beobachtet [223, 278, 290, 557]. Als Ursache der eventuell erniedrigten renalen Kallikreinaktivität wird eine Verschiebung vom aktiven zum inaktiven Kallikrein diskutiert, die möglicherweise durch eine vermehrte renale Ausscheidung von Kallikrein-Inhibitoren bedingt ist [225, 290, 376]. Doch auch diese Studien wurden wieder durch Befunde in Frage gestellt, die einen intakten Aktivitätszustand des renalen Kallikreins bei Patienten mit arterieller Hypertonie aufzeigten [261]. Noch

Tabelle 3. Veränderungen in den Kallikrein-Kinin-Systemen bei verschiedenen Formen der arteriellen Hypertonie (*H*): *DOCA* Desoxykortikosteronazetat; *KAL* Kallikrein; *KI* Kinine; *KG* Kininogen; *K-II* Kininase-II

Hypertonieform	Urin		Speichel	Blut			
	KAL	KI	KAL	KAL	KI	KG	K-II
Ratte							
genetische H.	↓∅↑	—	↑	—	—	—	—
salzsensitive H.	↓	—	—	—	—	—	—
renovaskuläre H.	↓	—	↑	—	—	↓	—
DOCA-Salz H.	↑	↑	↑	—	—	—	—
Kadmium-H.	↓	—	—	—	—	—	—
Maus							
genetische H.	↓	—	—	—	—	—	—
Mensch							
essentielle H.	∅↓	↓	↑	∅↑	∅	∅↓	∅↑
Conn-Syndrom	∅↑	↑	—	—	∅↓	—	—
Phäochromozytom	∅↑	—	↑	—	—	—	—
renale H.	↓	—	↑	↑	—	—	—
Reninom	∅	—	—	—	—	—	—
Blei-H.	↓	—	—	—	—	—	—
Kadmium-H.	↓	—	—	—	—	—	—

schwieriger wird die Interpretation der Untersuchungsergebnisse, wenn man berücksichtigt, daß in einigen Untersuchungen die renale Kallikreinaktivität bei den Patienten mit Hypertonie durch Salzentzug normal stimulierbar, in anderen Untersuchungen nicht stimulierbar war und in einer Untersuchung sogar unter gleichen Versuchsbedingungen eine Suppression des renalen Kallikreins der Hypertoniker festgestellt wurde [223, 278, 279, 309, 473]. Eine Abhängigkeit der Kallikreinausscheidung im Urin zum Alter der Patienten oder zur absoluten Blutdruckhöhe war nicht sicher auszumachen [365, 433, 557], obwohl die epidemiologischen Studien auf eine Abhängigkeit des renalen Kallikreins vom Blutdruck hinwiesen [485, 556]. Widersprüchlich waren auch die Mitteilungen zur Abhängigkeit des renalen Kallikreins von dem Aktivitätszustand des Renin-Angiotensin-Systems. So wurde in einigen Studien keine Beziehung zwischen Plasmareninaktivität und renaler Kallikreinausscheidung beobachtet, während in anderen Studien die renale Kallikreinausscheidung bei Patienten mit niedriger Plasmareninaktivität niedriger war als bei den Patienten mit normaler Plasmareninaktivität [223, 279, 281, 481].

Neben einer verminderten Kininbildung könnte auch ein verstärkter Kininabbau zu einer arteriellen Hypertonie führen. Hinweise für einen solchen Mechanismus in der Pathogenese der arteriellen Hypertonie boten Befunde mit erhöhter Kininasen-Aktivität im Urin von Patienten mit essentieller Hypertonie [232, 510]. Im Blut fand sich in einer Studie eine erhöhte Kininase-II-Aktivität [465]. Weitere Veränderungen im Blut der Patienten mit arterieller Hypertonie waren eine erhöhte Plasmakallikreinaktivität und eine erniedrigte Kininogenkonzentration [56, 139, 433, 476]. Diese Befunde waren aber nicht regelmäßig zu reproduzieren [43]. Eine geänderte Kininkonzentration im Blut konnte bisher bei Hypertonikern nicht nachgewiesen werden, während im Urin mit erniedrigter Kallikreinaktivität eine verminderte Kininexkretion beobachtet wurde [4, 335, 481, 482].

Eine allgemein akzeptierte Erklärung für diese diskrepanten Befunde gibt es jedoch zur Zeit noch nicht; eine nicht unbedeutende Rolle dürften jedoch die zum Teil unzulänglichen und unspezifischen Meßverfahren spielen, die in einigen Untersuchungen noch zur Anwendung kamen.

Ähnlich differente Ergebnisse wie bei der essentiellen Hypertonie des Menschen wurden in Tierversuchen zur genetischen Hypertonie der Ratte und der Maus erhoben. Bei spontan-hypertensiven Ratten des Sprague-Dawley-Stammes war die renale Kallikreinexkretion in Relation zum Körpergewicht erhöht, während sie bei genetisch hypertonen Neuseeland-Ratten unverändert zu den entsprechenden Kontrolltieren war [23, 62]. Die absolute Kallikreinexkretion war bei den hypertonen Neuseeland-Ratten wegen des geringeren Körpergewichtes jedoch erniedrigt [62]. In diesem Tierstamm fand sich auch eine erniedrigte Kallikreinaktivität im Hypophysenvorderlappen [423]. Bei den spontanhypertensiven Ratten des Wistar-Stammes (Bianchi) war die renale Kallikreinaktivität schon bei der Geburt erniedrigt, noch bevor eine klinisch manifeste Hypertonie bestand [422]. Bei den spontanhypertensiven Ratten des Wistar-Kyoto-Stammes (Okamoto) war die renale Kallikreinaktivität in den ersten Lebenswochen normal und nahm erst mit der Entwicklung einer schweren Hypertonie im höheren Lebensalter (über 23 Wochen) langsam ab [188]. Das Kallikrein-Kinin-System der Niere war bei diesen Tieren nicht wie üblich durch Salzentzug stimulierbar, wohl aber durch Salzbelastung [188]. Bei den salzsensitiven Dahl-Ratten wurden in einer Studie von Geburt an erniedrigte Kallikreinaktivitäten beobachtet [65]. In einer anderen Untersuchung fanden sich bei diesem Rattenstamm normale Kallikreinaktivitäten im Urin, die erst mit zunehmender Proteinurie nach der Hypertonieentwicklung abfielen [495]. Genetisch hypertensive Mäuse wiederum hatten eine deutlich gesteigerte renale Kallikreinexkretion, die aber in untypischer Weise mit einer erniedrigten renalen Prostaglandinausscheidung einherging. Dieser Befund gab zu Spekulationen Anlaß, daß bei diesen Tieren die Kinine eine gestörte biologische Aktivität besäßen und deshalb trotz vermehrter Bildung die Prostaglandinsynthese nicht stimulieren könnten [496].

1.6.2 Veränderungen der Kallikrein-Kinin-Systeme bei sekundären Hypertonieformen

Bei den *sekundären Formen der arteriellen Hypertonie* lassen sich die Veränderungen im renalen Kallikrein-Kinin-System meist als sekundäre Nebeneffekte der Grundkrankheit erklären (Tabelle 3).

So war bei der Hypertonie auf dem Boden eines *primären Hyperaldosteronismus* (Conn-Syndrom) die renale Kallikreinexkretion oft erhöht, da Aldosteron ein potenter Stimulus der Kallikreinaktivität ist [4, 259, 279, 281, 306, 473]. Dieser Befund war jedoch nicht einheitlich bei allen Patienten zu erheben, und erhöhte Kinine im Urin oder Blut waren nicht festzustellen [223, 231, 279, 474].

Beim *Phäochromozytom* konnte keine reproduzierbare Veränderung im renalen Kallikrein festgestellt werden [306, 479]. Dieser Befund entspricht den Ergebnissen der pharmokologischen Versuche, die keine eindeutige Beziehung zwischen sympathischem Nervensystem und renalem Kallikrein zeigten.

Die *renale Hypertonie* geht in ihrer renoparenchymalen Form stets mit einer erniedrigten renalen Kallikreinaktivität einher, die in der Regel auf den Verlust an gesundem Nierengewebe zurückzuführen ist [210, 349, 364]. Die klassische renovaskuläre Hypertonie (2-Nieren/1-Stenose) im Tiermodell ist durch eine Stimulation des renalen Renin-Angiotensin-Systems gekennzeichnet, die mit einem sekundären Hyperaldosteronismus einhergeht. Trotz dieser gesteigerten Aldosteronsekretion fand sich in den meisten Untersuchungen keine gesteigerte renale Kallikrein-Aktivität. Diese war vielmehr deutlich erniedrigt [12, 60, 257, 282, 442, 523]. Der Verlust an renaler Kallikrein-Aktivität war jedoch nicht einheitlich sofort nach Stenosierung einer Nierenarterie vorhanden, sondern trat in einigen Fällen verzögert, eventuell schon als Folge einer hypertonen Nierenschädigung auf [12, 523]. Bei Lösen der Nierenarterienstenose im Tierversuch mit Wiederherstellung des normalen Blutflusses normalisierte sich rasch der Blutdruck bei abfallenden Angiotensin-II-Konzentrationen. Die renale Kallikrein-Aktivität blieb aber auch in dieser Phase weiter erniedrigt [199]. Die vollständige Hemmung des renalen Kallikreins mit Aprotinin konnte die Normalisierung des Blutdrucks nach Entklammerung der Nierenarterie nicht beeinflussen [447]. Diese Befunde zeigen klar, daß das renale Kallikrein-Kinin-System an der Senkung des erhöhten Blutdrucks nach Lösen der Nierenarterienstenose nicht beteiligt ist. Die Messungen der Komponenten der Kallikrein-Kinin-Systeme im Blut erfolgten zum Teil mit wenig spezifischen Bestimmungsverfahren und müssen daher mit Zurückhaltung betrachtet werden. Auffallend war jedoch der Befund, daß die Kinine im venösen Blut der stenosierten Niere erniedrigt und im venösen Blut der kontralateralen Niere erhöht waren, was auf eine kompensatorische Stimulation des Kallikrein-Kinin-Systems in der nichtstenosierten Niere hinweisen könnte [231]. In Rattenversuchen war die Kininogenkonzentration im Blut in der frühen Phase nach Stenosierung der Nierenarterie erhöht, unabhängig welches Modell der renovaskulären Hypertonie (2K/1C oder 1K/1C) gewählt wurde [12]. Ob dieser Befund, der im Gegensatz zu den Befunden am Menschen steht, auf eine erniedrigte Kallikrein-Aktivität im Blut oder in der Niere zurückgeführt werden kann, blieb in der Untersuchung ungeklärt. Als weitere Veränderung im Blut wurde bei Patienten mit renoparenchymaler Hypertonie eine Erhöhung des Plasmaprokallikreins beobachtet [56, 139].

Die renale Kallikreinexkretion war bei *Kadmium- und Bleivergiftung* sowie bei streptozotocin-induziertem *Diabetes mellitus mit arterieller Hypertonie* erniedrigt [44, 50, 325]. Als Ursache kann bei diesen Erkrankungen am ehesten eine Nierengewebsschädigung für die Minderung der Kallikrein-Aktivität verantwortlich gemacht werden. Beim alloxan-induzierten Diabetes mellitus der Ratte wurde zusätzlich noch eine verminderte Ansprechbarkeit der Gefäße auf Bradykinin festgestellt, die aber durch Insulin wieder zu normalisieren war [152].

Zu anderen Hypertonieformen wie M. Cushing, Hyperthyreose und hyperkinetisches Herzsyndrom liegen keine Untersuchungen vor.

1.6.3 Bedeutung der Kallikrein-Kinin-Systeme in der Behandlung der arteriellen Hypertonie

Betrachtet man die Reduktion der Kallikreinaktivität als häufigste Veränderung im renalen Kallikrein-Kinin-System bei arterieller Hypertonie, so kann die Stimulation dieses Systems als ein *therapeutisches Konzept* in der Behandlung der arteriellen Hypertonie angesehen werden. Tierexperimentelle Untersuchungen an Ratten haben ergeben, daß bei hypertonen Tieren unabhängig von der Art der Hypertonie die Kallikrein-Aktivität in den Speicheldrüsen erhöht ist [213, 440]. Diese Befunde gaben zu Spekulationen Anlaß, daß über eine erhöhte intestinale Resorption von glandulärem Kallikrein die verminderte renale Kallikreinsekretion ins Blut kompensiert werden könnte, eventuell mit einer konsekutiven Senkung der arteriellen Hypertonie.

Untersuchungen am Menschen mit oraler Substitution von Schweinepankreaskallikrein schienen diese Hypothese zu erhärten, da in ihnen durch die orale Kallikreineinnahme nicht nur eine Normalisierung der renalen Kallikreinaktivität erreicht werden konnte, sondern auch eine Blutdrucksenkung beobachtet wurde [364, 383, 406, 408]. Die Studien sind jedoch bis auf eine Untersuchung [408] unbefriedigend konzipiert, so daß sie in ihrem Aussagewert zweifelhaft blieben und nicht zur Lösung des Problems beitrugen.

Die Behandlung mit Captopril oder anderen Kininase-II-Hemmstoffen konnte in einigen Untersuchungen durch eine Potenzierung der Kinine im Blut und im Urin eine initiale Blutdrucksenkung erzielen [78, 327, 498, 544]. In anderen Studien fand sich hingegen keine Änderung der Kininkonzentration im Blut oder im Urin [247, 353, 381]. In allen diesen Untersuchungen wurde die Kininkonzentration im Blut mit heute nicht mehr anerkannten Meßverfahren bestimmt, so daß keine aktuellen Kininbestimmungen nach Kininase-II-Hemmung vorliegen. In der Langzeittherapie mit den Kininase-II-Hemmstoffen scheint der kininpotenzierende Effekt nicht von Bedeutung zu sein, denn die Blutdrucksenkung wird alleine durch die gleichzeitige Hemmung der Angiotensin-II-Bildung bewirkt [407].

Die Blutdrucksenkung von natriuretisch wirkenden Diuretika war in allen Studien nach einer längerfristigen Behandlung mit einer Stimulation des renalen Kallikrein-Kinin-Systems verbunden [384, 394, 444, 474]. Diese chronische Stimulation ist jedoch mit größter Wahrscheinlichkeit unspezifisch und über eine gesteigerte Aldosteronsekretion bei der medikamentösen Natriumdepletion zu erklären.

2 Fragestellung

Wie in der Literaturübersicht dargestellt, wurden in den letzten 50 Jahren zahlreiche Untersuchungen zu den verschiedenen Kallikrein-Kinin-Systemen vorgenommen. In diesen Untersuchungen wurden viele Fragestellungen von verschiedenen Arbeitsgruppen angegangen. Doch anstatt übereinstimmender und reproduzierbarer Ergebnisse wurden sehr widersprüchliche Befunde erhoben, und die meisten Fragen blieben letztlich ungeklärt. Insbesondere gelang es bisher nicht, die physiologische Bedeutung des renalen Kallikrein-Kinin-Systems und seine Beziehung zur arteriellen Hypertonie zu klären. Ein Teil der widersprüchlichen Ergebnisse war auf die kaum vergleichbaren Versuchsanordnungen und die oft variierenden Versuchstierspezies zurückzuführen. Das Hauptproblem in der Vergangenheit stellten aber die zum Teil recht unspezifischen und unempfindlichen Meßverfahren dar.

Aus diesem Grunde wurden im ersten Teil der vorliegenden Arbeit Meßverfahren entwickelt, die ausreichend spezifisch und frei von äußeren Störfaktoren waren. Mit den Meßverfahren sollten alle Komponenten der Kallikrein-Kinin-Systeme erfaßt werden können. Im zweiten und dritten Teil der Arbeit wurden dann mit diesen Meßverfahren tierexperimentelle und klinische Untersuchungen zur Bedeutung des renalen Kallikrein-Kinin-Systems in der exkretorischen Nierenfunktion und in der Blutdruckregulation durchgeführt. Es wäre jedoch ohne Zweifel vermessen, die Lösung aller, schon seit Jahren bestehender Fragen von diesen Studien zu erwarten. Die Untersuchungen sollten vielmehr einen sinnvollen Beitrag zum besseren Verständnis des renalen Kallikrein-Kinin-Systems leisten. Ohne die Untersuchungsergebnisse vorwegnehmen zu wollen, darf an dieser Stelle gesagt werden, daß die erhobenen Befunde wichtige neue Erkenntnisse zum renalen Kallikrein-Kinin-System und seinen Regulationsmechanismen ermöglichten und einige der bestehenden Widersprüche aufklären halfen.

Die Untersuchungen beschäftigten sich im wesentlichen mit folgenden Fragestellungen zum renalen bzw. plasmatischen Kallikrein-Kinin-System.

Zur Methodik

1. Lassen sich Meßverfahren entwickeln, die zuverlässig und ohne äußere Beeinflussung die Komponenten der Kallikrein-Kinin-Systeme in Blut und Niere erfassen?

Zur Physiologie

2. Welche Bedeutung kommt dem renalen Kallikrein-Kinin-System in der Regulation der Nierendurchblutung sowie der renalen Wasser- und Natriumausscheidung zu?

3. Können die biochemischen Beziehungen zwischen Renin-Angiotensin-System und renalem Kallikrein-Kinin-System auch unter physiologischen Bedingungen in vivo beobachtet werden?

4. Welche konstanten Beziehungen bestehen zwischen den Mineralokortikoiden und den Kallikrein-Kinin-Systemen in Blut und Niere?

5. Welche Bedeutung haben die Kallikrein-Kinin-Systeme in Blut und Niere in der physiologischen Blutdruckregulation?

Zur arteriellen Hypertonie

6. Welche Veränderungen in den Kallikrein-Kinin-Systemen in Blut und Niere liegen bei arterieller Hypertonie vor und zeigen sie gegebenenfalls eine direkte Beziehung zum erhöhten Blutdruck?

7. Ist das renale Kallikrein-Kinin-System bei Patienten mit arterieller Hypertonie den gleichen Regulationsmechanismen unterworfen, wie sie für Normalpersonen bekannt sind?

8. Ist die Ansprechbarkeit der Gefäße auf Kinine bei Patienten mit arterieller Hypertonie anders als bei Normalpersonen?

3 Methodik

3.1 Meßverfahren

3.1.1 Radioimmunoassay (RIA) zur Bestimmung der Kininkonzentration

Bei Untersuchungen zu den Kallikrein-Kinin-Systemen ist die Bestimmung der Kininkonzentration mit einem spezifischen RIA von zentraler Bedeutung. Denn mit Hilfe der Kininbestimmung ist es möglich, fast alle Komponenten der Kallikrein-Kinin-Systeme in ihrer Konzentration oder Aktivität zu erfassen. Im einzelnen handelt es sich hierbei um die Kininkonzentration im Blut und im Urin, die Kininogenase-Aktivität im Urin und Nierengewebe, die Kininase-II-Aktivität im Plasma und die Konzentration des Gesamt- und des niedermolekularen Kininogens.

3.1.1.1 Tracer-Herstellung

Die Kinine Bradykinin und Kallidin sind zur Markierung mit ^{125}J nicht geeignet. Stattdessen wurden zur Herstellung des Tracers Tyr^1-Kallidin oder Tyr^8-Bradykinin verwandt (Abb.11).

Diese Peptide sind immunologisch den natürlich vorkommenden Peptiden Bradykinin und Kallidin identisch, so daß ihr Einsatz im RIA problemlos möglich ist. Die Markierung dieser Peptide erfolgte mit Chloramin T nach der Methode von Greenwood und Hunter [197]. Hierzu wurden 5 µg des jeweiligen Kininpeptids in 65 µl 0,05 M Phosphatpuffer, pH 7,4, mit 1 mCi Na ^{125}J in 10 µl isotoner NaCl-Lösung und 25 µl der Chloramin-T-Lösung [200 mg Chloramin T (Serva) in 50 ml 0,05 M Phosphatpuffer, pH 7,4] über 10 sec inkubiert. Die Markierungsreaktion wurde durch die Zugabe von 100 µl einer Metabisulfit-Lösung [120 mg Metabisulfit (Serva) in 50 ml 0,05 Phosphatpuffer, pH 7,4] und 500 µl einer KJ-Lösung (250 mg KJ in 25 ml 0,05 M Phosphatpuffer, pH 7,4) gestoppt. Das Reaktionsgemisch wurde anschließend einer Ionenaustauscherchromatographie mit DEAE-A25 Sephadex (1 x 20 cm) zugeführt. Als Laufmittel diente 0,05 M Phosphatpuffer, pH 7,5 mit 3g/l Rinderserumalbumin, 2g/l Neomycinsulfat und 10 mM Titriplex III. Das Eluat wurde in Fraktionen zu 0,8 ml aufgefangen. Je 5 µl jeder Fraktion wurden am Gammacounter auf ihre Radioaktivität geprüft. Die Reinheit des Tracers wurde elektrophoretisch geprüft. Hierzu wurden 10 µl des

Bradykinin

$$\text{Arg-Pro-Pro-Gly-Phe-Ser-Pro-Phe-Arg}$$

Tyr^8-Bradykinin

$$1 \quad 2 \quad 3 \quad 4 \quad 5 \quad 6 \quad 7 \quad ⑧ \quad 9$$

$$\text{Arg-Pro-Pro-Gly-Phe-Ser-Pro-Tyr-Arg}$$

Kallidin

$$\text{Lys-Arg-Pro-Pro-Gly-Phe-Ser-Pro-Phe-Arg}$$

Tyr^1-Kallidin

$$① \quad 2 \quad 3 \quad 4 \quad 5 \quad 6 \quad 7 \quad 8 \quad 9 \quad 10$$

$$\text{Tyr-Arg-Pro-Pro-Gly-Phe-Ser-Pro-Phe-Arg}$$

Abb. 11. Aminosäurensequenz von Bradykinin und Kallidin. Im Vergleich wird zusätzlich die Aminosäuresequenz der verwendeten Tracer Tyr^8-Bradykinin und Tyr^1-Kallidin dargestellt

Reaktionsgemisches und jeweils 10 µl der beiden Fraktionen der Ionenaustauscherchromatographie mit der höchsten Radioaktivität auf Whatman-Chromatographiepapier aufgetragen. In der Elektrophorese wurde 0,06 M Barbitalpuffer (pH 8,6) eingesetzt, die Spannung betrug 200 mV über 1 h. Als weiteres Reinheits–kriterium wurde die maximale Bindungsfähigkeit des Tracers an den Bradykininantikörper getestet. Zu diesem Zweck wurde der Antikörper in einer Verdünnung von 1:50 im RIA eingesetzt. Die spezifische Aktivität des Tracers wurde nach Morris [356] berechnet.

3.1.1.2 Antikörper-Herstellung

Die Antikörper wurden durch Immunisierung von Neuseeländer-Albinokaninchen (Ivanovas) gewonnen. Da Bradykinin keine Antigenität besitzt, mußte vor der Immunisierung Bradykinin an größere Proteine gekoppelt werden. Die Antigen-Herstellung erfolgte im wesentlichen durch Frau Dr. M. Stocker und Herrn Prof. Dr. U. Hilgenfeld [491]. Bradykinin wurde einmal nach Tager [500] mit 1,5-Difluoro-2,4-dinitro-Benzol (DFDNB) an Humanserumalbumin gekoppelt und zum anderen nach Goodfriend und Ball [194] mit 1-Äthyl-3(3-dimethyl-aminopropyl)-carbodiimid-HCl (EDC) an das Hanfprotein Edestin gekoppelt. Zur Immunisierung der Kaninchen wurde die Menge des Kopplungsgemisches mit 3 ml eines komplettem Freund-Adjuvans (Difco-Detroit) gemischt, die etwa 200 µg Bradykinin enthielt. Zur Erstimmunisierung wurde dieses Gemisch intramuskulär injiziert. Eine Boosterung fand alle vier Wochen mit der halben Menge des Antigens in inkompletten Freunds Adjuvans statt. Blut zur Titerbestimmung des Antikörpers wurde jeweils 14 Tage nach der Immunisierung abgenommen. Zum Vergleich wurden einige Tiere durch intradermale Injektion des Antigens immunisiert. Zur Beurteilung der Antikörpertiter wurden jeweils mehrere Verdünnungen des Antiserums im RIA auf ihre Tracer-Bindung geprüft. Der Titer wurde bei einer 50%igen Bindung des Tracers abgelesen. Vor der Lagerung der Antiseren wurden diese zur Inaktivierung von Enzymen für 2 h bei 56° C inkubiert. Die Verdünnungen der Antiseren vor ihrem Einsatz im RIA erfolgten mit RIA-Puffer.

3.1.1.3 Radioimmunoassay (RIA)

Der RIA für Bradykinin wurde nach folgendem Schema pipettiert:

Schema 1. Schematische Darstellung der Zusammensetzung der einzelnen Meßansätze im Bradykinin-Radioimmunoassay. *Pu* Puffer; *Tr* Tracer; *Ak* Antikörper; *St* Standard; *Pr* Probe; *Ko* Kontrolle; *T-C* Total count; *T-F* Total free; *T-B* Total bound

| | Volumenzugabe (μl) | | | | | |
	Pu	Tr	Ak	St	Pr	Ko
T-C	—	360	—	—	—	–
T-F	200	360	—	—	—	—
T-B	100	360	100	—	—	—
ST	—	360	100	100	—	—
PR	—	360	100	—	100	—
KO	—	360	100	—	—	100
T-B	100	360	100	—	—	—

Alle benötigten Lösungen wurden mit RIA-Puffer (0,1 M Tris-HCl-Puffer, pH 7,4, mit 10 g/l Humanserumalbumin, 1 g/l Neomycin, 1 mM 1,10-o-Phenanthrolin und 2 g/l Gelatine) verdünnt. Die im RIA eingesetzte Aktivität des Tracers lag bei 8000 cpm pro Ansatz. Die Inkubationszeit des RIA lag zwischen 18 und 24 Stunden bei 4° C. Zur Erhöhung der Empfindlichkeit wurde die Antikörperverdünnung so gewählt, daß eine Tracerbindung von etwa 35 - 40 % erreicht wurde. Die Bradykinin-Standards umfaßten einen Meßbereich von 0,6 bis 1000 pg pro Ansatz. Die Standards wurden regelmäßig am Anfang des RIA bestimmt, während die in jedem RIA mitbestimmten Kontrollen (200, 133, 66, 33, 16,5, 8,3 und 4,1 pg/Ansatz) am Ende des RIA plaziert waren. Nach dieser Inkubation mit dem Antibradykinin-Antiserum wurde der antikörper-gebundene Tracer vom freien Tracer getrennt. Hierzu wurde als zweiter Antikörper Antikaninchenserum-Antiserum vom Esel (Welcome) eingesetzt. Der Antikörper war an Zellulose (10 % beschichtet) gekoppelt (Sac-Cel, Welcome). Von dieser Suspension (4° C) wurden 100 µl zu dem RIA-Ansatz hinzupipettiert, und das Gemisch 2 Stunden bei 4° C inkubiert. Anschließend wurde der gefällte Antikörper durch Zentrifugation (3000 g, 4° C, 15 min) sedimentiert und am Gamma-Counter (Multi-Crystal, LB 2101, Berthold) auf seine Radioaktivität geprüft. Der Überstand wurde zuvor verworfen. In älteren Untersuchungen wurde der freie Tracer durch Zugabe von Dextran-T-70 beschichteter Norit-A-Kohle (1 g mit 0,1 g Dextran T-70 in 100 ml Puffer) vom antikörper-gebundenen Tracer abgetrennt und nach Zentrifugation im Kohlepellet auf seine Radioaktivität geprüft. Zur Darstellung der Standardkurve wurde die Verdrängung des Tracers vom Antikörper durch kaltes Bradykinin als B/B$_0$- oder Logit-Log-Funktion berechnet. Die Bestimmung der Intraassay-Varianz erfolgte durch eine 10fach-Bestimmung einer Kontrolle in einem Ansatz, die Interassay-Varianz wurde durch mehrfache Bestimmung zweier Kontrollen in 12 Ansätzen ermittelt. Die Spezifität der eingesetzten Antikörper wurde durch Kreuzreaktionstestungen festgestellt. Die Kreuzreaktionen wurden auf molarer Basis berechnet, wobei eine 100%ige Kreuzreaktion eine dem Bradykinin identische Affinität der geprüften Substanz zum Antikörper anzeigt. Getestet wurden folgende Substanzen:

Kininpeptide: Bradykinin, Lys-Bradykinin (Kallidin), Met-Lys-Bradykinin, T-Kinin, Tyr^8-Bradykinin und Tyr^1-Kallidin.
Bradykinin-Fragmente: des-Arg^9-Bradykinin, des-Phe^8-Arg^9-Bradykinin, des-Arg^1-Bradykinin, Arg-Pro-Pro-Gly-Phe-Ser, Pro-Pro-Gly-Phe-Ser-Pro, Ser-Pro, Pro-Gly, Phe-Ser, Gly-Phe und Pro-Phe.
Peptide: Bradykinin-Potentiator B und C, Substanz P, Neurotensin, Eleodoisin, Serotonin, Leu-Enkephalin und Angiotensin I, II und III.
Proteine: LMW-Kininogen (bovin, human) und Humanserumalbumin.

3.1.1.4   Anwendungen des Bradykinin-Radioimmunoassays

Der vorgestellte Bradykinin-Radioimmunoassay erlaubt sowohl die direkte Bestimmung der Kinine im Blut und im Urin (s. unten) als auch die indirekte Bestimmung der Kallikrein-Aktivität über ihre Bradykinin-Freisetzung (s. 3.1.2), der Kininasen-Gesamtaktivität über ihre Bradykinin-Inaktivierung (s. 3.1.5) und der Kininogen-Konzentrationen über ihren Bradykiningehalt (s. 3.1.3).

Zur Bestimmung der Kinine im Blut mußten die Proben nach einem aufwendigen Extraktionsverfahren aufgearbeitet werden. Die Extraktion der Kinine aus säure-inaktiviertem Blut wurde in Anlehnung an Scicli et al. [468] und Shimamoto et al. [480] vorgenommen. Die Extraktion der Kinine aus Plasma erfolgte nach der Methode von Ando und Shimamoto [21], die es erlaubte, im Plasma identische Kininspiegel wie im säure-inaktivierten Blut zu messen.

Da Kinine im Blut rasch durch aktives Kallikrein aus Kininogen freigesetzt und ebenso rasch durch die Kininasen wieder inaktiviert werden können, ist es bei der Kininmessung im Blut von entscheidender Bedeutung, wie schnell jegliche Enzymaktivität in der Blutprobe inaktiviert werden kann. Zusätzlich ist es von entscheidender Bedeutung, ob es gelingt, alle mit dem RIA oder dem Antikörper interferierende Substanzen aus der Probe zu entfernen. Von diesen Überlegungen ausgehend wurde vor der Kininmessung im Vollblut die folgende Probenaufarbeitung vorgenommen (Schema 2). In eine großlumige Vene wurde eine Teflonkanüle (Viggo, Braun) eingelegt. Bei freiem Blutfluß aus der Kanüle am ungestauten Arm wurden anschließend 10 ml Vollblut zügig entnommen und unmittelbar, noch während der Abnahme durch 30 ml 1 M HCL in der Spritze inaktiviert. Das Blut-Säure-Gemisch wurde sofort nach Abnahme mit 50 ml Diäthyläther versetzt und für 30 sec kräftig geschüttelt. Nach einer Zentrifugation (3000 g, 4° C, 10 min) wurde die wäßrige Phase mit NaCl abgesättigt und mit 50 ml n-Butanol extrahiert. Nach einer erneuten Zentrifugation (3000g, 4° C, 10min) wurde der Butanol-Überstand mit 75 ml bidestilliertem Wasser extrahiert und die Probe erneut zentrifugiert (3000 g, 4° C, 10 min). Der Überstand wurde anschließend verworfen und die wäßrige Phase bei 55° C bis zur Trockenheit evaporiert. Die Wiederaufnahme der Proben erfolgte in 60 ml 0,1 M Essigsäure. In einer darauffolgenden Chromatographie mit BIOREX 70 (1 x 1,4 cm, Biorad) wurden die Kinine

Schema 2. Darstellung der Extraktion von Kininen aus Vollblutproben

---

10 ml Vollblut
+
30 ml 1 M HCl — in der Spritze
+
50 ml Diäthyläther

| 30 s schütteln; zentrifugieren (3000 g, 4 °C, 10 min);
| Überstand absaugen

↓

wäßrige Phase mit NaCl absättigen
+
50 ml n-Butanol

| 30 s schütteln; zentrifugieren (3000 g, 4 °C, 10 min);
| Überstand übertragen

↓

+
75 ml H$_2$O

| 30 s schütteln; zentrifugieren (3000 g, 4 °C, 10 min);
| Überstand absaugen

↓

Evaporation (55 °C)
↓
Resuspension in 60 ml 0,1 M Essigsäure
↓
Chromatographie über BIOREX 70 (1 × 1,4)
↓
Elution mit 10 ml 10 M Essigsäure
↓
Evaporation (60 °C)
↓
Wiederaufnahme in 1 ml Bradykinin-RIA-Puffer zur Messung im Bradykinin-RIA

---

von größeren Proteinen getrennt. Die Elution der Kinine aus der Säule gelang mit 10 ml 10 M Essigsäure. Das Eluat wurde anschließend bei 60° C bis zur Trokkenheit evaporiert. Der Rückstand wurde bei -28° C bis zur Messung im Bradykinin-RIA gelagert. Die Wiederlösung der Probe vor der Eingabe in den RIA erfolgte mit 1 ml Bradykinin-RIA-Puffer.

Zur Bestimmung der Kinin-Konzentration im Plasma wurde ein modifiziertes Extraktionsverfahren (Schema 3) [21] eingesetzt. Hierbei werden 6 ml Blut in eine Spritze mit 3 ml einer Inhibitorlösung aufgezogen, die Aprotinin (10000 KIU/ml), Sojabohnen-Trypsininhibitor (800 µg/ml), Polybren (4 mg/ml), 1,10-o-Phenanthrolin (10 mg/ml) und EDTA (20 mg/ml) enthielt und eine sofortige Inaktivierung der bradykinin-bildenden und bradykinin-zerstörenden Enzyme im Plasma garantierte. Die Probe wurde unmittelbar nach Abnahme zentrifugiert (3000 g, 4° C, 15 min). Vom Plasma wurden 2,4 ml abpipettiert und mit 4,8 ml Äthanol (4° C) extrahiert. Nach Zentrifugation (3000 g, 4° C, 15 min) wurde der Überstand

Schema 3. Darstellung der Extraktion von Kininen aus Plasmaproben

6 ml Blut
+
0,6 ml Inhibitorlösung ──────> in der Spritze

      mit: 30 000 KIU-Aprotonin, 2,4 mg SBTI, 12 mg Polybren,
      30 mg 1,10-o-Phenathrolin und 60 mg EDTA

      30 s schütteln
      zentrifugieren (3000 g, 4 °C, 10 min);
↓

2,4 ml Plasma abpipettieren
+
4,8 ml Äthanol (96 %, 4 °C)

      30 s schütteln; zentrifugieren (3000 g, 4 °C, 10 min);
      Überstand übertragen
↓

Evaporation (70 °C)
↓

Resuspension in 1,8 ml Azeton (66 %)
+
4,2 ml Petroläther

      30 s schütteln; zentrifugieren (3000 g, 20 °C, 10 min);
      Überstand verwerfen
↓

Evaporation (70 °C)
↓

Wiederaufnahme in 360 µl Bradykinin-RIA-Puffer zur Messung
im Bradykinin-RIA

---

bei 70° C evaporiert und mit 1,8 ml Azeton (66%ig) wieder gelöst. Anschließend wurde die Azetonlösung mit 4,2 ml Petroläther ausgewaschen. Nach Zentrifugation bei Raumtemperatur (3000 g, 15 min) wurde der Überstand verworfen und die restliche Probe erneut evaporiert (70° C). Der Rückstand wurde bei -28° C bis zur Messung im Bradykinin-RIA gelagert. Die Wiederlösung der Probe vor der Eingabe in den RIA erfolgte mit 360 µl Bradykinin-RIA-Puffer. Zur besseren Vergleichbarkeit der Kininkonzentrationen im Vollblut und im Plasma wurden die Konzentrationen im Plasma anhand des Hämatokritwertes auf Konzentrationen im Vollblut umgerechnet. Alle angegebenen Kininwerte (pg/ml) repräsentieren somit Vollblutspiegel.

Zur Erfassung der Recovery von Bradykinin im Extraktionsverfahren wurden einer zweiten Probe vor der Extraktion Bradykinin (500 pg/ml Vollblut oder 400 pg/ml Plasma) zugesetzt. Im weiteren Verlauf wurden die Proben den gleichen Behandlungen unterzogen wie die zu messenden Proben. Die Intraassay-Varianz wurde durch 9fache Messung einer Probe in einem Ansatz ermittelt, die Interassay-Varianz des Gesamtverfahrens konnte nicht bestimmt werden, da die Blutentnahmen immer in einem Extraktionsverfahren sofort vollständig aufgearbeitet werden mußten und eine Varianzbestimmung nach Extraktion nur die reine RIA-

Varianz wiedergäbe. Verdünnungsreihen der Proben waren ebenfalls nur nach der Extraktion möglich. Sie wurden im Bradykinin-RIA für 4 verschiedene Antikörper gegen Kinine erstellt. Blutproben von 16 gesunden Normalpersonen wurden nach der Extraktion gleichzeitig in vier Bradykinin-RIAs bestimmt, die sich nur durch die eingesetzten Antiseren unterschieden. Für den Antikörper Sh wurde als Tracer ^{125}J-Tyr^1-Kallidin verwandt, der sich im RIA-System immunologisch nicht vom ^{125}J-Tyr^8-Bradykinin unterschied, aber eine wesentlich gesteigerte Empfindlichkeit des Meßverfahrens zuließ [480]. Normalwerte für Kinine im Blut wurden an 49 gesunden, normotonen Probanden (20 Männer und 29 Frauen) im Alter von 16 bis 67 Jahren erhoben.

Die Messung der Kinine im Urin bereitet technisch weniger Probleme. Im Humanurin konnte die Bestimmung direkt in unbehandeltem Urin vorgenommen werden. Extraktionen wurden mit Äthanol (96 %ig), Ultrafiltration (Amicon UM5) oder Membrandialyse (Visking Typ 8/32, Serva) ohne Verbesserung des Meßverfahrens durchgeführt. Im Rattenurin mußte hingegen eine Extraktion der Kinine mit Äthanol (96 %ig) dem RIA vorgeschaltet werden, da ansonsten keine Messung möglich war. Verdünnungsreihen von verschiedenen Urinen (1:4 bis 1:64) wurden auf ihre Parallelität zur RIA-Standardkurve getestet. Die Recovery von exogenem, dem Urin zugesetzten Bradykinin wurde an 6 Spontanurinen normaler Personen untersucht. Die Bestimmung der Intraassay-Varianz erfolgte durch die 10-fache Messung einer Probe in einem Assay, die Interassay-Varianz durch die mehrfache Bestimmung von 3 Proben in 3 Assays. Eine Bestimmung der Kininausscheidung im Urin konnte wegen des hohen Kinin-Metabolismus im Urin nur in Akutstudien erfolgen, in denen ein hoher Urinfluß und kurze Sammelperioden (Minuten bis max. 1 Stunde) eine längere Verweildauer des Urins im harnableitenden System verhinderten. Entsprechend konnten die gemessenen Kininausscheidungen der Probanden nur als ng/min angegeben werden. Eine Kalkulation der Tagesausscheidung ist anhand dieser Werte nicht zulässig. Auf eine Erhebung von Normalwerten der Kininausscheidung im Urin wurde wegen der Sammelprobleme verzichtet.

3.1.2 Meßverfahren zur Bestimmung der renalen Kallikrein-Aktivität

In verschiedenen Meßverfahren ist es möglich, sowohl die Aktivität als auch die Konzentration des renalen Kallikreins (EC 3.4.21.34) zu bestimmen. Zur Messung der Aktivität wurden zwei Verfahren eingesetzt, mit denen die Kininogenase-Aktivität (BK-RIA) und die amidolytische Aktivität (S 2266) dieses Enzyms bestimmt werden konnten. In einem dritten Verfahren wurde die immunologische Konzentration des renalen Kallikreins durch einen spezifischen Antikörper (direkter RIA) gemessen (Schema 4). Die Messung des Kallikreins erfolgte im Urin und im Homogenat von Nierengewebe. Das Nierengewebe wurde nach der Entnahme grob mechanisch zerkleinert und anschließend bei 4° C für zweimal 30 sec in 1 ml 0,2 M Tris-Puffer, pH 8,2, mechanisch homogenisiert (Ultra Turax, Ika-Werke). Nach der Homogenisation wurde eine Probenverdünnung von 1:10 mit dem Puffer eingestellt. 2 ml des Homogenates wurden mit 3 ml Desoxycholsäure (0,8 % in H_2O)

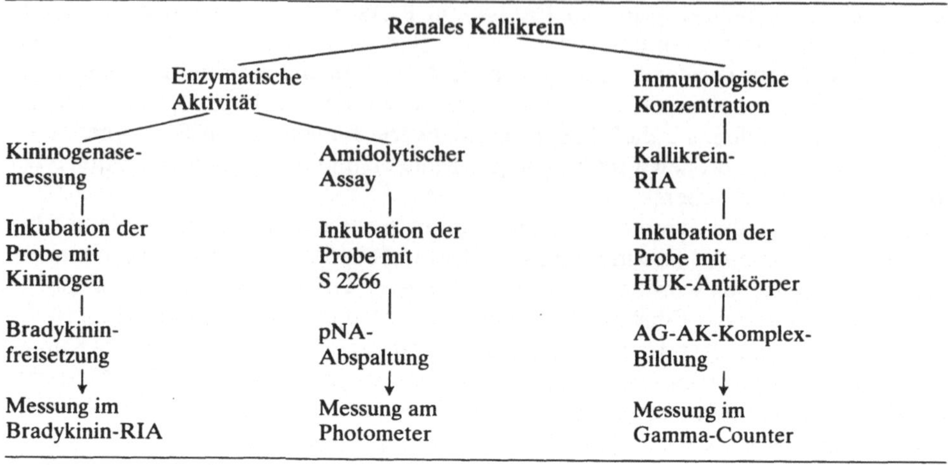

für 15 min inkubiert und anschließend bei 50000 g für 30 min bei 4° C zentrifugiert. Der Überstand nach Zentrifugation wurde dann der Kallikrein-Messung zugeführt. Zur Hemmung unspezifischer Esterasen (Esterase A2) und des Plasmakallikreins wurden dem Meßansatz 1000 μg Sojabohnen-Trypsininhibitor zugesetzt.

3.1.2.1 Bestimmung der Kininogenase-Aktivität

Die Kininogenase-Aktivität einer Probe ist anhand der freigesetzten Bradykininmenge zu bestimmen: 100 μl einer mit 0,1 M Tris-Puffer, pH 8,5, verdünnten Probe wurden mit 900 μl einer Kininogen-Lösung für 20 min bei 37° C inkubiert. Die Kininogen-Lösung enthielt je nach Kininogenpräparation 5 bis 7,5 mg partiell gereinigtes Kininogen aus Hundeplasma in 900 μl eines 0,1 M Tris-Puffers, pH 8,5, der 10 g/l Rinderserumalbumin, 30 mM EDTA und 3 mM 1,10-o-Phenanthrolin (Merck) enthielt. Die Inkubation wurde durch Mischen von 100 μl der Inkubationslösung mit 400 μl Bradykinin-RIA-Puffer (4° C) gestoppt und die freigesetzten Kinine unmittelbar danach mit 4 ml Äthanol (96%, 20° C) extrahiert. Die Proben wurden nach 15minütiger Inkubation bei Raumtemperatur bei 3000 g und 4° C für 15 min zentrifugiert. Der Überstand wurde anschließend bei 70° C bis zur Trockenheit evaporiert. Zur Messung der Kinine im Bradykinin-RIA wurde der Rückstand in 600 μl Bradykinin-RIA-Puffer (4° C) wieder aufgenommen.

Zur Kontrolle der unspezifischen Kininbildung und der maximalen Kininfreisetzung wurden in jedem Ansatz ein Pufferleerwert (Probe durch 100 μl Inkubationspuffer ersetzt) und ein Trypsinwert (Probe durch 100 μl einer Trypsinlösung mit 1 mg Trypsin in 1 ml Inkubationspuffer) mitbestimmt. Die Recovery von exogenem Bradykinin wurde durch Zugabe von synthetischem Bradykinin (10 ng) zur Kininogenlösung getestet. Die Abhängigkeit der Bradykininfreisetzung von der Inkubationszeit wurde durch Inkubationen von 5 bis 60 min untersucht, die Abhängigkeit von der eingesetzten Enzymmenge durch Variation des Probenvolumens von 25 bis 1,5 µl pro Ansatz. Die Verdünnungsreihe des extrahierten Reaktionsproduktes wurde auf ihre Parallelität zur Standardkurve des Bradykinin-RIA geprüft. Die Kininogenase-Aktivität der Proben wurden gemäß ihrer Bradykinin-Freisetzung in µg BK/min/ml angegeben. Normalwerte wurden im Urin von 17 Personen (9 Männer, 8 Frauen) im Alter von 19 bis 42 Jahren bestimmt.

3.1.2.2 Bestimmung der amidolytischen Kallikrein-Aktivität

Zur Bestimmung der amidolytischen Aktivität des renalen Kallikreins wurde das synthetische, chromogene Tripeptid D-Val-Leu-Arg-pNA (S 2266; Kabi) als Substrat eingesetzt. Dieses Substrat ist nicht spezifisch für glanduläres Kallikrein, besitzt aber eine hohe Sensitivität für glanduläres Kallikrein, die eine ausreichend spezifische Bestimmung des renalen Kallikreins ermöglicht [77] (Tabelle 4). Die Methode wurde bis auf wenige Änderungen nach Amundsen et al. [19, 76] durchgeführt. 400 µl verdünnte Probe wurde mit 500 µl Inkubationspuffer (0,2 M Tris-HCl-Puffer, pH 8,2) gemischt und auf 37° C erwärmt. Dann wurde die Enzym-Substrat-Reaktion durch Zugabe von 100 µl Substratlösung (1,5 mM S 2266 in Inkubationspuffer) gestartet. Nach einer Inkubation von 30 min bei 37° C wurde die Reaktion durch Zugabe von 100 µl einer 50 %igen Essigsäurelösung gestoppt. Bei Messung der Enzymaktivität im Nierengewebe wurde die Reaktion durch Zugabe von 100 µl einer Aprotininlösung (2500 KIU/ml Inkubationspuffer) gestoppt. Für jede Probe wurde parallel ein Leerwert bestimmt, in dem die Kallikreinaktivität durch Aprotinin (100 KIU/ml Inkubationspuffer für Urin und 500 KIU/ml für Nierengewebe) gehemmt war. Die Aktivität wurde in Anlehnung an Amundsen aus der Extinktionsdifferenz zwischen Proben- und Leerwert errechnet. Die Angabe der amidolytischen Aktivität erfolgt in U/l, wobei eine Einheit die Enzymmenge darstellt, die unter den gegebenen Bedingungen 1 µM Substrat pro min umsetzt.

Die Michaelis-Menten-Konstante wurde durch absteigende Substratkonzentrationen im Ansatz von 1,5 x 10^{-3} M bis 3,75 x 10^{-6} M bestimmt. Die Abhängig-

Tabelle 4. Sensitivität der beiden chromogenen Substrate D-Pro-Phe-Arg-pNA (S 2302) und D-Val-Leu-Arg-pNA (S 2266) zu verschiedenen Proteasen gleicher Konzentration (4×10^{-9} (nach Claeson et al. [77])

Protease	Sensitivität (ΔE/min)	
	S 2302	S 2266
Plasmakallikrein	0,190	0,006
glanduläres Kallikrein	0,100	0,130
Trypsin	0,070	0,110
Plasmin	0,040	0,002
Faktor Xa	0,040	0,001
Thrombin	0,030	0,005
Urokinase	0,000	0,001

keit der Substratspaltung von der Inkubationszeit und der eingesetzten Enzymmenge wurde durch Variation der Inkubationszeit von 10 bis 50 min und der Probenvolumina von 50 µl bis 1,5 µl untersucht. Zusätzlich wurde an 8 Proben der Einfluß eines mehrfachen Einfrierens und Auftauens der Proben sowie an 10 Proben der Einfluß einer Lagerung bei -28° C über 14 Monate studiert. Die Recovery von exogen den Proben zugesetztem glandulären Kallikrein (Padutin) wurde durch Verdünnungsreihen des Enzyms (250 bis 4 mU) in isotoner NaCl-Lösung, in Nierengewebshomogenaten und in Urinen bestimmt. Die Bestimmung der Intraassay-Varianz erfolgte durch 8fach-Bestimmung einer Probe in einem Ansatz, die Interassay-Varianz wurde aus 22 Dreifach-Messungen errechnet. Normalwerte für die amidolytische Aktivität im Urin wurden an 127 gesunden Normalpersonen (65 Männer und 62 Frauen) in Alter von 20 bis 65 Jahren erhoben.

3.1.2.3 Bestimmung der immunologischen Kallikrein-Konzentration

Die immunologische Konzentration des renalen Kallikreins im Urin wurde mittels direktem Radioimmunoassay mit spezifischen Kallikrein-Antikörpern durchgeführt. Die Antikörper wurden durch Injektion von hochgereinigtem Humanurinkallikrein (HUK) in Neuseeländer-Albinokaninchen erhoben (Priv.-Doz. Dr. R. Geiger). Die Antikörper zeigten eine Kreuzreaktion gegen Kallikrein der menschlichen Speicheldrüsen und des Pankreas, nicht jedoch gegen Plasmakallikrein [186, 302].

a) Tracer-Herstellung
Zur Herstellung des Tracers wurde hochgereinigtes HUK (Geschenk von Priv.-Doz. Dr. R. Geiger) nach der Methode von Greenwood und Hunter [197] markiert. 5 µg HUK in 45 µl 0,05 M Phosphatpuffer (pH 7,4) wurden mit 10 µl 0,9%iger NaCl-Lösung mit 1 mCi Na^{125}J und 25 µl der Chloramin- T-Lösung (200 mg in 50 ml des Phosphatpuffers) über 5 sec inkubiert. Die Markierungsreaktion wurde durch Zugabe von 100 µl Natriumbisulfit-Lösung (120 mg in 50 ml des Phosphatpuffers) und 500 µl KJ-Lösung (250 mg in 25 ml des Phosphatpuffers) gestoppt. Anschließend wurde das Reaktionsgemisch chromatographisch über Biogel P 6 (1 x 20 cm Säule; Biorad) gereinigt. Die Reinheit wurde vor und nach der Chromatographie elektrophoretisch geprüft (1 h bei 200 mV, 0,06 M Barbital-Puffer, pH 8,6). Ferner wurde im RIA bei Antikörperüberschuß (Verdünnung 1:50) die maximale Tracerbindung an den Antikörper bestimmt. Neben der Radioaktivität wurde in den Fraktionen der Chromatographie auch die Kallikrein-Aktivität gemessen. Als Tracer wurden die Proben weiter mit RIA-Puffer verdünnt und bei -28° C gelagert, die eine hohe Radioaktivität bei hoher Enzymaktivität aufwiesen.

b) Radioimmunoassay
Der Radioimmunoassay wurde wie in Schema 5 gezeigt pipettiert.

Alle benötigten Lösungen wurden mit RIA-Puffer (0,01 M Phosphatpuffer, pH 7,5 mit 0,1 M/l NaCl, 10 g/l Rinderserumalbumin, 0,01 M/l EDTA und 200 mg/l Merthiolat) zubereitet. Die im RIA eingesetzte Tracermenge lag bei 4000 cpm pro

Schema 5. Aufbau des Radioimmunoassays zur Bestimmung des renalen Kallikreins und Zusammensetzung der einzelnen Meßproben. *Pu* Puffer; *Tr* Tracer; *Ak-1* Humanurinkallikrein-Antikörper; *Ak-2* Antikaninchenserum-Antikörper; *St* Standard; *Pr* Probe; *Ko* Kontrolle; *T-C* Total count (Gesamtaktivität); *T-F* Total free (unspezifische Fällung); *T-B* Total bound (Antikörperbindung)

Testansatz	Volumenzugabe (μl)						
	Pu	Tr	Ak-1	St	Pr	Ko	Ak-2
T-C	—	—	—	—	—	—	—
T-F	300	—	—	—	—	—	—
T-B	200	—	100	—	—	—	—
ST	100	—	100	100	—	—	—
PR	100	—	100	—	100	—	—
KO	100	—	100	—	—	100	—
T-B	200	—	100	—	—	—	—

↓

Inkubation 24 h bei 20 °C

↓

Alle
Ansätze   —   100   —   —   —   —   —

↓

Inkubation 24 h bei 20 °C

↓

Alle
Ansätze
außer T-C   —   —   —   —   —   —   100

↓

Inkubation 2 h bei 4 °C

↓

Zentrifugation und Messung

Ansatz. Der Antikörper wurde in einer Endverdünnung von 1:40000 eingesetzt und für 24 h bei 20° C mit der Probe ohne Tracer vorinkubiert (sog. kalte Vorinkubation); dann wurde der Tracer in 1:200 verdünntem Kaninchenserum dem Inkubationsansatz hinzugegeben und eine erneute Inkubation von 24 h bei 20° C angeschlossen. Nach dieser zweiten Inkubation wurde der antikörper-gebundene Tracer durch die Zugabe eines Antikaninchenserum-Antikörpers (Sac-Cel, Welcome) ausgefällt. Die Fällungsreaktion wurde nach 2 h bei 4° C durch Zentrifugation (3000 g, 4° C, 15 min) beendet. Der Überstand mit dem ungebundenen Tracer wurde verworfen und das Pellet am Gamma-Counter auf seine Radioaktivität ausgezählt. Die Standardkurve wurde mit Standards von 25 pg bis 10 ng HUK pro Ansatz erstellt und nach der Logit-Log-Funktion errechnet. In jedem RIA wurde die Präzision durch Kontrollen von 200 bis 800 pg pro Ansatz überprüft. Die Angabe der Kallikrein-Konzentration erfolgte in µg/l HUK bzw. ng/ml HUK.

Die Bestimmung der Konzentration des renalen Kallikreins im Urin konnte an unbehandelten Proben erfolgen. Die Abhängigkeit der immunologischen Konzentration von der eingesetzten Enzymmenge wurde in Verdünnungsreihen des Urins von 6,25 µl bis 0,4 µl pro Ansatz studiert. Die Intraassay-Varianz wurde durch 10fach-Messung von 5 Proben in einem RIA ermittelt, die Interassay-Varianz durch Messung von 5 Proben in 12 RIAs. Der Einfluß einer Lagerung über 9 Monate bei -28° C wurde an 4 Proben untersucht; an 8 Proben wurde der Effekt eines dreimaligen Einfrierens und Auftauens studiert. Die Recovery von hochgereinigtem HUK im Urin wurde durch Zugabe von 540 pg HUK zur Probe bestimmt. Normalwerte der Kallikrein-Konzentration im Urin wurden an 112 gesunden Normalpersonen (56 Männer und 56 Frauen) in Alter von 20 bis 65 Jahren erhoben.

3.1.2.4   Aktivierung des renalen Kallikreins

Die Zugabe von Trypsin zum Urin oder Nierengewebshomogenat führt zu einer Zunahme der Kallikreinaktivität der Probe. Diese trypsin-aktivierbare Kallikrein-Aktivität wird auch inaktives Kallikrein genannt. Zur Aktivierung wurden 900 µl der Probe mit 100 µl einer Trypsinlösung (1000 µg DCC-behandeltes Trypsin pro ml 0,05 M Tris-HCl-Puffer, pH 8,2) für 10 min bei 37° C inkubiert. Anschließend wurde die Trypsinaktivität durch Zugabe von 100 µl einer Hemmlösung (1000 µg SBTI in 100 µl 0,2 M Tris-Puffer, pH 8,2) inaktiviert. Die Proben wurden nach dieser Aktivierung auf die gewünschte Endverdünnung titriert und in eines der beschriebenen Meßverfahren eingegeben. Die Hemmbarkeit von Trypsin, HUK, und Kallikrein im Urin wurde durch vergleichende Untersuchungen an unbehandelten Proben oder SBTI-gehemmten Proben bestimmt, die mit 1000 µg SBTI in 100 µl 0,2 M Tris-Puffer, pH 8,2, versetzt waren. Die Aktivitätsmessung erfolgte im amidolytischen Assay. Die zur Aktivierung notwendige Trypsinmenge wurde in Ansätzen mit 200 bis 2,5 µg Trypsin untersucht, die notwendige Inkubationszeit in Ansätzen mit Inkubationen von 1 bis 25 min. Die Hemmbarkeit des nativen und des aktivierten Kallikreins durch Aprotinin wurde durch Zugabe von 0,5 bis 1,0 KIU Aprotinin pro Ansatz geprüft.

3.1.2.5   Vergleichende Messung mit den beschriebenen Methoden

Von den drei beschriebenen Meßverfahren zur Bestimmung des renalen Kallikreins kommt dem amidolytischen Assay die größte Bedeutung zu. Aus diesem Grunde wurden vergleichende Untersuchungen durchgeführt, die die amidolytische Kallikrein-Aktivität mit der Kininogenase-Aktivität oder mit der immunologischen Konzentration der Proben verglichen. Der Vergleich mit der Kininogenase-Aktivität wurde in 58 Rattenurinproben, 37 Rattennierengewebshomogenaten und 52 Humanurinproben durchgeführt. Der Vergleich der amidolytischen Aktivität des aktiven and des aktivierten Kallikreins mit der zugehörigen immunologischen Konzentration wurde in 111 Humanurinen vorgenommen. In einer weiteren Untersuchung wurde die Aktivität von hochgereinigtem Humanurinkallikrein nativ (n=8) und nach Trypsinaktivierung (n=8) bestimmt und mit der des nativen Urinkallikreins verglichen. Die Aktivierbarkeit der amidolytischen Aktivität und die Steigerung der immunologischen Konzentration des renalen Kallikreins durch Trypsin wurden in 14 Humanurinproben vergleichend untersucht.

3.1.3 Meßverfahren zur Bestimmung der Kininogen-Konzentration

Der Gesamtkininogengehalt des Blutes setzt sich aus zwei Komponenten zusammen, dem hochmolekularen Kininogen (HMW-Kininogen) und dem niedermolekularen Kininogen (LMW-Kininogen). Da diese beiden Subtypen des Gesamtkininogens von verschiedenen Enzymen gespalten werden, kann es von Interesse sein, beide Kininogenarten getrennt bestimmen zu können. Aus diesem Grunde wurde ein Meßverfahren entwickelt, mit dem LMW-Kininogen und Gesamtkininogen getrennt bestimmt werden konnten. Der HMW-Kininogengehalt der Probe konnte dann durch Subtraktion des LMW-Kininogens vom Gesamtkininogen ermittelt werden (Schema 6).

Schema 6. Meßverfahren zur Kininogen-Bestimmung

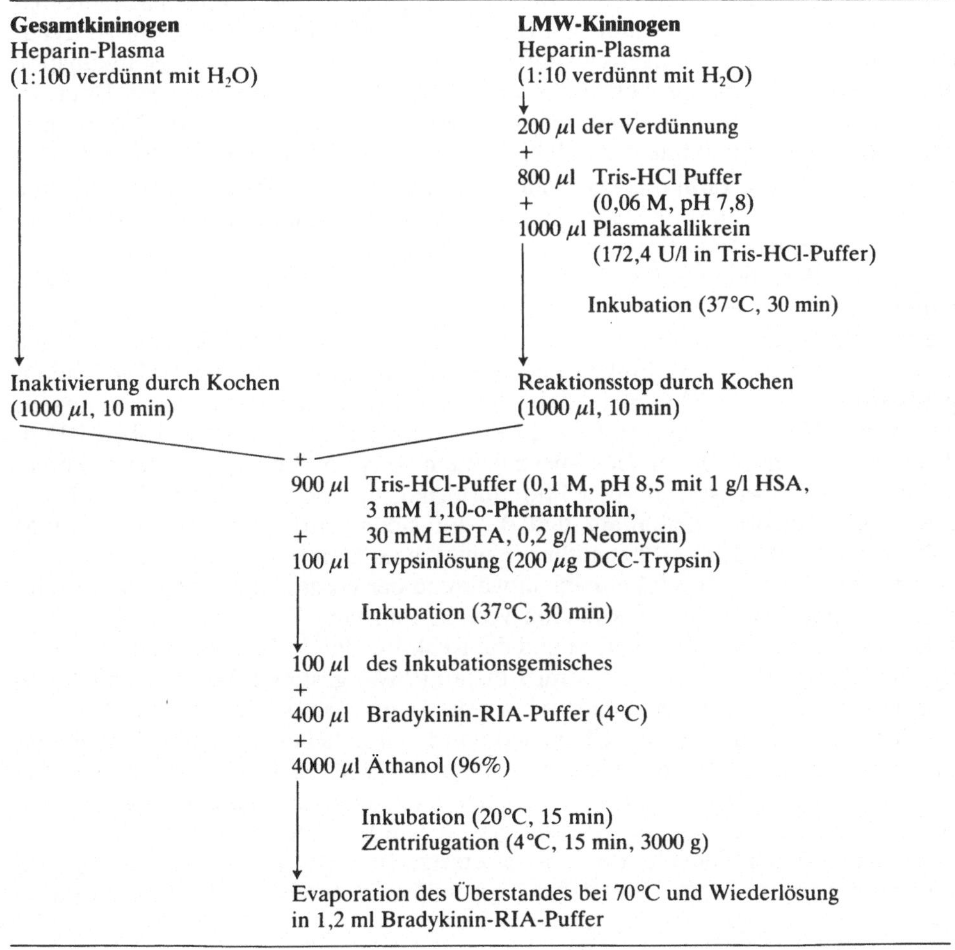

Die Bestimmung des Gesamtkininogens und des LMW-Kininogens ist in den wesentlichen Schritten identisch und beruht auf dem Prinzip der Bradykininfreisetzung aus dem intakten Kininogenmolekül [110, 506]. Die Bradykininfreisetzung aus Kininogen erfolgt in einem festen molaren Verhältnis (1:1). Der Vorteil dieser Meßverfahren besteht darin, daß über die Bradykininfreisetzung nur der Anteil des Kininogens bestimmt wird, der noch in intakter Form vorliegt. Alle in vivo entstandenen und in der Probe noch vorhandenen Kininogenfragmente werden mit diesem Verfahren nicht erfaßt.

Bei der Bestimmung des LMW-Kininogens mußte vor der Messung das HMW-Kininogen der Probe vollständig abgebaut werden. Hierzu wurde Heparinplasma 1:10 mit bidestilliertem Wasser verdünnt. Von dieser Verdünnung wurden 200 µl mit 800 µl 0,06 M Tris-HCl-Puffer (pH 7,8, 37° C) und 1000 µl einer Plasmakallikrein-Lösung [im Mittel 172,4 U/l Plasmakallikrein (Kabi-Vitrium) in 0,06 M Tris-HCl-Puffer, pH 7,8, 37° C] vermischt. Nach einer Inkubation von 30 min bei 37° C wurde 1 ml des Inkubationsgemisches abpipettiert und durch sofortiges Kochen (10 min) inaktiviert und denaturiert. Zur Prüfung des vollständigen HMW-Kininogen-Umsatzes wurde der LMW-Kininogengehalt der Probe nach Inkubationszeiten von 2,5 bis 60 min und bei verschiedenen Plasmakallikrein-Aktivitäten von 33 bis 198 mU im Inkubationsansatz bestimmt. Der in dieser Inkubation gewünschte, vollständige Abbau des aus HMW-Kininogen freigesetzten Bradykinins durch die endogenen Kininasen des Plasmas wurde in Recovery-Bestimmungen von exogen zugefügtem Bradykinin (2080 ng/ml Plasma) getestet. Die Persistenz der Plasmakallikrein-Aktivität über die gesamte Inkubationszeit wurde durch ihre Bestimmung im Inkubationsmedium zu Beginn und am Ende der Inkubation geprüft.

Bei der Bestimmung des Gesamtkininogens wurde die Probe 1:100 mit bidestilliertem Wasser verdünnt und 1 ml dieser Verdünnung unmittelbar danach ohne weitere Vorbehandlung durch Kochen (10 min) inaktiviert und denaturiert. Nach dem Kochen wurden die Proben der Gesamtkininogen- bzw. der LMW-Kininogenbestimmung auf 37° C abgekühlt. Zum vollständigen Umsatz des Kininogens der Proben (Gesamtkininogen bzw. LMW-Kininogen) wurden den Proben 100 µl Trypsinlösung mit 200 µl DCC-behandeltem Trypsin (Serva) zugesetzt. Ferner wurden den Proben 900 µl einer Inhibitorlösung (0,1 M Tris-HCl-Puffer, pH 8,5 mit 1 g/l Humanserumalbumin und 0,2 g/l Neomycin) zugesetzt, die 30 mM EDTA und 3 mM 1,10-o-Phenanthrolin enthielten. Durch diese Hemmstoffe wurde der enzymatische Bradykininabbau während der gesamten Inkubation vollständig gehemmt. Nach einer Inkubation von 30 min bei 37° C wurden 100 µl des Inkubationsgemisches abpipettiert und die Reaktion durch Zugabe von 400 µl Bradykinin-RIA-Puffer (4° C) und 4 ml Äthanol (96%) gestoppt. Nach einer Inkubation von 15 min bei Raumtemperatur wurde dieses Gemisch für 15 min bei 4° C mit 3000 g zentrifugiert. Der Überstand wurde anschließend bei 70° C evaporiert und zur Messung der freigesetzten Kinine in 1200 µl Bradykinin-RIA-Puffer wieder aufgenommen. In jedem Ansatz liefen ein Trypsin- und ein Pufferleerwert in der Bestimmung mit. Im Trypsinleerwert wurde 1 ml der gekochten Probenverdünnung durch bidestilliertes Wasser ersetzt. Im Pufferleerwert wurde die Probenverdünnung und die 100 µl der Trypsinlösung durch den Inkubationspuffer

(0,1 M Tris-HCl-Puffer, pH 8,5 mit 1 g/l Humanserumalbumin, 0,2 g/l Neomycin, 3 mM 1,10-o-Phenanthrolin und 30 mM EDTA) ersetzt.

Methodisch wurde die zur vollständigen Kininogenumsetzung notwendige Trypsinkonzentration in Ansätzen mit 10 µg bis 400 µg Trypsin und Inkubationszeiten von 10 bis 60 min ausgetestet. Die vollständige Inaktivierung der Kininasen und die intakte Wiederauffindung des freigesetzten Bradykinins wurden durch die Bestimmung der Bradykininkonzentration im Zeitverlauf und durch Recovery-Bestimmungen von exogenem Bradykinin (18 ng pro Ansatz; n=12) getestet. Zur Prüfung auf unspezifische Interferenzen des Alkoholextraktes mit dem im Bradykinin-RIA eingesetzten Bradykininantikörper wurde untersucht, ob die Verdünnungsreihen des Alkoholextraktes eine gute Parallelität zur Bradykinin-Standardkurve des RIAs aufwiesen.

Die lineare Abhängigkeit der Bradykininfreisetzung von der eingesetzten Plasmamenge wurde in Verdünnungsreihen des Plasmas vor den Inkubationen getestet. Die Haltbarkeit des Kininogens im Plasma bei -28° C wurde für das Gesamtkininogen über 70 Tage geprüft. Die Intraassay-Varianz wurde durch 10fach-Bestimmung einer Probe in einem Ansatz bestimmt, die Interassay-Varianz durch Bestimmung einer Probe in 9 Ansätzen. Da für Plasmakallikrein eine Kälteaktivierung beschrieben wurde, erfolgten vergleichende Untersuchungen mit Aufarbeitung der Proben bis zum Einfrieren bei 20° C und bei 4° C. Ferner wurde die angewandte Methode des HMW-Kininogenabbaus mit einem anderen Verfahren verglichen, in dem HMW-Kininogen durch endogenes Plasmakallikrein abgebaut wird. Zur Aktivierung des endogenen Plasmaprokallikreins zu Plasmakallikrein werden bei diesem Verfahren oberflächenaktive Glaskügelchen (Ballotini) eingesetzt. In einer vergleichenden Untersuchung wurde der Kininogengehalt von 24 Proben zusätzlich immunologisch in einem direkten Kininogen-ELISA bestimmt (Priv.-Doz. Dr. W. Müller-Esterl), mit dem Gesamtkininogen und HMW-Kininogen direkt gemessen werden können. Der LMW-Kininogengehalt der Proben wird bei diesem Verfahren durch Subtraktion des HMW-Kininogens vom Gesamtkininogen ermittelt [361]. An 14 Patienten mit Lungenerkrankungen (Malignom oder Tbc) wurde im Rahmen einer diagnostischen Rechtsherzkatheteruntersuchung die Konzentration des Gesamtkininogens in der Vena cubitalis, der Arteria femoralis und der Arteria pulmonalis bestimmt. Normalwerte für Gesamtkininogen, LMW-Kininogen und HMW-Kininogen im Plasma wurden an 90 gesunden Probanden (45 Männer und 45 Frauen) im Alter von 20 bis 65 Jahren ermittelt.

3.1.4 Meßverfahren zur Bestimmung der Plasmaprokallikrein-Aktivität

Plasmaprokallikrein ist ein inaktives Proenzym, das in Anwesenheit von hochmolekularem Kininogen rasch durch aktiven Hageman-Faktor in das biologisch aktive Enzym Plasmakallikrein überführt wird. Unmittelbar nach seiner Aktivierung wird Plasmakallikrein wieder durch potente Inhibitoren inaktiviert. Zu diesen Inhibitoren gehören das Alpha$_2$-Makroglobulin, der Alpha$_1$-Proteaseninhibitor, der C1-Esteraseinhibitor und das Antithrombin III. Das Meßverfahren zur Bestimmung der Plasmaprokallikrein-Aktivität umfaßt dementsprechend drei methodische Einzelschritte: 1. die Abtrennung des Plasmaprokallikreins von seinen Inhibitoren und

Schema 7. Meßverfahren zur Bestimmung der Plasmaprokallikreinaktivität

---

2 ml EDTA-Plasma
↓
Ionenaustauscherchromatographie mit DEAE-A 50 Sephadex in
     PD-10 Minisäulen (10 × 1 cm, Pharmacia)
     Elutionspuffer: 0,2 M Tris-HCl-Puffer, pH 8,6
↓
20 ml Eluat
↓
Plasmaprokallikrein-Aktivierung (2 min, 37°C)
     800 μl Plasmaprokallikrein-Aktivatorgemisch
     (Kabi Vitrium), 37°C
     +
     100 μl Eluat (1:5 verdünnt in 0,06 M Tris-NaCl-Puffer,
     pH 7,8; 37°C)
↓
Bestimmung der Plasmakallikreinaktivität unmittelbar im Anschluß
     an die Aktivierung
     +
     100 μl Substrat S 2302 (16 mM in 0,06 M Tris-NaCl-Puffer,
     pH 7,8; 37°C)
↓
Extinktionsmessung ($E_{405\,nm}$) alle 30 s über mindestens 3 min bei 37°C

---

eventuell störenden anderen Enzymen durch Extraktion; 2. die Aktivierung des Plasmaprokallikreins nach einem für alle Proben standardisierten Verfahren; 3. die Bestimmung der enzymatischen Aktivität des aktivierten Plasmakallikreins (Schema 7).

3.1.4.1 Extraktion des Plasmaprokallikreins (PPK)

Zur Bestimmung der PPK-Aktivität wurde in der Regel EDTA-Plasma verwendet (Kalium-EDTA-Pulver im Sammelröhrchen, Sarstedt). Für vergleichende Untersuchungen wurde zusätzlich Heparinplasma (Kalziumheparin, 25 USP-U/ml Blut, Braun) und Zitratplasma (1 ml Natriumzitrat zu 9 ml Blut, Boehringer) eingesetzt. Die Plasmen wurden unmittelbar tiefgefroren und bis zur Messung bei -28° C gelagert.

Die Extraktion erfolgte mittels Ionenaustauscher-Chromatographie. Hierzu wurden Minisäulen (PD 10, Pharmacia) jeweils am Meßtag frisch mit DEAE-A 50 Sephadex gepackt (1 x 10 cm). Jede Säule wurde nur einmal benutzt. Als Laufmittel diente 0,2 M Tris-HCl-Puffer, pH 8,6. Zur Chromatographie wurden 2 ml Plasma auf die Säule aufgetragen und mit 20 ml Puffer eluiert. Das Eluat wurde für die experimentellen Studien in 10 Fraktionen zu 2 ml gesammelt, für die klinischen Studien in einer Fraktion zu 20 ml. Anschließend wurden die in der Säule retinierten Plasmabestandteile mit 20 ml eines 0,8 M Tris-NaCl-Puffers, pH 8,6 ausgewaschen. Das Eluat wurde in 10 Fraktionen zu 2 ml aufgefangen.

50

Um das Elutionsverhalten von anderen Enzyme oder Inhibitoren zu prüfen, wurden folgende Substanzen in jeweils 2 ml des 0,2 M Tris-Hcl-Puffers oder in 2 ml eines Kontrollplasmas (EDTA) chromatographiert: Humanes Urinkallikrein (Priv.-Doz. Dr. R. Geiger), Plasmin (Sigma), Hagemann-Faktor aktiv (Kabi-Vitrium), Plasmaprokallikrein (Priv.-Doz. Dr. W. Müller-Esterl), Plasmakallikrein (M. J. Gallimore), Antithrombin III (Kontrollplasma), Alpha$_1$-Proteaseninhibitor (Kontrollplasma), Alpha$_2$-Makroglobulin (Kontrollplasma), C1-Esteraseinhibitor (Kontrollplasma), Aprotinin (Bayer) und Kalziumheparin (Braun). Die Wiederauffindungsrate der Plasmakallikreinaktivität nach Extraktion wurde für hochgereinigtes Plasmaprokallikrein (n=1), hochgereinigtes Plasmakallikrein (n=10) und EDTA-Plasma (n=9) geprüft.

3.1.4.2   Aktivierung des Plasmaprokallikreins

Zur Aktivierung des PPK wurden nach vorgehender Austestung der optimalen Konzentration folgende Aktivatoren verwandt: Dextransulfat (0,25 mg/l; Serva), Elacsäure (5 mmol/l, Cephotest; Nyegaard), Triton-X-100 (0,1 %; Serva) und ein Plasmaprokallikrein-Aktivator (800 µl; Kabi-Vitrium), der sich aus Elacsäure, aktiviertem Hageman-Faktor und hochmolekularem Kininogen zusammensetzte [162]. Die Wirksamkeit dieser Substanzen als Aktivatoren des PPK wurde in 6 nichtchromatographierten Plasmen mit hoher PPK-Aktivität untersucht. Die zur Aktivierung notwendige Inkubationszeit wurde durch Inkubationen der Probe mit dem Plasmaprokallikrein-Aktivator von 1 – 5 min getestet; die notwendige Menge des Aktivators wurde durch den Einsatz von 50 µl bis 800 µl Aktivatorlösung ermittelt. Nach Aktivierung mit dem Plasmaprokallikrein-Aktivator wurde in einer dieser Proben die PPK-Aktivität über 8 min im Verlauf bestimmt. Zusätzlich wurde in zwei Proben die spontane Aktivierung von PPK über 4,5 min verfolgt. Nach Extraktion des PPK erfolgte die Aktivierung einmal mit Dextransulfat, sonst ausschließlich mit dem Plasmaprokallikrein-Aktivator.

Die Aktivierung des PPK erfolgte unmittelbar vor der Aktivitätsmessung durch Vorinkubation von 100 µl der verdünnten Plasmaprobe mit 800 µl der Aktivatorlösung über 2 min bei 37° C. Die Vorverdünnung des Plasmas und die Lösung der Aktivatoren erfolgte in 0,062 M Tris-NaCl-Puffer, pH 7,8. Das lyophilisierte Plasmaprokallikrein-Aktivator-Puffergemisch wurde mit bidestilliertem Wasser wiederaufgenommen. Die Hemmbarkeit der Kallikreinaktivität wurde mittels Sojabohnen-Trypsininhibitor (SBTI) vor und nach der Extraktion geprüft. SBTI wurde hierzu in Konzentrationen zwischen 14 und 56 pmol pro Ansatz eingesetzt. Vergleichende Messungen der Enzymhemmung durch Sojabohnen-Trypsininhibitor im Überschuß erfolgten an extrahiertem Plasma(pro)kallikrein, an gereinigtem Plasmakallikrein, an gereinigtem Humanurinkallikrein und nativem Kallikrein im Urin.

3.1.4.3   Bestimmung der enzymatischen Aktivität des aktivierten Plasmaprokallikreins

Die enzymatische Aktivität des aktivierten PPK wurde im amidolytischen Assay S 2302 mit dem chromogenen Substrat D-Pro-Phe-Arg-pNA (Kabi-Vitrium) bestimmt: Nach der 2minütigen Vorinkubation zur Aktivierung des PPK wurden zu dem Inkubationsgemisch (800 µl Aktivatorlösung und 100 µl Probenverdünnung) 100 µl der Substratlösung (16 mM in Inkubationspuffer, 37° C) hinzupipettiert und das neue Inkubationsgemisch sofort kräftig geschüttelt. Die Extinktionsänderungen wurden alle 30 sec über 3 min am Photometer abgelesen. Zu jeder Probe wurde gleichzeitig ein Probenleerwert bestimmt, in dem die Probe durch bidestilliertes Wasser oder 0,2 M Tris-Puffer ersetzt wurde. Der Berechnung der Kallikreinaktivität lag die Recovery von aktivem Plasmakallikrein, die Probenverdünnung (f_V) und in der Regel die Extinktionsänderung ($E_{(405)}$ / min) in den ersten 60 sec der Messung zugrunde. In der Formel

$$E_{(Probe\ -\ Leerwert)} \times 1.172 \times f_V = \text{Aktivität in U/ml}$$

stellt eine Einheit die Enzymaktivität dar, die unter den gegebenen Bedingungen 1 µM Substrat pro min umsetzt [160].

Die Michaelis-Menten-Konstante (K_m) wurde durch Änderung der Substratkonzentration im Inkubationsansatz von $1,6 \times 10^{-3}$ M bis 8×10^{-5} M bei konstanter Enzymaktivität ermittelt. Nach Extraktion des Plasmaprokallikreins wurde die Abhängigkeit der Emzym-Substrat-Reaktion von der Inkubationszeit (0 bis 8 min) und von der Probenmenge (12,5 bis 100 µl) untersucht. Die Intraassay-Varianz wurde durch eine 10fach-Bestimmung eines Plasmas in einem Ansatz, die Interassay-Varianz durch wiederholte Bestimmung eines Plasmas in 10 Ansätzen bestimmt. Der Normalbereich der PPK-Aktivität im EDTA- Plasma wurde an 42 gesunden Normalpersonen (21 Männer und 21 Frauen) im Alter von 20 bis 65 Jahren ermittelt.

3.1.5 Meßverfahren zur Bestimmung der Kininasenaktivität

3.1.5.1 Bestimmung der Kininasen-Gesamtaktivität

Die Kininasen sind Enzyme, die Bradykinin in inaktive Peptidfragmente spalten. Hierzu gehören hauptsächlich die Kininase I (Arginin-Carboxypeptidase; E.C. 3.4.12.7.), die Kininase II (Peptidyl-Dipeptidase; E.C.3.4.15.1.) und eine unspezifische Aminopeptidase. Die Bestimmung der Kininasen-Gesamtaktivität umfaßt alle diese Enzyme, wobei unter physiologischen Bedingungen jedoch nur die Kininase II für den Bradykininabbau von Bedeutung ist. Das Meßverfahren der Kininasen-Gesamtaktivität umfaßt folgenden methodischen Ablauf (Schema 8):

Kalziumheparin-Plasma (25 USP/ml Blut) wird 1:10 mit Aqua bidest. verdünnt. 100 µl dieser Verdünnung werden mit 100 µl Bradykininlösung (300 ng Bradykinin in 0,1 M Tris-Puffer, pH 8,5) und 800 µl Tris-Puffer (0,1 M; pH 8,5; 1 g/l HSA; 0,2 g/l Neomycin, 50 KIU Aprotinin) über 30 min bei 37° C inkubiert. Nach dieser Inkubation wird die Enzym-Substrat-Reaktion gestoppt, indem 100 ml des Inkubationsgemisches mit 400 ml Bradykinin-RIA-Puffer (4° C) und 4 ml Äthanol (96%, 20° C) gemischt werden. Die Proben bleiben anschließend 15 min bei 20° C stehen. Nach Zentrifugation mit 3000 g über 15 min bei 4° C wird der Überstand bei 70° C evaporiert. Die Proben werden mit 6 ml Bradykinin-RIA-Puffer wiederaufgenommen und in einer 1:2-Verdünnung im Bradykinin-

RIA auf ihren Bradykiningehalt gemessen. Parallel läuft zu jeder Probe eine Leerwertmessung, in der dem Inkubationspuffer noch 30 mM EDTA, 3 mM 1,10-o-Phenanthrolin und 1 g/l HSA zugesetzt sind. Ferner wird in jedem Ansatz ein Assay- Leerwert bestimmt, in den statt einer Plasmaprobe reines Aqua bidest. eingegeben wird. Die Berechnung der Aktivität erfolgt nach der Formel:

$$\text{Aktivität (ng BK / ml)} = \text{pg der RIA-Probe} \times 1200 \times f_v,$$

wobei f_v den Korrekturfaktor der Probenverdünnung darstellt.

Die Michaelis-Menten-Konstante wurde durch Einsatz von Bradykinin in Konzentrationen von 5×10^{-7} bis 5×10^{-8} ermittelt. Die Zeitabhängigkeit des Substratumsatzes durch die Kininasen wurde für eine Inkubationszeit von 15 bis 45 min beobachtet. Der Einfluß der Probenverdünnung auf die gemessene Kininasenaktivität wurde durch Zugabe von 5 bis 12,5 µl Plasma zum Inkubationsansatz getestet. Die Intraassay-Varianz wurde durch 10fache Bestimmung einer Probe in einem Ansatz bestimmt, die Interassay-Varianz durch 4malige Messung einer Probe in verschiedenen Ansätzen. Die mittlere Kininasen-Gesamtaktivität für gesunde Normalpersonen wurde durch Aktivitätsmessung in Plasmen von 7 Personen (3 Männer und Frauen) im Alter von 19 bis 36 Jahren ermittelt.

3.1.5.2 Bestimmung der Kininase-II-Aktivität

Die Kininase II ist identisch mit dem Angiotensin-I-Converting-Enzym (Peptidyl-Dipeptidase; E.C.3.4.15.1.). Die Bestimmung ihrer Aktivität kann daher mit Substraten erfolgen, die für das Angiotensin-I-Converting-Enzym entwickelt wurden [127, 130]. Bei den vorliegenden Untersuchungen wurde der A.C.E. Testsatz der Firma Ventrex (Portland, USA) angewandt, der von Ryan und Mitarbeiter als Radioassay entwickelt wurde [448]:

Die Bestimmung der Kininase-II-Aktivität erfolgte im Heparin-Plasma (25 USP Kalzium-Heparin pro ml Blut). Das Plasma wird unmittelbar nach der Zentrifugation eingefroren und bis zur Messung bei -28° C gelagert. Zur Messung wird das Plasma aufgetaut und 1:5 mit 0,05 M Hepes-Puffer, pH 8,0 verdünnt. 50 µl dieser Verdünnung werden im Meßansatz mit 50 µl Substrat für 60 min bei 37° C inkubiert. Als Substrat dient das radioaktiv markierte Tripeptid ^{3}H-Hip-Gly-Gly (16 mM in 0,05 M Hepes-Puffer, pH 8,0). Nach Ablauf der Inkubationszeit wird die Enzym-Substrat-Reaktion durch Zugabe von 1 ml 0,1 M HCl und 1 ml Äthylazetat gestoppt. Die Röhrchen werden für 30 sec kräftig geschüttelt und anschließend über 10 min bei 4° C mit 1000 g zentrifugiert. Nach der Zentrifugation werden 300 µl der Äthylazetat-Phase in ein Szintillationsgefäß überpipettiert und mit 10 ml der Szintillationsflüssigkeit Aquasol II aufgeschüttelt. Die so extrahierte Radioaktivität (^{3}H-Hip) wird mittels Beta-Counter (Betaszint BF 5000) bestimmt. Neben der Patientenprobe werden in jedem Ansatz ein Leerwert und ein Kontrollwert bestimmt. Im Leerwert wird das Plasma durch die gleiche Menge Puffer ersetzt. In der Kontrolle wird die Probe durch eine gleichermaßen verdünnte Poolprobe von gesunden Probanden ersetzt. Die Proben des Leer- und Kontrollwertes werden den Patientenproben gleich behandelt. Zur Bestimmung der eingesetzten Gesamtradioaktivität werden 50 µl Substrat ohne weitere Vorbehandlung in ein Szintillationsgefäß pipettiert und als "total-counts" ausgezählt. Die Berechnung der Enzymaktivität erfolgt nach der Formel:

$$U/l = 4400 \ x \ (cpm_{Probe} - cpm_{Leer}) \ / \ cpm_{total},$$

wobei eine Einheit die Enzymaktivität darstellt, die 1 µM Substrat pro min umsetzt.

Zur Bestimmung der Michaelis-Menten-Konstante (K_m) wurde Substrat in Konzentrationen von $1,6 \ x \ 10^{-2}$ M bis $2,5 \ x \ 10^{-4}$ M im Inkubationsansatz eingesetzt. Die Zeitabhängigkeit der Substratspaltung durch die Kininase II wurde in Testansätzen mit einer Inkubationszeit zwischen 30 und 120 min untersucht. Der Einfluß der Probenverdünnung auf die Enzym-Substrat-Reaktion wurde in einem Verdünnungsbereich zwischen 1:2,5 und 1:40 getestet. In 5 Proben wurde die Kininase-II-Aktivität im Serum und im Plasma miteinander verglichen. Gleichzeitig wurde in diesen Proben auch der Effekt des einmaligen Einfrierens auf -28° C und Wiederauftauens studiert. Die Haltbarkeit der Kininase-II-Aktivität wurde über 289 Tage bei 20° C, 4° C und -28° C geprüft.Die Enzymaktivität in captopril-gehemmten Proben wurde über einen mittleren Zeitraum von 139 Tage bei 28° C beobachtet. Die Intraassay-Varianz wurde aus einer 10fach-Bestimmung des Kontrollpools ermittelt, die Interassay-Varianz aus 6- bis10fach-Bestimmungen des Kontrollpools in verschiedenen Meßansätzen. Bei 14 Patienten mit Lungenerkrankungen, wie Malignom oder Tbc, wurde die Kininase-II-Aktivität im Blut der Arteria femoralis, der Vena femoralis und der Arteria pulmonalis simultan bestimmt. Das Blut der Arteria pulmonalis wurde im Rahmen einer Pulmonalisdruckmessung über den liegenden Pulmonaliskatheter (Swan-Ganz-Einschwemmkatheter) entnommen. Der Einfluß von Geschlecht und Alter auf die Kininase-II-Aktivität im Blut wurde an 218 gesunden Normalpersonen (117 Männer und 101 Frauen) im Alter von 20 bis 65 Jahre untersucht.

3.1.5.3   Vergleichende Messung der Kininase-Meßverfahren

Im Blut von 7 Normalpersonen und 15 Patienten mit arterieller Hypertonie oder Sarkoidose wurde die im Radioassay bestimmte amidolytische Kininase-II-Aktivität mit der im Bradykinin-Radioimmunoassay bestimmten Kininasen-Gesamtaktivität des Blutes verglichen. Die Messungen erfolgten im unbehandelten Kalziumheparin-Plasma. Zusätzliche Messungen (9 in Plasmen von Normalpersonen und 5 in Plasmen von Patienten mit Hypertonie) wurden 2 h nach oraler Einnahme von 50 mg Captopril oder 10 mg Enalapril und nach In-vitro-Zugabe von 0,1 mM Captopril zum jeweiligen Inkubationsansatz vorgenommen. Zur Bestimmung der Captoprildosis, die 50 % der Kininase-II-Aktivität hemmt (ID_{50}), wurde Captopril in beiden Meßverfahren in Konzentrationen von 10^{-9} bis 10^{-2} eingesetzt.

Zu 3.1.1 bis 3.1.5

Messungen in Blut, Urin oder Nierengewebe von Ratten und Hunden
Die in diesen bisherigen methodischen Abschnitten dargestellten Meßverfahren zur Bestimmung der nativen Kallikrein-Aktivität im Urin und Nierengewebshomogenat, der Kinin-Konzentration im Urin, der Gesamtkininogen-Konzentration im Blut und Nierengewebshomogenat und der Kininase-II-Aktivität im Plasma gelten uneingeschränkt auch für Messungen in Blut, Urin oder Nierengewebshomogenat von Ratte und Hund, wenn nicht besondere Modifikationen im Text erwähnt wurden.

3.1.6   Bestimmung der Konzentrationen bzw. Aktivitäten der Kallikrein-Inhibitoren im Plasma

Die Konzentration des *Alpha2-Makroglobulins* in den Proben wurde durch Radialimmunodiffusion mittels LC-Partigen-Platten (Behring) bestimmt. Als Vergleichsstandard diente Protein-Standard-Serum LC-V (human) des gleichen Herstellers. Zur Messung wurden 20 µl der Probe bzw. des Standards (1:1, 1:2, 1:4) auf die Platte pipettiert und der Präzipitatdurchmesser nach 5tägiger Diffusionszeit abgelesen. Die Antigenkonzentration wurde aus der Standardkurve berechnet und als mg/dl bzw. IU/ml angegeben. Notwendige Proben- oder Standardverdünnungen wurden mit isotoner NaCl-Lösung durchgeführt. Normalwerte wurden an 58 normotonen Personen (25 Männer und 33 Frauen) im Alter von 16 bis 67 Jahren erhoben.

Die Konzentration des *Alpha₁-Proteaseninhibitors* in den Proben wurde durch
Radialimmunodiffusion mittels LC-Partigen-Platten (Behring) bestimmt. Als Vergleichsstandard diente Protein-Standard-Serum LC-V(human) des gleichen Herstellers. Zur Messung wurde 20 µl der Probe bzw. des Standards (1:2, 1:4, 1:8)
auf die Platte pipettiert und der Präzipitatdurchmesser nach 2tägiger Diffusionszeit abgelesen. Die Antigenkonzentration wurde aus der Standardkurve berechnet und als mg/dl bzw. IU/ml angegeben. Notwendige Proben- oder Standardverdünnungen wurden mit isotoner NaCl-Lösung durchgeführt. Normalwerte wurden
an 58 normotonen Personen (25 Männer und 33 Frauen) im Alter von 16 – 67
Jahren erhoben.

Die Aktivität des *C1-Esteraseinhibitors* wurde photometrisch mittels eines
kommerziellen Kits (C1-INH Reagent Kit, Immuno-Nyegaard) bestimmt. Das
Testprinzip besteht in der Hemmung von C1-Esterase im Überschuß durch den
C1-Esteraseinhibitor der Probe. Die verbliebene C1-Esterase spaltet dann in einem
zweiten Schritt linear zu ihrer Aktivität das chromogene Substrat C_2H_5CO-Lys(e-
Cbo)-Gly-Arg-pNA. Als Standard dienen drei Referenzproben des Kits. Die Aktivität des C1-Esteraseinhibitors der Probe wird aus der Standardkurve abgelesen
und in Prozent der Norm angegeben. Notwendige Verdünnungen werden mit dem
zugehörigen Probenpuffer vorgenommen. Normalwerte wurden an 58 normotonen
Personen (25 Männer und 33 Frauen) im Alter von 16 bis 67 Jahren erhoben.

Die Aktivität des *Antithrombin III* wurde in einem kommerziellen Kit (Anti-
thrombin III, Boehringer) photometrisch bestimmt. Das Testprinzip besteht in der
Hemmung der Thrombinaktivität durch den Antithrombin-III-Heparin-Komplex.
Thrombin liegt im Überschuß vor, Heparin in einer Konzentration von 1,75 USP-
U/ml. Die verbliebene, nichtgehemmte Thrombinkativität spaltet dann in einem
zweiten Reaktionschritt linear zur Enzymaktivität das Substrat Tos-Gly- Pro-Phe-
Arg-pNA. Als Kontrolle dient ein Inhibitorgemisch des gleichen Herstellers
(PreciChromR I/II). Die Aktivität des Antithrombin III der Proben wird nach der
Formel:

$$\text{Delta } E_{(4o5)} \times 171{,}5 = \text{IU/ml}$$

berechnet und in IU pro ml angegeben. Notwendige Verdünnungen erfolgen mit
isotoner NaCl-Lösung.

Die Aktivität des *Heparins* wurde in einem kommerziellen Kit (Heparin, Boehringer) photometrisch bestimmt. Das Testprinzip besteht in der Hemmung der
Thrombinaktivität (3,13 U/ml). Die verbliebene, nichtgehemmte Thrombinaktivität spaltet dann in einem zweiten Reaktionschritt linear zur Enzymaktivität das
Substrat Tos-Gly-Pro-Phe-Arg- pNA. Als Kontrolle dient ein Inhibitorgemisch des
gleichen Herstellers (PreciChromR I/II). Die Aktivität des Antithrombin III der
Proben wird nach der Formel:

$$(E_{Probe} - E_{Probenblank}) : 100 / E_{Thrombinblank} = \% \text{ Restaktivität}$$

berechnet und in % Restaktivität angegeben.

Die Hemmwirkung des *Aprotinins* wurde im amidolytischen Assay für Urinkalli-krein (S 2266) bestimmt. Vom Inkubationspuffer wurden 100 µl mit der zu be-stimmenden Inhibitorlösung ausgetauscht. Als glanduläres Kallikrein wurde Schweinepankreaskallikrein (0,167 KU in 400 µl) verwandt. Als Kontrolle wurde die Enzymaktivität ohne Inhibitorzusatz bestimmt. Die Messung erfolgte wie oben (s. 3.1.2.2) beschrieben.

3.1.7 Bestimmung der Reninaktivität im Blut und Gewebe, des Aldosterons im Blut und Urin, des Kortikosterons im Urin sowie der Katecholamine und des Angiotensin II im Blut

Die *Renin*-Aktivität im Blut (PRA) und im Nierengewebe (RRA) wurde über ihre Angiotensin I freisetzende Aktivität bestimmt. Dazu wurden die Proben mit An-giotensinogen vom Schaf inkubiert, und das freigesetzte Angiotensin I wurde an-schließend in einem spezifischen Radioimmunoassay für Angiotensin I bestimmt [174, 336]. Die Plasmarenin-Konzentration (PRC) wurde ebenfalls mittels Angio-tensin-I-Radioimmunoassay bestimmt. Als Konzentrationsstandard diente bei die-sem Meßverfahren der Reninstandard der MRC London [230]. Die Messungen der PRA erfolgten in den Labors der Herren Prof. Dr. D. Ganten, Heidelberg, und Prof. Dr. K. A. Meurer, Köln. Die Bestimmung der PRC wurde im Renin-Labor (Dr. S. Degenhard, Priv.-Doz. Dr. W. Hummerich) der Medizinischen Po-liklinik (Dir.: Prof. Dr. W. Kaufmann) vorgenommen.

Die Bestimmung der *Angiotensin-II*-Konzentration im Blut erfolgte mittels di-rektem Radioimmunoassay für Angiotensin II im Labor von Herrn Prof. Dr. D. Ganten, Heidelberg [301].

Die *Aldosteron*-Konzentration im Blut und im Urin wurde mit und ohne pa-pierchromatographische Reinigung der Probe in den Labors der Herren Prof. Dr. P. Vecsei, Heidelberg, sowie Prof. Dr. A. Helber und Priv.-Doz. Dr. G. Wam-bach, Köln, durchgeführt [214, 516, 517]. Die in Heidelberg und Köln verwand-ten Antikörper gegen Aldosteron wurden von Herrn Prof. Dr. P. Vecsei herge-stellt.

Die Konzentration des *Kortikosterons* im Urin wurde radioimmunologisch im Labor von Herrn Prof. Dr. P. Vecsei, Heidelberg, bestimmt [515].

Die Messung der *Katecholamine,* Adrenalin und Noradrenalin im Blut erfolg-te im Labor von Prof. Dr. V. Hossmann, Köln, mit einem Radioenzymassay nach Alt [14] in einer Modifikation der Methode nach da Prada [100].

3.1.8 Bestimmung der Konzentrationen der Elektrolyte, des Eiweiß und des Kreatinins in Urin, Gewebe und Blut

Die Konzentration von *Natrium und Kalium* in Blut und Urin wurde flammen-photometrisch bestimmt, wobei Lithium als interner Standard diente.

Die Konzentration von *Kalzium und Magnesium* wurde mittels Atomabsorp-tions-Spektralphotometrie bestimmt (Fa. Madaus).

Die Bestimmung der Konzentration von *Kreatinin* im Plasma und im Urin er-folgte nach der Jaffe-Methode mit Enteiweißung der Probe (Test-Combination-Creatinin, Boehringer).

Die Bestimmung der *Paraaminohippursäure (PAH)* im Blut und im Urin erfolgte nach der Methode von Bratton und Marshall [54].

Die Kreatinin- und PAH-*Clearance* wurden nach folgender Formel berechnet: Urinvolumen x Urinkonzentration / Blutkonzentration = ml/min.

Die *Eiweiß*-Konzentration im Nierengewebe wurde nach der Methode von Lowry et al. [295] bestimmt, wobei Rinderserumalbumin als Standard diente.

3.1.9 Bestimmung von Urinvolumen, Hämatokrit, Blutdruck und Nierendurchblutung

Das *Urinvolumen* wurde bei Mengen über 200 ml volumetrisch bestimmt, bei Mengen unter 200 ml gravimetrisch.

Der *Hämatokrit* wurde nach der Kapillarmethode als Mikrohämatokrit bestimmt (Zweifachmessung).

Der *Blutdruck* wurde je nach Versuchsmodell durch eines der drei zur Verfügung stehenden Meßverfahren bestimmt:

1. Die intraarterielle Druckmessung erfolgte über einen Mikrokatheter mittels elektromagnetischen Druckwandler (Statham P 23 Db oder P 23 ID). Die Registrierung erfolgte kontinuierlich durch den Hellige Multiskriptor EK 36 oder den Gould Brush Recorder 220.
2. Bei Ratten wurde der systolische Blutdruck in leichter Äthernarkose am gerade aufwachenden Tier mittels Schwanzplethysmographie gemessen. Die Messung erfolgte stets als Doppelbestimmung.
3. Die nichtinvasive Blutdruckmessung am Menschen erfolgte nach der Methode von Riva und Rocci sowie Korotkoff mit Quecksilbermanometern. Die Einteilung der Patienten in Hypertoniker und Normotoniker erfolgte nach den Kriterien der Deutschen Liga zur Bekämpfung des hohen Blutdrucks (drei Messungen bei zwei Gelegenheiten, diastolischer Druck bei Phase V nach Korotkoff).

Die *Nierengesamtdurchblutung* sowie die *seitengetrennte Nierendurchblutung* wurden über die ^{131}J-Hippuran-Clearance berechnet. Die Messungen und die zugehörigen Kalkulationen erfolgten in den Nuklearmedizinischen Abteilungen der Städtischen Krankenanstalten der Stadt Köln (Chefarzt: Dr . H. J. Schmitz-Dräger) und der Deutschen Klinik für Diagnostik, Wiesbaden (Leitender Arzt: Prof. Dr. P. Pfannenstiel).

3.2 Tierexperimentelle Untersuchungen

Allgemeine Maßnahmen

Für alle Tierexperimente wurden Ratten aus Inzuchtstämmen verwendet. Die Untersuchungen zur Physiologie des renalen Kallikrein-Kinin-Systems wurden an männlichen Sprague-Dawley-Ratten (SD; Ivanovas) durchgeführt; bei den Untersuchungen zur Blutdruckregulation wurden zusätzlich Studien an spontanhypertensiven Ratten des Stroke-prone-Stamms Okamoto (SHRsp) [386, 387] und den dazugehörigen Kontrollratten des Wistar-Kyoto-Stamms (WKy) vorgenommen. Die Bedeutung des Vasopressins für die renale Kallikrein-Aktivität wurde an männlichen Brattleboro-(DI)-Ratten mit homozygotem, hypothalamischen Diabetes insipidus untersucht. Diese Ratten waren durch Inzucht von den Long-Evans-(LE)-Ratten gezüchtet worden [511], die als Kontrolltiere dienten. Die Zucht dieser Ratten betreuten Frau Dr. U. Ganten und Herr Prof. Dr. D. Ganten, Heidelberg. Die Tiere wurden zur Versuchsvorbereitung in Einzelboxen für drei Tage an das Futter (Sniff bzw. Altromin mit 100 − 200 mM Natrium und 200 mM Kalium pro kg KG) und die Umwelt (23 ± 1° C Temperatur, 60 ± 5 % relative Luftfeuchtigkeit, automatische Beleuchtung von 6.oo bis 18.oo Uhr) adaptiert. Als Trinkflüssigkeit erhielten die Tiere entionisiertes Wasser. Bei Versuchen, in denen die Ratten in metabolischen Käfigen (Acme) lebten, wurde eine zweite Adaptationsphase von 3 bis 5 Tagen in dem Käfig dem Versuch vorgeschaltet. Das Futter war in diesem Fall mit entionisiertem Wasser in einem Verhältnis 1:1 angerührt und in der Regel auf 37,5 g begrenzt. Die Trinkflüssigkeit war nicht limitiert. Die Einteilung der Tiere in die Kontroll- bzw. Versuchsgruppe erfolgte nach einer zufälligen Zahlenverteilung. In Versuchen mit intraperitonealer Nembutalnarkose der Ratten wurde den Tieren 12 Stunden vor dem Versuch das Futter entzogen. Die Narkose wurde unmittelbar vor dem Versuch durch intraperitoneale Injektion von 30 mg Pentobarbital (Nembutal) eingeleitet, eventuell notwendige Nachinjektionen von Pentobarbital erfolgten in kleinsten Dosen (0,2 mg) intravenös. Kurznarkosen (Minuten) wurden mit Diäthyläther-Inhalation vorgenommen. Zur arteriellen Druckmessung, in der Regel in der Arteria carotis communis links, und zur intravenösen Injektion, in der Regel in die Vena femoralis rechts, wurden Teflon- oder Polyäthylenkatheter (PP50) verschiedener Hersteller verwandt. Die Urinkollektion in den Akutversuchen erfolgte über einen Blasenkatheter, der operativ in die künstlich verkleinerte Harnblase eingelegt worden war. Die Urethra war in diesen Versuchen durch Unterbindung verschlossen. Die Bestimmung des Hämatokriten geschah entweder in Katheterblut oder in Blut, das dem retrobulbären Venenplexus mittels Mikrokapillare entnommen war. Die Entnahme der Nieren am Ende eines Versuches erfolgte in Narkose. Bevor die Nieren entnommen wurden, wurde eine Ganzkörperperfusion der Ratte vom linken Herzventrikel aus durchgeführt. Als Spülmedium wurde 24° C warme isotone NaCl- Lösung eingesetzt; der Perfusionsdruck lag zwischen 76 und 91 mmHg, die Perfusionszeit zwischen 1 und 2 min, je nach makroskopischer Blutfreiheit der Nieren. Um den Spüleffekt der Nieren zu verstärken, wurde die Vena cava inferior in Höhe der Einmündung der Nierenvenen eröffnet. Nach Entnahme der Nieren wurden diese dekapsuliert. Anschließend wurde das Nierenrindengewebe stumpf vom Nierenmark getrennt und zur Bestimmung der Kallikrein-Aktivität aufgearbeitet (s. 3.1.2). Generell wurde bei allen Operationen oder Akutversuchen an narkotisierten Ratten eine Auskühlung des Tieres durch regelmäßige Wärmezufuhr (Strahlungswärme) verhindert. Alle Versuchstiere wurden am Ende des Versuches durch eine Überdosis des Narkotikums (Äther oder Pentobarbital) eingeschläfert.

3.2.1 Untersuchungen zur Regulation des renalen Kallikrein-Kinin-Systems

3.2.1.1 Änderungen in der Diurese und Natriurese und ihr Einfluß auf die Aktivität des renalen Kallikrein-Kinin-Systems

3.2.1.1.1 Einseitige Steigerung der Diurese und Natriurese bei unilateraler Nephrektomie

In diesen Versuch gingen 16 SD-Ratten mit einem mittleren Körpergewicht von 332,6 ± 6,5 g ein. 8 Ratten dienten als Kontrolltiere, die nur scheinoperiert wurden, und an 8 Tieren wurde die unilaterale Nephrektomie links vollzogen. Die Nephrektomie erfolgte in Äthernarkose transperitoneal, die Nierenkapsel verblieb im Körper. Die Tiere wurden postoperativ für 15 Tage im metabolischen Käfig beobachtet. Vor der Operation sowie am 2., 7. und 14. Tag nach der Operation wurde die renale Ausscheidung von Wasser, Natrium, Kalium und Kallikrein gemessen. Am 15. Tag nach der Operation wurden der Blutdruck, das Körpergewicht und der Hämatokrit bestimmt. Die Entnahme der verbliebenen Niere zur Bestimmung der intrarenalen Kallikreinaktivität geschah am 16. Tag nach der Operation.

3.2.1.1.2 Steigerung der Diurese und Natriurese durch physiologische Peptide

A) Steigerung der Diurese und Natriurese durch intrarenale Injektion von Bradykinin in Hunden:
An 6 Bastardhunden wurde in Zusammenarbeit mit Herrn Dr. G. Sponer, Mannheim, die Wirkung von Bradykinin (Bachem) auf die Nierenfunktion untersucht. Die Hunde wurden in Pentobarbitalnarkose (30 mg/kg i.v.) unter sterilen Bedingungen operiert. Es wurde ein Katheter in die Arteria renalis zur Infusion des Bradykinins eingebracht, ein Katheter in die Arteria femoralis zur arteriellen Druckmessung eingelegt und beide Ureteren zur Urinkollektion katheterisiert. Zur Bestimmung des renalen Blutflusses wurde je ein elektromagnetischer Flow-Meter um die linke und rechte Nierenarterie gelegt. Bradykinin, gelöst in isotoner NaCl-Lösung, wurde über den Katheter in der Arteria renalis links mit einer mechanischen Pumpe in einer Dosis von 1 µg/kg/min infundiert. Das Infusionsvolumen betrug 1 ml/min. Der Versuch begann 60 min nach der Operation und reichte über 180 min. Die Bradykininfusion begann nach einer 30minütigen Kontrollphase. Die Messungen von Blutdruck, renalem Blutfluß, Urinvolumen, und renaler Ausscheidung von Natrium, Kalium und Kallikrein erfolgten alle 30 min. Als Kontrolle diente in dieser Versuchsanordnung die kontralaterale, rechte Niere, die sich von der linken Niere nur durch die fehlende Bradykinin-Infusion unterschied.

B) Steigerung der Diurese und Natriurese durch intravenöse Injektion des atrialen natriuretischen Faktors (rANF) der Ratte:
In 15 WKy-Ratten mit einem mittleren Gewicht von 343,2 ± 7,4 g wurde die Diurese und Natriurese durch intravenöse Injektion von rANF (Atriopeptin III, Peninsula-Laboratories) stimuliert. Die Tiere wurden zufällig in eine Kontrollgruppe (n=9) und eine Versuchsgruppe (n=6) eingeteilt. Unmittelbar nach der opera-

tiven Versorgung der Tiere wurde eine initiale Bolusinjektion von PAH vorgenommen (80 mg PAH in 100 ml isotoner NaCl-Lösung). Danach lief während des gesamten Versuches eine venöse Dauerinfusion mit 20 µl isotoner NaCl-Lösung, in der PAH in einer Konzentration von 250 mg / 100 ml gelöst war. Nach einer Adaptationsphase von 45 min wurde der Versuch begonnen. Auf zwei Kontrollphasen zu je 15 min folgte die intravenöse Bolusinjektion des ANF in einer Dosis von 3,5 µg/kg Atriopeptin III in 100 µl NaCl-Lösung. Die Wirkung des ANF wurde anschließend über einen Zeitraum von 45 min beobachtet. Zur Bestimmung der PAH-Clearance wurde der Urin noch für weitere 15 min bis zur 60. min gesammelt. Die Blutabnahmen von 120 µl Blut zur Bestimmung von Hämatokrit, Natrium, Kalium, Kreatinin, PAH, Gesamtkininogen und Kininase II fanden 15 min vor und 15 und 45 Minuten nach der ANF-Injektion statt. Das entnommene Blutvolumen wurde durch ein adäquates Volumen isotoner NaCl-Lösung ersetzt. Die Urinsammelphasen waren 15 min lang, lediglich im Anschluß an die ANF-Injektion folgten 3 Perioden von nur 5 min Dauer. Im Urin bestimmt wurde die Ausscheidung von Wasser, Natrium, Kalium, Kreatinin, PAH, Kallikrein und Kininen. Der intraarterielle Blutdruck wurde fortlaufend registriert. Die Kontrolltiere erhielten das gleiche Volumen isotoner NaCl-Lösung als Bolus injiziert, wurden ansonsten aber den Versuchstieren gleich behandelt.

3.2.1.1.3 *Steigerung der Diurese und Natriurese durch physikalische Maßnahmen*

A) Steigerung der Diurese und Natriurese durch Osmose nach intravenöser Injektion von Mannitol:
An 12 SD-Ratten mit einem Gewicht von 200 g wurde der Einfluß einer mannitol-induzierten, osmotischen Diurese auf das renale Kallikrein untersucht. Nach einer Adaptationsphase von 15 min nach der operativen Versorgung der Tiere mit einem Venen- und Blasenkatheter wurde der Versuch begonnen. Nach drei Kontrollphasen von 10 min wurde Mannitol (Serva) 6 Ratten in zwei Bolus-Injektionen von 100 µl einer Mannitol-Lösung (300 g/l in isotoner NaCl-Lösung) im Abstand von 15 min verabreicht. Eine dritte Injektion von 50 µl Mannitol-Lösung schloß sich nach 15 min an. Nach der 1. und 2. Injektion von Mannitol wurde der Urin über 5 min gesammelt, alle anderen Urinsammelphasen gingen über 10 min. Die gesamte Versuchszeit dauerte 90 min. Am Ende des Versuchs, 60 min nach der ersten Mannitolinjektion, wurde Blut zur Bestimmung des Hämatokriten und der Plasmaaldosteronkonzentration entnommen. Ferner wurden zum Abschluß des Versuchs die blutfreien Nieren entnommen und das Nierenrindengewebe auf seine Kallikrein-Aktivität untersucht. Den Kontrolltieren (n=6) wurde statt der Mannitol-Lösung ein adäquates Volumen einer isotonen NaCl-Lösung injiziert, ansonsten wurden sie den Versuchstieren gleich behandelt.

B) Steigerung der Diurese und Natriurese durch Erhöhung des Perfusionsdruckes an der isoliert perfundierten Rattenniere:
Die Veränderungen der renalen Kallikrein-Aktivität durch druckinduzierte Diureseänderungen wurden in Zusammenarbeit mit Herrn Dr. U. Schwertschlag, Heidelberg, am Modell der isoliert perfundierten Niere untersucht. Die rechte Niere von 200 g schweren SD-Ratten wurde nach Präparation isoliert und mit einer Ro-

tationspumpe in einem offenen System mit modifizierter Krebs-Henseleit-Lösung perfundiert [219, 466]. Die Urinsammlung begann 30 min nach der Präparation und erfolgte bis zum Versuchsende in Perioden zu je 5 min. Der Perfusionsdruck wurde elektromagnetisch gemessen, der Perfusatfluß mit einem photometrischen Tropfenzähler. Es wurden drei Experimente durchgeführt

Experiment I (n=6): Nach einer Adaptationsphase von 30 min bei 120 mmHg und 50 min bei 105 mmHg wurde der Perfusionsdruck für weitere 50 min bei 105 mmHg konstant gehalten. Die Gesamtperfusionszeit betrug 150 min.

Experiment II (n=7): Nach einer Adaptationsphase von 30 min bei 120 mmHg und 50 min bei 105 mmHg wurde der Perfusionsdruck schrittweise um 10 mmHg bis auf 145 mmHg angehoben. Jeder Perfusionsdruck von 105 mmHg bis 145 mmHg wurde für 10 min konstantgehalten, so daß jeweils zwei Unrinkollektionen möglich waren. Die Gesamtperfusionszeit betrug 150 min.

Experiment III (n=5): Nach einer Adaptationsphase von 30 min bei 70 mmHg wurde der Perfusionsdruck für 20 min auf 105 mmHg angehoben. Anschließend folgten Perioden von 20 min mit einem Perfusionsdruck von 145 mmHg, 10 min mit 105 mmHg, 15 min mit 145 mmHg und schließlich nochmals 15 min mit 105 mmHg Druck. Die Urinsammlung erfolgte kontinuierlich alle 5 min. Die Gesamtperfusionszeit betrug 115 min.

Im Anschluß an Experiment III wurde die Reninstimulierbarkeit der Nierenpräparation durch Isoprenalin (10^{-7} M im Perfusat) geprüft. Das Nierenrindegewebe wurde nach Abschluß des Versuches von allen perfundierten Nieren und zur Kontrolle auch von allen kontralateralen, linken Nieren der Tiere gewonnen und zur Messung auf seine Kallikrein-Aktivität aufgearbeitet. Bestimmt wurden in diesen Experimenten die renale Ausscheidung von Wasser, Natrium, Kalium und Kallikrein sowie die intrarenale Kallikrein-Aktivität. Zusätzlich wurden der Nierenperfusatfluß, die glomeruläre Filtrationsrate und der Perfusionsdruck gemessen.

3.2.1.1.4 *Steigerung der Diurese und Natriurese durch pharmakologische Manipulationen*

A) Steigerung der Diurese und Natriurese durch intragastrale Applikation von Triamteren:
Der Einfluß von Triamteren auf die renale Kallikrein-Aktivität wurde an 6 SD-Ratten von 200 g studiert. Nach der operativen Versorgung der Ratten mit Katheter folgte eine Adaptationsphase von 30 min, in der die Tiere zu Beginn eine Bolusinjektion von 1 ml PAH-Lösung (800 mg/l in isotoner NaCl-Lösung) erhielten. Während des gesamten Versuches lief eine Dauerinfusion von 37,5 µl der PAH-Lösung pro min. Triamteren (Iatropur) wurde in einer Dosis von 50 mg/kg über eine Magensonde in 2 ml isotoner NaCl-Lösung den Ratten verabreicht. Der Urin wurde über 10 Perioden zu 15 min gesammelt, wobei die ersten 2 Perioden als Kontrollphase dienten. Alle 30 min wurde Blut entnommen, das durch ein gleiches Volumen NaCl-Lösung ersetzt wurde. Die Nieren wurden am Ende des

Versuches nach Auswaschung des Blutes den Tieren entnommen und für die laborchemischen Messungen aufgearbeitet. Bestimmt wurden in diesem Protokoll die renale Ausscheidung von Wasser, Natrium, Kalium, Kallikrein und Kinine, die intrarenale Konzentration von Kallikrein und Kininogen sowie der Nierenplasmafluß. Den Kontrolltieren (n=6) wurde statt Triamteren reine NaCl-Lösung intragastral verabreicht, ansonsten wurden die Tiere den Versuchstieren gleich behandelt.

B) Steigerung der Diurese und Natriurese durch subkutane Injektion von Furosemid:

Die Veränderungen in der Aktivität des renalen Kallikrein-Kinin-Systems durch Furosemid (Lasix) wurden an SD-Ratten von 200 g Körpergewicht untersucht. Nach der operativen Versorgung der Ratten mit Katheter folgte eine Adaptationsphase von 30 min, in der die Tiere zu Beginn eine Bolusinjektion von 1 ml PAH-Lösung (800 mg/l in isotoner NaCl-Lösung) erhielten. Während des gesamten Versuches lief eine Dauerinfusion von 37,5 µl der PAH-Lösung pro min. Der Urin wurde über 10 Perioden zu 15 min gesammelt, wobei die ersten 2 Perioden als Kontrollphase dienten. Alle 30 min wurde Blut entnommen, das durch ein gleiches Volumen NaCl-Lösung ersetzt wurde. Die Nieren wurde am Ende des Versuches nach Auswaschung des Blutes den Tieren entnommen und für die laborchemischen Messungen aufgearbeitet. Bestimmt wurden in diesem Protokoll die renale Ausscheidung von Wasser, Natrium, Kalium, Kallikrein und Kinine, die intrarenale Konzentration von Kallikrein und Kininogen sowie der Nierenplasmafluß und das Nierengewicht. In einer gesonderten Versuchsreihe wurde Nierenrindengewebe bei je einer Gruppe von 6 Ratten 5, 30, 120 und 180 min nach der Furosemid-Injektion durch Nephrektomie gewonnen. Mit dem vorgestellten Protokoll wurden folgende Versuche durchgeführt: 1. Furosemid-Injektion von 0,5 mg/kg s.c. (n=5); 2. Furosemid-Injektion von 5,0 mg/kg s.c. (n=6); 3. Furosemid-Injektion von 50,0 mg/kg s.c. (n=6); 4. Furosemid-Injektion von 5,0 mg/kg s.c. (n=6) mit vollständiger Volumenresubstitution durch Ersatz von je 500 µl Urinvolumen durch 500 µl isotone NaCl-Lösung intravenös; 5. Furosemid-Injektion von 5,0 mg/kg s.c. (n=24) mit Nephrektomie nach 5, 30, 120 und 180 min in je einer Untergruppe von 6 Ratten. Als Kontrollgruppe (n=6) für die Messungen im Urin dienten Tiere, die ein adäquates Volumen isotoner NaCl-Lösung subkutan injiziert erhielten. Als Kontrollgruppe (n=6) für die Messungen im Nierenrindengewebe dienten Tiere, deren Nieren 30 min nach einer volumenadäquaten Injektion von isotoner NaCl-Lösung entnommen wurden. Ansonsten wurden die Kontrolltiere den Versuchstieren gleich behandelt.

C) Veränderungen der renalen Kallikrein-Aktivität nach wiederholter Gabe von kaliumsparenden Diuretika:

In einer 4tägigen Untersuchung wurde der Effekt einer wiederholten Gabe der kaliumsparenden Diuretika Triamteren (Iatropur) und Amilorid (Arumil) auf das renale Kallikrein-Kinin-System untersucht. Die Ratten – 6 in jeder Gruppe – wurden in metabolischen Käfigen gehalten. Der Urin wurde über 4mal 24 h gesammelt. Gemessen wurde in diesem Versuch das Körpergewicht, das Futter und das Trinkvolumen sowie im Urin die Ausscheidung von Wasser, Natrium, Kalium,

Aldosteron und Kallikrein und der pH. Der erste Tag galt als Kontrolltag. Die Gabe der Diuretika erfolgte am Tag 2, 3 und 4 um 10.00 h über eine Magensonde in 2 ml entionisiertem Wasser. Verabreicht wurden 20 mg/kg/d Triamteren und 10 mg/kg/d Amilorid. Die Kontrolltiere erhielten lediglich 2 ml Wasser intragastral, wurden ansonsten aber wie die Versuchstiere behandelt.

3.2.1.2 Alleinige Änderung der Nierendurchblutung und ihr Einfluß auf die Aktivität des renalen Kallikrein-Kinin-Systems

3.2.1.2.1 *Veränderungen im renalen Kallikrein-Kinin-System durch Dihydralazin*

Das Verhalten des renalen Kallikrein-Kinin-Systems bei Steigerung der Nierendurchblutung wurde in einem Versuch mit intravenöser Injektion von Dihydralazin (Nepresol) in einer Dosis von 0,1 mg/kg in 6 Ratten untersucht. Nach der operativen Versorgung der Ratten mit Katheter folgte eine Adaptationsphase von 30 min, in der die Tiere zu Beginn eine Bolusinjektion von 1 ml PAH-Lösung (80 mg/l in isotoner NaCl-Lösung) erhielten. Während des gesamten Versuches lief eine Dauerinfusion von 37,5 µl der PAH-Lösung pro min. Der Urin wurde über 10 Perioden zu 15 min gesammelt, wobei die ersten 2 Perioden als Kontrollphase dienten. Alle 30 min wurde Blut entnommen, das durch ein gleiches Volumen NaCl-Lösung ersetzt wurde. Bestimmt wurden in diesem Protokoll die renale Ausscheidung von Wasser, Natrium, Kalium, Kallikrein und Kinine sowie der Nierenplasmafluß. Den Tieren der Kontrollgruppe (n=6) wurde statt Dihydralazin das gleiche Volumen einer isotonen NaCl-Lösung gespritzt. Zur Bestimmung der intrarenalen Konzentration von Kallikrein, Kininase II und Kininogen wurde in einer gesonderten Versuchsreihe Nierenrindengewebe von je 6 Ratten 15, 60 und 120 min nach der Dihydralazin-Injektion durch Nephrektomie gewonnen. Die Nieren der Kontrolltiere (n=6) wurden 15 min nach einer volumenadäquaten Injektion von isotoner NaCl-Lösung entnommen.

3.2.1.3 Interaktionen des renalen Kallikrein-Kinin-Systems mit anderen renal wirksamen Hormonsystemen

3.2.1.3.1 *Bedeutung des Vasopressins (antidiuretisches Hormon) für die renale Kallikrein-Aktivität*

Die Bedeutung des Vasopressins für die renale Kallikrein-Aktivität wurde an männlichen Brattleboro (DI)-Ratten mit homozygotem, hypothalamischen Diabetes insipidus und Long-Evans (LE)-Kontrollratten untersucht. Das Alter der Tiere betrug zum Zeitpunkt des Versuchs 16 Wochen. 9 DI-Ratten und 12 LE-Ratten wurden zwei Studien zugeführt: 1. Messung der basalen Kallikrein-Aktivität im Urin nach 2 Tagen im metabolischen Käfig und 2. Bestimmung der Beeinflußbarkeit der renalen Kallikrein-Aktivität durch subkutane Injektion von 100 mU Vasopressin (Pitressin Tannate), das in Sesamöl verdünnt war. Die Urinsammlung erstreckte sich über 24 h. Die Injektion des ADH erfolgte an drei aufeinanderfolgenden Tagen um 10.00 h in 9 DI-Ratten und 8 LE-Ratten. Die Tiere, die sich dem Versuch 1 unterzogen hatten, dienten nach vollständiger Erholung im Versuch 2 als Kontrolltiere und erhielten nur Sesamöl in gleichem Volumen subkutan gespritzt. Untersucht wurden in diesem Protokoll die renale Ausscheidung von Wasser, Natrium, Kalium und Kallikrein, die Osmolalität im Urin, die Reninaktivität und die Angiotensin-II-Konzentration im Plasma sowie der Hämatokrit und das Nieren- und Körpergewicht. Die intrarenale Kallikrein-Aktivität wurde im Nierenrindengewebe von unbehandelten Ratten (9 DI- und 8 LE-Ratten) gleichen Alters bestimmt.

3.2.1.3.2 *Bedeutung der Steroide für die renale Kallikrein-Aktivität*

Die Bedeutung der Steroide in der Regulation des renalen Kallikrein-Kinin-Systems wurde in vier verschiedenen Versuchsanordnungen studiert. Im ersten Experiment wurde das Mineralokortikoid Desoxykortikosteron und im zweiten Experiment das Glukokortikoid Kortikosteron substituiert. Im dritten und vierten Experiment wurde die Aktivität der endogenen Steroide durch orale NaCl-Belastung bzw. Adrenalektomie weitgehend reduziert. Alle Untersuchungen wurden an Ratten von 200 g Körpergewicht zu Versuchsbeginn vorgenommen.

A) Veränderungen der renalen Kallikrein-Aktivität nach Substitution von Desoxykortikosteron:
Bei 23 Ratten wurde die Kallikrein-Ausscheidung im Urin 1 Tag vor, während und 8 Tage nach einer 10tägigen Behandlung mit Desoxykortikosteronazetat untersucht. 12 Ratten erhielten das Mineralokortikoid zweimal täglich (9.00 und 21.00 h) subkutan injiziert (15 mg/kg Desoxykortikosteronacetat in 0,2 ml Sesamöl). In diesem Versuchsprotokoll war die reine Futteraufnahme der Ratten auf 18,75 g/d begrenzt, um eine konstante orale Aufnahme von Elektrolyten zu garantieren. Untersucht wurden in diesem Protokoll das Körpergewicht sowie die renale Ausscheidung von Wasser, Natrium, Kalium und Kallikrein sowie das Plasmanatrium und -Kalium. Die Kontrollratten (n=11) erhielten statt Desoxykortikosteronazetat 0,2 ml reines Sesamöl gespritzt, ansonsten wurden sie den Versuchstieren gleich behandelt.

In einem zweiten Protokoll wurde Desoxycorticosteronazetat in einem Silastik-Pellet (250 mg/kg) 8 Ratten subkutan implantiert und die renale Kallikrein-Aktivität im Urin und Nierenrindengewebe 14 Tage nach der Implantation bestimmt. Ferner wurden in diesem Protokoll die renale Ausscheidung von Wasser, Natrium und Kalium sowie das Körpergewicht und das Nierengesamtgewicht bestimmt. Die Kontrolltiere (n=8) bekamen ein leeres Silastik-Pellet implantiert und wurden dem gleichen Protokoll unterzogen wie die Versuchstiere.

B) Veränderungen der renalen Kallikrein-Aktivität nach Substitution von Kortikosteron:
Kortikosteron wurde als physiologisches Glukokortikoid der Ratte den Ratten über 5 Tage subkutan in 0,2 ml isotoner NaCl-Lösung injiziert. In dieser Zeit hatten die Ratten in ihren metabolischen Käfigen freien Zugang zu Futter und Wasser. Die Versuchsgruppe (n=8) erhielt 2 x 20 mg/kg täglich (8.00 und 20.00 h). Gemessen wurde in diesen Studien die renale Ausscheidung von Wasser, Natrium,

Kalium, Kortikosteron, Aldosteron und Kallikrein sowie die intrarenale Kallikrein-Aktivität, das Körpergewicht und das Nierengewicht sowie das Plasmanatrium und -kalium. Die zugehörige Kontrollgruppe (n=8) erhielt das gleiche Volumen isotoner NaCl-Lösung gespritzt, wurde ansonsten aber den Versuchstieren gleich behandelt. Die Injektion von Kortikosteron erfolgte nach dem gleichen Protokoll in zusätzlichen Versuchen, in denen zusätzlich noch der Effekt des Kortikosterons auf die intrarenale Kallikreinaktivität, die Angiotensin-II-Konzentration im Blut, die renale Kortikosteronausscheidung und den Blutdruck bestimmt wurde. Insgesamt unterzogen sich daher 28 Tiere dem Versuchsprotokoll und 27 Tiere der Plazebobehandlung.

C) Veränderungen der renalen Kallikrein-Aktivität nach Substitution von Adreno-kortikotropin (ACTH):
Die Veränderungen in der Aktivität des renalen Kallikreins bei gleichzeitiger Stimulation der Mineralokortikoide und der Glukokortikoide wurden nach subkutaner Injektion von ACTH untersucht. 1-24-ACTH (Tetracosactid, Synacthen) wurde 21 Ratten in einer Dosis von 0,5 mg/kg einmal täglich (18.00 h) subkutan gespritzt. Die Messungen der zum Kortikosteron-Versuch gleichen Parameter erfolgten am 3. Versuchstag. Die Kontrolltiere (n=16) erhielten ein adäquates Volumen der Trägersubstanz subkutan gespritzt.

D) Veränderungen der renalen Kallikrein-Aktivität nach oraler Natrium-Belastung:
Die Aktivität der endogenen Mineralokortikoide kann durch eine orale Natrium-Belastung gut supprimiert werden. Der Einfluß einer solchen Veränderung im endogenen Hormonhaushalt der Ratte auf das renale Kallikrein wurde durch Zusatz von Natriumchlorid zur Trinkflüssigkeit geprüft. Eine Gruppe von 8 Ratten erhielt als Trinkflüssigkeit eine Lösung mit 10 g/l NaCl und 2 g/l KCl über 14 Tage. Eine zweite Gruppe von 14 Ratten erhielt eine Lösung mit 20 g/l NaCl und 2 g/l KCl als Trinkflüssigkeit über 7 Tage. Der Zugang zum Futter war limitiert, da die tägliche Höchstmenge auf 18 g begrenzt war. Untersucht wurden Körpergewicht, Hämatokrit, Nierengewicht, renale Ausscheidung von Wasser, Natrium, Kalium und Kallikrein im Urin sowie die intrarenale Kallikrein-Aktivität. Plasmanatrium und -kalium sowie Angiotensin II wurden in der Gruppe mit der niedrigeren NaCl-Zufuhr untersucht. Die Kontrolltiere (n=8 bzw. n=15) erhielten als Trinkflüssigkeit entionisiertes Wasser bei identischen Versuchsbedingungen.

E) Veränderungen der renalen Kallikrein-Aktivität nach vollständiger Adrenalektomie:
Die Adrenalektomie wurde transperitoneal nach Inspektion des gesamten Abdomens vorgenommen. Ratten, die postoperativ nicht an Gewicht abnahmen oder während des Protokolls wieder an Gewicht zunahmen, wurden unter dem Verdacht der unvollständigen Adrenalektomie aus dem Protokoll genommen. Die Adrenalektomie wurde erfolgreich an 8 Ratten ausgeführt. Der Urin wurde 3 Tage postoperativ gesammelt, die Nieren wurden am 4. postoperativen Tag entnommen. Gemessen wurden die renale Ausscheidung von Wasser, Natrium, Kalium und Kallikrein im Urin, die intrarenale Renin- und Kallikrein-Aktivität, das Nieren- und Körpergewicht sowie das Natrium, Kalium und Angiotensin II im Plasma.

Die Kontrolltiere wurden scheinoperiert und anschließend dem gleichen Protokoll unterworfen wie die Versuchstiere.

3.2.1.3.3 *Bedeutung des Renin-Angiotensin-Systems für die renale Kallikrein-Aktivität*

Die Wechselbeziehungen zwischen dem renalen Renin-Angiotensin-System und dem renalen Kallikrein-Kinin-System wurden an verschiedenen Versuchsmodellen studiert, die zum Teil schon an anderer Stelle beschrieben wurden und hier nur noch einmal kurz erwähnt werden sollen.

A) Einfluß einer Suppression des Renin-Angiotensin-Systems auf die renale Kallikrein-Aktivität:
Die Bedeutung einer Suppression der endogenen Renin-Aktivität mit Reduktion der Angiotensin-II-Konzentration im Blut für die Regulation der renalen Kallikrein-Aktivität wurde in folgenden, zuvor schon vorgestellten Versuchsanordnungen untersucht: 1. Orale NaCl-Belastung durch Zusatz von NaCl (10 g/l) und KCl (2 g/l) zur Trinkflüssigkeit; 2. subkutane Implantation eines Silastik-Pellets mit 250 mg/kg Desoxykortikosteronazetat; 3. Kombination der Behandlungen 1 und 2; 4. subkutane Injektion von Kortikosteron in einer Dosierung von 2 x 20 mg/kg/d (8.00 und 20.00 h); 5. subkutane ACTH-Injektion von 0,5 mg/kg Tetracosactid (Synacthen).

B) Einfluß einer Stimulation des Renin-Angiotensin-Systems auf die renale Kallikrein-Aktivität:
Die Bedeutung einer Stimulation der endogenen Renin-Aktivität für die Regulation der renalen Kallikrein-Aktivität wurde in dem zuvor schon beschriebenen Experiment der Adrenalektomie untersucht. In diesem Modell war es möglich, eine gesteigerte Reninaktivität unabhängig von der sonst üblichen, konsekutiven Stimulation der Mineralokortikoide zu induzieren.

3.2.2 Untersuchungen zur Bedeutung des renalen Kallikrein-Kinin-Systems in der Pathogenese der arteriellen Hypertonie

3.2.2.1 Untersuchungen zur spontanen Hypertonie der Ratte

3.2.2.1.1 *Basale Aktivität des renalen Kallikreins bei spontan-hypertensiven Ratten*

An spontan-hypertensiven Ratten (SHRsp) wurde die renale Kallikrein-Ausscheidung über eine längere Entwicklungsphase beobachtet. Die ersten Messungen erfolgten in der 7. Lebenswoche, die letzten Messungen in der 48. Lebenswoche. Die Lebensphase von der 7. bis zur 19. Woche wurde an 12 SHRsp-Ratten und 12 Kontroll-WKy-Ratten untersucht; in der 48. Woche waren 10 SHRsp- und 10 WKy-Ratten in der Studie. In der 48. Woche zu Abschluß der Untersuchung wurden neben dem renalen Kallikrein bestimmt: systolischer Blutdruck, Körpergewicht, Nierengewicht, Hämatokrit, Plasma-Angiotensin II sowie Plasma-Natrium und -Kalium. Bei weiteren 17 SHRsp- und 17 WKy-Ratten wurde in der 34. Woche die Konzentration des Gesamt-Kininogens und die Aktivität der Kininase II im Plasma gemessen.

An 10 SHRsp- und 11 WKy-Ratten wurde die Abhängigkeit der renalen Kallikrein-Aktivität bzw. -Ausscheidung von der Tageszeit studiert. Dazu wurde der Urin der Tiere im Verlauf von 30 h über 5 Perioden zu 6 h gesammelt. Die erste Sammelperiode begann um 18.00 h mit der physiologischen Wachphase der Tiere.

3.2.2.1.2 Einfluß einer Steigerung der Diurese auf die renale Kallikrein-Aktivität bei spontan-hypertensiven Ratten

Eine akute Steigerung der Diurese und Natriurese wurde in diesem Protokoll durch Bumetanid (Fordiuran) induziert. Bumetanid wurde in 1 ml isotoner NaCl-Lösung gelöst und je 5 SHRsp-Ratten in einer Dosis von 4 mg/kg bzw. 40 mg/kg über eine Magensonde verabreicht. Zu Beginn des Versuches waren die Ratten 15 Wochen alt und wogen 203,4 ± 4,1 g. Nach der Instillation des Diuretikums wurden die Ratten in metabolische Käfige gesetzt, und der Urin über 4,5 h gesammelt. Während dieser Zeit hatten die Tiere keinen Zugang zu Wasser oder Futter. Nach der Gabe von 40 mg/kg Bumetanid wurde der Urin zusätzlich in drei kleineren Perioden gesammelt (1. Periode 30 min, 2. Periode 60 min, 3. Periode 180 min), um den Zeitverlauf der Kallikreinexkretion beurteilen zu können. Die Tiere der Kontrollgruppe (n=5) erhielten das gleiche Volumen isotoner NaCl-Lösung intragastral verabreicht und wurden den Versuchstieren gleich behandelt. Zum Vergleich wurden gleichaltrige Ratten des WKy-Stammes (n=5 in jeder Gruppe) parallel nach dem gleichen Protokoll behandelt. Die Ratten wogen bei Versuchsbeginn 272,5 ± 4,2 g.

3.2.2.1.3 Veränderungen des renalen Kallikrein-Kinin-Systems nach pharmaka-induzierter Natrium-Depletion

Eine prolongierte Natrium-Verarmung über 5 Tage wurde bei je 5 Ratten des SHRsp-Stammes sowie des WKy-Stammes durch subkutane Gesamtinjektion von 125 mg/kg Furosemid (Lasix) in 5 Tagen induziert. Der Urin wurde 36 h nach der letzten Injektion über 4 h im metabolischen Käfig gesammelt. Die Kontrolltiere jeder Gruppe (n=5) erhielten statt Furosemid isotone NaCl-Lösung injiziert. Die gemessenen Kallikrein-Aktivitäten wurden gegen den Natrium-Kalium-Quotienten im Urin verglichen.

3.2.2.1.4 Veränderungen des renalen Kallikrein-Kinin-Systems nach Inhibition des Angiotensin-I-Conversionsenzyms (Kininase II) durch Captopril

In Zusammenarbeit mit Herrn Prof. Dr. T. Unger wurden die Veränderungen des renalen Kallikrein-Kinin-Systems nach Hemmung des Angiotensin-Conversionsenzyms untersucht. 24 SHRsp-Ratten im Alter von 26 Wochen wurde in zwei Gruppen eingeteilt, von denen die eine Gruppe als Kontrolle entmineralisiertes

Wasser als Trinkflüssigkeit erhielt. Die Tiere der Versuchsgruppe erhielten im Trinkwasser 50 mg/kg/d Captopril über 4 Wochen. Die vollständige Aufnahme von Captopril im Trinkwasser wurde durch eine Fraktionierung der Trinkflüssigkeit erreicht, die den Tieren nachts nur ein begrenztes Wasserangebot von etwa 3/4 des Tagesbedarfes zuließ, das aber die gesamte Dosis des Inhibitors enthielt. Tagsüber hatten die Tiere dann freien Zugang zum Wasser. Am Ende dieser 4wöchigen Behandlungsphase wurden der systolische Blutdruck, die renale Ausscheidung von Wasser, Natrium, Kalium, Aldosteron und Kallikrein sowie die Plasmakonzentration von Angiotensin II unter Operationsstreß untersucht.

3.2.2.1.5 Veränderungen der renalen Kallikrein-Aktivität nach vollständiger, chemischer Sympathektomie

In Zusammenarbeit mit Herrn Prof. Dr. W. Rascher wurde der Effekt einer vollständigen, chemischen Sympathektomie auf die renale Kallikrein-Aktivität junger SHRsp-Ratten untersucht. 6-Hydroxydopamin-Hydrobromid (Sigma) wurde 9 WKy- und 8 SHRsp-Ratten unmittelbar nach der Geburt für 10 Tage in einer Dosis von 100 mg/kg subkutan verabreicht. 7 Wochen nach der Behandlung wurden der systolische Blutdruck, das Körpergewicht sowie die renale Ausscheidung von Wasser, Natrium, Kalium und Kallikrein bestimmt. Die Kontrolltiere beider Rattenstämme (WKy n=8; SHRsp n=8) erhielten postpartal ein adäquates Volumen des Lösungsmittels.

3.2.2.2 Untersuchungen zur renalen Hypertonie der Ratte

Die Untersuchungen zum Verhalten des renalen Kallikrein-Kinin-Systems bei renovaskulärer Hypertonie wurden an drei verschiedenen Hypertonie-Modellen durchgeführt. Es handelte sich um die zwei klassischen Modelle der 2K/1C- und 1K/1C-Goldblatt-Hypertonie sowie das seltener angewandte Verfahren der vollständigen Aortenligatur.

3.2.2.2.1 Veränderungen der renalen Kallikrein-Aktivität bei renovaskulärer Hypertonie im 2K/1C- Modell

Der Einfluß einer renovaskulären Hypertonie auf die renale Kallikrein-Aktivität wurde zuerst im 2-Nieren/1-Clip-Modell (2K/1C) untersucht. Die renovaskuläre Hypertonie wurde durch die operative Einengung der linken Nierenarterie mit einem Silberclip erzeugt, der je nach Größe der SD-Ratten einen inneren Durchmesser von 0,19 bis 0,2 mm hatte. Der präformierte Clip wurde in Äthernarkose transperitoneal angelegt. Die Kontrolltiere wurden nach dem gleichen Protokoll scheinoperiert. Die Untersuchung wurde in vier Tiergruppen durchgeführt. Die erste Gruppe von 10 Kontrolltieren (K) und 20 hypertonen Tieren (H) diente zur Bestimmung der Kallikrein-Ausscheidung im Urin am 2. , 10. und 35. Tag postoperativ. Die drei anderen Gruppen ermöglichten die Bestimmung der intrarenalen Kallikrein-Aktivität am 3. (K: n=7; H: n=7), 11. (K: n=7; H: n=7) und 35. Tag (K: n=9; H: n=8) nach der Einengung der linken Nierenarterie. Das Körpergewicht der Tiere war in allen Gruppen gleich und lag zwischen 143 und 152 g.

Gemessen wurde in dieser Studie der systolische Blutdruck, das Körpergewicht, das Nierengewicht, die intrarenale Kallikrein-Aktivität und Proteinkonzentration, die renale Ausscheidung von Wasser und Kallikrein und die Plasmakonzentration von Natrium und Kalium.

3.2.2.2.2 *Veränderungen der renalen Kallikrein-Aktivität bei renovaskulärer Hypertonie im 1K/1C-Modell*

Die Untersuchung zur Kallikrein-Aktivität bei renovaskulärer Hypertonie im 1-Nieren/1-Clip-Modell (1K/1C) wurde nach dem gleichen Protokoll konzipiert wie die Untersuchung am 2K/1C-Modell. Es wurde in diesem Versuch lediglich auf die vierte Versuchsgruppe verzichtet, die nur zur Urinkollektion präpariert war. Jetzt wurden jeweils die SD-Ratten in die metabolischen Käfige gesetzt, denen nach der Urinsammelperiode die Nieren zur Messung der intrarenalen Kallikrein-Aktivität entnommen wurden. Die Tiere aller Gruppen hatten ebenfalls ein Körpergewicht um 150 g, der Silber-Clip war jedoch größer und hatte einen inneren Durchmesser von 0,23 mm. Bei einem kleineren Clip starben über 80 % der Tiere in den ersten postoperativen Tagen an einer Urämie, bei einem größeren Clip war die Entwicklung der Hypertonie mangelhaft. Der operative Eingriff gestaltete sich ähnlich wie im 2K/1C-Modell, nur mit zusätzlicher Resektion der rechten Niere nach Anlage des Clips. Die Kontrolltiere (K) wurden nach der gleichen Technik operiert wie die Versuchstiere (H), jedoch ohne Einengung der linken Nierenarterie durch einen Clip. Die Messungen erfolgten am 3. (K: n=8; H: n=9), 11. (K: n=8; H: n=7) und 35. (K: n=8; H: n=6) Tag nach Stenosierung der linken Nierenarterien und rechtsseitiger Nephrektomie. Bestimmt wurden die gleichen Parameter wie im 2K/1C-Modell.

3.2.2.2.3 *Veränderungen der renalen Kallikrein-Aktivität bei renovaskulärer Hypertonie nach Aortenligatur*

Die Aortenligatur zwischen den Abgängen der beiden Nierenarterien kann mit gewissen Einschränkungen als ein 2K/1C-Modell der renovaskulären Hypertonie betrachtet werden. Sie führt aber rascher zur Entwicklung einer schweren Hypertonie. Die Aortenligatur wurde an etwa 250 g schweren W-Ratten transperitoneal in Äthernarkose angelegt. Die Abgänge der beiden Nierenarterien waren zuvor freipräpariert worden, um eine Einbindung dieser Gefäße in die Ligatur zu verhindern. Die Kontrolltiere wurden scheinoperiert, wobei die Aorta gleichfalls mit den Abgängen der Nierenarterien freipräpariert wurde. In drei Versuchsserien wurden insgesamt 34 Tiere operiert (13 Kontroll- und 21 Versuchstiere). In den einzelnen Versuchsserien wurden unterschiedliche Parameter bestimmt, so daß die Anzahl der untersuchten Tiere nicht für alle Parameter gleich ist. Am 8. Tag nach der Operation wurde der Urin gesammelt, am 9. Tag nach Abschluß der Urinsammelperiode in Pentobarbital-Narkose der Blutdruck intraarteriell gemessen, Blut entnommen und anschließend die Nieren exstirpiert. Bestimmt wurden in diesem Modell der renovaskulären Hypertonie der Blutdruck, das Körpergewicht, das Nierengewicht, der Hämatokrit, das Plasmanatrium und -kalium, die Plasmareninaktivität, die Angiotensin-II-Konzentration im Blut, die Futteraufnahme, die renale Ausscheidung von Wasser, Natrium, Kalium und Kallikrein sowie die intrarenale Kallikrein- und Renin-Aktivität und die renale Eiweißkonzentration.

3.2.2.3 Untersuchungen zur steroid-induzierten Hypertonie der Ratte

Um das Verhalten des renalen Kallikrein-Kinin-Systems bei steroid-induzierten Hypertonien zu studieren, wurde eine arterielle Hypertonie in drei verschiedenen Experimenten mit Desoxykortikosteron (DOCA) und Salz, Kortikosteron (B) und Adrenokortikotropin (ACTH) erzeugt.

3.2.2.3.1 Veränderungen der renalen Kallikrein-Aktivität bei DOCA-Salz-Hypertonie

Eine DOCA-Salz-Hypertonie wurde in 8 SD-Ratten durch Implantation eines Silastic-Pellets mit 250 mg/kg DOCA und zusätzlicher Gabe einer Lösung mit NaCl (10 g/l) und 2 g/l KCl als Trinkflüssigkeit induziert. Diese Tiere waren nicht unilateral nephrektomiert. Als Kontrolltiere dienten Ratten, die entweder nur ein leeres Silastic-Pellet erhalten hatten (n=8), nur 1 %ige NaCl-Lösung mit 0,2 % KCl tranken (n=8) oder aber nur ein Silastic-Pellet mit DOCA implantiert bekamen (n=8). 14 Tage nach Implantation des Pellets wurden die Messungen ausgeführt. Das Protokoll und die in diesem Versuch gemessenen Parameter waren identisch mit dem zuvor schon beschriebenen Protokoll der DOCA-Stimulation (s. 3.2.1.3.2) und sollen deshalb hier nicht wiederholt werden.

3.2.2.3.2 Veränderungen der renalen Kallikrein-Aktivität bei kortikosteron-induzierter Hypertonie

Mit einer regelmäßigen Kortikosterongabe zweimal am Tag (8.00 und 20.00 h) ließ sich bei SD-Ratten schon nach 5 Tagen eine arterielle Hypertonie auslösen. Kortikosteron wurde dazu 8 Ratten als mikrokristalline Suspension in 0,2 ml isotoner NaCl-Lösung subkutan in einer Dosis von 2 x 20 mg/kg injiziert. Den Kontrollratten (n=8) wurden nur 0,2 ml des Lösungsmittels gespritzt. In allen anderen Details war das Protokoll dem zuvor schon beschriebenen Protokoll zur Kortikosteron-Substitution identisch (s. 3.2.1.3.2) und soll hier nicht mehr beschrieben werden.

3.2.2.3.3 Veränderungen der renalen Kallikrein-Aktivität bei adrenokortikotropin-induzierter Hypertonie

Adrenokortikotropin erzeugte bei SD-Ratten nach dreitägiger Substitution eine arterielle Hypertonie. Die Dosierung lag bei 0,5 mg/kg Tetracosactid (Synacthen) einmal täglich (18.00 h). Der systolische Blutdruck wurde bei 13 ACTH behandelten Ratten und 9 Kontrollratten nach 3 Behandlungstagen gemessen. Die Tiere stammten aus einem größeren Versuchskollektiv, das nach dem schon beschriebenen Protokoll (s. 3.2.1.3.2) mit regelmäßigen ACTH-Injektionen behandelt wurde. Auf eine erneute Beschreibung des Protokolls wird an dieser Stelle verzichtet.

3.3 Klinische Untersuchungen

3.3.1 Untersuchungen zur Regulation des renalen Kallikrein-Kinin-Systems an Normalpersonen

Bei den vorgestellten Tierversuchen zur Regulation des renalen Kallikrein-Kinin-Systems fand sich eine strenge Korrelation (r größer als 0,9) zwischen der intrarenalen Kallikrein-Aktivität und der Kallikrein-Ausscheidung im Urin, wenn dieser über einen längeren Zeitraum (24 h) gesammelt worden war. Bei Untersuchungen am Menschen kann im Regelfalle eine direkte Bestimmung der Kallikrein-Aktivität im Nierenrindengewebe nicht erfolgen. Nach den Ergebnissen der Tierversuche scheint es jedoch zulässig zu sein, in den Humanstudien nur das Human-Urin-Kallikrein (HUK) in seiner Aktivität und Konzentration zu bestimmen. In einzelnen Studien wurden zusätzlich die im Plasma nachzuweisenden Komponenten der Kallikrein-Kinin-Systeme miterfaßt, um ihre Beziehungen zum renalen Kallikrein-Kinin-System zu prüfen.

3.3.1.1 Basale Aktivität des renalen Kallikrein-Kinin-Systems

3.3.1.1.1 Normalwerte und Wechselbeziehung zu anderen Parametern

An einem größeren Kollektiv gesunder Normalpersonen (n=165; 85 Männer und 80 Frauen) im Alter von 16 bis 67 Jahren (im Mittel 29,5 ± 0,9 Jahre) wurde die physiologische renale Kallikrein-Ausscheidung im Urin bestimmt. Der mittlere Blutdruck lag in dieser Gruppe bei 125,8 ± 0,9 / 79,3 ± 0,7 mmHg; das Körpergewicht betrug 67,4 ± 0,9 kg; die Serumkreatininkonzentration war mit 0,92 ± 0,01 mg/dl normal. Die körperliche Untersuchung war unauffällig. Die orale Nahrungsaufnahme war unbegrenzt.

Im Blut wurde die basale Aktivität folgender Parameter bestimmt: Aktivität des aktivierten Plasmaprokallikreins (100 Normalpersonen; 54 Männer und 46 Frauen), Aktivität der Kininase II (137 Personen; 69 Männer und 68 Frauen), Kininogen-Konzentration (53 Personen; 25 Männer und 28 Frauen), Kinin-Konzentration (49 Personen; 20 Männer und 29 Frauen) und Konzentration der Kallikrein-Inhibitoren (54 Personen, 22 Männer und 32 Frauen im Alter von 16 bis 67 Jahren).

Eventuelle Beziehungen zwischen den einzelnen Komponenten der Kallikrein-Kinin-Systeme oder zu anderen Parametern wie Blutdruck, Körpergewicht, Plasma-Natrium, Plasma-Kalium, Kreatinin-Clearance sowie Natrium- und Kalium-Ausscheidung im Urin wurden durch Korrelationsberechnungen geprüft.

3.3.1.1.2 Untersuchungen zur zirkadianen Rhythmik der Aktivität der Kallikrein-Kinin-Systeme

Zur Erfassung einer eventuellen zirkadianen Rhythmik der Aktivität der Kallikrein-Kinin-Systeme wurden die plasmatischen Komponenten dieser Systeme (Plasmaprokallikrein, Kininase II, Kininogen, C1-Esteraseinhibitor, Alpha$_2$- Makroglobulin, Alpha$_1$-Proteaseninhibitor und Kinine) bei 16 Probanden (8 Männer, 8 Frauen; mittleres Alter 24,9 ± 0,7 Jahre) über 24 h bestimmt. Die Blutentnahmen erfolgten um 8, 9, 10, 11, 13, 15, 17, 21, 8 Uhr. Die Kallikrein-Ausscheidung im Urin wurde in diesem Versuch zu den gleichen Zeiten bestimmt. In einer weiteren Studie wurde sie in längeren Perioden zu je 6 h über 24 h gemessen, um größere Fehler bei der Urinsammlung auszuschließen. Die Untersuchung wurde an 12 Probanden (5 Männer, 7 Frauen; mittleres Alter 28,9 ± 2,2 Jahre) durchgeführt; die erste Sammelperiode begann um 6.00 Uhr. Zusätzlich erfaßt wurden das Urinvolumen und die Natrium- sowie Kalium-Exkretion im Urin.

3.3.1.1.3 *Untersuchungen zum Einfluß einer Orthostase auf die Aktivität der Kallikrein-Kinin-Systeme*

Die Untersuchungen zum Einfluß der Orthostase auf die Kallikrein-Kinin-Systeme erfolgten an 24 Probanden (13 Männer, 11 Frauen; mittleres Alter 24,5 ± 0,6 Jahre). Die plasmatischen Komponenten der Kallikrein-Kinin-Systeme wie Plasmaprokallikrein (n=22 bei 8 Probanden), Kininase II (n=23 bei 8 Probanden), Kininogen (n=23 bei 8 Probanden) und Kinine (n=16 bei 16 Probanden) wurden nach Bettruhe von mindestens 4 h und nach aktiver Orthostase über 4 h bestimmt. Der Einfluß einer Orthostase auf die Kallikrein-Ausscheidung im Urin wurde an 8 Probanden (4 Männer, 4 Frauen; mittleres Alter 32,3 ± 2,9 Jahre) untersucht. Die Orthostasezeit betrug in dieser Studie 6 h; zum Vergleich wurde 6 h zuvor die Kallikrein-Ausscheidung im Urin während Bettruhe bestimmt.

3.3.1.1.4 *Verlauf der Kallikrein-Ausscheidung im Urin bei Frauen während eines Ovulationszyklus*

Bei 6 Frauen im Alter von 23 bis 25 Jahren wurde die Kallikrein-Ausscheidung im Urin alle 3 Tage während eines Ovulationszyklus gemessen. Nach den Temperaturkurven wurde die Ovulation bei allen Frauen zwischen dem 14. und 16. Tag ermittelt. Die Zyklusdauer war unterschiedlich lang von 24 bis 28 Tage. Zum Vergleich wurde bei 5 Frauen die Aldosteron-Ausscheidung im Urin am 7., 16. und 25. Tag mitbestimmt.

3.3.1.2 **Untersuchungen zur physiologischen Regulation des renalen Kallikrein-Kinin-Systems**

3.3.1.2.1 *Einfluß einer unterschiedlichen oralen Natriumaufnahme auf die renale Kallikrein-Aktivität*

Die Untersuchung wurde an 27 Probanden (14 Männer und 13 Frauen) im Alter von 34,9 ± 2,9 Jahren in 3 Abschnitten durchgeführt. Der Blutdruck der Probanden lag bei 124,0 ± 2,6 / 78,2 ± 1,7 mmHg. Im ersten Abschnitt der Untersuchung waren die Probanden keiner Einschränkung der Kost unterworfen (freie Kost- und Flüssigkeitszufuhr). Im zweiten Abschnitt hielten die Probanden über 4 Tage eine salzarme Diät ein, in der die orale NaCl-Aufnahme auf 10 – 30 mmol Natrium pro Tag begrenzt war. Im dritten Abschnitt der Studie nahmen die Probanden neben einer normalen Kost noch zusätzlich 150 mmol Natrium (16 Tabletten Slow sodium) pro Tag über 6 Tage zu sich. Die Urinsammlung erfolgte über 24 h jeweils am letzten Tag eines Abschnittes; die Blutentnahme wurde am Ende einer jeden Urinsammelphase vorgenommen. Neben den Komponenten der Kallikrein-Kinin-Systeme wurden noch die renale Ausscheidung von Wasser, Natrium, Kalium, Kreatinin und Aldosteron sowie die Plasmakonzentrationen von Natrium, Kalium, und Kreatinin bestimmt.

3.3.1.2.2 Einfluß einer unterschiedlichen oralen Kaliumaufnahme auf die renale Kallikrein-Aktivität

Die Untersuchung wurde an 10 Probanden (2 Männer und 8 Frauen) im Alter von $22,3 \pm 1,5$ Jahren durchgeführt. Der Blutdruck der Probanden lag bei $127,6 \pm 2,4/ 80,0 \pm 3,0$ mmHg. Nach einer Kontrollphase mit freier Kost- und Flüssigkeitszufuhr hielten die Probanden über 5 Tage eine Diät ein, in der die orale KCl-Aufnahme auf 25 mmol Kalium pro Tag reduziert war. Nach einer erneuten 3tägigen Kontrollphase nahmen die Probanden neben einer normalen Kost noch zusätzlich 120 mmol Kalium (3 Tabletten Kalinor Brause) pro Tag über 5 Tage ein. Die Urinsammlung erfolgte über 24 h jeweils am ersten und am letzten Tag eines Abschnittes; die Blutentnahme wurde am Ende einer jeden Urinsammelphase vorgenommen. Neben den Komponenten der Kallikrein-Kinin-Systeme wurden noch die renale Ausscheidung von Wasser, Natrium, Kalium, Kreatinin und Aldosteron sowie die Plasmakonzentrationen von Natrium, Kalium und Kreatinin bestimmt.

3.3.1.2.3 Einfluß einer oralen Behandlung mit einen Kalium-Natrium-Ionenaustauscher auf die renale Kallikrein-Aktivität

In Zusammenarbeit mit Herrn Priv.-Doz. Dr. G. Wambach wurde in dieser Studie der Einfluß des Ionenaustauschers K^{+}-Serdolit (Fresenius) auf die Aktivität des renalen Kallikreins untersucht. An der Untersuchung nahmen 10 Probanden (5 Männer und 5 Frauen) im Alter von $25,7 \pm 0,4$ Jahren mit einem mittleren Blutdruck von $118,7 \pm 1,6 / 74,7 + 1,8$ mmHg teil. Der Versuch gliederte sich in 4 Abschnitte zu je 5 Tagen. In allen vier Abschnitten hielten die Probanden eine Kost mit 200 mmol Natrium und 50 mmol Kalium pro Tag ein. Die erste Periode diente als Kontrollphase. In der zweiten bis vierten Periode nahmen die Probanden den Ionenaustauscher oral in aufsteigender Dosierung ein: 2. Periode 25 g, 3. Periode 50 g und 4. Periode 75 g K^{+}-Serdolit. Der Urin wurde an jedem Versuchstag gesammelt, die Blutentnahmen erfolgten jeweils am Ende eines Versuchsabschnittes. Bestimmt wurden in diesem Protokoll die Ausscheidung von Wasser, Natrium, Kalium, Magnesium, Kalzium, Kreatinin und Kallikrein im Urin, die Plasmakonzentration von Natrium, Kalium, Magnesium und Kalzium, das Körpergewicht, der Blutdruck sowie die Konzentrationen von Aldosteron, Noradrenalin, Adrenalin und Renin.

3.3.1.2.4 Einfluß einer einmaligen Gabe von Adrenokortikotropin auf die Aktivität der Kallikrein-Kinin-Systeme

Die Stimulierbarkeit des renalen Kallikrein-Kinin-Systems durch Adrenokortiko-tropin (ACTH) wurde an 10 Probanden (4 Männer und 6 Frauen) im Alter von 24 bis 62 Jahren (37,8 ± 4,8) mit einem Blutdruck von 117,3 ± 2,7 / 76,3 ± 3,5 mmHg untersucht. Um von einer einheitlich niedrigen Mineralokortikoid-Aktivi-tät ausgehen zu können, wurde den Probanden initial über mindestens zwei Tage zu ihrer normalen Kost noch 150 mmol Natrium hinzugegeben. Die Injektion von Adrenokortikotropin (1,0 mg Tetracosactid, Synacthen) erfolgte nach der Salzbe-lastung intramuskulär um 8.00 h morgens. Nach der Injektion wurde der Urin bei einer Person über 5 Perioden a 24 h gesammelt, bei den übrigen Personen über 2 Perioden à 24 h. Die Blutentnahme fand jeweils am Ende der Urinkollektion statt. Mit der Injektion wurde die orale Salzbelastung eingestellt, um die Stimu-lation der Mineralokortikoide durch ACTH zu unterstützen. Untersucht wurden in dieser Studie die Ausscheidung von Kallikrein im Urin und die Aktivität der Ki-ninase II und des Plasmaprokallikreins im Blut. Zusätzlich wurden die Konzen-trationen von Natrium, Kalium und Kreatinin im Blut sowie die renale Ausschei-dung von Wasser, Natrium, Kalium, Kreatinin und Aldosteron bestimmt.

3.3.1.2.5 Veränderungen der Aktivität des renalen Kallikrein-Kinin-Systems nach Furosemidgabe

Bei 10 Normalpersonen (5 Männer und 5 Frauen) im Alter von 30,5 ± 2,3 Jahren wurde der Effekt von Furosemid auf die renale Kallikrein-Aktivität untersucht. Furosemid (Lasix) wurde oral in einer Dosis von 40 mg verabreicht. Die Urin-sammelperiode begann mit der Tabletteneinnahme und dauerte 6 h. Als Kontroll-periode dienten die gleichen 6 h vom Vortage (6.00 bis 12.00 h), in denen die Probanden den Urin in gleicher Weise sammelten. Neben der Ausscheidung von Kallikrein im Urin wurde auch die Exkretion von Wasser, Natrium und Kalium im Urin bestimmt.

In einer weiteren Studie wurde das zeitliche Verhalten des renalen Kallikrein-Kinin-Systems nach akuter Diuresesteigerung durch Furosemid bei 6 normotensi-ven, männlichen Probanden mit einem durchschnittlichen Alter von 27,8 ± 0,8 Jahren und einem Körpergewicht von 73,1 ± 4,1 kg untersucht. Furosemid (La-six) wurde in einer Dosis von 40 mg intravenös als Bolus verabreicht. Die Urin-sammlung vollzog sich über insgesamt 7 h, von denen 4 h vor der Injektion und 3 h nach der Injektion lagen. Die Sammelperioden selbst waren in der Kontroll-phase 60 min lang; nach der Furosemid-Injektion erstreckte sich die Sammelzeit dreimal über 20 min und danach jeweils über 30 min bis zum Versuchsende. Be-stimmt wurden in diesem Versuch bei allen Probanden die Ausscheidung von Kal-likrein und Kininen im Urin; bei einem Probanden wurden exemplarisch zusätz-lich die Plasmaprokallikrein-Aktivität, die Kininase-II-Aktivität und die Kinino-gen-Konzentration im Blut ermittelt. Als weitere Parameter wurden die renalen Ausscheidungen von Wasser, Natrium, Kalium und Kreatinin sowie die Plasma-aldosteronkonzentration gemessen.

Der gleiche Versuch wurde nach Vorbehandlung der Probanden mit Captopril wiederholt. Hierzu wurde den Probanden 1 h vor der Furosemid-Injektion Captopril (100 mg Lopirin) oral verabreicht. Die Effektivität des Captopril wurde durch Bestimmung der Kininase-II-Aktivität im Blut zum Zeitpunkt der Furosemid-Injektion geprüft. Der Versuchsablauf selbst war dem der einfachen Furosemid-Injektion identisch. Die Urinsammlung 1 h nach Captopril-Gabe diente als Kontrolle zum Furosemid-Versuch, wurde gleichzeitig aber auch gegen die vorangehenden Kontrollperioden ohne jede Behandlung verglichen.

3.3.1.2.6 *Veränderungen der renalen Kallikrein-Aktivität während Immersion*

Der Immersion unterzogen sich 9 normotensive, männliche Probanden mit einem mittleren Alter von 26,9 ± 0,4 Jahren. Zur Immersion stiegen die Probanden in eine Badewanne, die mit 37° C temperiertem Wasser gefüllt war. Die Probanden tauchten bis zum Hals unter Wasser und durften sich nur kurz zum Entleeren der Harnblase aufrichten. Flüssigkeit nahmen die Probanden in Form von Wasser zu sich; die Menge war auf 50 ml pro Stunde festgelegt. Der Immersion ging eine Kontrollphase von 4 h voran, in der die Probanden auf einer Liege die gleiche Körperlage einhielten. Die Immersion selber ging über 4 h. In der Kontrollphase und während der Immersion wurde der Urin über 4 Perioden zu je 60 min gesammelt. Bestimmt wurden die Ausscheidungen von Wasser, Natrium, Kalium, Kreatinin und Kallikrein im Urin.

3.3.1.2.7 *Einfluß von Captopril auf die Kinin-Konzentration im Blut*

Captopril (Lopirin) wurde 6 normotensiven Probanden (3 Männer und 3 Frauen) im Alter von 32,5 ± 5,7 Jahren in einer Dosis von 50 mg oral verabreicht. Die Gabe von Captopril erfolgte mindestens 2 h nach der letzten Nahrungsaufnahme. Der Tabletteneinnahme ging eine halbstündige Ruhephase voraus. Der Blutdruck wurde in halbstündlichen Abständen über einen Zeitraum von 2 h gemessen, eine erste Messung vor Tabletteneinnahme diente als Kontrolle. Parallel zur Blutdruckmessung wurden die Aktivität der Kininase II und die Konzentration der Kinine im Blut bestimmt.

3.3.1.2.8 *In-vivo-Wirkung von oral eingenommenem glandulärem Kallikrein (Schweinepankreas-Kallikrein)*

Die Wirkung von oral eingenommenem Schweinepankreas-Kallikrein (Padutin) wurde an 8 normotonen Kontrollpersonen (5 Männer und 3 Frauen) im Alter von 25,1 ± 1,0 Jahren geprüft. Zur Standardisierung der Nahrungsaufnahme erhielten alle Probanden für drei Tage eine Flüssigkost (Fresubin), die auf 32 kcal / kg Körpergewicht / Tag berechnet war. Die zusätzliche Flüssigkeitsaufnahme war auf 1 Liter ungesüßten Tees oder Mineralwasser begrenzt. Den 2. und 3. Tag der Untersuchung hielten sich die Probanden in der Klinik in überwiegend liegender Position auf. Der 1. Tag des Versuches diente zur Anpassung des Stoffwechsels an die Kost. Der 2. Tag galt als Vorperiode, in der alle Personen mit dem Protokoll vertraut gemacht wurden. Am dritten Tag erhielten die Probanden 1800 KU Schweinepankreas-Kallikrein zur oralen Einahme. Bestimmt wurden über 24 h in regelmäßigen Abständen (8, 9, 10, 11, 12, 13, 15, 17, 21, 7 Uhr) der Blutdruck, der periphere Gefäßwiderstand, die Konzentration des Blutzuckers, der Kallikrein-inhibitoren und der Kinine im Blut, die Aktivität des Plasmaprokallikreins im Blut sowie die renale Ausscheidung von Natrium, Kalium, Wasser und Kallikrein im Urin.

3.3.1.2.9 *Hämodynamische Wirkung von intravasal injiziertem Bradykinin*

Die Wirkung von Bradykinin auf den systemischen Blutdruck, die Herzfrequenz und den peripheren Gefäßwiderstand wurde nach intravenöser Bolusinjektion bzw. intraarterieller Infusion von Bradykinin studiert. Das hierzu eingesetzte Bradykinin wurde als hochgereinigtes Peptid für den Einsatz am Menschen bei der Fa. Bachem, Bubendorf, aus einer Charge für die Fa. Fresenius, Oberursel, bestellt. Die Sterilisation des Bradykinins erfolgte in Zusammenarbeit mit Herrn Prof. Dr. R. Geiger, München; in Stichproben wurden die gebrauchsfertigen Ampullen im Bakteriologischen Institut der Universität Köln (Dir.: Prof. Dr. G. Pulverer) auf ihre Keimfreiheit geprüft. Die Endkonzentration des Bradykinins in den Ampullen wurde radioimmunologisch bestimmt. Das Protokoll der Bradykinininjektion wurde von der Ethikkommission der Universität Köln geprüft und bewilligt. Vor jedem Versuch mußten die Probanden nach einer ausführlichen Aufklärung ihr schriftliches Einverständnis geben. Die Untersuchungen wurden an insgesamt 13 Probanden (9 Männer, 4 Frauen; mittleres Alter 25,0 ± 0,6 Jahre) mit einem Blutdruck von 119,6 ± 4,2 / 67,6 ± 2,1 mmHg vorgenommen.

Intravenös wurde Bradykinin in aufsteigenden Konzentrationen von 40 bis 6050 pM / kg Körpergewicht in 10 ml isotoner NaCl-Lösung (4° C) als Bolus injiziert. Als Kontrolle wurde vor dem Versuch reine NaCl-Lösung gespritzt. Die Pausen zwischen den einzelnen Injektionen waren mindestens 2 min lang, wurden aber stets so lange ausgedehnt, bis sich die Herz-Kreislauf-Parameter oder eventuelle andere Bradykininwirkungen vollständig normalisiert hatten. Der Blutdruck wurde kontinuierlich über einen Katheter in der rechten Arteria femoralis gemessen, die Herzfrequenz ebenfalls kontinuierlich mittels EKG. Die Ruhewerte vor Injektion wurden 15 sec vor jeder einzelnen Injektion bestimmt, die Herzfrequenz wurde als Mittelwert aus zehn Erregungsabläufen berechnet. Alle weiteren Bradykininwirkungen, die subjektiv von den Probanden oder objektiv durch den Untersucher beobachtet wurden, wurden dosisbezogen erfaßt. Bei starken subjektiven Mißempfindungen oder klinischen Auffälligkeiten wurden die Versuche unabhängig von der erreichten Bradykinindosis sofort abgebrochen.

Das Protokoll wurde unter verschiedenen Versuchsbedingungen in identischer Form wiederholt: Der Einfluß einer unterschiedlichen Natriumaufnahme auf die hämodynamischen Veränderungen durch Bradykinin wurde nach diätetischer Salzrestriktion (10 mmol Natrium/d über 4 Tage) und oraler Salzbelastung (6 Tage 300 mmol Natrium/d über 6 Tage) untersucht. Ferner wurde der Einfluß einer Hemmung der Prostaglandinsynthese (2 x 50 mg Indometacin – Amuno –, 14 und 2 h vor Versuchsbeginn), einer Hemmung der Kininase II (50 mg Captopril – Lopirin – 2 h vor Versuchsbeginn), einer Blockade der ß-adrenergen Rezeptoren

(80 mg Propranolol – Dociton – 2 h vor Versuchsbeginn) sowie einer Blockade der H-1 Rezeptoren (2 x 1 mg Ketotifen – Zaditen –, 14 und 2 h vor Versuchsbeginn) auf die Bradykininwirkung untersucht. Die einzige Änderung im Protokoll war bei der Versuchswiederholung nach Captopril-Vorbehandlung notwendig, da in diesem Fall nur Bradykinin-Dosierungen zwischen 0,8 und 40 pM / kg eingesetzt werden konnten.

Intraarteriell wurde Bradykinin nach oraler Salzrestriktion als Kurzinfusion über 6 min in die Arteria femoralis infundiert. Die Dosierung lag zwischen 40 und 6050 pM / kg / min. In diesem Versuch wurde zusätzlich die periphere Durchblutung beider Beine mittels Venenverschlußplethysmographie bestimmt. Die Messungen erfolgten unmittelbar vor der Infusion und in der 2. und 4. min der Infusion. Die Messungen am kontralateralen unbehandelten Bein dienten als Kontrolle.

Bei einem normotensiven Patienten (27 Jahre), bei dem zuvor ein Herzklappenfehler ausgeschlossen worden war, konnte Bradykinin über einen Linksherzkatheter, der im Rahmen der kardiologischen Untersuchungen gelegt worden war, intraarteriell unmittelbar oberhalb der Aortenklappen injiziert werdén. Die in diesem Fall injizierten Bradykininmengen lagen zwischen 0,8 pM und 80 nM / kg Körpergewicht.

3.3.2 Untersuchungen zur Regulation des renalen Kallikrein-Kinin-Systems bei Patienten mit arterieller Hypertonie

Die Untersuchungen zur Regulation des renalen Kallikrein-Kinin-Systems bei arterieller Hypertonie wurden an Patienten der Medizinischen Klinik Merheim (Dir.: Prof. Dr. W. Kaufmann) und der Deutschen Klinik für Diagnostik, Wiesbaden, Sektion Nephrologie (Priv.-Doz. Dr. S. Abdelhamid) vorgenommen. Die Untersuchungen zur intrarenalen Kallikrein-Aktivität bei akutem Nierenversagen erfolgten in Zusammenarbeit mit der Chirurgischen Klinik Merheim (Dir.: Prof. Dr. H. Troidl), die Untersuchungen bei unilateraler Nephrektomie in Zusammenarbeit mit der Urologischen Klinik (Dir.: Prof. Dr. R. Engelking). Die Patienten mit arterieller Hypertonie waren zum Zeitpunkt der Untersuchung für mindestens 2 Wochen frei von Medikamenten, die den Blutdruck, die Nierenfunktion oder das renale Kallikrein-Kinin-System beeinflussen konnten. Waren während der Beobachtungszeiträume akute antihypertensive Maßnahmen erforderlich, wurden alternativ Nifedipin 10 mg sublingual (Adalat) oder Dihydralazin 5 mg intravenös (Nepresol) verabreicht. Die Untersuchungen selbst erfolgten nur, wenn unmittelbar vor oder während der Untersuchungen keines dieser Medikamente verabreicht wurde. Eine Hypertonie wurde bei diastolischen Druckwerten von 95 mmHg und systolischen Druckwerten von 160 mmHg und höher festgestellt. Eine Grenzwert-Hypertonie wurde in dem Blutdruckbereich von 140 bis 159 mmHg systolisch und 90 bis 94 mmHg diastolisch diagnostiziert. Die Klassifizierung der arteriellen Hypertonie in "milde", "mittelschwere" und "schwere" Hypertonie erfolgte nach der Höhe des diastolischen Blutdrucks (95 – 105; 106 – 115; über 115 mmHg). Die Diagnose der essentiellen oder primären Hypertonie wurde gestellt, nachdem alle anderen sekundären Hypertonieformen ausgeschlossen waren.

Das Standardprogramm der Hochdruckdiagnostik umfaßte die folgenden Untersuchungen: Anamnese, körperliche Untersuchung mit mehrfachen Blutdruckmessungen im Liegen und Stehen nach den Kriterien der Deutschen Hochdruckliga [104], Laboruntersuchungen im Blut (Natrium, Kalium, Kreatinin, Harnstoff) und im Urin (Noradrenalin, Adrenalin, Aldosteron, Natrium, Kalium, Kreatinin, Urinstatus), Sonographie der Nieren und Nebennieren. In fast allen Fällen wurden eine ^{131}J-Hippuranclearance und eine Spiegelung des Augenhintergrundes vorgenommen; in einer Vielzahl der Fälle wurde zusätzlich ein i.v.-Urogramm oder eine digitale Subtraktionsangiographie der Nierenarterien durchgeführt. In weitergehenden Untersuchungen wurden die sekundären Hypertonieformen nach den allgemeingültigen Richtlinien diagnostiziert: 1. renovaskuläre Hypertonie (Renovasographie, Plasmareninaktivität, Captopril-Test); 2. renale Hypertonie (Urogramm, Laboruntersuchungen im Blut und Urin, Nierenbiopsie); 3. primärer Aldosteronismus (Aldosteronsekretion, Nebennierenszintigramm, Plasmareninaktivität, Computertomographie); 4. Phäochromozytom (wiederholte Katecholaminbestimmungen im Urin, Computertomographie, spezifische Szintigraphie); 5. M. Cushing (Steroidsekretion, endokrinologische Funktionsteste, ACTH-Konzentration im Blut, Computertomographie); 6. Hyperthyreose ($T_3/T_4/TSH$-Konzentrationen, TRH-Test).

Der wesentliche Teil der in Abschnitt 3.3.1 beschriebenen Untersuchungen an normotonen Kontrollpersonen wurde auch bei den Patienten mit arterieller essentieller Hypertonie durchgeführt. Bei identischen Protokollen wird deshalb auf eine erneute Beschreibung der Versuchsanordnung verzichtet und nur auf die entsprechenden Absätze im Abschnitt 3.3.1 verwiesen. Eventuelle Abweichungen werden beschrieben. Die essentielle Hypertonie wurde bei den Untersuchungen bevorzugt betrachtet, da ihre Ursache zur Zeit immer noch ungeklärt ist und eine Beteiligung des renalen Kallikrein-Kinin-Systems an der Pathogenese dieser Hypertonieform diskutiert wird. Zum Vergleich wurden in einigen kleineren Studien auch Patienten mit anderen Hypertonieformen untersucht.

3.3.2.1 Basale Aktivität des renalen Kallikrein-Kinin-Systems

3.3.2.1.1 *Normalwerte und Wechselbeziehung zu anderen Parametern*

Die Kallikrein-Ausscheidung im Urin wurde bei 482 Patienten mit arterieller Hypertonie untersucht.

Bei 60 Patienten (40 Männer und 20 Frauen) im Alter von 14 bis 63 Jahren bestand eine *Grenzwert-Hypertonie.*

Bei 336 Patienten (192 Männern und 144 Frauen) im Alter von 12 bis 76 Jahren bestand eine *essentielle Hypertonie.*

Bei 44 Patienten (20 Männer und 24 Frauen) im Alter von 16 bis 70 Jahren bestand eine *renale Hypertonie* (33 renovaskulär, 11 renoparenchymal).

Bei 38 Patienten (18 Männer und 20 Frauen) im Alter von 19 bis 64 Jahren ließ sich die Hypertonie auf einen *primären Hyperaldosteronismus* zurückführen.

Bei 4 Patienten (2 Männer und 2 Frauen) im Alter von 28 bis 44 Jahren fand sich als Ursache der Hypertonie ein *M. Cushing.*

Tabelle 5. Charakterisierung der Patienten mit Hypertonie nach Alter, Geschlechtsverhältnis (Männer = 1; Frauen = 2), Blutdruck (*RR*) und absoluter glomerulärer Filtrationsrate (*GFR*). $\bar{x} \pm$ SEM; * p < 0,05

Gruppe	Anzahl	Alter (a)	Geschlechts-verhältnis	RR systol. (mmHg)	RR diastol. (mmHg)	GFR (ml/min)
Kontrollen	127	30,8 ± 1,1	1,49 ± 0,04	125,4 ± 1,1	79,4 ± 0,9	139,9 ± 5,0
Grenzwert-H	60	30,6 ± 1,5	1,33 ± 0,06	143,7 ± 1,1*	86,6 ± 1,1*	113,1 ± 4,9*
Essentielle H.	336	43,1 ± 0,7*	1,43 ± 0,03	168,2 ± 1,1*	104,9 ± 0,7*	105,9 ± 1,7*
Renale H.	44	43,9 ± 4,0*	1,55 ± 0,08	171,4 ± 3,2*	107,6 ± 2,2*	78,2 ± 7,5*
Mineralo-kortikoid-H.	38	46,5 ± 1,5*	1,53 ± 0,08	172,8 ± 2,9*	110,5 ± 1,7*	102,3 ± 4,2*
Glukokortikoid-H.	4	38,7 ± 5,3	1,50 ± 0,29	164,0 ± 9,5*	108,7 ± 14,0*	111,0 ± 11,0

Die Mittelwerte des Alters, des Blutdrucks und der glomerulären Filtrationsrate dieser Patientengruppen werden in der Tabelle 5 wiedergegeben und mit den Werten der normotonen Kontrollpersonen verglichen.

Bei einem Teil der Patienten mit essentieller Hypertonie und renovaskulärer Hypertonie wurden zusätzlich die Komponenten der Kallikrein-Kinin-Systeme im Blut (Plasmaprokallikrein, Kallikreininhibitoren, Kininase II, Kininogen, Kinine) untersucht. Eventuelle Beziehungen zwischen den einzelnen Komponenten der Kallikrein-Kinin-Systeme oder zu anderen Parametern wie Blutdruck, Körpergewicht, Natrium, Kalium, Aldosteron und Renin im Plasma, Kreatinin-Clearance, renalem Plasmafluß sowie Natrium-, Kalium- und Aldosteronausscheidung im Urin wurden durch Korrelationsberechnungen geprüft.

3.3.2.1.2 *Untersuchungen zum Einfluß der Orthostase auf die Aktivität der Kallikrein-Kinin-Systeme im Blut*

Die plasmatischen Komponenten der Kallikrein-Kinin-Systeme wurden bei Patienten mit essentieller Hypertonie wie bei den normotensiven Probanden (s. 3.3.1.1.3) vor und nach 4stündiger Orthostase untersucht. Für das Plasmaprokallikrein erfolgten 31 Messungen an 14 Patienten, für die Kininase II 55 Messungen an 29 Patienten, für Kininogen 18 Messungen an 10 Patienten und für Kinine 17 Messungen an 6 Patienten.

3.3.2.2 Untersuchungen zur physiologischen Regulation des renalen Kallikrein-Kinin-Systems bei Hypertonie

3.3.2.2.1 *Einfluß einer unterschiedlichen oralen Natriumaufnahme auf die renale Kallikrein-Aktivität*

Die Untersuchung wurde an 21 Patienten mit essentieller Hypertonie (13 Männer und 8 Frauen) im Alter von 39,5 ± 2,7 Jahren mit einem Blutdruck von 168,4 ± 6,1 / 101,1 ± 3,7 mmHg durchgeführt. Das Protokoll der Untersuchung war dem der Normalpersonen identisch (s. 3.3.1.2.1). In einem zweiten Protokoll wurde die Kininogenase-Aktivität im Urin von 23 Patienten mit essentieller Hypertonie (12 Männer, 11 Frauen) bestimmt. Das mittlere Alter lag bei 40,8 ± 2,8 Jahren, der Blutdruck bei 170,2 ± 4,1 / 100,2 ± 2,7 mmHg. Die Natriumaufnahme war in dieser Studie auf 30-50 mmol/d festgesetzt.

3.3.2.2.2 *Einfluß einer einmaligen Gabe von Adrenokortikotropin auf die Aktivität der Kallikrein-Kinin-Systeme*

Die Untersuchung wurde an 11 Patienten mit essentieller Hypertonie (8 Männer und 3 Frauen) im Alter von 43,4 ± 4,6 Jahren mit einem Blutdruck von 159,6 ± 7,6 / 103,6 ± 4,6 mmHg durchgeführt. Das Protokoll der Untersuchung war dem der Normalpersonen identisch (s. 3.3.1.2.4).

3.3.2.2.3 *Veränderungen der Aktivität des renalen Kallikrein-Kinin-Systems nach Furosemid-Gabe*

Bei 6 Patienten mit essentieller Hypertonie (3 Männer und 3 Frauen) im Alter von 46,2 ± 6,4 Jahren mit einem Blutdruck von 177,5 ± 9,2 / 115,2 ± 3,6 mmHg wurde der Effekt von Furosemid auf die renale Kallikrein-Aktivität untersucht. Furosemid (40 mg, Lasix) wurde wie bei den normotensiven Probanden intravenös als Bolus gespritzt. Das Versuchsprotokoll war dem der Normalpersonen identisch (s. 3.3.1.2.5, Absatz 2). Da mit den Patienten kein intensives Blasentraining vor dem Versuch durchgeführt werden konnte, es andererseits aber wichtig war, den Urin in kurzen Zeitabständen korrekt zu sammeln, wurde bei den Patienten für den Zeitraum der Untersuchung die Harnblase katheterisiert. Die bestimmten Parameter sind unter 3.3.1.2.5 beschrieben.

3.3.2.2.4 *Einfluß von Captopril auf die Kinin-Konzentration im Blut*

Captopril (Lopirin) wurde in dieser Untersuchung 10 Patienten mit arterieller Hypertonie (8 Männer und 2 Frauen) im Alter von 50,7 ± 4,4 Jahre in einer Dosierung von 50 mg oral verabreicht. Von diesen 10 Patienten hatten 5 Patienten eine essentielle und 5 Patienten eine renovaskuläre Hypertonie. Das Versuchsprotokoll und die gemessenen Parameter waren denen der normotensiven Kontrollpersonen identisch (s. 3.3.1.2.7).

3.3.2.2.5 *Hämodynamische Wirkung von intravasal injiziertem Bradykinin*

Die intravenöse Injektion von Bradykinin wurde bei den Patienten mit Hypertonie nach dem gleichen Protokoll vorgenommen wie bei den normotensiven Probanden (s. 3.3.1.2.9). Insgesamt wurden 15 Patienten mit einem mittleren Alter von 48,3 ± 3,4 Jahren untersucht: 4 männliche Patienten mit Grenzwert-Hypertonie (mittlerer arterieller Druck, MAD: 104,0 ± 2,1 mmHg), 5 Patienten mit essentieller Hypertonie (3 Männer und 2 Frauen; MAD: 119,5 ± 6,1 mmHg), 5 Patienten mit renovaskulärer Hypertonie (3 Männer und 2 Frauen; MAD: 135,3 ± 7,8 mmHg) und 1 Patientin mit primärem Hyperaldosteronismus (MAD: 135). Die basale Untersuchung wurde unter freier Kost mit normalem Natriumgehalt (ca. 120 mmol/d) durchgeführt. Es folgte bei den Patienten nur eine Wiederholung der Bradykinin-Injektion, und zwar nach Vorbehandlung mit Captopril (50 mg Lopirin oral). Bei 4 Patienten wurde das Versuchsprotokoll erweitert und über einen zweiten Mikrokatheter in der linken Arteria femoralis Blut zur Bestimmung der Kinin-Konzentration entnommen. Der Zeitpunkt der Blutentnahme lag im Mittel ca. 10 sec nach der Bradykinin-Injektion und war so gewählt, daß die Blutentnahme genau zu dem Zeitpunkt des ersten Blutdruckabfalls stattfand. Bei einem Patienten mit essentieller Hypertonie konnte Bradykinin auch über einen Linksherzkatheter, der im Rahmen einer kardiologischen Untersuchung gelegt worden war, intraarteriell unmittelbar oberhalb der Aortenklappen injiziert werden. Die in diesem Fall injizierten Bradykininmengen entsprachen denen, die nach Vorbehandlung mit Captopril eingesetzt wurden.

3.3.3 Untersuchungen zur Aktivität des renalen Kallikrein-Kinin-Systems bei Patienten mit Nephropathie

3.3.3.1 Einfluß einer einseitigen bzw. doppelseitigen Nephrektomie auf die Aktivität der Kallikrein-Kinin-Systeme

Die Veränderungen der Aktivität des renalen Kallikrein-Kinin-Systems nach unilateraler Nephrektomie wurden an 11 Patienten (6 Männer, 5 Frauen) mit Nephrektomie (Tumor: n=10 und Organspende: n=1) untersucht. Das Alter betrug 60,3 ± 3,5 Jahre, der Blutdruck lag bei 131,9 ± 5,0 / 77,5 ± 3,7 mmHg. Bei den Tumorpatienten wurde darauf geachtet, daß nur Patienten in die Studie aufgenommen wurden, deren Nierentumor klein war und nicht das Nierenparenchym in großen Gebieten verdrängt hatte. In 7 Fällen lag ein Hypernephrom, in 1 Fall ein Adenokarzinom der Niere, in 1 Fall ein Transitionalzellkarzinom der Niere und in 1 Fall eine Pyonephrose vor. Die Bestimmung der Kallikreinausscheidung erfolgte vor der Operation und am 2. und 7. Tag nach der Nephrektomie. Die Patienten erhielten zu diesem Zeitpunkt keine Diuretika oder andere das renale Kallikrein beeinflussende Medikamente.

Der Effekt einer bilateralen Nephrektomie auf die Aktivität bzw. Konzentration der plasmatischen Komponenten der Kallikrein-Kinin-Systeme wurde an 6 Patienten (2 Männer, 4 Frauen) untersucht, die im Dialysezentrum unseres Klinikums (Chefarzt: Prof. Dr. E. Renner) betreut wurden. Bei 5 Patienten wurde eine Hämodialyse, bei einer Patientin eine chronisch-ambulante Peritonealdialyse

Tabelle 6. Laborchemische Veränderungen im Blut bilateral nephrektomierter Patienten, die sich einer regelmäßigen Hämodialyse (HD) oder Peritonealdialyse (CAPD) unterzogen. *HKT* Hämatokrit; *P-K* Plasmakalium; *P-Ca* Plasmakalzium; *P-PO₄* Plasmaphosphat; *P-Krea* Plasmakreatinin; *RR s/d* Blutdruck, systolisch/diastolisch

Patient	Dialyse	HKT (%)	P-K (mmol/l)	P-Ca (mmol/l)	P-PO$_4$ (mmol/l)	P-Krea. (mg/dl)	RR s/d (mmHg)
C. A.	HD	20	5,9	2,60	1,98	12,3	140/75
W. F.	HD	22	6,3	2,55	2,05	11,1	150/70
R. C.	HD	20	6,5	2,30	1,66	10,4	110/70
R. R.	HD	18	5,8	2,55	1,92	10,8	60/50
K. H.	HD	39	6,2	2,20	1,66	11,5	100/60
W. U.	CAPD	25	4,0	2,55	2,27	9,6	60/30
Mittel:		24	5,8	2,46	1,93	11,0	103/59
SEM:		3	0,4	0,07	0,10	0,4	16/7

(CAPD) durchgeführt. Die Blutentnahmen erfolgten bei den Patienten mit Hämodialyse nach einem langen Dialyse-Intervall (72 h) unmittelbar vor Dialysebeginn, bei der Patientin mit CAPD nach einer nächtlichen Dialyseperiode (8 h). Das mittlere Alter der Patienten lag bei 52,5 ± 5,6 Jahren, die mittlere Dialysedauer bei 7,5 ± 2,0 Jahren. Als Grundleiden lagen vor: eine Glomerulonephritis (n=2), eine Pyonephrose (n=2), ein Ureterkarzinom (n=1) und ein M. Ormond (n=1). Eine weitere Charakterisierung der Patienten ist in Tabelle 6 gegeben.

3.3.3.2 Veränderungen in der intrarenalen Kallikrein-Aktivität nach akutem Nierenversagen

Bei 4 Patienten (3 Männer und 1 Frau) im Alter von 50,5 ± 9,8 Jahren mit akutem Nierenversagen (Hypovolämie, n=2; maligne Nephrosklerose, n=1; Hämolyse, n=1) konnte nach offener Nierenbiopsie die Kallikrein-Aktivität im Nierenrindengewebe bestimmt werden. Der Blutdruck der Patienten betrug zum Zeitpunkt der Untersuchung 160,0 ± 16,5 / 87,5 ± 4,8 mmHg. Die Plasmakonzentrationen von Kreatinin (9,23 ± 2,23 mg/dl) und Kalium (5,23 ± 0,22 mmol/l) waren pathologisch erhöht. Bei allen Patienten war die Kallikrein-Ausscheidung im Urin nicht mehr sicher von Null zu unterscheiden; die Urinausscheidung lag unter 50 ml pro Tag. Zum Vergleich wurde die Kallikrein-Aktivität in gesundem Nierenrindengewebe von 4 Patienten (3 Männer und 1 Frau) im Alter von 41,5 ± 11,3 Jahren untersucht, die sich einem operativen Eingriff an den Nieren (Nephropexie, Tumorresektion) unterziehen mußten.

3.3.3.3 Veränderungen der renalen Kallikrein-Aktivität bei Patienten mit Analgetika-Nephropathie

Untersucht wurden 16 gesunde Kontrollpersonen (5 Männer; 11 Frauen), 16 Patienten mit Verdacht auf eine Analgetika-Nephropathie (2 Männer; 14 Frauen) und 7 Patienten mit klinisch manifester Analgetika-Nephropathie (7 Frauen). Der Verdacht auf eine Analgetika-Nephropathie wurde ausgesprochen, wenn drei

Tabelle 7. Vergleich von Alter, Blutdruck (RRs; RRd) und glomerulärer Filtrationsrate (GFR) zwischen gesunden Probanden, Patienten mit Verdacht auf Analgetika-Nephropathie und Patienten mit manifester Analgetika-Nephropathie. $\bar{x} \pm$ SEM; * p < 0,05, ** p < 0,002; *** p < 0,001

	Kontrollen (n = 16)	Verdachtsgruppe (n = 15)	Nephropathie (n = 7)
Alter (a)	37,9 ± 3,5	44,3 ± 3,5	51,0 ± 3,4*
RRs (mmHg)	114,4 ± 2,0	138,7 ± 7,1**	162,1 ± 6,3***
RRd (mmHg)	76,3 ± 1,2	93,3 ± 4,3***	111,4 ± 5,1***
GFR (ml/min)	138,9 ± 10,6	111,8 ± 14,3	45,1 ± 14,2***

Fakten zusammenkamen: 1. chronisch rezidivierende Kopfschmerzen über Jahre; 2. Angabe des Patienten über massiven Analgetika-Abusus (im Mittel ca. 4,0 kg Azetylsalizylsäure und 1,1 kg Paracetamol); 3. Zeichen einer minimalen Nierenschädigung (Mikrohämaturie, minimale Proteinurie) ohne klinisch manifeste Niereninsuffizienz. Zur Diagnose der Analgetika-Nephropathie mußten mindestens drei der folgenden Kriterien erfüllt sein: 1. Angabe des Patienten über langjährigen, massiven Analgetika-Abusus (im Mittel 8,7 kg Azetylsalizylsäure und Paracetamol); 2. Einschränkung der Nierenfunktion; 3. Proteinurie vom tubulären Typ; 4. Hyperlipidämie; 5. Pankreatikopathie; 6. histologische Zeichen der interstitiellen Nephritis; 7. radiologischer Nachweis von Papillennekrosen. Die Patienten unterschieden sich von den Kontrollen in Hinblick auf das Alter, den Blutdruck und die glomeruläre Filtrationsrate der Niere (Tabelle 7).

Auf die übliche Urinsammlung über 24 h wurde in diesem Protokoll verzichtet, da bei den untersuchten Patienten keine ausreichende Zuverlässigkeit zu erwarten war. Zur besseren Vergleichbarkeit wurden nur kurze Sammelperioden unter klinischer Kontrolle eingeführt und die Urinausscheidung bei Antidiurese bestimmt: Die Urinsammlung erfolgte nach 12stündigem Dürsten über 4 h in Perioden zu je 60 min. Nach der ersten Stunde wurde allen Personen zusätzlich noch antidiuretisches Hormon (40 μg Desmopressindiacetat) nasal verabreicht. Bestimmt wurden das Urinvolumen, die Urinosmolalität, die Kreatininausscheidung und die Ausscheidung von Kallikrein (aktiv und gesamt).

3.4   Statistische Methoden

Die statistischen Berechnungen erfolgten nach den Richtlinien, wie sie in "Angewandte Statistik" von L. Sachs, Springer-Verlag Berlin, 1974 und den "Wissenschaftlichen Tabellen Geigy, Statistik", Ciba-Geigy Ltd. Basel, 1980 angegeben sind. Die Kalkulationen wurden auf einem programmierbaren Rechner (Digital Rainbow 100 B) mit gespeicherten Festprogrammen (z.B. Lotus 1-2-3) vorgenommen. Die Verfahren der statistischen Berechnungen wurden in Zusammenarbeit mit dem Institut für Informatik, Universität Heidelberg (Dir.: Prof. Dr. H. Immich) und dem Institut für Medizinische Dokumentation und Statistik an der Universität Köln (Dir.: Prof. Dr. P. Bauer; em. Dir.: Prof. Dr. V. Weidtman) festgelegt.

Falls statistische Hypothesen getestet wurden, geschah dies mit den folgenden Prozeduren

1. Student-t-Test, zweiseitig für ungepaarte Daten (unabhängige Stichproben, z.B. Vergleich "Kontrolle" gegen "Behandlung").
2. Student- t-Test, zweiseitig für gepaarte Daten (verbundene Stichproben, z.B. "Vor-nach"-Vergleiche).
3. Wilcoxon-Test für abhängige und unabhängige Stichproben bei nicht normalverteilten und kleinen Stichproben.
4. Einfaktorielle Varianzanalyse bei mehr als zwei zu vergleichenden Stichproben in einer Untersuchung zur Prüfung auf eine gemeinsame Grundgesamtheit (gleiche Erwartungswerte), z.B. bei mehreren Dosistestungen oder beim Vergleich eines Parameters in multiplen Patientengruppen.
5. Test nach Kruskal und Wallis zum Vergleich der vier Stichproben beim Antikörpervergleich im Bradykinin-Radioimmunoassay.
6. Lineare Regressionsanalyse mit Bestimmung der Parameter a und b (Regressionskoeffizient) der Regressionsgeraden $y = bx + a$ und des Korrelationskoeffizienten r.
7. Prüfung auf Parallelität bzw. Nicht-Parallelität zweier Regressionsgeraden nach dem Einstichproben- t-Test. Dieser Vergleich wurde für die Kallikreinmeßverfahren durchgeführt; getestet wurden die Mittelwerte der Stichproben gegen hochgereinigtes Kallikrein, das gemäß seiner Definition und den eigenen Messungen als Konstante angesehen werden durfte. Voraussetzung für diesen Test war die bei dem großen Stichprobenumfang gegebene Normalverteilung der Meßwerte sowie das unveränderte Meßverhalten des hochgereinigten Kallikreins über den gesamten Meßbereich.

Sind in den Versuchen zeitliche Verläufe eines Parameters untersucht worden (Furosemid, Immersion u.ä.), so wurde die Hypothesentestung nur an zuvor festgelegten Zeitpunkten (z.B. Ende des Versuches, spezielle Veränderung eines bekannten Parameters u.ä.) vorgenommen. In diesen Verlaufsstudien wurden Korrelationen zwischen zwei Parametern für jedes Versuchsobjekt gesondert berechnet. Angegeben und der Nullhypothesentestung zugrunde gelegt wurde der Mittelwert aller Einzelkorrelationen. In diesen Versuchen wurde die Nullhypothese für die Korrelationen (kein Zusammenhang zwischen den zwei gemessenen Parametern zu erwarten) gemäß dem Einstichproben-Test nach Wilcoxon geprüft.

Gegen die Nullhypothese (etwa der Gleichheit der Kallikreinausscheidung in den verschiedenen Patientengruppen) wurde entschieden, wenn eine Irrtumswahrscheinlichkeit von $\alpha=0,05$ unterschritten wurde (das heißt bei einseitigen Tests: $p < 0,05$ und bei zweiseitigen Tests: $2p < 0,05$). Die p-Werte wurden den wissenschaftlichen Tabellen Geigy, 1980, entnommen. Wenn im Text nicht anders vermerkt, gelten folgende Symbole für die statistischen Testergebnisse: n.s. = nicht signifikant und * = signifikant (* = $p < 0,05$; ** = $p < 0,01$; *** = $p < 0,001$).

Die in der Arbeit angegebenen Werte repräsentieren Mittelwerte mit der dazugehörigen Standardabweichung des Mittelwertes (s_x): $\bar{x} + SEM$.

4 Ergebnisse

4.1 Methoden

4.1.1 Radioimmunoassay (RIA) zur Bestimmung der Kinin-Konzentration

4.1.1.1 Tracer-Herstellung

Im Anschluß an die beschriebene Markierung wurde zur Reinigung des Tracers eine Ionenaustauscherchromatographie vorgenommen. Der Tracer eluierte als ein scharfer Peak, während das verbliebene $^{125}J^-$ in der Säule gebunden blieb (Abb. 12). Dementsprechend war in der Elektrophorese der Fraktion mit der höchsten Traceraktivität keine Verunreinigung mit freiem Jod mehr zu sehen, während in

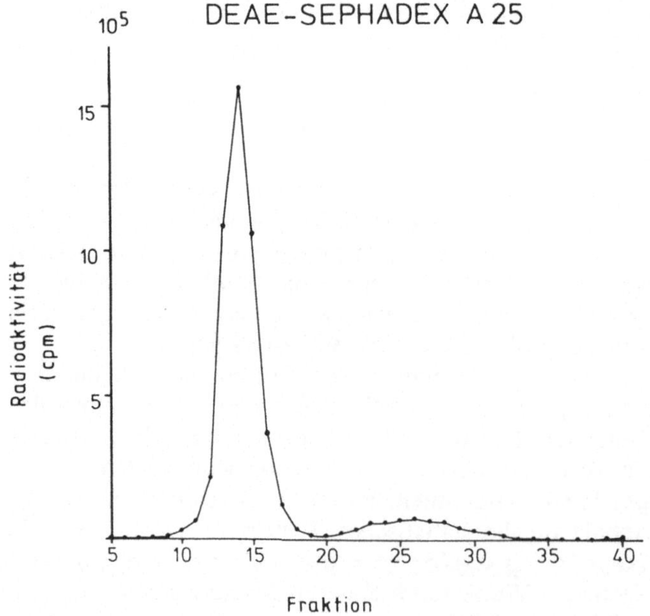

Abb. 12. Elution von radioaktiv markiertem Bradykinin während Ionenaustauscher-Chromatographie mit DEAE-Sephadex A 25

der Elektrophorese des Markierungsgemisches noch ein deutlicher Anteil der Radioaktivität einer Verunreinigung der Probe durch freies Jod zugeordnet werden konnte (Abb. 13). Die maximale Bindung des Tracers an Bradykininantikörper im Überschuß lag je nach Markierung in einem Bereich zwischen 96 und 98 %. Die spezifische Aktivität war mit 1324 mCi / mg Bradykinin ausreichend hoch.

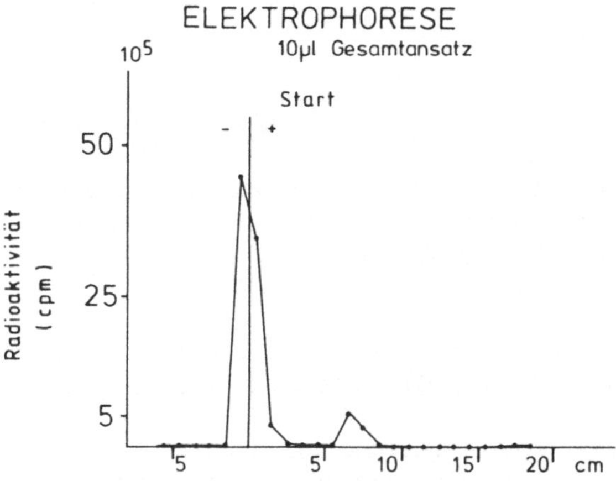

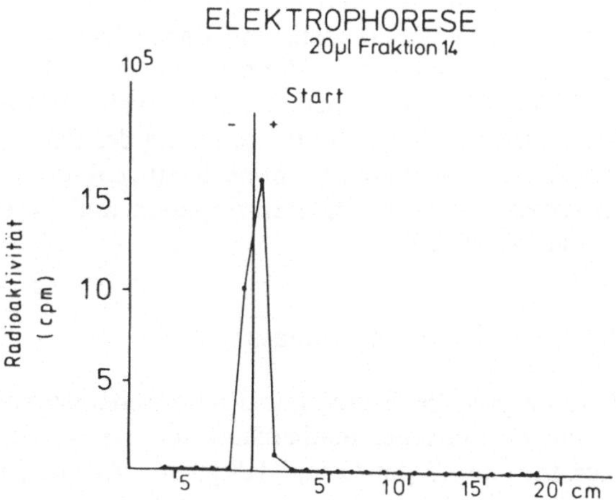

Abb. 13. Elektrophoretische Auftrennung des Markierungsgemisches sowie des Eluates der Ionenaustauscher-Chromatographie. Im Markierungsgemisch (Gesamtansatz) ist noch eine Verunreinigung durch ^{125}J zu erkennen, die nach Chromatographie (Fraktion) nicht mehr zu beobachten ist

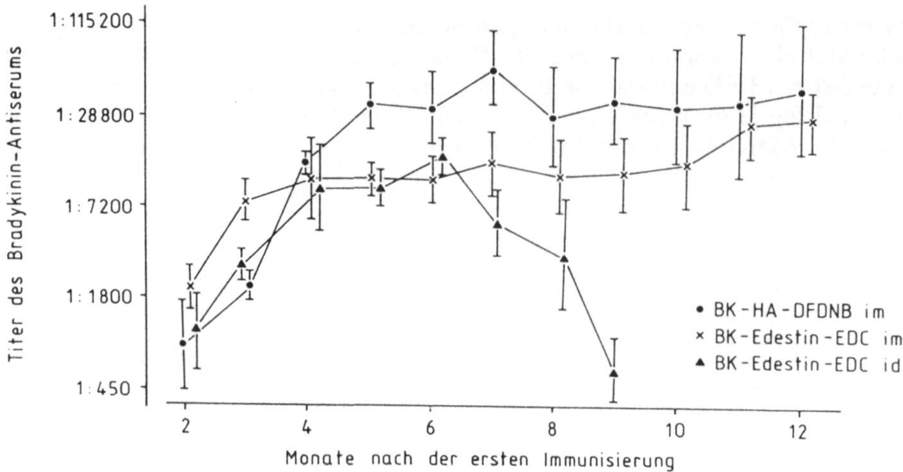

Abb. 14. Titerverlauf der Antibradykinin-Antiseren im Verlauf eines Jahres nach verschiedenen Immunisierungsschemen. Antigene: *BK-HA-DFDNB* Bradykinin gekoppelt an Humanabumin; *BK-Edestin* Bradykinin gekoppelt an Edestin; *im* regelmäßige intramuskuläre Immunisation; *id* einmalige intradermale Immunisation

4.1.1.2   Antikörper-Herstellung

Die intradermale und intramuskuläre Erstimmunisation provozierten unabhängig vom benutzten Antigen eine annähernd gleiche initiale Antikörperbildung. Die regelmäßigen Nachimmunisierungen führten dann zu einer Persistenz der erzielten Antikörpertiter oder teilweise auch noch zu einem geringen Titeranstieg (Abb. 14). Durch die Immunisierung der Kaninchen konnten mehrere Bradykininantikörper gewonnen werden, von denen letztlich zwei regelmäßig im RIA Einsatz fanden. Die höchsten Verdünnungstiter dieser Antikörper im RIA betrugen 1:115000 für Antikörper O (Blutentnahme 10A) und 1:19800 für Antkörper Si (Blutentnahme 3A). Die Bestimmung der Kreuzreaktionen dieser zwei Antikörper ergaben eine gewünschte hohe Kreuzreaktivität zu allen Kininpeptiden, während Kreuzreaktionen zu anderen Peptiden und Proteinen weitgehend ausgeschlossen waren (Tabelle 8).

4.1.1.3   Radioimmunoassay

Der vorgestellte Bradykinin-Radioimmunoassay stellte sich im Verlauf der Austestungen mit einer mathematischen unteren Nachweisgrenze von 15 pg pro Ansatz für Antikörper O und 1,5 pg pro Ansatz für Antikörper Si ausreichend empfindlich dar. Die untere Nachweisgrenze des RIA in der Laborroutine wurde auf den 4fachen Wert der mathematischen Nachweisgrenze festgelegt, um Messungen im Grenzbereich der Standardkurve auszuschließen. Die Standardkurven zeigten einen streng linearen Verlauf über einen großen Konzentrationsbereich; die Bestimmung der Affinitätskonstanten zeigte, daß die Antikörper nicht monoklo-

Tabelle 8. Vergleich der Kreuzreaktivität von vier verschiedenen Antibradykinin-Antikörpern mit Kininen, Kinin-Fragmenten, LMW-Kininogen (bovin, human) und Humanserumalbumin (*BK* Bradykinin; *LMW* low molekular weight; *BSA* bovines Serumalbumin; *Edes* Hanfedestin; *HSA* Humanserumalbumin; *OvA* Ovalbumin)

| Antikörper | Kreuzreaktion (%) | | | |
| | Sh | Si | O | Hu |
Antigen	BK-BSA	BK-Edes	BK-HSA	BK-OvA
Peptid/Protein				
Bradykinin (BK)	100,0	100,0	100,0	100,0
Lys-BK	100,0	111,9	101,7	97,0
Met-Lys-BK	100,0	77,4	85,1	42,0
Ile-Ser-BK	80,2	48,0	104,3	82,7
des-Arg^9-BK	0,02	0,02	<0,01	<0,01
des-Phe^8-Arg^9-BK	<0,01	<0,01	<0,01	<0,01
des-Arg^1-BK	26,8	0,25	<0,01	82,0
Angiotensin II	<0,01	<0,01	<0,01	<0,01
LMW-Kininogen (bovin)	<0,1	<0,01	0,7	10,5
LMW-Kininogen (human)	7,5	4,2	8,2	8,2
Humanserumalbumin	<0,01	<0,01	<0,01	<0,01
Arg-Pro-Pro-Gly-Phe-Ser		<0,01	0,02	
Pro-Pro-Gly-Phe-Ser-Pro		<0,01	<0,01	
Ser-Pro		<0,01	<0,01	
Pro-Gly		<0,01	<0,01	
Phe-Ser		<0,01	<0,01	
Gly-Phe		<0,01	<0,01	
Pro-Phe		<0,01	<0,01	
BK-Potentiator B und C		<0,01	<0,01	
Substanz P		<0,01	<0,01	
Neurotensin		<0,01	<0,01	
Eleodoisin		<0,01	<0,01	
Serotonin		<0,01	<0,01	
Leu-Enkephalin		<0,01	<0,01	

nal waren (Abb. 15, 16). Der Koeffizient der Intraassay-Varianz des RIA war mit 5,5 % niedrig; der Koeffizient der Interassayvarianz der Kontrollen betrug 7,9 % bei 215 pg und 5,8 % bei 145 pg pro Ansatz.

4.1.1.4 Anwendung des RIAs in der Bestimmung der Kinin-Konzentration im Blut und im Urin

Zur Bestimmung der Kinine im Blut wurden Extraktionsverfahren für Vollblut und Plasma entwickelt, die eine Messung der Kinine im RIA ermöglichten. Die Recovery für exogenes Bradykinin betrug 52,9 ± 4,0 % im Vollblutextrakt (n=5) und 60,6 ± 13,0 % im Plasmaextrakt (n=8). Der Koeffizient der Intraassay-Varianz betrug für die Kininmessung 9,8 %. Die Messung der Kininkonzentration im Vollblut wurde zum Vergleich mit vier verschiedenen Antikörpern durchgeführt, die sich nur gering in ihrer Kreuzreaktivität unterschieden (Tabelle 8). Es handelte sich hierbei um die eigenen Antikörper O (Abnahme 7A) und Si (Abnahme 7A)

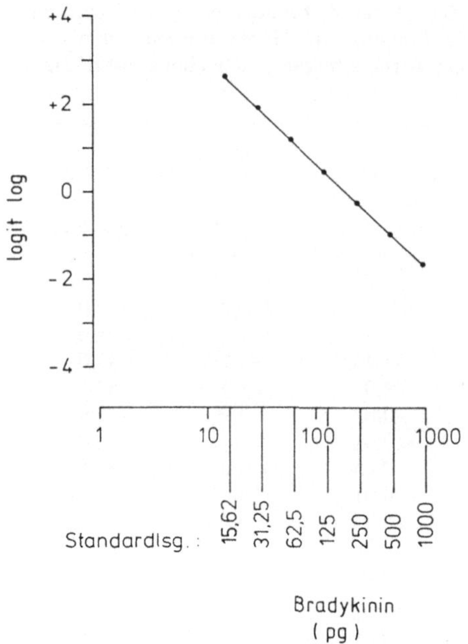

Abb. 15. Standardkurve des Bradykinin-Radioimmunoassays

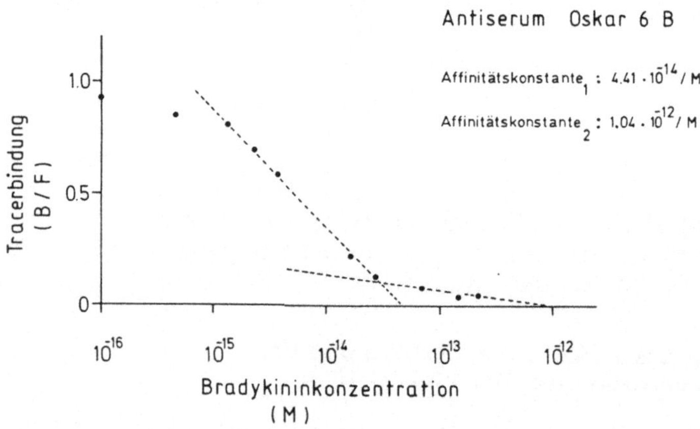

Abb. 16. Darstellung der Affinitätskonstanten des Antibradykinin-Antiserums Oskar 6 B

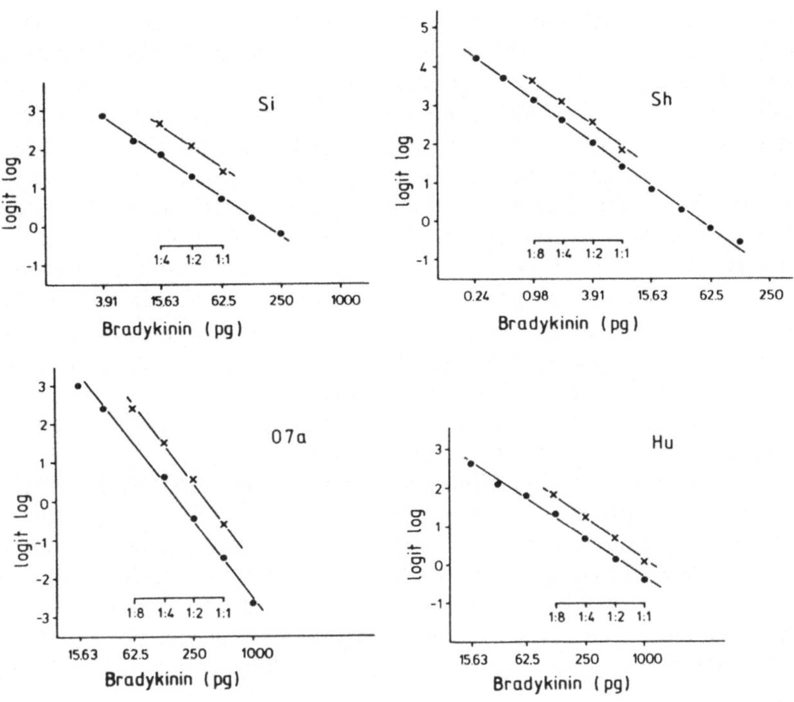

Abb. 17. Die Verdünnungsreihe der aus Vollblut extrahierten Kinine zeigte eine strenge Parallelität zur Bradykinin-Standardkurve (o-o), unabhängig von dem im RIA eingesetzten Bradykinin-Antikörper (Si, Sh, 07a, Hu; x-x)

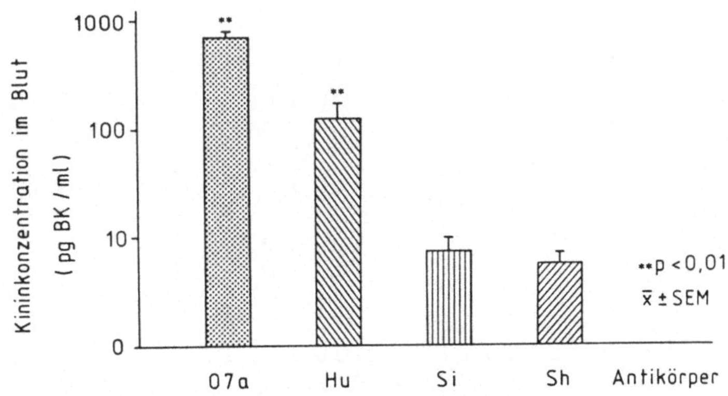

Abb. 18. Darstellung der verschiedenen Kininkonzentrationen im Blut, die mit vier verschiedenen Bradykinin-Antikörpern (07a, Hu, Si, Sh) in demselben Blutextrakt bestimmt wurden

sowie um die Bradykinin-Antikörper Hu (Geschenk von Dr. L. Hulthen) und Sh (Geschenk von Dr. K. Shimamoto). Die Verdünnungsreihe der extrahierten Kinine verlief streng linear zur Standardkurve, unabhängig vom benutzten Antikörper (Abb. 17). Die absoluten Kininkonzentrationen im Blut waren jedoch in einem beliebigen Normalkollektiv je nach benutztem Antikörper different (Abb. 18). Während Antikörper Si und Sh die gleichen Kininkonzentrationen bestimmten, lagen die mit Antikörper Hu und O gemessenen Werte signifikant (p < 0,001) höher. Die Routinemessungen der Kininkonzentrationen im Blut wurden deshalb nur noch mit Antikörper Sh oder Si durchgeführt. In einem größeren Kollektiv von Normalpersonen schwankten die Kininkonzentrationen im Blut zwischen 0 pg/ml und 117 pg/ml, mit einer mittleren Konzentration von 29,6 ± 3,1 pg/ml. Unterschiede zwischen Männern (28,3 ± 5,7 pg/ml; n=20) und Frauen (30,4 ± 3,6 pg/ml; n=29) fanden sich nicht.

Eine Altersabhängigkeit der Kininkonzentration im Blut konnte bei den untersuchten Personen nicht festgestellt werden.

Die Bestimmung der Kinine im Urin war im menschlichen Harn ohne Vorbehandlung möglich, während im Rattenurin die Kinine vor der Messung mit Alkohol extrahiert werden mußten. Die Verdünnungsreihen der Urine zeigten eine strenge Parallelität zur Standardkurve (Abb. 19). Die Recovery von exogenem Bradykinin in der Urinprobe betrug 98,4 ± 9,1 %. Der Koeffizient der Intraassay-Varianz lag bei 4,9 %, der der Interassay-Varianz bei 7,7 %. Die an einigen Probanden ermittelte renale Kinin-Ausscheidung betrug 11,7 ± 1,1 ng/min (n=12).

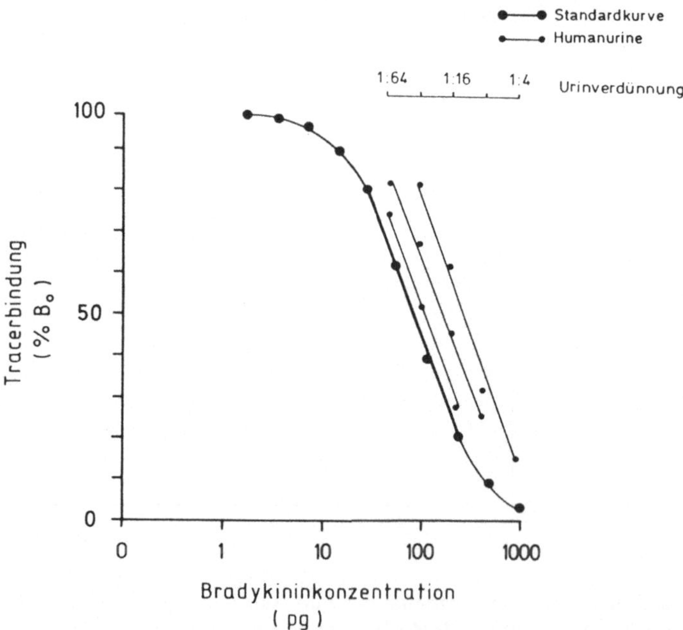

Abb. 19. Vergleich mehrerer Verdünnungsreihen von Humanurin mit der Bradykininstandardkurve des BK-RIAs

4.1.2　Bestimmung des renalen Kallikreins

Die Bestimmung des renalen Kallikreins im Urin gelang ohne Aufarbeitung der
Proben. Im Nierengewebe war die Kallikrein-Aktivität nach Vorbehandlung mit
Desoxycholsäure (0,5 % im Homogenat) zu bestimmen. In der Nierenrinde war
eine wesentlich höhere Kallikreinaktivität nachzuweisen als im Nierenmark (Abb.
20). In beiden Nierengewebsanteilen war die Kallikrein-Aktivität durch Zugabe
von 1000 µg SBTI deutlich zu hemmen. Diese Reduktion der Kallikrein-Aktivität ging eindeutig zu Lasten des Plasma(pro)kallikreins, das über eine Konta-
mination der Proben mit Blut in das Meßverfahren gelangen und dann bei höheren
Konzentrationen mit dem Substrat interferieren konnte (Abb. 21).

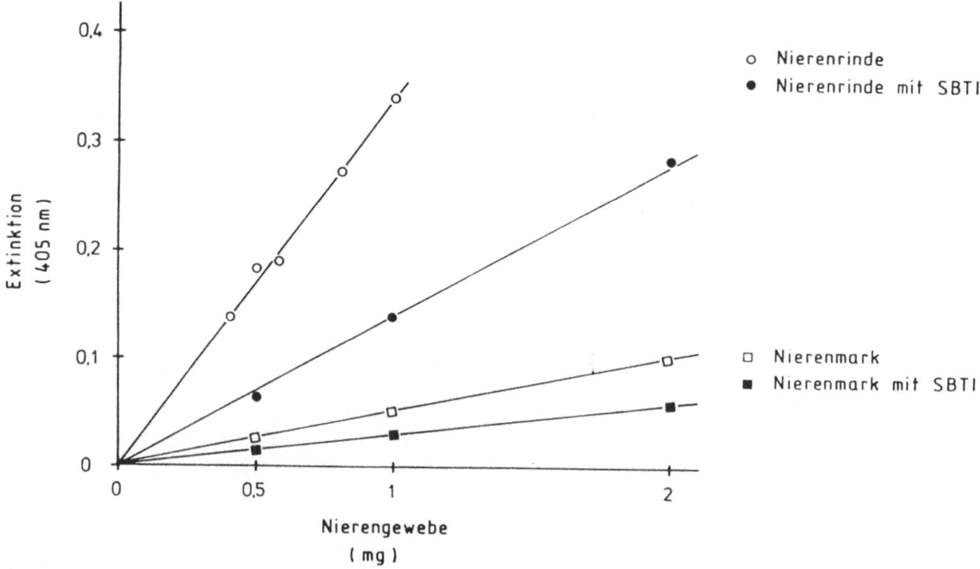

Abb. 20. Abhängigkeit der Kallikreinaktivität in Nierenrinde und Nierenmark von der im Assay
eingesetzten Gewebemenge und ihre Hemmbarkeit durch SBTI

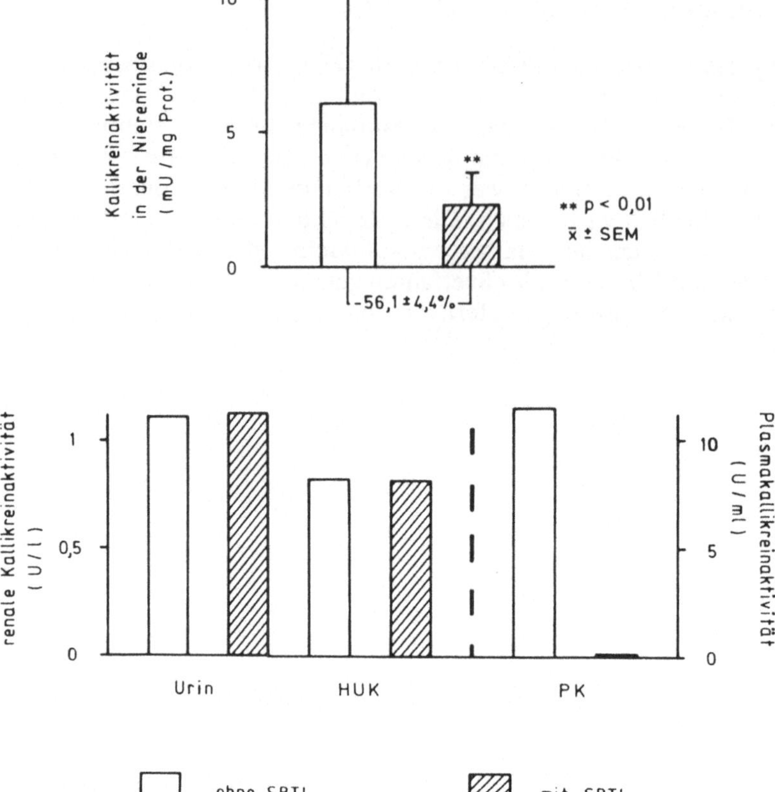

Abb. 21. Hemmwirkung des Sojabohnen-Trypsininhibitors (SBTI) auf die Kallikreinaktivität in der Nierenrinde und im Urin. Zum Vergleich wurde die Hemmwirkung von SBTI auf hochgereinigtes humanes Urinkallikrein (HUK) und Plasmakallikrein (PK) getestet

4.1.2.1 Bestimmung der Kininogenase-Aktivität

Die Messung der Kininogenase-Aktivität im Bradykinin-RIA wurde nur bei intaktem Puffer- und Trypsinleerwert akzeptiert. Die Recovery von exogenem Bradykinin im Inkubationsansatz betrug 96 %. Die Kininasen-Aktivität der Proben war durch die Inhibitoren im Inkubationsansatz vollständig gehemmt. Es fand sich sowohl im Nierengewebe als auch im Urin eine streng lineare Abhängigkeit der Bradykinin-Freisetzung von der Inkubationszeit (Abb. 23) und von der eingesetzten Enzymmenge (Abb. 22). Die Verdünnungskurve des freigesetzten Bradykinins zeigte nach Alkoholextraktion eine Parallelität zur Bradykininstandardkurve des RIAs (Abb. 24). Als Mittelwert der Kininogenase-Aktivität im 24-h-Urin wurde bei 17 gesunden Normalpersonen eine Aktivität von 83,6 ± 20,6 µg BK/min/d bestimmt. Auf eine weitere Aufschlüsselung der Daten nach Geschlecht und Alter wurde wegen der kleinen Fallzahl verzichtet.

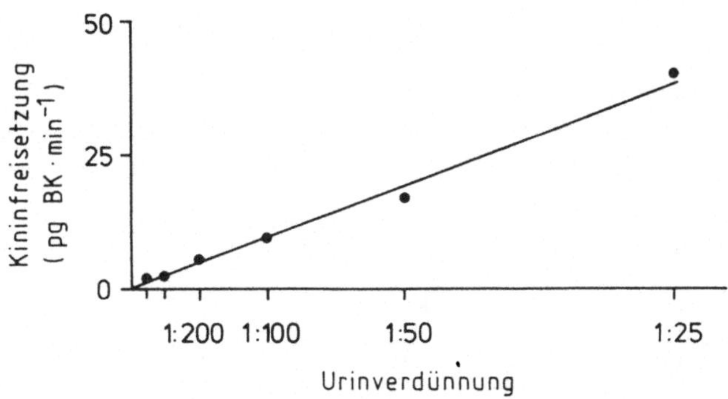

Abb. 22. Abhängigkeit der Kininogenase-Aktivität im Urin von der im Assay eingesetzten Urinmenge

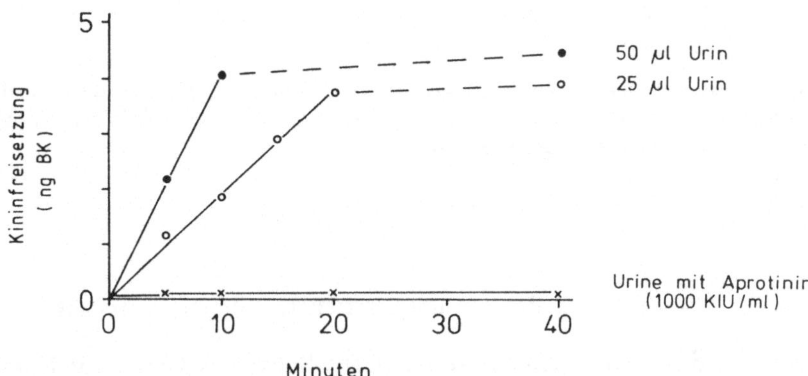

Abb. 23. Abhängigkeit der Kininogenase-Aktivität im Urin von der Inkubationszeit. Die Enzymaktivität ist vollständig mit Aprotinin hemmbar

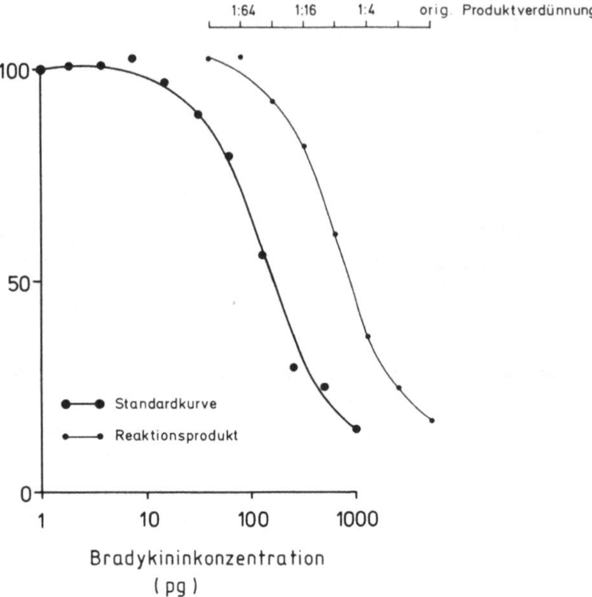

Abb. 24. Das durch die Kininogenase aus Kininogen freigesetzte Kininpeptid verhielt sich immunologisch wie Bradykinin. Die Verdünnungskurve des Produktes der Enzym-Substrat-Reaktion verlief streng parallel zur Standardkurve des BK-RIA

4.1.2.2 Bestimmung der amidolytischen Kallikrein-Aktivität

Die Michaelis-Menten-Konstante (K_m) des Substrates betrug für Humanurinkallikrein $2,4 \times 10^{-5}$ M (Abb. 25), für Schweinepankreaskallikrein $2,7 \times 10^{-5}$ M und für renales Kallikrein der Ratte $5,8 \times 10^{-5}$ M. In den Untersuchungen zeigte sich sowohl für Urin als auch Nierengewebe eine streng lineare Abhängigkeit des Substratumsatzes von der Inkubationszeit (Abb. 26) und der eingesetzten Enzymmenge (Abb. 20, 27). Einfrieren und Auftauen der Proben führte zu einem kontinuierlichen Verlust der Kallikrein-Aktivität, so daß generell nur noch einmal eingefrorene Proben verwandt werden durften (Abb. 28). Die Lagerung bei -28° C hatte über einen Zeitraum von 14 Monaten keinen Einfluß auf die Kallikrein-Aktivität (0,38 ± 0,07 IU/4 h vor Lagerung und 0,41 ± 0,06 IU/4 h nach Lagerung). Die Recovery von Schweinepankreaskallikrein in Nierengewebshomogenaten und Urin der Ratten betrug 107%, die von Humanurinkallikrein im menschlichen Urin betrug 92,8 ± 2,8 % (n=5). Der Koeffizient der Intraassay-Varianz betrug bei 3 Bestimmungen 3,2 ± 1,0 %, der der Interassay-Varianz betrug 7,4 ± 0,9 %. Als mittlerer Normalwert ergab sich bei den Messungen eine Kallikrein-Ausscheidung im Urin von 0,77 ± 0,04 IU/d für aktives Kallikrein und 1,93 ± 0,11 IU/d für Gesamtkallikrein. Eine Abhängigkeit von Alter und Geschlecht fand sich nicht (Tabelle 9).

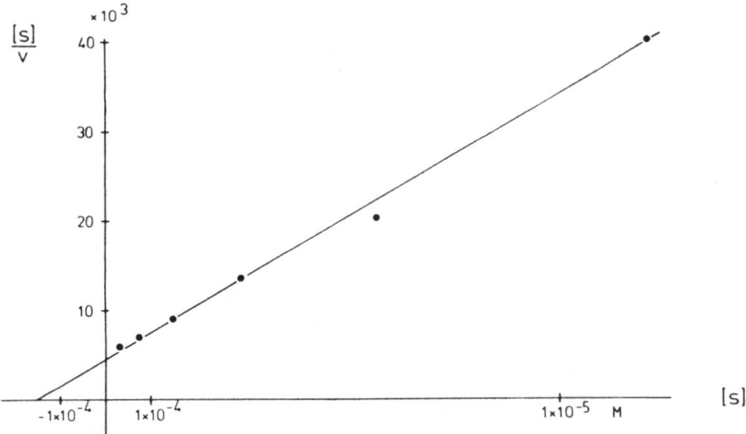

Abb. 25. Abhängigkeit der Reaktionsgeschwindigkeit im amidolytischen Assay von der Konzentration des Substrates S 2266 (*S* Substratkonzentration; *V* enzymatischer Substratumsatz)

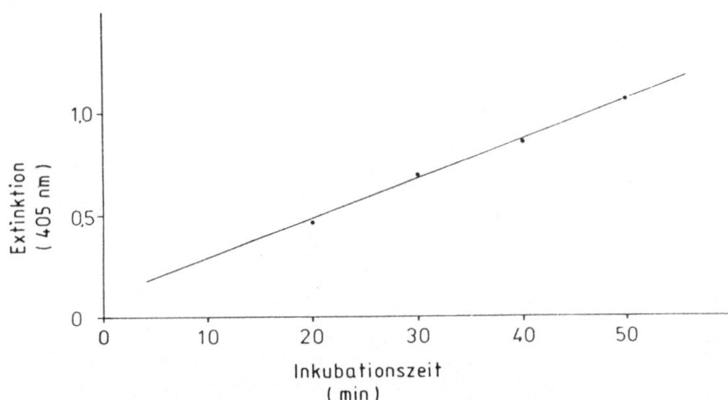

Abb. 26. Abhängigkeit der Enzym-Substrat-Reaktion von der Inkubationszeit

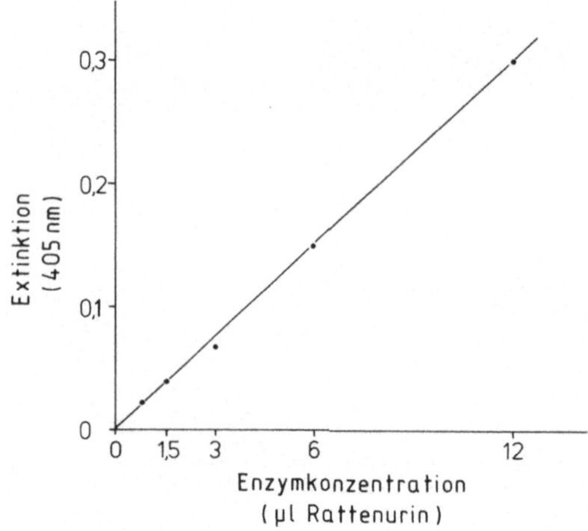

Abb. 27. Abhängigkeit der Enzym-Substrat-Reaktion von der eingesetzten Urinmenge

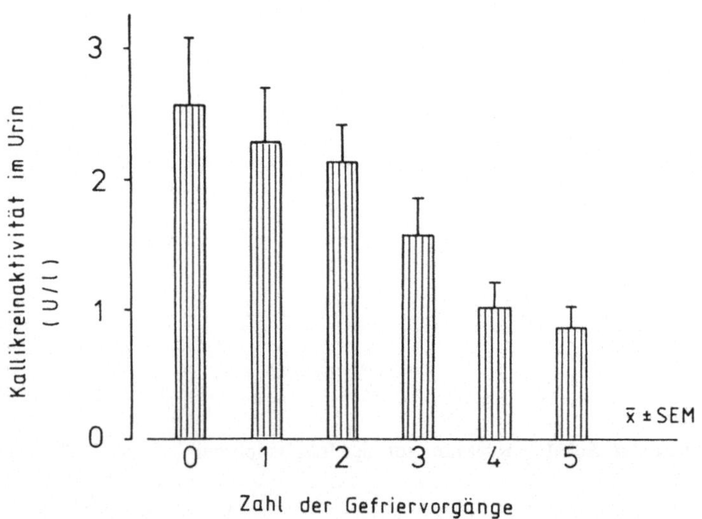

Abb. 28. Einfluß von wiederholten Einfrier- und Auftauvorgängen auf die Kallikreinaktivität im Urin

Tabelle 9. Renales Kallikrein im Urin von 127 gesunden Normalpersonen im Alter von 20 bis 65 Jahren ($\bar{x} \pm$ SEM)

| | Alter in Jahren | | | |
Gruppe	20–35	36–50	51–65	20–65
Amidolytische Aktivität (U/d)				
Aktives Kallikrein				
Männer	0,85 ± 0,08	0,85 ± 0,20	0,85 ± 0,24	0,86 ± 0,07
Frauen	0,65 ± 0,06	1,01 ± 0,13	0,42 ± 0,05	0,67 ± 0,05
Gesamtkallikrein				
Männer	2,03 ± 0,20	2,35 ± 0,74	2,60 ± 0,48	2,14 ± 0,17
Frauen	1,61 ± 0,15	2,73 ± 0,31	1,17 ± 0,11	1,71 ± 0,13
Inaktives Kallikrein				
Männer	61,9 ± 1,9	60,4 ± 4,9	68,5 ± 3,1	62,3 ± 1,6
Frauen	61,3 ± 2,4	63,6 ± 4,1	62,4 ± 6,1	61,8 ± 1,9
Immunologische Konzentration (µg/d)				
Aktives Kallikrein				
Männer	207,4 ± 21,0	206,9 ± 88,3	245,4 ± 56,6	216,2 ± 17,7
Frauen	160,2 ± 15,7	258,0 ± 22,9	120,9 ± 11,9	165,1 ± 12,7
Gesamt-Kallikrein				
Männer	306,2 ± 34,1	310,7 ± 118,6	339,9 ± 64,3	316,1 ± 27,6
Frauen	236,9 ± 24,8	367,7 ± 27,4	172,1 ± 21,8	240,3 ± 19,7
Inaktives Kallikrein				
Männer	29,5 ± 2,0	35,4 ± 2,0	29,4 ± 3,1	29,9 ± 1,6
Frauen	28,8 ± 1,7	29,7 ± 3,7	27,9 ± 4,3	28,4 ± 1,4

4.1.2.3 Bestimmung der immunologischen Kallikrein-Konzentration

Die immunologische Konzentration des renalen Kallikreins konnte anhand des hochgereinigten Humanurinkallikreins (HUK) zuverlässig bestimmt werden. Der Tracer wurde aus der gleichen Charge des HUK hergestellt, aus der die Standards stammten.

4.1.2.3.1 Tracer-Herstellung

Durch die chromatographische Auftrennung des Markierungsgemisches konnten Fraktionen des frisch markierten ^{125}J-HUK gewonnen werden (Abb. 29), die eine ausreichende Trennung des Tracers vom freien Jod aufwiesen (Abb. 30). Die maximale Tracer-Bindung an den Anti-HUK-Antikörper war mit 85,5 % zufriedenstellend.

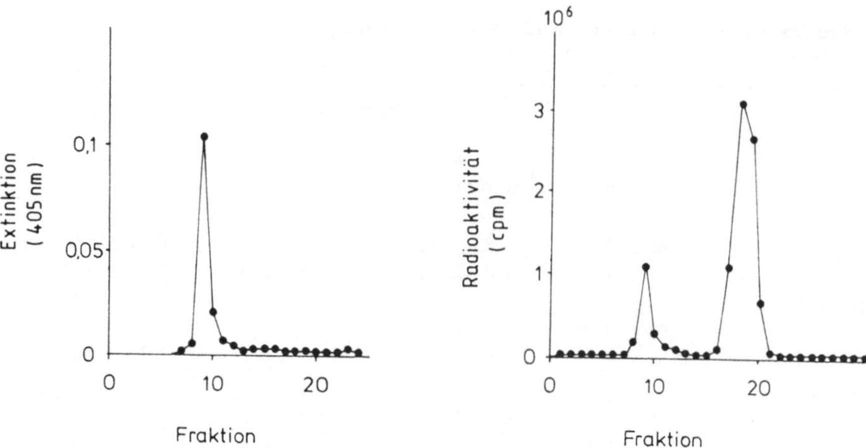

Abb. 29. Elution der Kallikreinaktivität (*links*) und der Radioaktivität (*rechts*) während Gelchromatographie (Biogel P 6) des Markierungsgemisches. Anhand der Enzymaktivität kann der erste Peak der Radioaktivität dem markierten Humanurinkallikrein zugeordnet werden, während der zweite Peak das ^{125}J repräsentiert

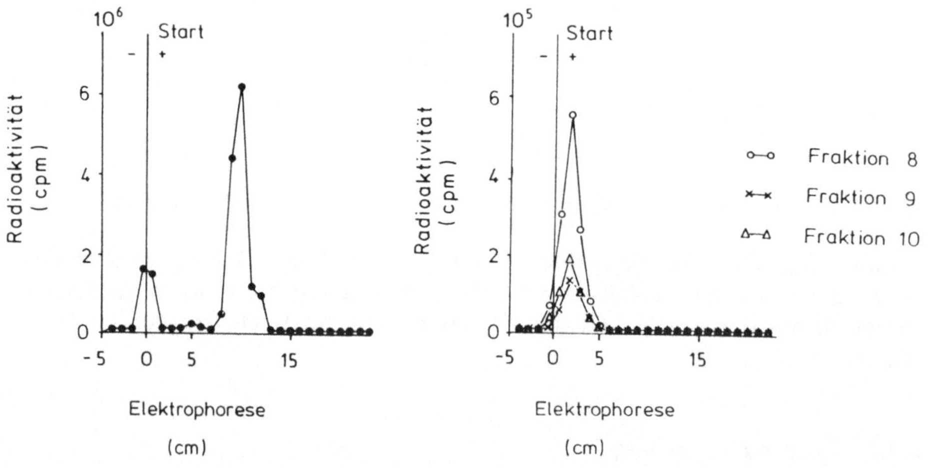

Abb. 30. Elektrophoretische Auftrennung des Markierungsgemisches (*links*) und der kallikreinhaltigen Fraktionen der Gelchromatographie (*rechts*). Der in dem Markierungsgemisch sichtbare Anteil des ungebundenen ^{125}J ist nach Gelchromatographie in den kallikrein-haltigen Fraktionen nicht mehr nachweisbar

4.1.2.3.2 Radioimmunoassay

Die Standardkurve des RIAs zeigte einen linearen Verlauf von 50 bis 1000 pg
HUK pro Ansatz (Abb. 31). Die untere Nachweisgrenze des RIAs lag mathema-
tisch bei 12,5 pg pro Ansatz, in der Laborroutine war sie auf 50 pg pro Ansatz
festgelegt. Die erhobenen Verdünnungskurven von Urin verliefen streng parallel
zur Standardkurve (Abb. 32). Die Recovery von exogenem HUK im Urin betrug
105,3 ± 4,5 % (n=19). Der Koeffizient der Intraassay-Varianz von 5 Bestimmungen ergab einen Wert von 4,0 ± 0,5 %, der der Interassay-Varianz einen Wert
von 11,6 ± 0,4 %. Im Gegensatz zur Kallikrein-Aktivität war durch Einfrieren
und Auftauen der Proben keine Änderung in der immunologischen Konzentration
des renalen Kallikreins zu beobachten (Abb. 33). Die Lagerung der Proben bei
28° C über neun Monate war ohne Konzentrationsverlust möglich (Abb. 34). Als
mittlerer Normalwert der Kallikrein-Konzentration im Urin gesunder Probanden
wurden 190,7 ± 11,1 µg/d für das aktive und 278,6 ± 17,3 µg/d für das gesamte
Kallikrein gemessen. Eine Abhängigkeit von Alter oder Geschlecht konnte bei
den Untersuchungen nicht festgestellt werden (Tabelle 9).

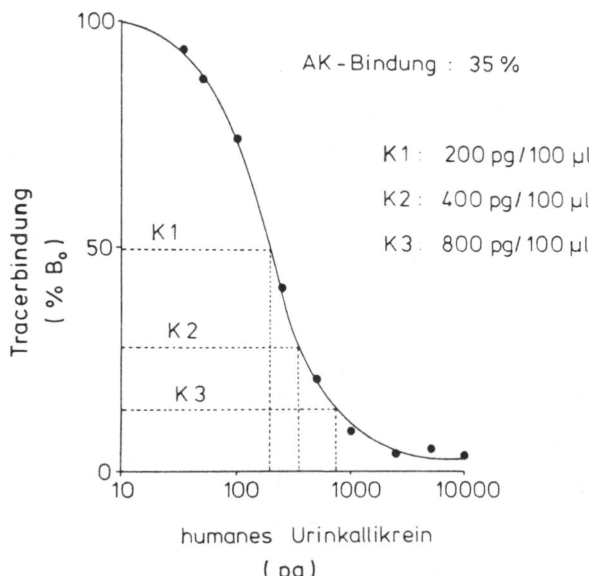

Abb. 31. Standardkurve des direkten Radioimmunoassays für humanes Urinkallikrein (*K* interne
RIA-Kontrolle, *AK* Antikörper)

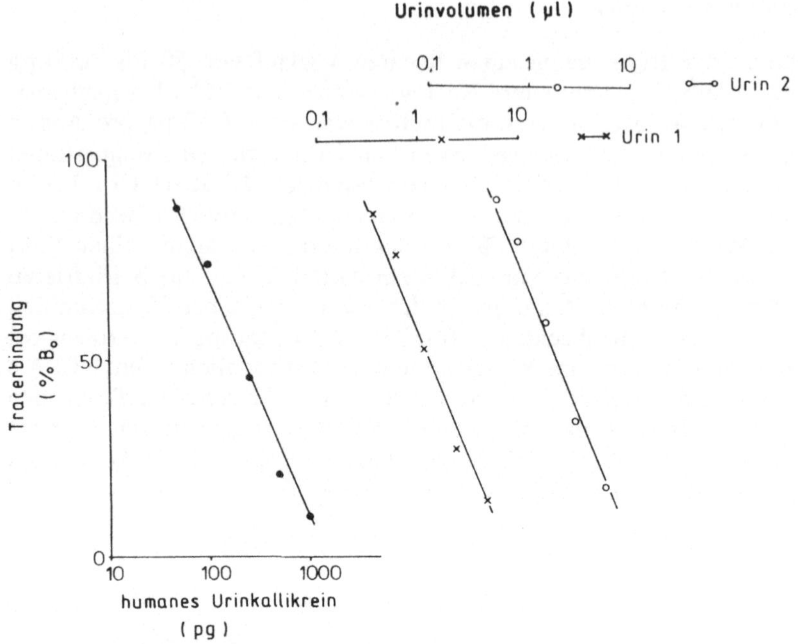

Abb. 32. Vergleich der Verdünnungsreihen von Humanurin mit der Standardkurve des Kallikrein-RIA, der eine strenge Parallelität der Kurven aufzeigt

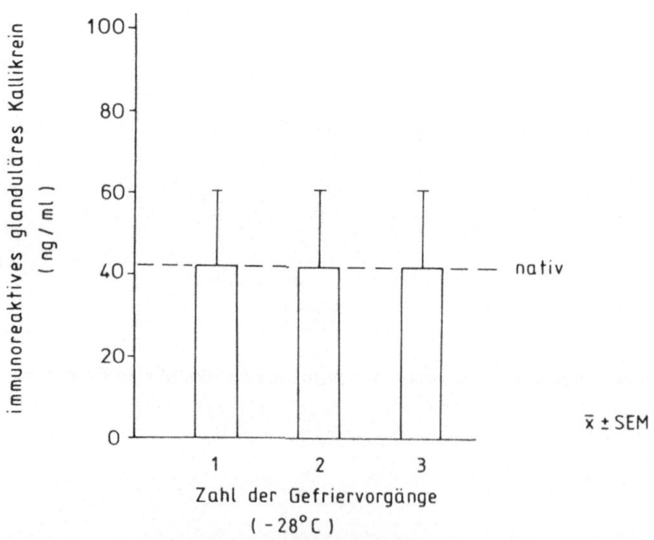

Abb. 33. Einfluß von wiederholten Einfrier- und Auftauvorgängen auf die immunologische Konzentration des glandulären Kallikreins im Urin

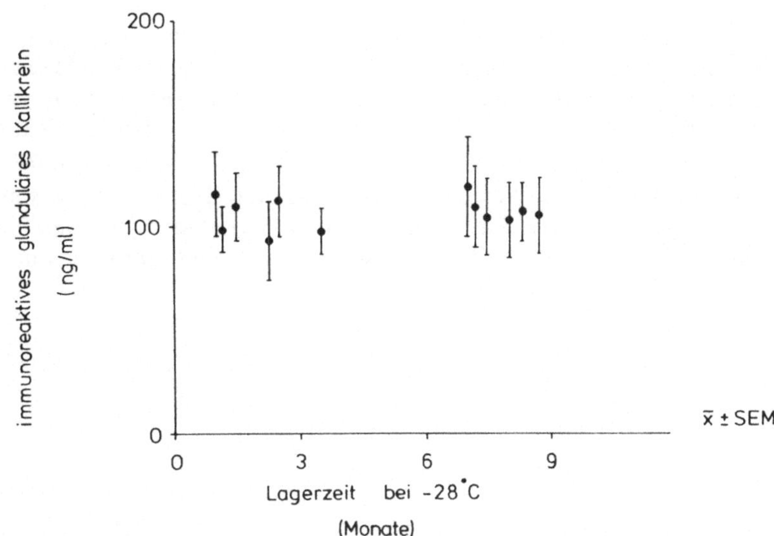

Abb. 34. Unveränderte immunologische Kallikreinkonzentration im Urin während einer Probenlagerung über 9 Monate bei -28° C

4.1.2.4   Aktivierung des renalen Kallikreins

Unter den vorgegebenen Inkubationsbedingungen waren die eingesetzten 100 µg Trypsin ausreichend, eine vollständige Aktivierung des renalen Kallikreins zu erreichen (Abb. 35). Die eingesetzte Konzentration des Sojabohnen-Trypsininhibitors hemmte die Trypsin-Aktivität vollständig, ohne die Aktivität des renalen Kallikreins zu beeinflussen (Abb. 36). Die Michaelis-Menten-Konstante (K_m) va-

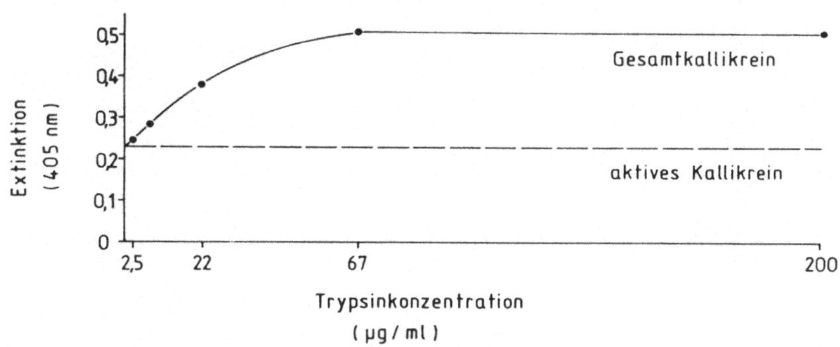

Abb. 35. Austestung der für die Aktivierung von Kallikrein im Urin notwendigen Trypsinkonzentration im Inkubationsmedium des Aktivierungsansatzes

riierte nach Aktivierung des Kallikreins nicht (5,04 x 10^{-5} M gegenüber 5,28 x 10^{-5} M für nativen Urin im gleichen Ansatz). Auch die Abhängigkeit der Substratspaltung von der Inkubationszeit und der eingesetzten Enzymmenge blieb unverändert (Abb. 37 und 38). Die Aprotinin-Hemmbarkeit der Kallikrein-Aktivität im Urin war nach der Aktivierung durch Trypsin deutlich größer als vor der Aktivierung (Abb. 39), was darauf hinweist, daß durch die Trypsinbehandlung der Proben nicht nur eine Aktivierung von Kallikrein stattgefunden hat, sondern auch eine Steigerung der spezifischen Aktivität pro Kallikreinmolekül erreicht wurde.

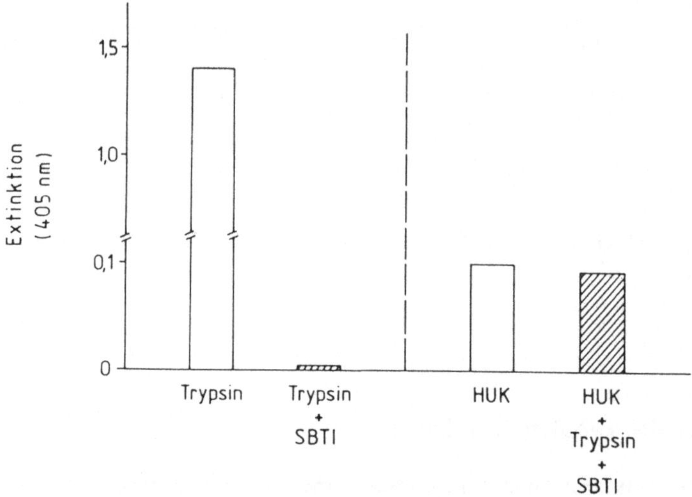

Abb. 36. Hemmwirkung von Sojabohnen-Trypsininhibitor (SBTI) auf die enzymatische Aktivität von Trypsin und Humanurinkallikrein (HUK)

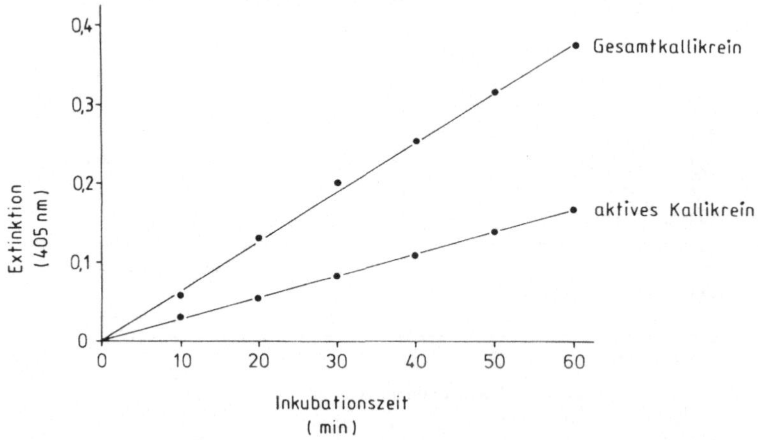

Abb. 37. Abhängigkeit der Substratspaltung im amidolytischen Assay durch aktives und aktiviertes (Gesamt-) Urinkallikrein von der Inkubationszeit

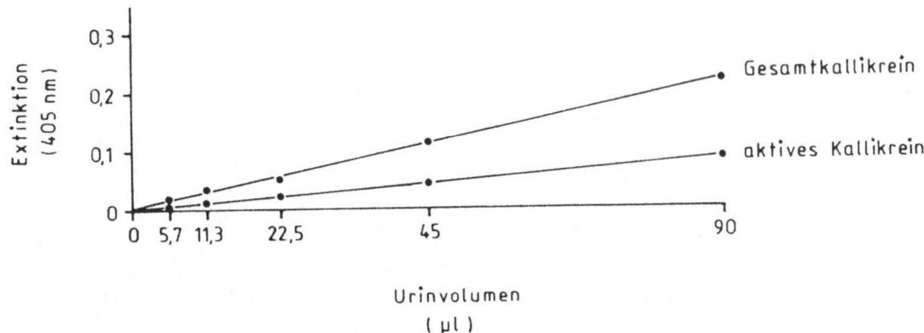

Abb. 38. Abhängigkeit der Substratspaltung im amidolytischen Assay durch aktives und aktiviertes (Gesamt-) Kallikrein von dem eingesetzten Urinvolumen

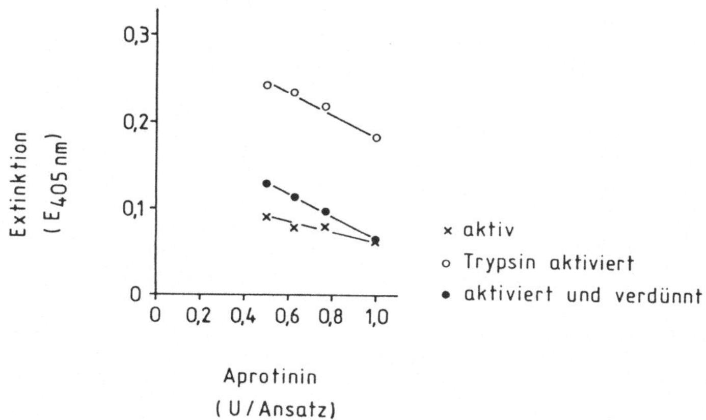

Abb. 39. Unterschiedliche Hemmbarkeit des aktiven Kallikreins und des trypsin-aktivierten Gesamtkallikreins durch Aprotinin. Eine Verdünnung der aktivierten Proben in den Meßbereich der nativen Proben bleibt ohne Einfluß auf die Hemmbarkeit durch Aprotinin

4.1.2.5 Vergleichende Messungen mit den beschriebenen Meßverfahren

Die vergleichende Messung der Kallikrein-Aktivität im amidolytischen Assay und im Kininogenase-Assay zeigte für Rattenurine (r=0,9623), Humanurine (r=0,7909; Abb. 40) und für Nierengewebe von Ratten (r=0,9698) eine hochsignifikante Korrelation (p < 0,001).

Auch der Vergleich der amidolytischen Aktivität mit der immunologischen Konzentration von hochgereinigtem Humanurinkallikrein ergab eine hochsignifikante Korrelation der in beiden Verfahren gemessenen Werte (r=0,9991; p < 0,001; Abb. 41). Die Korrelationsmessungen in Humanurin sind in 4.3.1.1 dargestellt. Die vergleichenden Messungen der Aktivierbarkeit des renalen Kallikreins

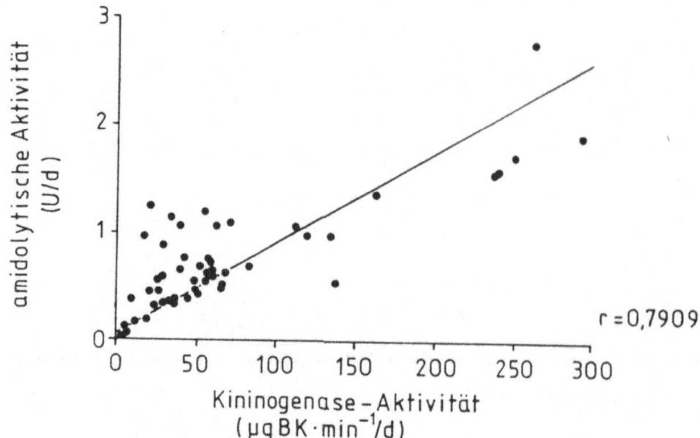

Abb. 40. Korrelation zwischen der Kininogenase-Aktivität und der amidolytischen Aktivität des Kallikreins im Humanurin

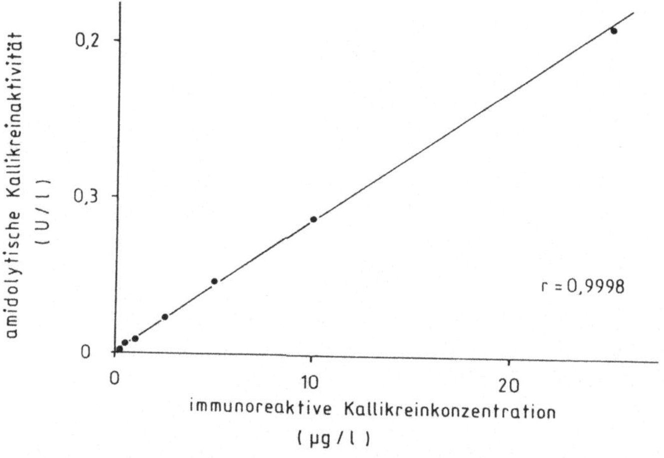

Abb. 41. Korrelation zwischen der immunologischen Konzentration und der amidolytischen Aktivität des hochgereinigten Humanurinkallikreins

im amidolytischen Assay und im Kallikrein-RIA ergaben differente Werte in beiden Meßverfahren. Erst nach Berücksichtigung der gesteigerten spezifischen Aktivität des Enzyms und entsprechende Korrektur der gemessenen enzymatischen Aktivitäten nach der Trypsin-Aktivierung um den Faktor 0,58 ± 0,05 konnte eine identische Aktivierung des renalen Kallikreins durch Trypsin in beiden Meßverfahren gesehen werden (Abb. 42). Der Faktor wurde in vergleichenden Untersuchungen in 13 Humanurinen ermittelt, in denen die enzymatische Kallikrein-Aktivität sowohl des aktiven Kallikreins als auch die des trypsin-aktivierten Gesamtkallikreins mit Aprotinin (0,5 bis 1,0 KIU) gehemmt wurde.

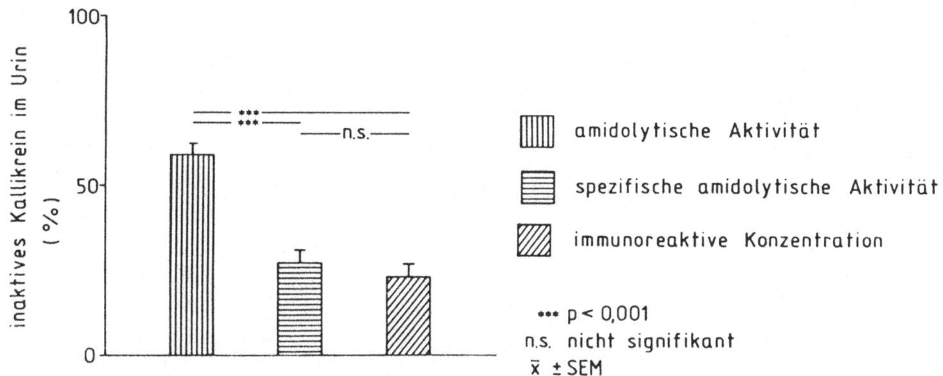

Abb. 42. Variation des prozentualen Anteils des inaktiven Kallikreins am Gesamtkallikrein je nach angewandter Meßmethode: amidolytischer Assay (*links*); amidolytischer Assay nach Korrektur der Aktivität des trypsin-aktivierten Kallikreins aufgrund der veränderten Hemmbarkeit durch Aprotinin (*Mitte*); direkter Kallikrein-Radioimmunoassay (*rechts*)

4.1.3 Bestimmung der Kininogen-Konzentration

Zur Bestimmung des LMW-Kininogens mußte zuvor das in der Probe enthaltene HMW-Kininogen abgebaut werden. Dies geschah durch Vorinkubation mit Plasmakallikrein. Die gewählte mittlere Aktivität von 172 IU/l erwies sich als ausreichend hoch, um das gesamte HMW-Kininogen in der vorgegebenen Inkubationszeit von 30 min umzusetzen (Abb. 43). Eine Verlängerung der Inkubationszeit war ohne weiteren Effekt (Abb. 44). Während der Inkubationszeit nahm die Plasmakallikreinaktivität nur unbedeutend ab, und es waren nach einer einstündigen

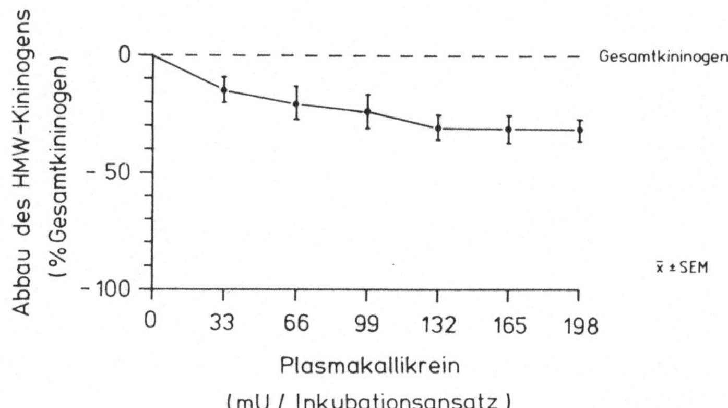

Abb. 43. Abbau des hochmolekularen (HMW) Kininogens im Blut durch aktives Plasmakallikrein

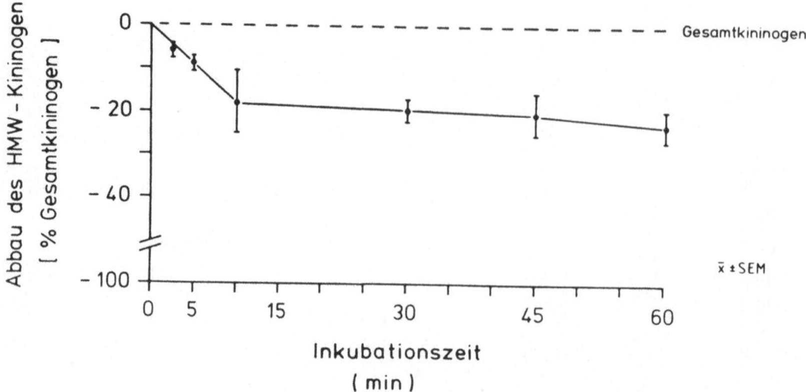

Abb. 44. Abbau des hochmolekularen (HMW) Kininogens durch eine konstante Plasmakallikrein-aktivität (172 IU/l) in Abhängigkeit von der Inkubationszeit

Inkubation regelmäßig noch mehr als 90 % der initialen Aktivität erhalten. Der Abbau des in dieser Inkubation freigesetzten Bradykinins war durch die endogenen Kininasen des Plasmas vollständig, da die Wiederauffindungsraten von exogenem Bradykinin keine meßbaren Bradykininspiegel mehr ergaben.

In der gemeinsamen Inkubation der Meßverfahren für Gesamtkininogen und LMW-Kininogen wurde Bradykinin durch Trypsin aus Kininogen abgespalten und nach Aufarbeitung im Bradykinin-RIA bestimmt. Wie Untersuchungen mit niedrigeren Trypsinmengen als üblich zeigten, war die Inkubationszeit mit 30 min so festgelegt, daß schon bei der hier eingesetzten geringen Trypsinmenge eine vollständige Kininogenspaltung gesichert war (Abb. 45). Die eingesetzte Trypsinmenge mit 100 µg in der Inkubation bot Trypsin im Überschuß an, ohne jedoch im

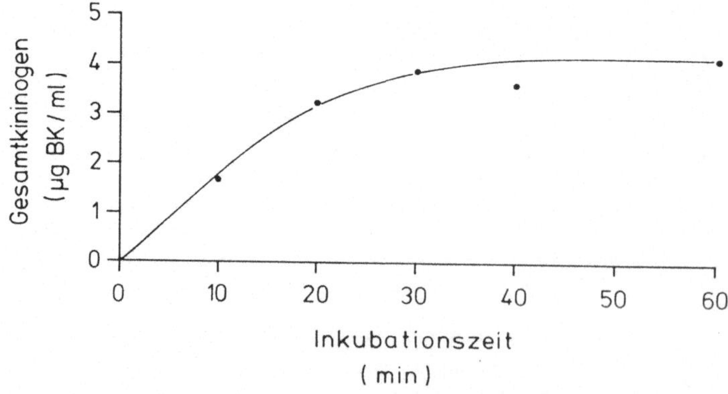

Abb. 45. Bradykinin-Freisetzung aus Kininogen durch eine niedrige Trypsinkonzentration (10 µg) während einer 60minütigen Inkubationszeit

anschließenden Bradykinin-RIA zu Interferenzen zu führen, wie die weitgehend
konstanten Bradykininspiegel und der negative Trypsin-Leerwert anzeigten. Ein
Abbau des freigesetzten Bradykinins durch Kininasen konnte ebenfalls nicht beobachtet werden (Abb. 46). Dementsprechend wurde das diesem Inkubationsgemisch zugesetzte exogene Bradykinin zu 91,8% wiedergefunden. Die Verdünnungskurve des durch Trypsin freigesetzten Bradykinins verlief streng parallel zur
Bradykinin-Standardkurve des Bradykinin-RIA (Abb. 47).

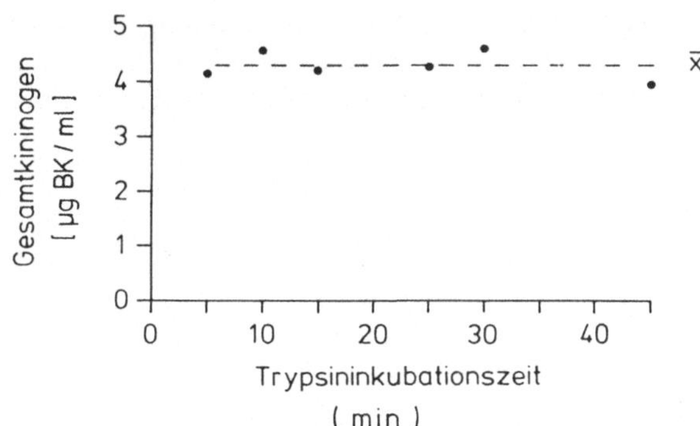

Abb. 46. Konstante Kininogen-Konzentration während der Trypsin-Inkubation. Ein Abbau des
durch Trypsin freigesetzten Bradykinins kann in dem Beobachtungszeitraum nicht festgestellt
werden

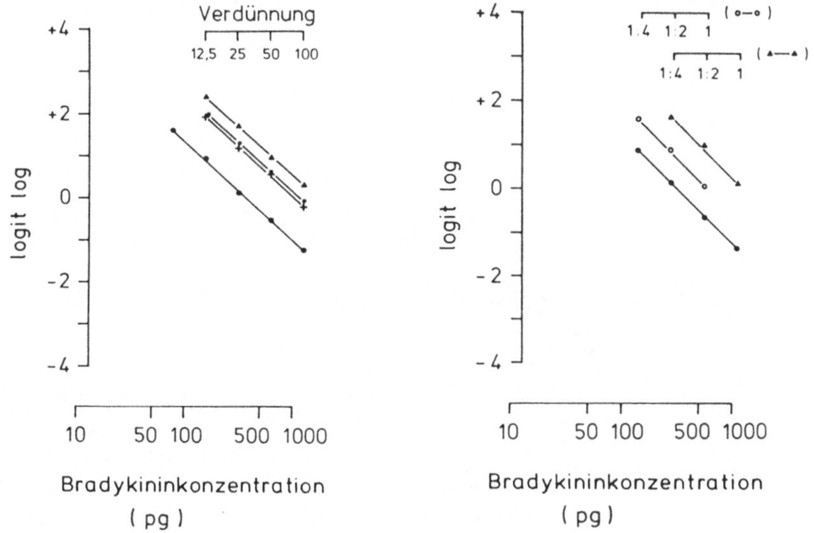

Abb. 47. Verdünnungsreihen des durch Trypsin freigesetzten Bradykinins (▲, +, o; links) sowie
der noch unbehandelten Plasmaprobe (▲, o; rechts) und ihr Vergleich mit der Bradykininstandardkurve des BK-RIA (•)

Die Bradykinin-Freisetzung aus Kininogen verlief streng linear zur eingesetzten Plasmamenge (Abb. 47). Eine Veränderung des Gesamtkininogen im Plasma war im Beobachtungszeitraum von 70 Tagen bei -28° C nicht zu beobachten (Abb. 48). Der Koeffizient der Interassay-Varianz des Gesamtverfahrens betrug 9,1 %, der der Interassay-Varianz 11,9 %. Der Vergleich der Kininogen-Konzentration in Proben, die sowohl bei 4° C als auch bei 20° C aufgearbeitet wurden, zeigte keinen Unterschied (4° C: 4,0 ± 2,1 µg BK/ml; 20° C: 3,8 ± 2,0 µg BK/ml; n=3). Der Abbau des HMW-Kininogens war durch exogenes Plasmakallikrein geringfügig besser als durch das endogene, mit Ballotini aktivierte Plasmakallikrein (21,6 ± 3,5 % vs. 16,1 ± 7,7 % Gesamtkininogen; n=6). Die mit dem vorgestellten Meßverfahren erhobenen Kininogenspiegel korrelierten hochsignifikant (r=0,9376; n=72; p < 0,001) mit den immunologisch (ELISA) bestimmten Kininogenkonzentrationen (Abb. 49). Kein Unterschied fand sich für die Konzentra-

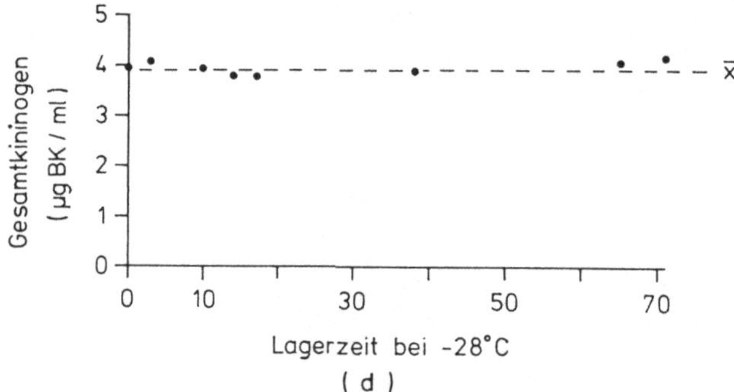

Abb. 48. Einfluß einer 70tägigen Lagerung der Plasmaproben bei -28° C auf den Gesamtkininogengehalt der Probe

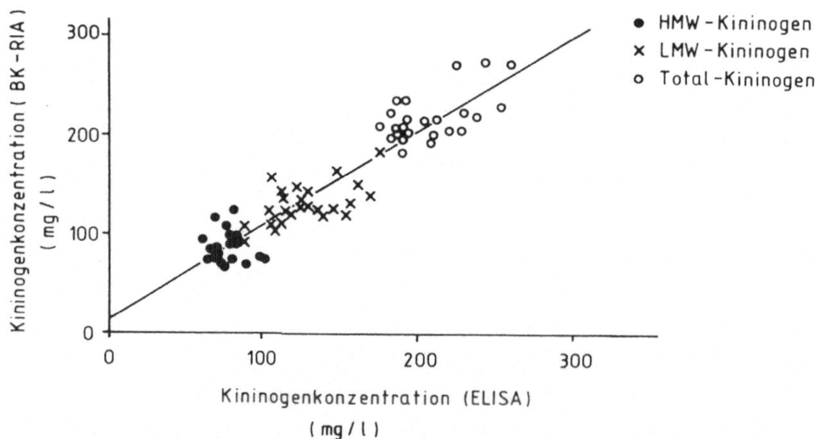

Abb. 49. Korrelationen zwischen immunologischer Kininkonzentration (ELISA) und bradykininhaltiger Kininogenkonzentration (BK-RIA) im Blut von 24 Probanden. *HMW* hochmolekular; *LMW* niedermolekular

Tabelle 10. Konzentrationen von Gesamtkininogen, LMW-Kininogen und HMW-Kininogen in Abhängigkeit von Alter und Geschlecht

| | Alter in Jahren | | | |
Gruppe	20–35	36–50	51–65	20–65
Gesamtkininogen (µg BK/ml)				
Männer	4,36 ± 0,18	4,71 ± 0,21	4,51 ± 0,13	4,52 ± 0,10
Frauen	4,94 ± 0,24	4,76 ± 0,30	4,81 ± 0,19	4,82 ± 0,15
LMW-Kininogen (µg BK/ml)				
Männer	3,47 ± 0,17	3,63 ± 0,17	3,50 ± 0,16	3,53 ± 0,10
Frauen	3,98 ± 0,20	3,86 ± 0,25	3,79 ± 0,15	3,90 ± 0,12
HMW-Kininogen (µg BK/ml)				
Männer	0,89 ± 0,17	1,08 ± 0,17	1,01 ± 0,16	0,99 ± 0,12
Frauen	0,96 ± 0,20	0,90 ± 0,25	1,02 ± 0,15	0,92 ± 0,12

tion des Gesamtkininogens im peripher-venösen (2,65 ± 0,19 µg BK/ml), pulmonal-arteriellen (2,56 ± 0,16 µg BK/ml) und peripher-arteriellen Blut (2,63 ± 0,13 µg BK/ml), so daß kein Hinweis auf einen größeren peripheren Verbrauch von Kininogen gefunden wurde. Als mittlere Kininogenkonzentration im Heparin-Plasma wurde ein Wert von 4,66 ± 0,09 µg BK/ml für Gesamtkininogen, 3,68 ± 0,08 µg BK/ml für LMW-Kininogen (79%) und 0,98 ± 0,08 µg BK/ml für HMW-Kininogen (21%) ermittelt. In bezug auf Alter und Geschlecht fand sich kein signifikanter Unterschied, obwohl bei Frauen die Kininogenspiegel geringfügig höher waren als bei Männern (Tabelle 10).

4.1.4 Bestimmung der Plasmaprokallikrein-Aktivität

4.1.4.1 Extraktion des Plasmaprokallikreins (PPK)

Mit der vorgestellten Ionenaustauscherchromatographie gelang es ohne Schwierigkeiten, PPK aus dem Plasma zu extrahieren. Es konnte ein weitgehend gleiches Elutionsverhalten für hochgereinigtes PPK, aktives Plasmakallikrein und für die im Plasma aktivierbare Kallikreinaktivität gefunden werden (Abb. 50). Die Kallikreinaktivität war vollständig durch Sojabohnen-Trypsininhibitor (SBTI, 1000 µg) hemmbar, wodurch eine Verunreinigung der Probe mit glandulärem Kallikrein ausgeschlossen war (Abb. 50a,b). Nach der Ionenaustauscherchromatographie lagen die Wiederauffindungsraten für PPK und aktives Plasmakallikrein im gleichen Bereich, während die Recovery für aktivierbares Kallikrein im Plasma deutlich niedriger lag (PPK: 88,4 %; Plasmakallikrein: 81,2 ± 2,2 % bei 10 Bestimmungen; aktivierbares Plasmakallikrein im Plasma 61,9 ± 1,7 % bei 9 Bestimmungen, p < 0,001). Eine Änderung der molaren Enzymaktivität trat durch die Ionenaustauscherchromatographie nicht auf, da das aktivierte Plasmakallikrein vor und nach der Extraktion die gleiche Hemmbarkeit durch SBTI aufwies (Abb. 51).

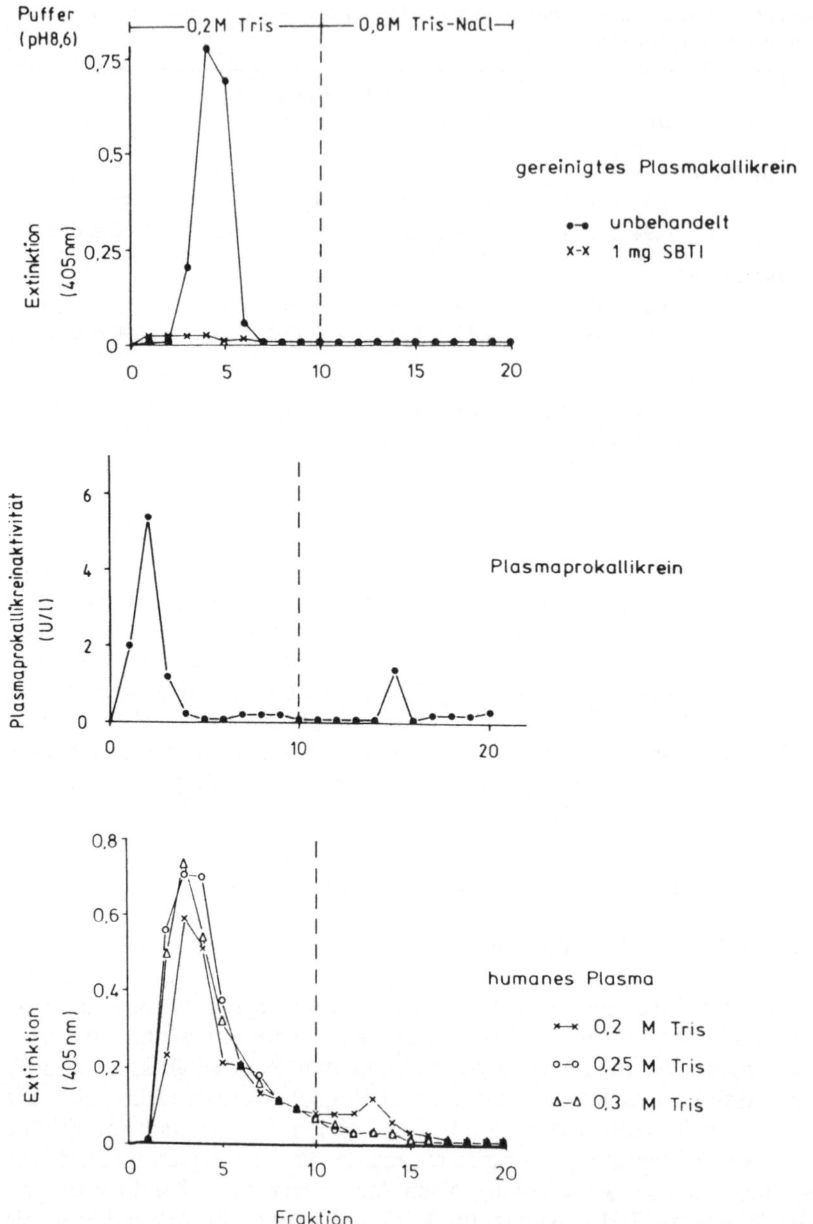

Abb. 50a. Elution von gereinigtem Plasmakallikrein, gereinigtem Plasmaprokallikrein und Kallikrein in Humanplasma während Ionenaustauscher-Chromatographie mit DEAE A50 Sephadex

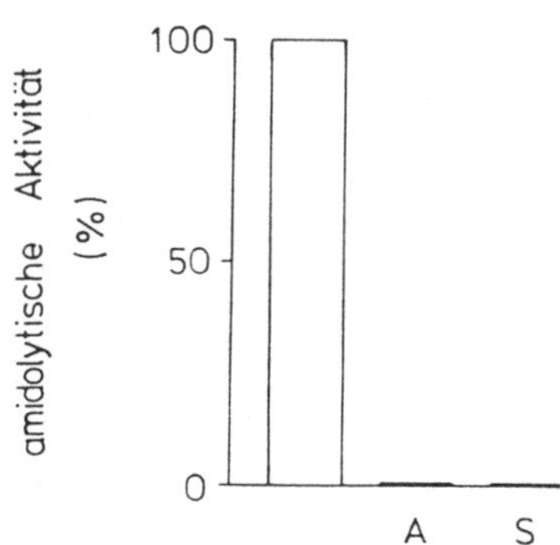

Abb. 50b. Hemmbarkeit der Kallikreinaktivität im Plasmaextrakt durch Aprotinin (A: 4000 KIU) und Sojabohnen-Trypsin-Inhibitor (SBTI: 2mg)

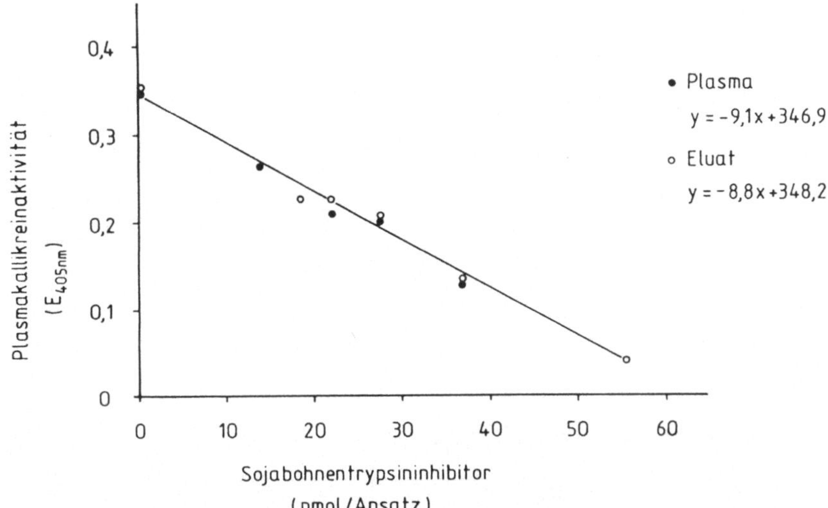

Abb. 51. Sojabohnen-Trypsin-Inhibitor hemmt die Plasma(pro)kallikreinaktivität vor (Plasma) und nach Ionenaustauscher-Chromatographie (Eluat) in dem gleichen molaren Verhältnis

Mit der beschriebenen Extraktionsmethode gelang es ferner, die wichtigsten natürlich vorkommenden Kallikreininhibitoren vom PPK abzutrennen. Zu diesen Inhibitoren zählen Alpha$_2$-Makroglobulin, Alpha$_1$-Proteaseninhibitor, C1-Esteraseinhibitor und Antithrombin III (Abb. 52). Auch andere plasmatische Enzyme, die in dem amidolytischen Assay interferieren können, wie Plasmin, glanduläres Kallikrein und Hageman-Faktor wurden durch die Ionenaustauscher-Chromatographie vom PPK abgetrennt (Abb. 53). Von den medikamentösen Hemmstoffen des

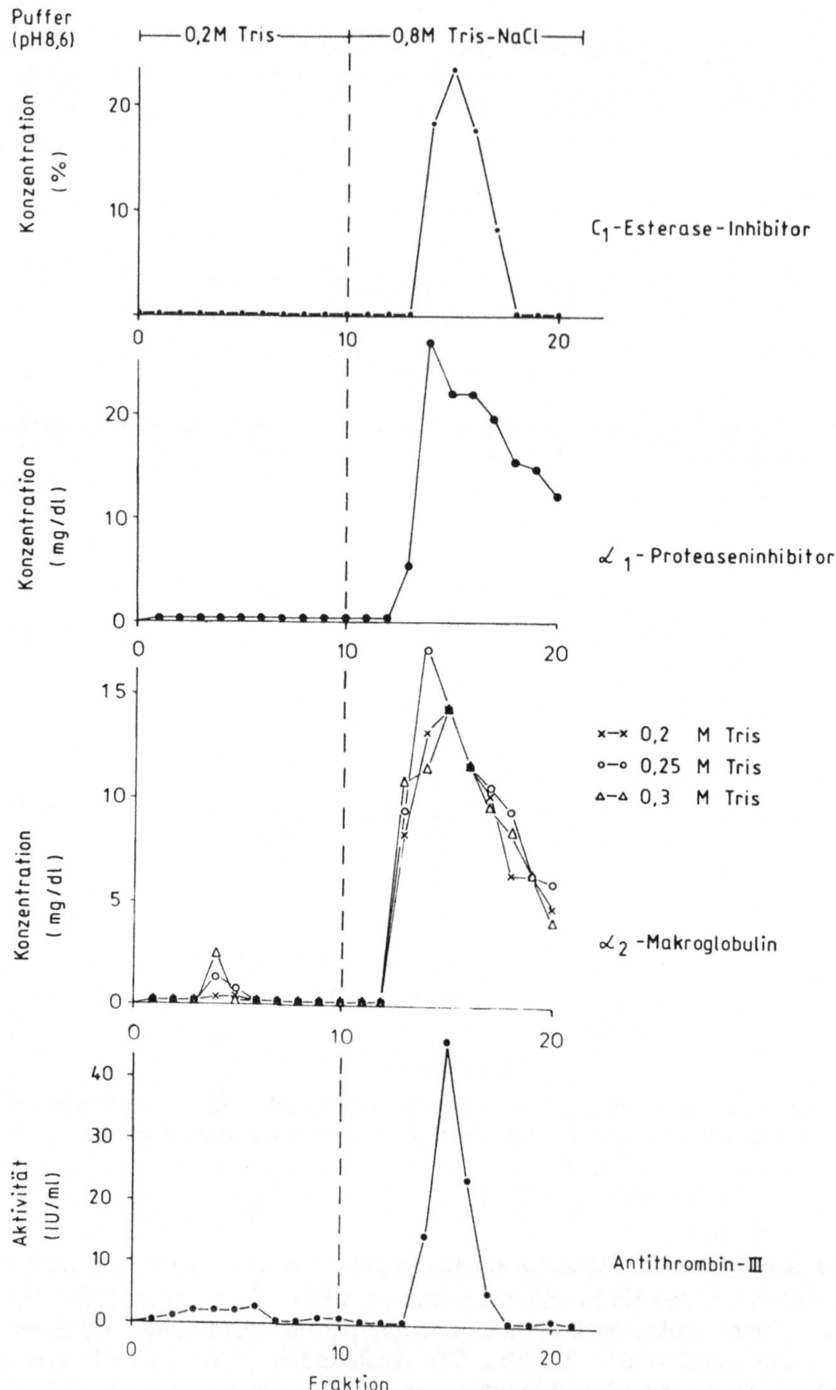

Puffer
(pH 8,6)
0,2M Tris
0,8M Tris-NaCl
Konzentration
(%)
20
10
0
10
20
C₁-Esterase-Inhibitor
Konzentration
(mg/dl)
20
10
0
0
10
20
α₁-Proteaseninhibitor
Konzentration
(mg/dl)
15
10
5
0
0
10
20
x—x 0,2   M Tris
o—o 0,25 M Tris
△—△ 0,3   M Tris
α₂-Makroglobulin
Aktivität
(IU/ml)
40
30
20
10
0
0
10
20
Antithrombin-III
Fraktion

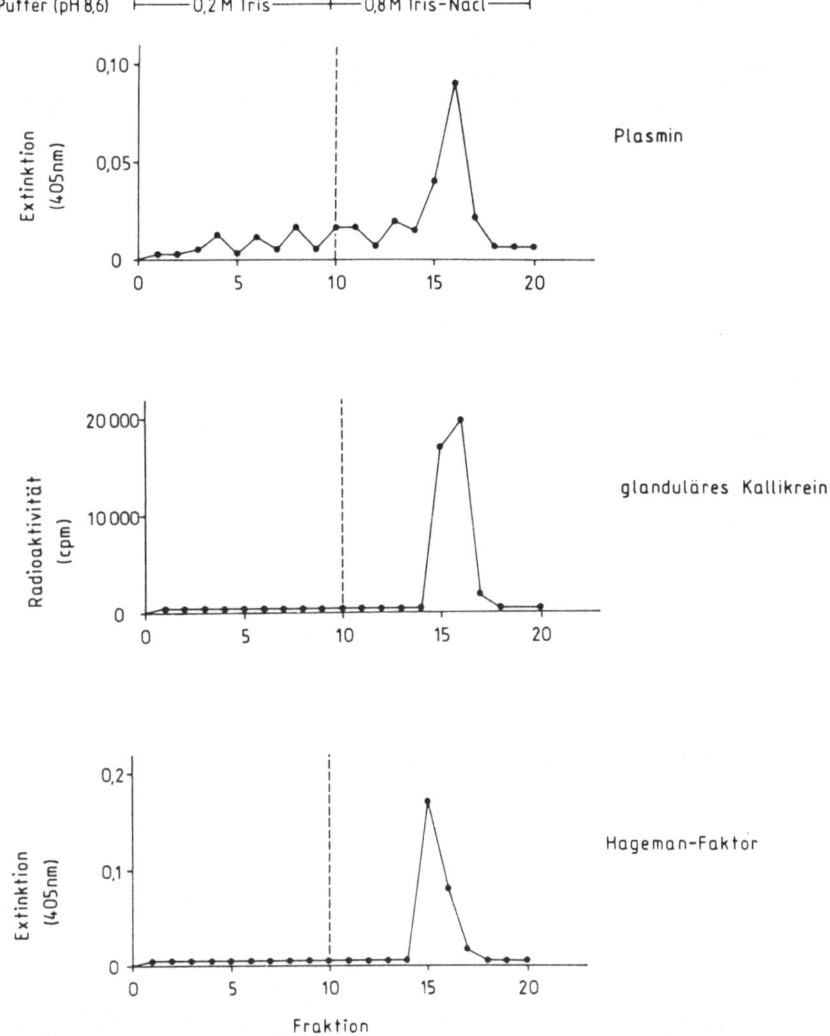

Abb. 53. Elutionsverhalten von Plasmin, glanduläres Kallikrein und Hageman-Faktor während Ionenaustauscher-Chromatographie mit DEAE A50 Sephadex. Diese Enzyme interferieren in aktivem Zustand mit dem chromogenen Substrat S 2302, das bei der Bestimmung der Plasma(pro)kallikrein-Aktivität Anwendung findet

Abb. 52. Elutionsverhalten von den vier wichtigsten plasmatischen Inhibitoren des Plasmakallikreins während Ionenaustauscher-Chromatographie mit DEAE A50 Sephadex. Während Plasmakallikrein in den ersten 10 Fraktionen gewonnen werden kann, eluieren seine Inhibitoren C1-Esterase-Inhibitor, Alpha$_1$-Proteaseninhibitor, Alpha$_2$-Makroglobulin und Antithrombin III erst nach Pufferwechsel in den folgenden Fraktionen

plasmatischen Kallikrein-Kinin-Systems konnte Heparin als Hemmer der Kallikreinaktivierung durch die Ionenaustauscherchromatographie ebenfalls vollständig vom PPK getrennt werden (Abb. 55), während es mit dem Extraktionsschritt nicht gelang, Aprotinin, einen therapeutisch eingesetzten Inhibitor der Kallikreinaktivität, aus der Probe zu entfernen (Abb. 54).

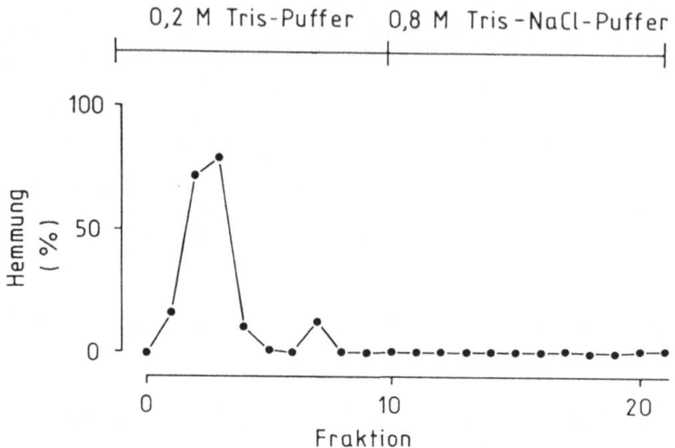

Abb. 54. Elutionsverhalten von Aprotinin während Ionenaustauscher-Chromatographie mit DEAE A50 Sephadex

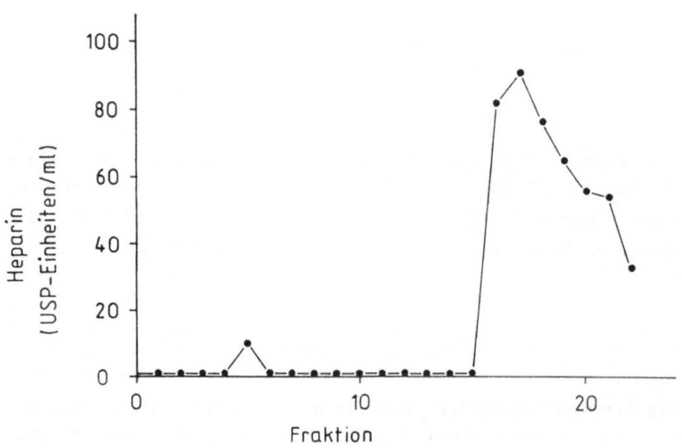

Abb. 55. Elutionsverhalten von Heparin während Ionenaustauscher-Chromatographie mit DEAE A50 Sephadex

4.1.4.2 Aktivierung des Plasmaprokallikreins

Im amidolytischen Assay zeigten die unbehandelten Plasmaproben eine geringe spontane Kallikreinaktivität, die jedoch während der Inkubation im Assay rasch an Wirkung verlor (Abb. 56). PPK konnte vor Extraktion der Plasmaprobe mit Dextransulfat, Elacsäure oder dem Plasmaprokallikrein-Aktivator gleichermaßen aktiviert werden. Nur Triton X-100 war nicht in der Lage, PPK zu aktivieren (Abb. 57). Bei der weiteren Austestung des Plasmaprokallikrein-Aktivators zeigte sich, daß der Einsatz von 800 µl des Orginalansatzes durch einen Überschuß an Aktivator eine zuverlässige und vollständige Aktivierung des PPK sicherstellte (Abb. 59). Die optimale Inkubationszeit für die PPK-Aktivierung betrug in den Messungen mit dem Plasmaprokallikrein-Aktivator 2 min bei 37° C (Abb. 58). Nach der Extraktion war kein Hageman-Faktor mehr (Abb. 57) in der Probe vorhanden, so daß die Aktivierung des PPK mit Dextransulfat nicht mehr gelang (Abb. 60) und nur noch mit dem Plasmaprokallikrein-Aktivator möglich war. Denn in diesem Aktivator war im Gegensatz zu den anderen Aktivatoren auch aktiver Hageman-Faktor und hochmolekulares Kininogen vorhanden.

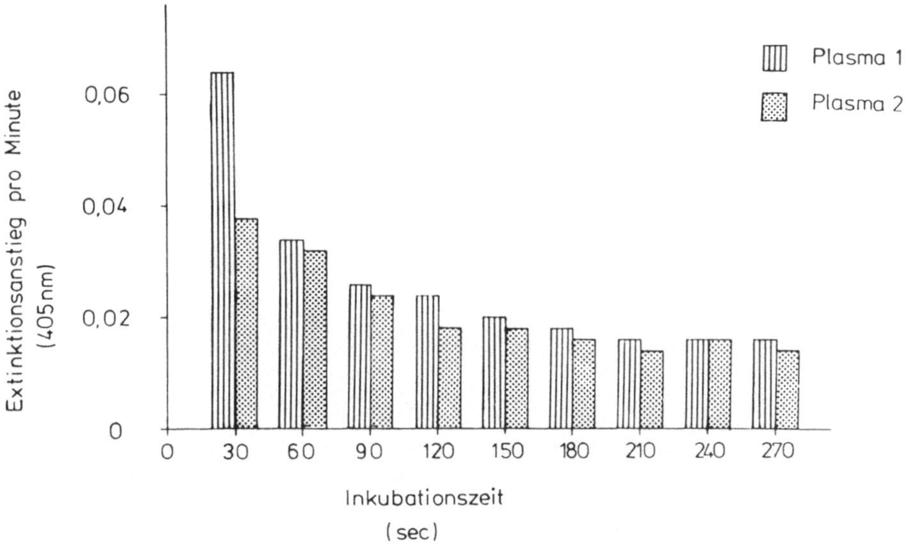

Abb. 56. Spontane Inhibition der Kallikreinaktivität im Plasma durch die im Überschuß vorhandenen endogenen Hemmstoffe

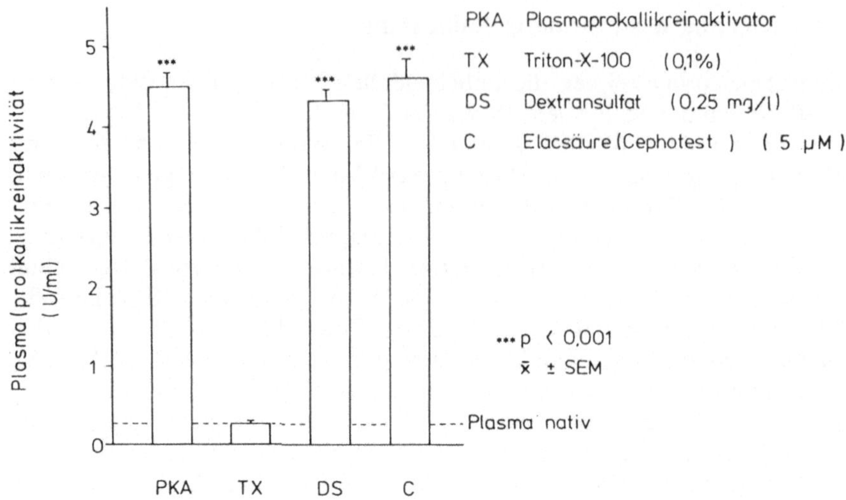

Abb. 57. Aktivierbarkeit des Plasmaprokallikreins durch Detergenzien, oberflächenaktive Substanzen und einem speziellen Aktivatorgemisch. Bestimmt wurde jeweils die Plasma(pro)kallikrein-Aktivität derselben Probe

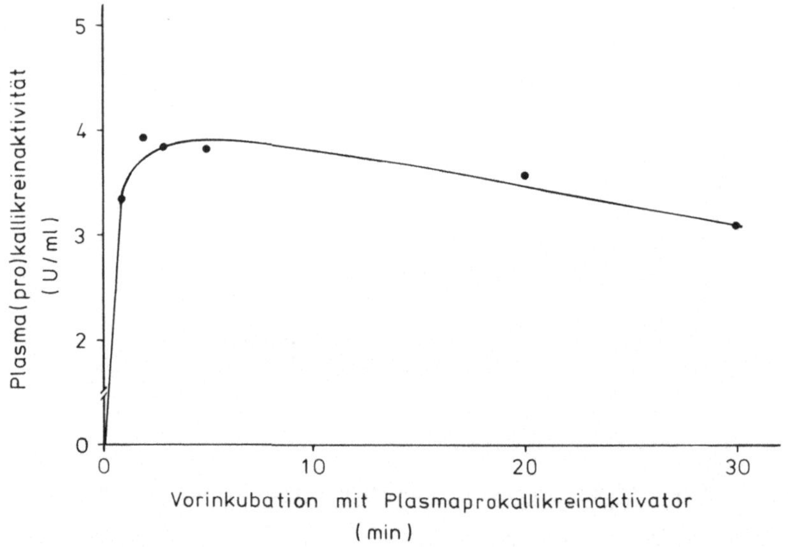

Abb. 58. Austestung der optimalen Vorinkubationszeit zur Aktivierung des Plasmaprokallikreins. Ein konstantes Plasmavolumen wurde mit 800 µg des Aktivators über 1 bis 30 Minuten inkubiert

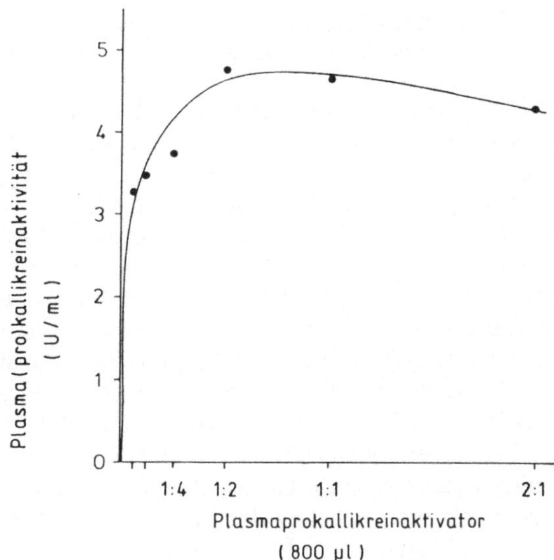

Abb. 59. Einfluß des Aktivatorvolumens auf die Aktivierbarkeit des Plasmaprokallikreins. In der höchsten Teststufe wurde der Aktivator in einer 2:1 konzentrierten Lösung eingesetzt

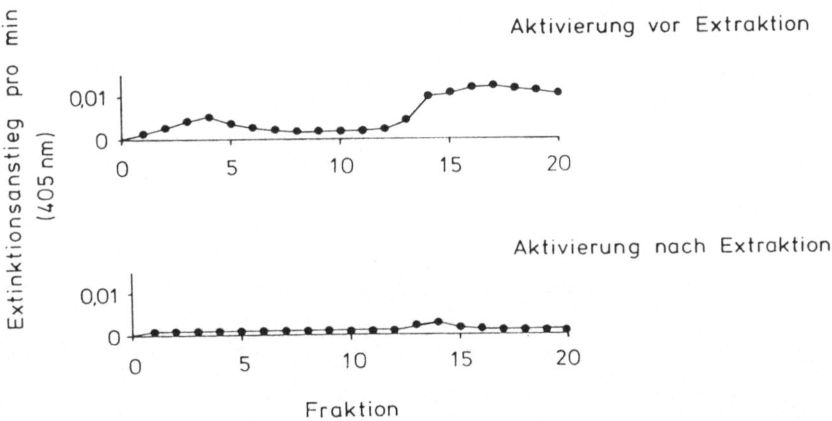

Abb. 60. Einfluß von Dextransulfat auf die Aktivierung des Plasmaprokallikreins bei Probenextraktion. Vor Extraktion aktiviertes Plasma(pro)kallikrein eluiert überwiegend mit den Inhibitoren und nur gering in noch aktiver Form. Nach Extraktion fehlt den Proben der Hageman-Faktor und Dextransulfat bleibt ohne Effekt

4.1.4.3 Bestimmung der enzymatischen Aktivität des aktivierten Plasmaprokallikreins

Die Michaelis-Menten-Konstante des Substrat S 2302 ließ sich nach dem Lineweaver-Burk-Plot auf $K_m = 1{,}72 \times 10^{-4}$ M berechnen (Abb. 61). Die Substratspaltung verlief im amidolytischen Assay streng proportional zur eingesetzten Enzymmenge und zur Inkubationszeit, wenn PPK in extrahierten Proben gemessen wurde (Abb. 62, 63). In nichtextrahierten Proben dagegen war über die Zeit ein deutlicher Aktivitätsverlust zu beobachten (Abb. 64). Der Koeffizient der Intraassay-Varianz des gesamten Meßverfahrens betrug 12,2 %, der der Interassay-Varianz 13,4 %. War bisher nur Zitratplasma für die Bestimmung der PPK-Aktivität verwandt worden, so konnte gezeigt werden, daß die PPK-Aktivität in EDTA- und Zitratplasma nach der Extraktion gleichermaßen zu messen war: 2,25 ± 0,28 U/ml in EDTA-Plasma und 2,34 ± 0,20 U/ml in Zitratplasma (n=6). Eine gering höhere Aktivität als im EDTA- oder Zitratplasma fand sich im Heparinplasma (2,61 ± 0,21 U/ml), das vor Extraktion wegen zu geringer Aktivierung keine korrekte Messung des PPK zuließ (Abb. 65). Als mittlere PPK-Aktivität im EDTA-Plasma wurde bei 42 Normalpersonen ein Wert von 2,57 ± 0,12 U/ml ermittelt. Es fand sich in dem untersuchten Kollektiv keine Geschlechts- und Altersabhängigkeit (Tabelle 11).

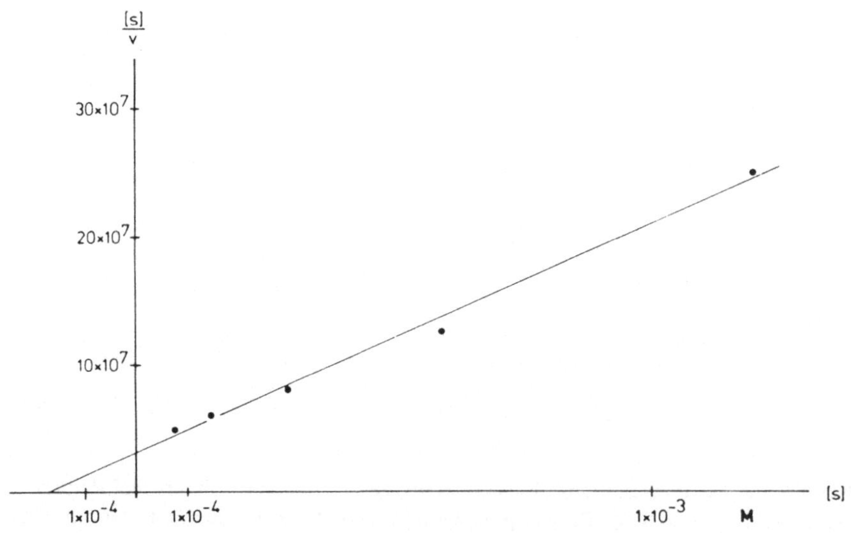

Abb. 61. Graphische Darstellung der Michaelis-Menten-Konstante des Plasmakallikreins in bezug auf das Substrat S 2302

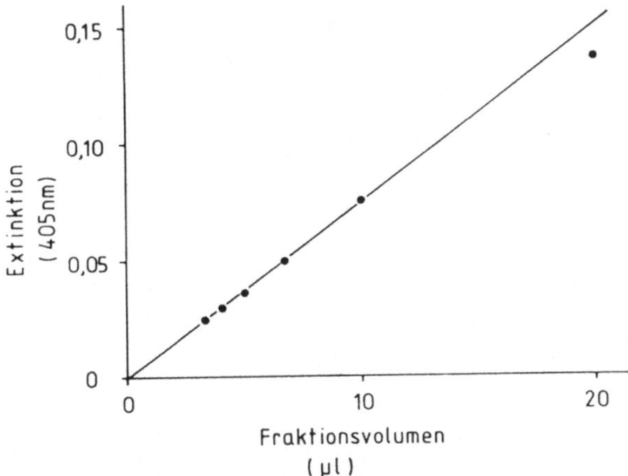

Abb. 62. Abhängigkeit der Substratspaltung durch Plasma(pro)kallikrein von dem eingesetzten Fraktionsvolumen

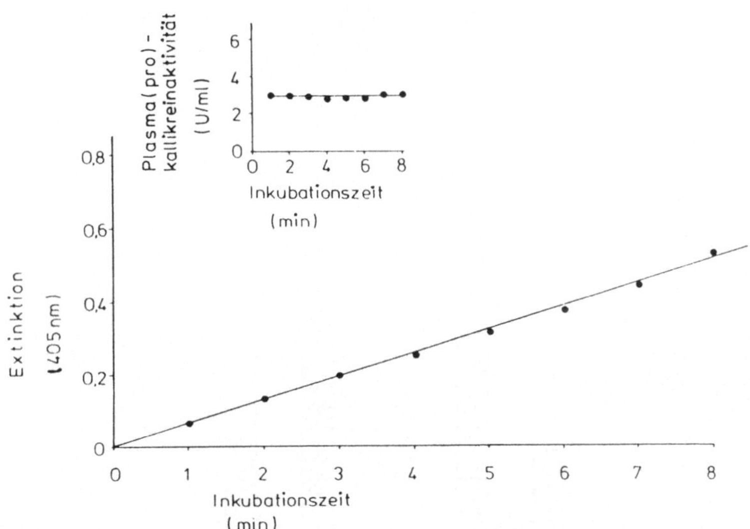

Abb. 63. Lineare Substratspaltung durch Plasma(pro)kallikrein nach Extraktion der Probe selbst über eine längere Inkubationszeit

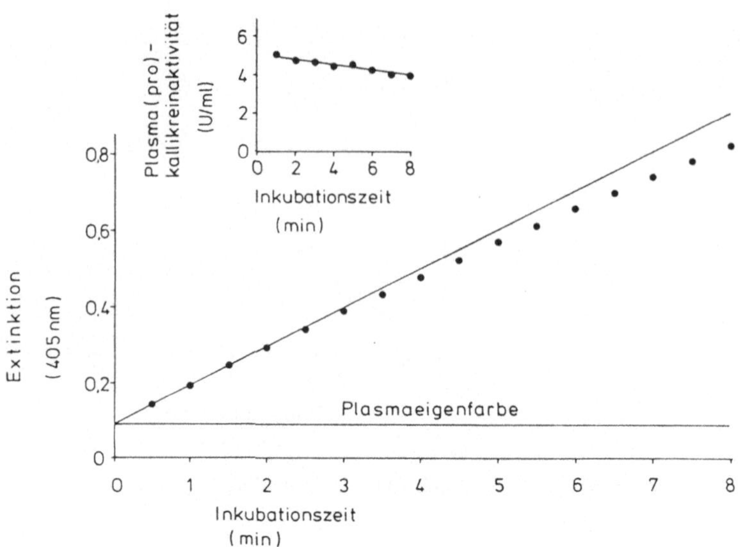

Abb. 64. Fehlende lineare Substratspaltung durch Plasma(pro)kallikrein in nichtextrahierten Plasmaproben. Die gemessene Kallikreinaktivität fällt während der Inkubation konstant ab

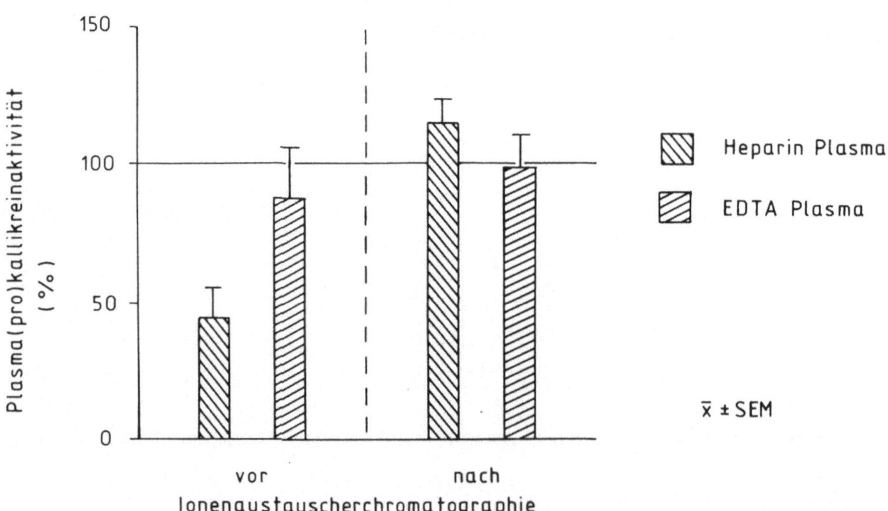

Abb. 65. Einfluß der Ionenaustauscher-Chromatographie auf die Messung der Plasma(pro)kallikrein-Aktivität im Plasma, das entweder durch Heparin- oder EDTA-Zusatz gewonnen wurde. Vor der Extraktion hemmte Heparin die Enzymaktivität; nach der Extraktion, die eine Trennung des Plasmaprokallikreins vom Heparin bewirkte, war die Bestimmung der Enzymaktivität ungestört möglich

Tabelle 11. Plasma(pro)kallikrein-Aktivität von 42 gesunden Normalpersonen im Alter von 20–65 Jahren ($\bar{x} \pm$ SEM)

| | | Alter in Jahren | | |
Gruppe	20–35	36–50	51–65	20–65
Plasmaprokallikreinaktivität (U/ml)				
Männer	$2{,}38 \pm 0{,}13$	$2{,}51 \pm 0{,}28$	$2{,}58 \pm 0{,}38$	$2{,}49 \pm 0{,}16$
Frauen	$2{,}32 \pm 0{,}33$	$3{,}09 \pm 0{,}29$	$2{,}56 \pm 0{,}30$	$2{,}66 \pm 0{,}18$

4.1.5   Messung der Kininasen-Aktivität

4.1.5.1   Messung der Kininasen-Gesamtaktivität

Mit dem vorgestellten Meßverfahren läßt sich eine Km für Bradykinin von $1{,}5 \times 10^{-7}$ M ermitteln (Abb. 66). Die Messung des Bradykininabbaus durch die plasmatischen Kininasen im Zeitverlauf ergab eine strenge Linearität zwischen Bradykininabbau und Inkubationszeit (Abb. 67). Der Bradykininumsatz durch die plasmatischen Kininasen war ebenfalls streng linear zu der Menge des eingesetzten Plasmas (Abb. 68). Der Koeffizient der Intraassay-Varianz betrug 4,5 %, der der Interassay-Varianz 10,8 %. Die Bestimmung der Kininasen-Gesamtaktivität bei 7 gesunden Normalpersonen ergab eine mittlere bradykinin (BK)-inaktivierende Aktivität von $0{,}35 \pm 0{,}06$ µg BK $\times$ min^{-1}/ml.

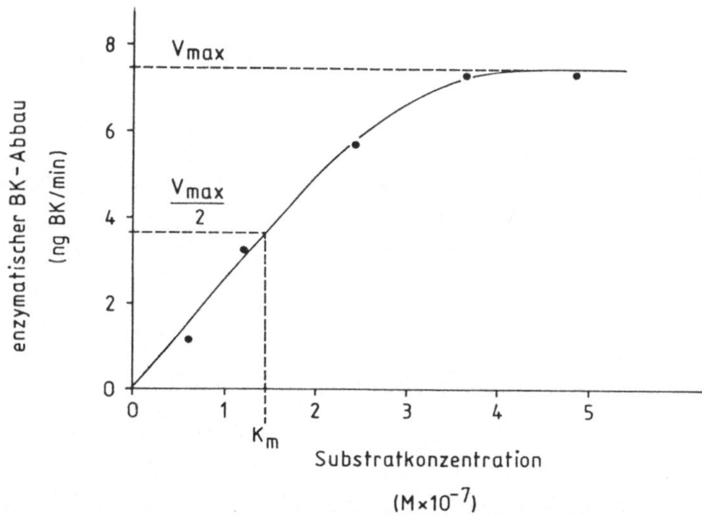

Abb. 66. Graphische Darstellung der Michaelis-Menten-Konstante der Kininasengesamtaktivität im Plasma gegenüber dem natürlichen Substrat Bradykinin

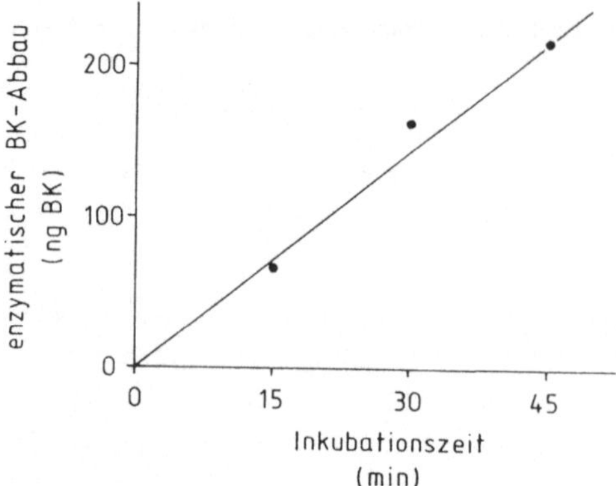

Abb. 67. Abhängigkeit des Bradykininabbaus durch die plasmatischen Kininasen von der Inkubationszeit

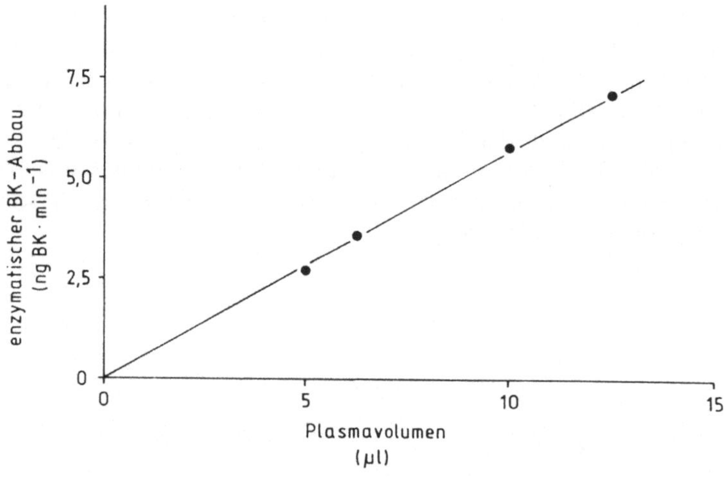

Abb. 68. Abhängigkeit des Bradykininabbaus durch die plasmatischen Kininasen von dem eingesetzten Plasmavolumen

4.1.5.2 Messung der Kininase-II-Aktivität

Das im Radioassay eingesetzte Tripeptid ^{3}H-Hip-Gly-Gly wies für die plasmatische Kininase II eine Km von $4,95 \times 10^{-3}$ M auf (Abb. 69). Die Enzym-Substrat-Reaktion verlief streng linear zur Inkubationszeit (Abb. 70) und zur Menge des eingesetzten Plasmas bis 10 µl. Plasmamengen über 10 µl pro Ansatz führen hingegen zu falsch niedrigen Ergebnissen (Abb. 71). Die Messungen im Serum und

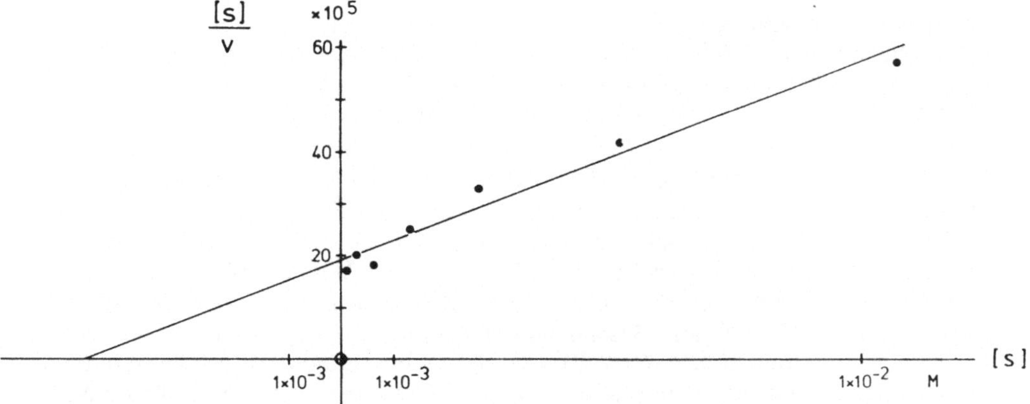

Abb. 69. Graphische Darstellung der Michaelis-Menten-Konstante für die Kininasen II im Plasma, gemessen mit dem Substrat ^{3}H-Hip-Gly-Gly des Radioassays

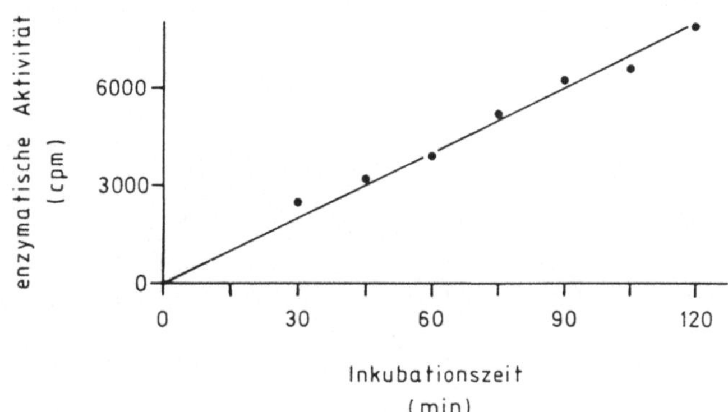

Abb. 70. Abhängigkeit der Substratspaltung durch die Kininase II von der Inkubationszeit

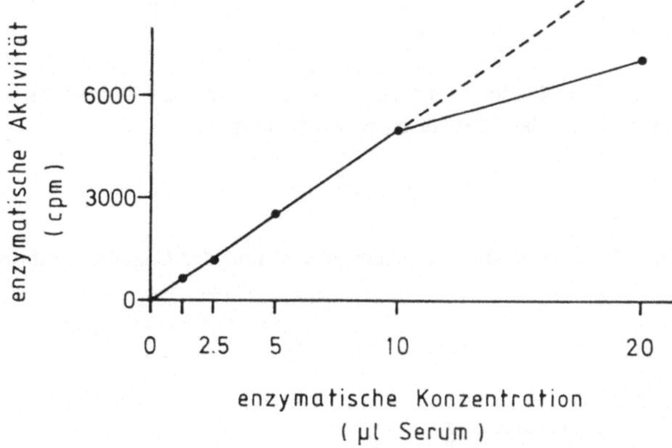

Abb. 71. Abhängigkeit der Substratspaltung durch die Kininase II von dem eingesetzten Probenvolumen

im Plasma unterschieden sich nicht, und einmaliges Einfrieren und Wiederauf-
tauen blieben ohne Effekt auf die Aktivität der Kininase II (Abb. 72). Die Kininase-II-Aktivität blieb bei Raumtemperatur über 27 Tage konstant zu messen (Tag
1: 105 U/l; Tag 27: 100 U/l) und erst nach 21 Wochen war ein Aktivitätsverlust
zu verzeichnen. Die Lagerung bei 4° C hingegen war bis zur 42. Woche konstant
(Tabelle 12). In Captopril gehemmten Proben war während der Beobachtungszeit
ein deutlicher Wiederanstieg der Enzymaktivität zu verzeichnen, und selbst bei
Lagerung bei -28° C war die Kininase-II-Aktivität nach 20 Wochen wieder im
unteren Normbereich (1. Woche: 10,2 ± 2,2 U/l; 20. Woche: 58,3 ± 10,5 U/l; p
< 0,001). Der Koeffizient der Intraassay-Varianz betrug 3,1 %, der der Interas-
say-Varianz 7,0 %. Bei den Messungen der Kininase-II-Aktivität im venösen, arteriellen, und pulmonal-arteriellen Blut fanden sich in allen drei Gefäßabschnitten
die gleichen Enzymaktivitäten (Abb. 73). Die Messungen in einem größeren Normalkollektiv ergaben als Mittelwert eine Kininase-II-Aktivität von 97,6 ± 1,6 U/l,
wobei sich kein Unterschied zwischen Männern und Frauen bzw. jungen und alten
Probanden nachweisen ließ (Tabelle 13).

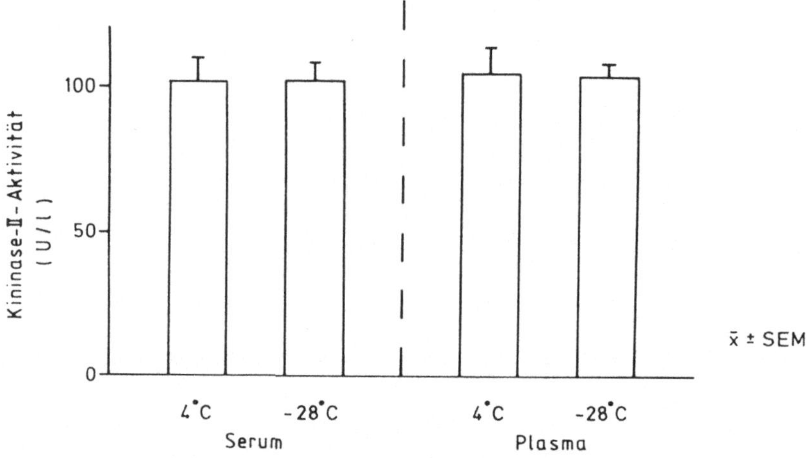

Abb. 72. Einfluß eines einmaligen Einfrierens und Auftauens auf die Aktivität der Kininase II
im Serum bzw. das Plasma eines Probanden

Tabelle 12. Einfluß der Lagertemperatur und der Lagerzeit auf die Aktivität der Kininase II

Lagerungs- temperatur	Zeit der Lagerung (Wochen)		
	1	21	42
Kininase-II-Aktivität (U/l)			
20 °C	135	125	93
4 °C	132	132	135

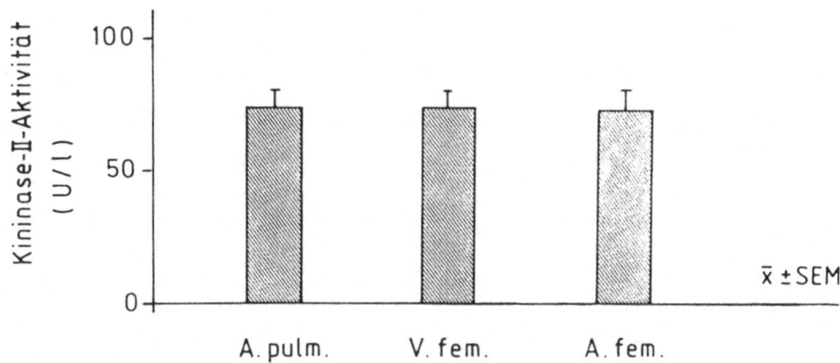

Abb. 73. Identische Aktivitäten der Kininase II im Plasma in der Arteria pulmonalis, der Vena femoralis und der Arteria femoralis bei Probanden

Tabelle 13. Kininase-II-Aktivität im Plasma von 218 gesunden Normalpersonen im Alter von 20–65 Jahren ($\bar{x}$ ± SEM)

| Gruppe | Alter in Jahren | | | |
	20–35	36–50	51–65	20–65
Kininase-II-Aktivität (U/ml)				
Männer	101,3 ± 2,9	97,1 ± 4,3	91,2 ± 3,1	98,7 ± 2,1
Frauen	97,4 ± 2,9	87,1 ± 7,3	102,0 ± 6,8	96,4 ± 2,5

4.1.5.3 Vergleichende Messungen mit beiden Meßverfahren für Kininasen-Aktivität

Die Enzymaktivitäten, die mit beiden Meßverfahren simultan in einem Plasma bestimmt wurden, korrelierten hochsignifikant miteinander (r=0,95; p < 0,001; Abb. 74). Auffallend war, daß in den Plasmen mit captopril-gehemmter Kininase-II-Aktivität eine deutliche Parallelverschiebung der Korrelationsgerade nach links zu beobachten war. Die Korrelation der Aktivitäten in diesen Proben war ebenfalls signifikant (r=0,62; p < 0,02). Beide Korrelationsgeraden hatten die gleiche Steigung (Abb. 74). Diese Verlagerung der Korrelationsgeraden ging einher mit einer Erhöhung der ID_{50} von Captopril (ID_{50} Radioassay: 7,5 x 10^{-7} M und ID_{50} Bradykinin-RIA: 5,4 x 10^{-7} M). Durch die Zugabe von höheren Captoprilkonzentrationen in vitro zu den in vivo schon gehemmten Plasmaproben ließ sich dann auch im Meßverfahren für die Kininasengesamtaktivität eine ähnliche Enzymhemmung erreichen, wie sie im Radioassay in vivo ohne zusätzliche Captoprilgabe in vitro beobachtet wurde. Captopril war somit letztlich in der Lage in beiden Meßverfahren die Kininasen-Aktivität vollständig zu hemmen (Abb. 74), was darauf hinweist, daß mit beiden Verfahren die Aktivität der Kininase II bestimmt wurde. Die Aktivitäten der Kininase I sowie der unspezifischen Aminopeptidase

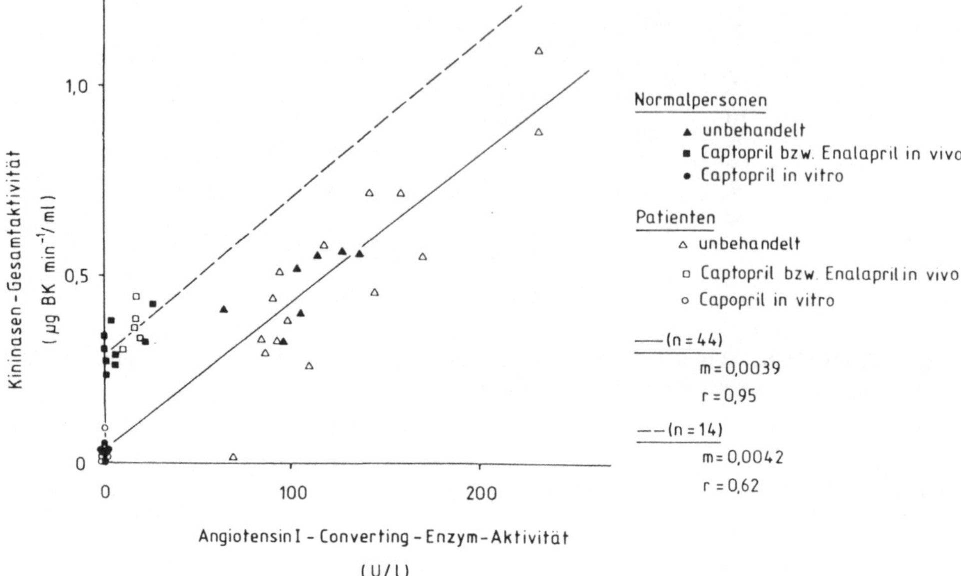

Abb. 74. Korrelation der Kininasen-II-Aktivität gemessen im Radioassay mit der Kininasen-Gesamtaktivität gemessen im Bradykinin-RIA in Proben von gesunden Probanden und Patienten mit Sarkoidose oder arterieller Hypertonie. Die hochsignifikante Korrelation zwischen beiden Meßverfahren kann sowohl im nativen Plasma (—) als auch im Captopril (50 mg) bzw. Enalapril (10 mg) behandelten Plasma (---) festgestellt werden. Die Steigungen der beiden Geraden sind annähernd gleich. Mit Captopril im Überschuß können die Enzymaktivitäten in beiden Assays vollständig gehemmt werden

im Blut lassen sich mit der hier angewandten Methode (Kininasen-Gesamtaktivität) somit normalerweise nicht nachweisen, da ihre Aktivitäten unter der Nachweisgrenze des Meßverfahrens zu liegen scheinen.

4.1.6   Messung der Kallikrein-Inhibitoren

Die Bestimmung der Aktivitäten bzw. Konzentrationen der Kallikreininhibitoren erfolgte mittels kommerziellen Assay-Kits streng nach den beiliegenden Arbeitsanleitungen. Methodische Probleme dieser Assays wurden im Rahmen dieser Untersuchungen nicht weiter untersucht. In Tabelle 14 werden die Konzentrationen von Alpha$_2$-Makroglobulin und Alpha$_1$-Proteaseninhibitor sowie die Aktivität des C1-Esterase-Inhibitors in Abhängigkeit von Alter und Geschlecht aufgelistet.

Tabelle 14. Konzentrationen von Alpha$_1$-Proteaseninhibitor und Alpha$_2$-Makroglobulin sowie Aktivität des C1-Esterase-Inhibitors im Plasma von 58 gesunden Probanden in Abhängigkeit von Alter und Geschlecht ($\bar{x} \pm$ SEM)

| | Alter in Jahren | | | |
Gruppe	16–35	36–50	51–67	16–67
Alpha$_1$-Proteaseninhibitor (mg/dl)				
Männer	1,92 ± 0,11	1,93 ± 0,05	1,87 ± 0,19	1,90 ± 0,08
Frauen	2,32 ± 0,11	1,88 ± 0,10	1,63 ± 0,12	2,13 ± 0,09
Alpha$_2$-Makroglobulin (mg/ml)				
Männer	2,41 ± 0,18	1,58 ± 0,20	1,66 ± 0,19	2,09 ± 0,14
Frauen	2,43 ± 0,14	1,74 ± 0,19	1,87 ± 0,13	2,22 ± 0,11
C1-Esterase-Inhibitor (%)				
Männer	102,6 ± 3,1	120,5 ± 9,5	103,6 ± 5,0	103,7 ± 2,6
Frauen	101,6 ± 3,3	110,6 ± 5,6	113,0 ± 5,6	105,0 ± 2,6

4.2 Experimentelle Studien an Hund und Ratte

4.2.1 Untersuchungen zur Regulation des renalen Kallikrein-Kinin-Systems

4.2.1.1 Änderungen in der Diurese und Natriurese und ihr Einfluß auf die Aktivität des renalen Kallikrein-Kinin-Systems

4.2.1.1.1 Einseitige Steigerung der Diurese und Natriurese bei unilateraler Nephrektomie

Nach unilateraler Nephrektomie kam es im Verlauf der 14tägigen Beobachtungszeit zu keinen wesentlichen Änderungen in der Urinausscheidung, dem Hämatokriten, dem Körpergewicht und dem Blutdruck (Tabelle 15, 16). Die Natrium- und Kaliumausscheidung im Urin war am 2. und 7. postoperativen Tag erniedrigt, was über eine reduzierte Futteraufnahme an diesen Tagen erklärt werden konnte. Am 14. Tag waren bei normaler Futteraufnahme auch die Natrium- und Kaliumausscheidung unverändert (Tabelle 16). Die Kallikrein-Aktivität im Nierenrindengewebe der unilateral nephrektomierten Tiere war sowohl auf das Nierengewicht als auch auf den renalen Proteingehalt bezogen unverändert (Tabelle 17). Das Nierengewicht der verbliebenen rechten Niere nahm erwartungsgemäß zu (Tabelle 17), erreichte jedoch nicht ein Gewicht, das dem Gesamtgewicht beider Nieren in den Kontrolltieren entsprach. Die Kallikrein-Ausscheidung im Urin war im Anschluß an die unilaterale Nephrektomie über den gesamten Beobachtungszeitraum auf etwa die Hälfte erniedrigt, zeigte aber einen den Kontroll-

Tabelle 15. Verhalten von Körpergewicht, Blutdruck und Hämatokrit 14 Tage nach unilateraler Nephrektomie

Gruppe	Körpergewicht (g)	Blutdruck (mmHg)	Hämatokrit (%)
Kontrollen	361,8 ± 13,8	122,5 ± 2,9	45,4 ± 1,4
Nephrektomie	353,9 ± 11,6	116,4 ± 4,1	44,4 ± 1,0

Tabelle 16. Einfluß einer unilateralen Nephrektomie (Nx) auf die Futteraufnahme (FM), das Urinvolumen (UV) und die renale Natrium- ($UNaV$) und Kaliumausscheidung (UKV) im Urin im Verlauf von 14 postoperativen Tagen ($dpOP$). Die Kontrolltiere (Ko) wurden scheinoperiert. * p < 0,05; ** p < 0,02; *** p < 0,005

	FM (g/d/100 g)	UV (ml/d/100 g)	UNaV (mM/d/100 g)	UKV (mM/d/100 g)
vor OP				
Ko	6,8 ± 0,3	4,4 ± 0,6	0,43 ± 0,02	1,40 ± 0,05
Nx	6,2 ± 0,3	3,6 ± 0,4	0,39 ± 0,02	1,31 ± 0,06
2 d pOP				
Ko	6,9 ± 0,2	4,2 ± 0,2	0,50 ± 0,02	1,29 ± 0,04
Nx	6,0 ± 0,1***	4,8 ± 0,6	0,43 ± 0,02**	1,06 ± 0,04***
7 d pOP				
Ko	7,0 ± 0,3	5,2 ± 0,8	0,50 ± 0,03	1,43 ± 0,04
Nx	6,1 ± 0,3*	4,7 ± 0,7	0,39 ± 0,03**	1,19 ± 0,04**
14 d pOP				
Ko	6,5 ± 0,2	6,0 ± 0,8	0,50 ± 0,04	1,40 ± 0,08
Nx	6,2 ± 0,3	5,5 ± 0,6	0,46 ± 0,06	1,32 ± 0,06

Tabelle 17. Änderungen im Nierengewicht, intrarenalem Proteingehalt und intrarenaler Kallikrein-aktivität im Nierenrindengewebe 14 Tage nach unilateraler Nephrektomie (RN rechte Niere; LN linke Niere; * p < 0,02)

Gruppe	Nierengewicht (g) RN	LN	Kallikrein (mU/mg Prot) RN	LN	Protein (mg/g Gewebe) RN	LN
Kontrollen	1,40 ± 0,07	1,34 ± 0,06	1,43 ± 0,32	1,71 ± 0,32	65,2 ± 2,2	73,7 ± 6,4
Nephrektomie	1,72* ± 0,1		1,57 ± 0,22		69,2 ± 4,6	

tieren vergleichbaren Altersanstieg (Abb. 75). Im Gegensatz zur unveränderten relativen Kallikrein-Aktivität im Nierengewebe war 15 Tage nach der unilateralen Nephrektomie eine deutliche Reduktion der Gesamtaktivität des renalen Kallikreins im Urin und im Nierenrindengewebe zu beobachten, die parallel zur Reduktion des Nierengesamtgewichtes einherging (Abb. 76). Eine Beziehung der Kallikreinausscheidung zur Diurese und Natriurese ließ sich nicht herstellen.

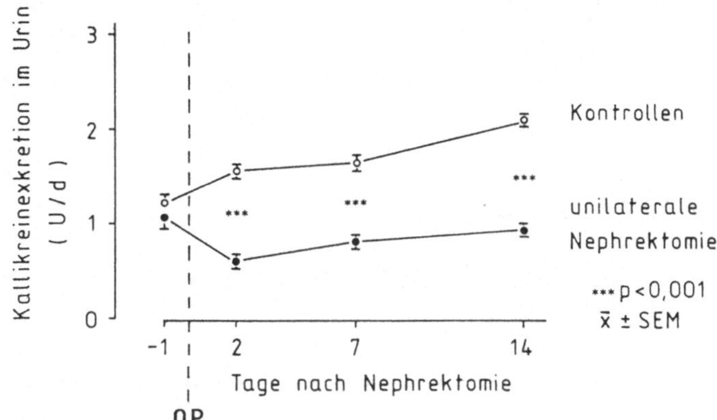

Abb. 75. Verlauf der Kallikreinausscheidung im Urin nach unilateraler Nephrektomie. Die Kontrolltiere wurden scheinoperiert

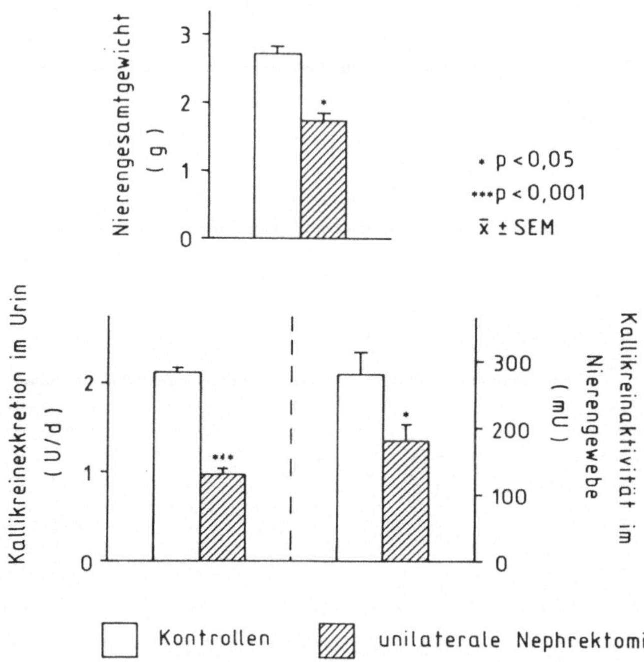

Abb. 76. Reduktion des Nierengesamtgewichts, der Kallikreinexkretion im Urin und der Kallikreinaktivität im Nierengewebe nach unilateraler Nephrektomie. Als Vergleich dienten die Werte, die in scheinoperierten Ratten mit zwei Nieren erhoben wurden.

4.2.1.1.2 Steigerung der Diurese und Natriurese durch physiologische Peptide

A) Steigerung der Diurese und Natriurese durch intrarenale Injektion von Bradykinin in Hunden:

Die Injektion von Bradykinin in die Nierenarterie führte zu einer konstanten Erhöhung des Nierenblutflusses, der Diurese und der Natriurese, während die Kaliumausscheidung nur kurzfristig deutlich erhöht war (Abb. 77). Der Blutdruck

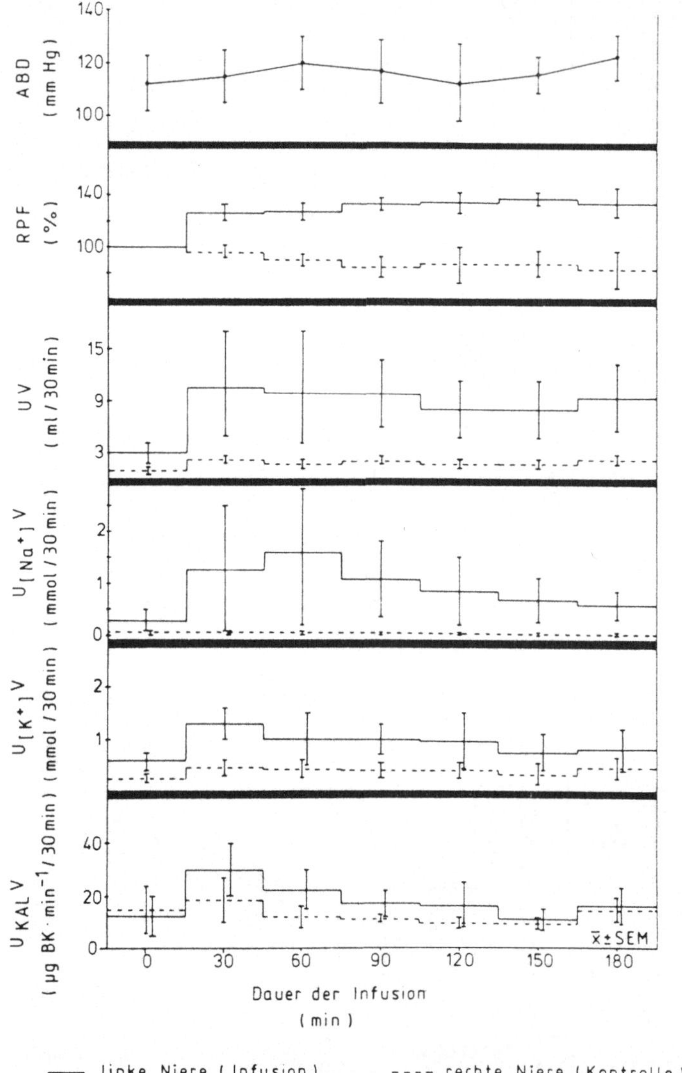

Abb. 77. Einfluß einer intraarteriellen Infusion von Bradykinin (1µg/kg/min intrarenal) auf den arteriellen Blutdruck (*ABD*), den renalen Plasmafluß (*RPF*), das Urinvolumen (*UV*) sowie die Ausscheidung von Natrium ($U_{Na}+V$), Kalium (U_K+V) und Kallikrein ($U_{KAL}V$)

der untersuchten Tiere blieb über die gesamte Versuchszeit konstant. Interessant war der Befund, daß die renale Kallikrein-Ausscheidung ähnlich der Kalium-Ausscheidung nur initial kurzfristig gesteigert war und sich im weiteren Verlauf indifferent verhielt; eine Suppression der renalen Kallikrein-Ausscheidung konnte zu keiner Zeit festgestellt werden (Abb. 77).

B) Steigerung der Diurese und Natriurese durch intravenöse Injektion von Atriopeptin III der Ratte:

Nach der Bolusinjektion von Atriopeptin (AP) konnte ein deutlicher Blutdruckabfall über die gesamte Versuchsdauer festgestellt werden, während Natriurese und Diurese nur für einen kürzeren Zeitraum stimuliert und am Ende des Versuchs wieder normalisiert waren (Tabelle 18, Abb. 78, 79). Die Kaliumausscheidung war wesentlich geringer gesteigert als die Natriumausscheidung und verlief ähnlich wie die Kallikrein- und Kinin-Ausscheidung im Urin, die ebenfalls eine deutliche, initiale Stimulation aufwiesen (Abb. 78, 79). Die Atriopeptin-Injektion blieb ohne Effekt auf die Parameter, die im Blut bestimmt wurden. So fanden sich keine Veränderungen im Hämatokriten, im Plasma-Natrium und -Kalium, sowie im Kininogen und in der Kininase-II-Aktivität (Tabelle 18). Die glomeruläre Filtrations-

Tabelle 18. Verhalten des mittleren arteriellen Blutdrucks, des Hämatokriten, der Kininase-II-Aktivität sowie der Konzentration von Natrium, Kalium und Kininogen im Plasma nach intravenöser Injektion von Atriopeptin III (AP) der Ratte (3,5 μg/kg)

	15 min vor AP	15 min nach AP	45 min nach AP
Arterieller Mitteldruck (mmHg)			
Kontrollen	119,0 $\pm$ 3,9	124,9 $\pm$ 3,3	127,0 $\pm$ 3,0
AP-Gruppe	129,5 $\pm$ 5,0	112,9 $\pm$ 8,2	119,3 $\pm$ 9,1
Hämatokrit (%)			
Kontrollen	45,8 $\pm$ 1,3	45,6 $\pm$ 1,4	45,2 $\pm$ 1,1
AP-Gruppe	45,3 $\pm$ 2,1	44,4 $\pm$ 1,3	44,8 $\pm$ 1,3
Kininase II (U/ml)			
Kontrollen	195,8 $\pm$ 28,8	195,1 $\pm$ 26,7	209,1 $\pm$ 28,4
AP-Gruppe	211,8 $\pm$ 32,1	196,3 $\pm$ 26,4	193,1 $\pm$ 25,8
Kininogen (μg Bradykinin/ml)			
Kontrollen	4,1 $\pm$ 1,0	3,8 $\pm$ 0,9	3,6 $\pm$ 0,8
AP-Gruppe	4,7 $\pm$ 1,1	3,9 $\pm$ 0,9	4,3 $\pm$ 1,0
Plasma-Natrium (mM/l)			
Kontrollen	129,4 $\pm$ 1,4	131,7 $\pm$ 2,7	133,9 $\pm$ 2,0
AP-Gruppe	134,4 $\pm$ 1,6	131,3 $\pm$ 2,4	130,4 $\pm$ 3,1
Plasma-Kalium (mM/l)			
Kontrollen	2,9 $\pm$ 0,1	3,1 $\pm$ 0,1	3,4 $\pm$ 0,2
AP-Gruppe	2,9 $\pm$ 0,2	2,8 $\pm$ 0,2	2,8 $\pm$ 0,1

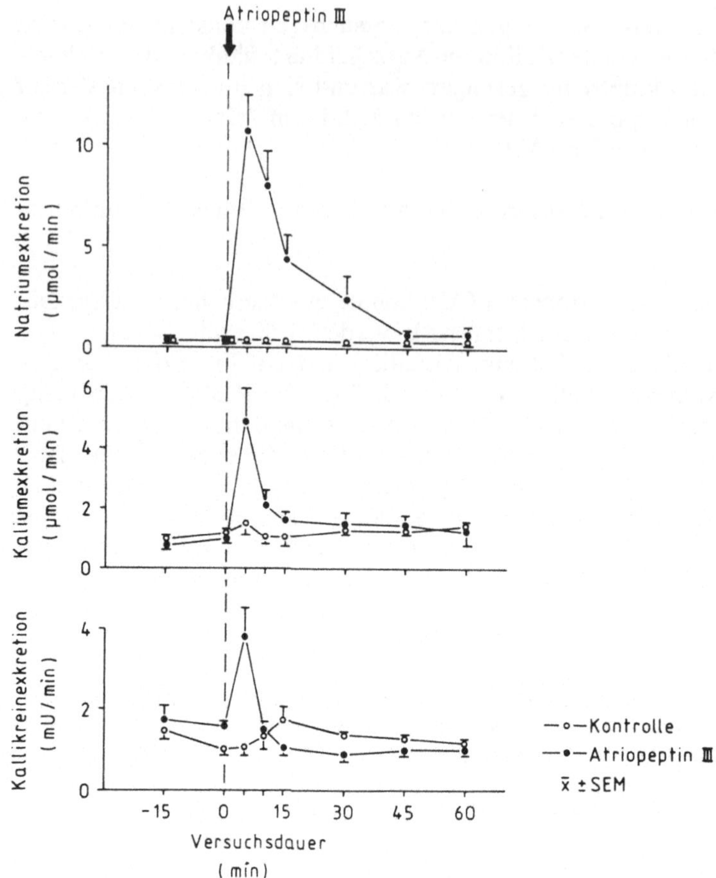

Abb. 78. Stimulation der renalen Ausscheidung von Natrium, Kalium und Kallikrein durch Atriopeptin III der Ratte (atrialer natriuretischer Faktor)

rate (GFR) und der renale Plasmafluß (RPF) zeigten nach der Injektion von Atriopeptid III einen Anstieg, der aber keine statistische Signifikanz erreichte (GFR: vor AP: 1,06 ± 0,10; nach AP-30 min: 1,66 ± 0,41; nach AP-60 min: 0,57 ± 0,18 ml/min; RPF: vor AP: 7,05 ± 2,57; nach AP-30 min: 13,23 ± 4,84; nach AP-60 min: 6,76 ± 2,41 ml/min).

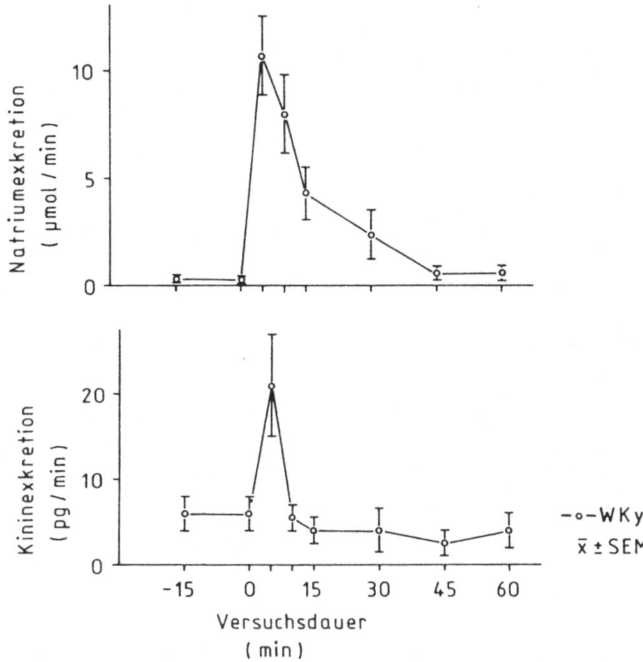

Abb. 79. Verlauf der renalen Wasser- und Kininausscheidung nach intravenöser Injektion von Atriopeptin III der Ratte (3,5 µg/kg)

4.2.1.1.3 *Steigerung der Diurese und Natriurese durch physikalische Maßnahmen*

A) Steigerung der Diurese und Natriurese durch Osmose nach intravenöser Injektion von Mannitol:

Durch die Mannitol-Injektionen konnte eine stufenweise Steigerung der Diurese über 60 min erreicht werden. Die Kallikrein-Ausscheidung im Urin war jedesmal nach Steigerung der Diurese erhöht und fiel gegen Ende des Versuches signifikant ab, da die Kallikrein-Aktivität im Urin trotz fallender Urinvolumina erniedrigt blieb (Abb. 80). Die renale Ausscheidung von Natrium und Kalium war am Versuchsende in behandelten (M) und nichtbehandelten (K) Tieren gleich (Na: M, $0,31 \pm 0,09$ vs. K, $0,34 \pm 0,04$ µmol/min; K: M, $0,91 \pm 0,19$ vs. K, $1,09 \pm 0,11$ µmol/min). Im gesamten Beobachtungszeitraum fand sich nur eine signifikante Korrelation zwischen renaler Kalium- und Kallikrein-Ausscheidung ($r=0,7366$, p $< 0,05$). Durch den Flüssigkeitsverlust während des Versuches kam es bei allen Tieren zu einem Gewichtsverlust von 1 g ohne Unterschied zwischen den Gruppen. Der Hämatokrit war gleich in beiden Gruppen (M, $43,4 \pm 0,3$ vs. K, $43,5 \pm 0,3$ %). Die Plasmaaldosteron-Konzentration war in den mannitolbehandelten Tie-

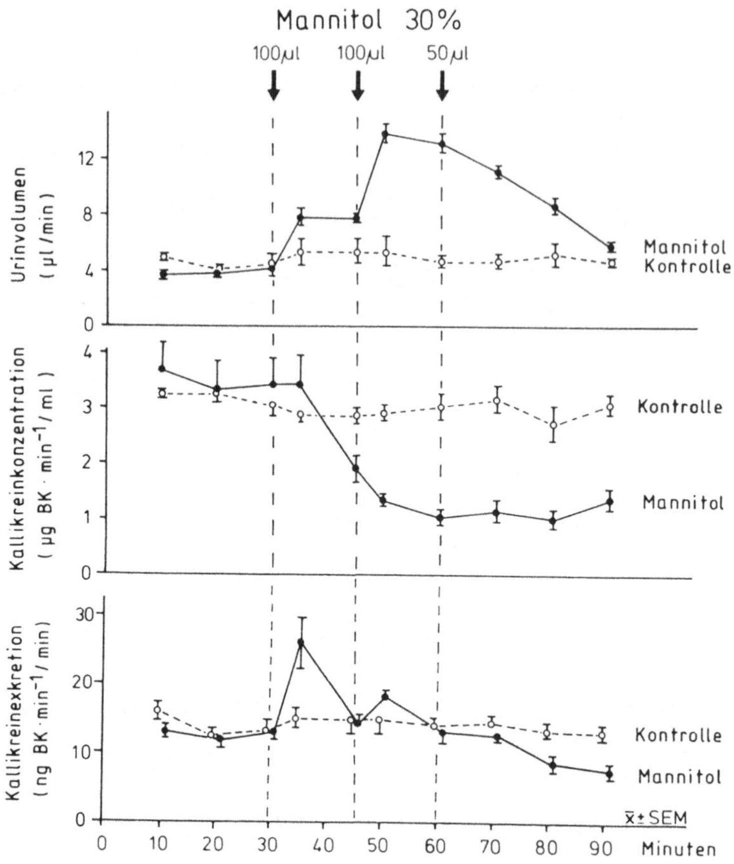

Abb. 80. Veränderungen von Urinvolumen, Kallikreinkonzentration und Kallikreinexkretion im Urin nach wiederholten intravenösen Injektionen von Mannitol

ren höher als in den Kontrolltieren, ohne jedoch eine statistische Signifikanz zu erreichen (Abb. 81). Die am Ende des Versuches gemessene intrarenale Kallikrein-Aktivität war signifikant erniedrigt und entsprach somit der Kallikrein-Exkretion im Urin (Abb. 81).

B) Steigerung der Diurese und Natriurese durch Steigerung des Perfusionsdruk-kes an der isoliert perfundierten Rattenniere:

Die renale Kallikrein-Exkretion der isoliert perfundierten Rattenniere wurde in drei Experimenten untersucht, die sich nur durch Änderungen im Perfusionsdruck unterschieden.
Experiment I: Bei konstantem Perfusiondruck von 105 mmHg blieben alle untersuchten Parameter der Nierenfunktion über die gesamte Versuchsdauer unverän-

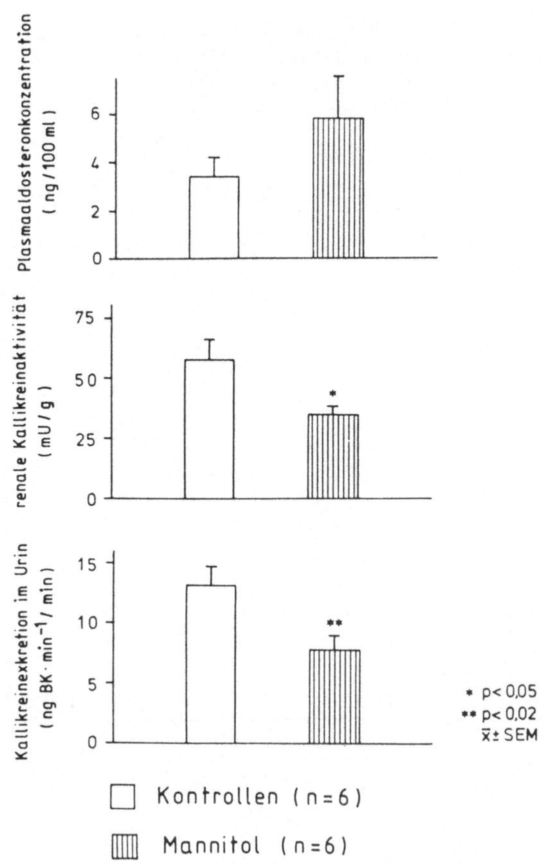

Abb. 81. Veränderungen in der Konzentration des Plasmaaldosterons, der renalen Kallikreinaktivität und der Kallikreinexkretion im Urin nach wiederholter intravenöser Injektion von Mannitol

dert (Tabelle 19). Das Verhalten der Kallikrein- Exkretion hingegen war von einem kontinuierlichen Abfall geprägt, der sich am Ende des Versuches auch im Nierengewebe der perfundierten Niere nachweisen ließ (Abb. 82).

Experiment II: Bei stufenweisem Anstieg des Perfusionsdruckes von 105 auf 145 mmHg konnten alle untersuchten Parameter der Nierenfunktion deutlich gesteigert werden (Tabelle 20). Die Kallikrein-Exkretion der isoliert perfundierten Niere stieg jedoch nicht an, sondern blieb über den Beobachtungszeitraum unverändert erhalten (Abb. 82). Trotzdem war die Kallikrein-Aktivität im Nierenrindengewebe am Versuchsende erniedrigt (Abb. 82).

Tabelle 19. Verhalten des Urinvolumens (*UV*), der Natrium- (*UNaV*) und Kaliumausscheidung (*UKV*) im Urin, der glomerulären Filtrationsrate (*GFR*) und des renalen Perfusatflusses (*RPF*) bei konstantem Perfusionsdruck

	erste Periode	letzte Periode
UV (μl/min)	232 ± 41	219 ± 54
UNaV (μM/min)	$23{,}5 \pm 4{,}3$	$27{,}6 \pm 3{,}4$
UKV (μM/min)	$1{,}9 \pm 0{,}2$	$2{,}1 \pm 0{,}3$
GFR (ml/min)	$0{,}61 \pm 0{,}06$	$0{,}55 \pm 0{,}04$
RPF (ml/min)	$7{,}9 \pm 0{,}2$	$8{,}1 \pm 0{,}3$

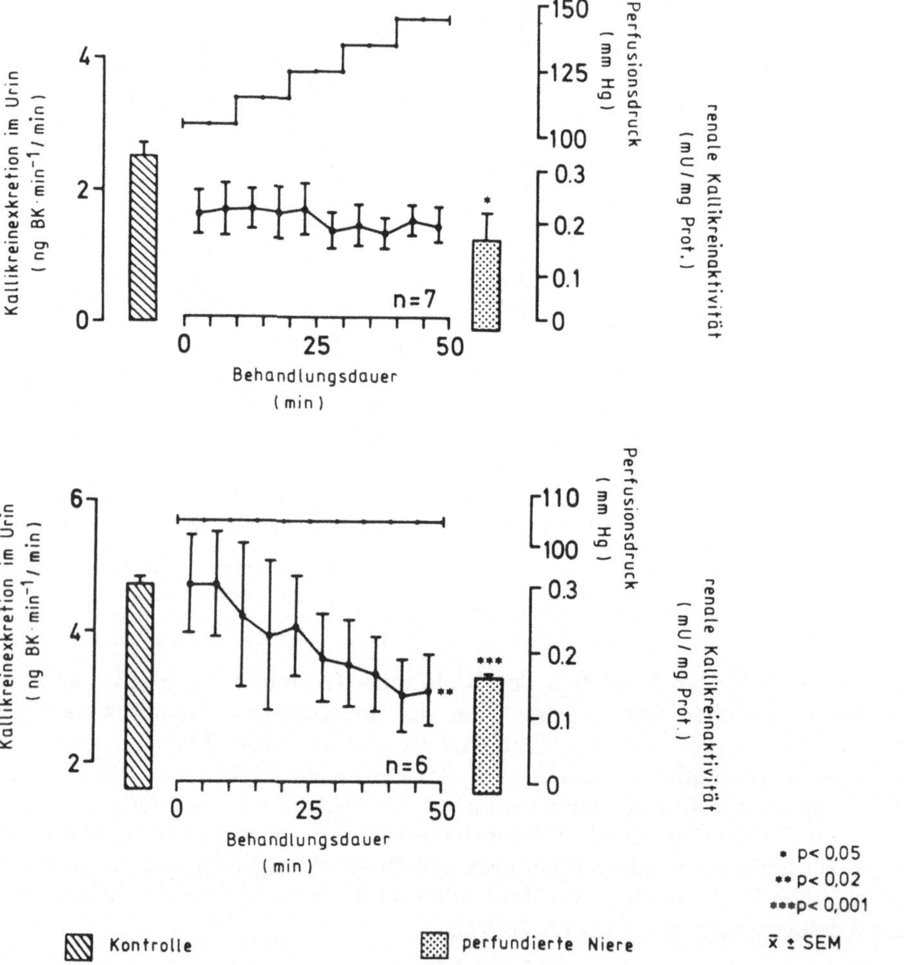

Abb. 82. Verhalten der Kallikreinausscheidung im Urin und der intrarenalen Kallikreinaktivität von isoliert perfundierten Rattennieren bei konstantem (*unteres Bild*) oder stufenweise gesteigertem Perfusionsdruck (*oberes Bild*)

Tabelle 20. Verhalten des Urinvolumens (*UV*), der Natrium- (*UNaV*) und Kaliumausscheidung (*UKV*) im Urin, der glomerulären Filtrationsrate (*GFR*) und des renalen Perfusatflusses (*RPF*) bei stufenweise (10 mmHg) gesteigertem Perfusionsdruck (*PD*) von 105 bis 145 mmHg (* p < 0,025; ** p < 0,005; *** p < 0,001)

	105 mmHg PD	145 mmHg PD
UV (μl/min)	184 ± 12	414 ± 22***
UNaV (μM/min)	22,2 ± 1,5	55,6 ± 3,7***
UKV (μM/min)	1,8 ± 0,1	2,8 ± 0,2***
GFR (ml/min)	0,42 ± 0,10	0,67 ± 0,10*
RPF (ml/min)	7,3 ± 0,4	9,8 ± 0,4**

Experiment III: Vorübergehende Erhöhung des Perfusionsdruckes mit anschließender Rückstellung auf die Kontrollwerte bewirken regelmäßig eine gleichsinnige Veränderung aller untersuchten Nierenfunktionsparameter, und am Ende einer jeden Kontrollphase bei 105 mmHg waren die Werte gleich. Lediglich die glomeruläre Filtrationsrate war am Ende des Versuches geringfügig erniedrigt (Tabelle 21). Alle Parameter korrelierten dementsprechend hochsignifikant mit dem Perfusionsdruck (Tabelle 22). Die einzige Ausnahme stellte die renale Kallikrein-Exkretion dar, die in diesem wie auch im zuvor besprochenen Experiment keine signifikante Korrelation zum Perfusionsdruck zeigte, da sie nur initial bei Erhöhung des Perfusionsdruckes anstieg, sonst aber kontinuierlich über den Beobachtungszeitraum abfiel (Abb. 83). Auch in diesem Experiment war die intrarenale Kallikrein-Aktivität am Ende des Versuches erniedrigt (Abb. 83). Die Steigerung der Reninsekretion durch Isoprenalin am Ende des Versuches war mit 58 ng Angiotensin I/h von 0,26 ± 0,02 auf 0,32 ± 0,03 µg Angiotensin I/h signifikant (p < 0,01).

Tabelle 21. Reproduzierbarkeit des Urinvolumens (*UV*), der Natrium- (*UNaV*) und Kaliumausscheidung (*UKV*) im Urin, der glomerulären Filtrationsrate (*GFR*) und des renalen Perfusatflusses (*RPF*) bei wiederholter Normalisierung des Perfusionsdruckes (105 mmHg) nach intermittierender Erhöhung des Perfusionsdruckes (*PD*). * p < 0,05

	1. Periode bei 105 mmHg PD	2. Periode bei 105 mmHg PD	3. Periode bei 105 mmHg PD
UV (μl/min)	216 ± 29	255 ± 24	243 ± 24
UNaV (μM/min)	25 ± 4	32 ± 3	31 ± 4
UKV (μM/min)	2,1 ± 0,2	2,2 ± 0,2	2,2 ± 0,4
GFR (ml/min)	0,51 ± 0,03	0,48 ± 0,02	0,40 ± 0,03*
RPF (ml/min)	7,4 ± 0,3	7,2 ± 0,3	6,9 ± 0,3

Tabelle 22. Korrelationen des Urinvolumens (*UV*), der renalen Ausscheidung von Natrium (*UNaV*), Kalium (*UKV*) und Kallikrein (*UKalV*), der glomerulären Filtrationsrate (*GFR*) und des Nierenperfusatflusses (*RPF*) mit den Änderungen des Perfusionsdruckes (*PD*) im Experiment II (stufenweiser Anstieg des PD) und Experiment III (intermittierender Anstieg des PD). *: Korrelation für jedes einzelne Versuchstier signifikant; *n. s.* Korrelation bei keinem Versuchstier signifikant

Korrelation	Korrelationskoeffizient (r)	
	Experiment II	Experiment III
PD/UV	0,9860*	0,9072*
PD/UNaV	0,9781*	0,8892*
PD/UKV	0,9869*	0,9259*
PD/GFR	0,9978*	0,9943*
PD/RPF	0,9814*	0,9614*
PD/UKalV	0,4814 n. s.	0,3465 n. s.

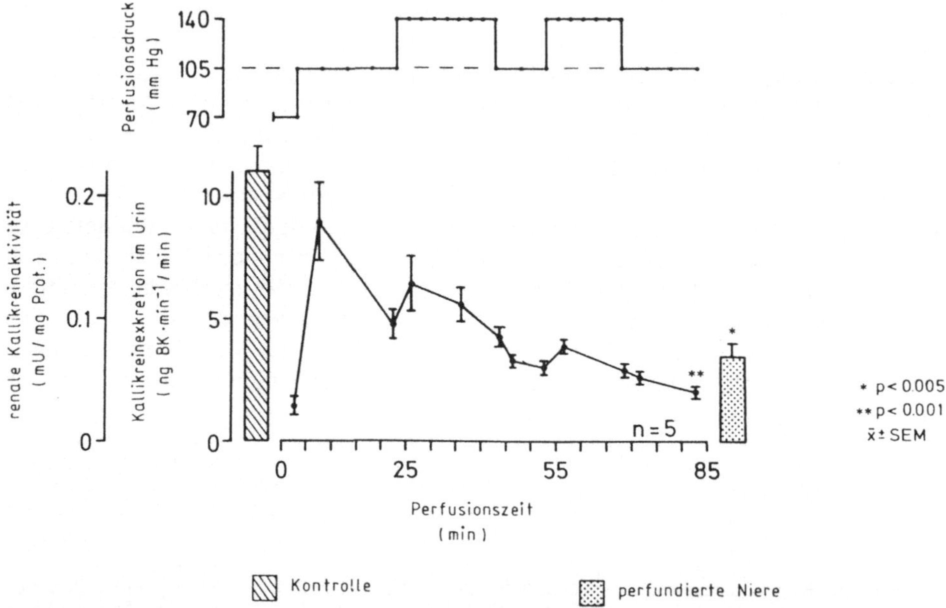

Abb. 83. Beeinflussung der intrarenalen Kallikreinaktivität und der Kallikreinausscheidung im Urin isoliert perfundierter Rattennieren durch akute Änderungen des Perfusionsdruckes

4.2.1.1.4 Steigerung der Diurese und Natriurese durch pharmakologische Manipulationen

A) Steigerung der Diurese und Natriurese durch intragastrale Applikation von Triamteren:

Die intragastrale Applikation von Triamteren führte nach einer Latenz von ca. 15 min zu einem deutlichen Anstieg der Natriurese und einem ausgeprägten Rückgang der Kaliurese (Abb. 84). Die Diurese war ähnlich der Natriurese gesteigert

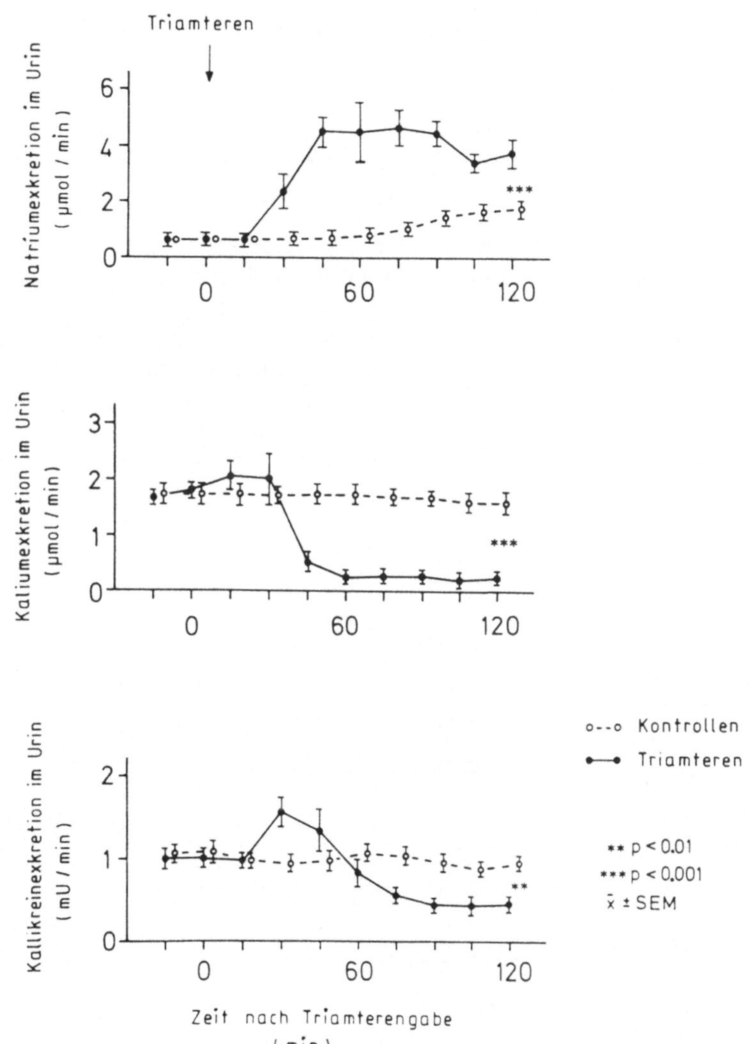

Abb. 84. Wirkung von Triamteren (50 mg/kg intragastral) auf die Natrium-, Kalium- sowie die Kallikreinausscheidung im Urin von Ratten

Tabelle 23. Verlauf des Urinvolumens und der Kallikrein-Aktivität im Urin nach intragastraler Applikation von Triamteren (50 mg/kg). Die Sammelperioden waren 15 min lang, wobei die beiden ersten Perioden vor der Triamterengabe als Kontrollperioden gesammelt wurden

Zeit (min)	Urinvolumen (μl/min)		Kallikrein-Aktivität (mU/ml)	
	Kontrollen	Triamteren	Kontrollen	Triamteren
−15	5,4 ± 0,4	6,2 ± 0,5	208 ± 29	167 ± 25
0	6,0 ± 0,5	6,4 ± 0,5	189 ± 27	166 ± 22
15	6,4 ± 0,5	6,3 ± 0,4	162 ± 22	160 ± 17
30	6,7 ± 0,6	13,0 ± 2,5	144 ± 14	135 ± 20
45	6,5 ± 0,4	16,2 ± 3,0	150 ± 12	93 ± 21
60	7,1 ± 0,2	15,4 ± 3,6	152 ± 13	63 ± 16
75	9,8 ± 1,1	14,1 ± 1,4	110 ± 12	39 ± 4
90	14,6 ± 2,2	15,2 ± 2,8	79 ± 15	30 ± 8
105	15,3 ± 1,2	13,5 ± 3,1	60 ± 8	36 ± 9
120	13,4 ± 1,3	11,7 ± 0,9	74 ± 7	40 ± 10

und führte rasch zu einer Abnahme der Kallikrein-Aktivität im Urin (Tabelle 23). Die Kallikrein-Exkretion war initial nach Triamteren gesteigert, sank im Verlauf des Versuches jedoch unter die Kontrollwerte ab (Abb. 84). Der renale Plasmafluß stieg in der triamterenbehandelten Gruppe in den ersten 60 min um 0,30 ± 0,07 ml/min signifikant (p < 0,01) an, war aber am Ende des Versuches wieder

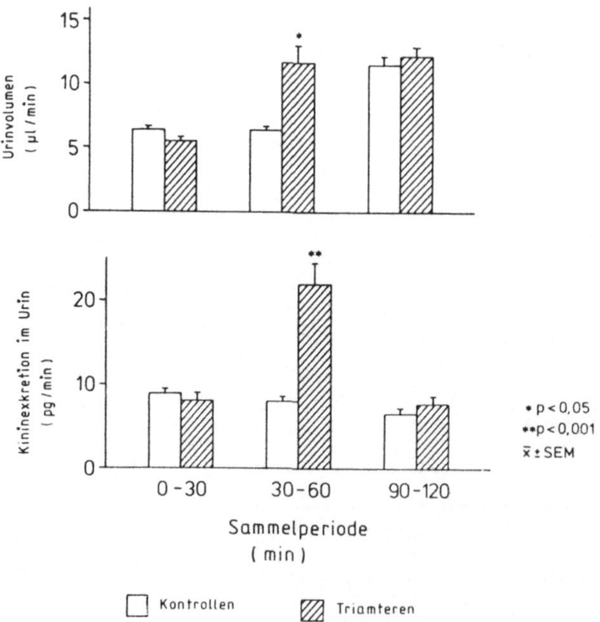

Abb. 85. Steigerung des Urinvolumens und der Kininausscheidung im Urin durch die intragastrale Gabe von Triamteren (50 mg/kg)

Tabelle 24. Vergleich der Nierengewichte, der Kallikrein-Aktivität und der renalen Kininogen-Konzentration von Kontrolltieren und triamterenbehandelten Tieren (50 mg/kg) 120 min nach der Triamteren-Applikation. ** p < 0,001. *BK* Bradykinin; *Prot* Protein

	Kontrollen	Triamterengruppe
Nierengewicht links (mg)	945 ± 29	978 ± 22
Kallikrein-Aktivität (mU/mg Prot)	0,35 ± 0,01	0,29 ± 0,01**
Kininogen-Konzentration (pmol BK/mg Prot)	2,37 ± 0,17	2,45 ± 0,16

mit dem der Kontrolltiere identisch. Die Kinin-Ausscheidung im Urin war 30 min nach der Applikation von Triamteren deutlich erhöht. Am Ende des Versuches hatten sich ihre Werte aber wieder denen der Kontrollgruppe angeglichen (Abb. 85). Die Kallikrein- bzw. Kinin-Ausscheidung im Urin zeigte keine Korrelation zu Diurese, Natriurese und Nierenplasmafluß. Eine schwache Korrelation (r=0,4857, n=60, p < 0,001) fand sich aber zwischen Kallikrein- und Kalium-Ausscheidung im Urin. Im Nierenrindengewebe selbst war die Kallikreinaktivität am Ende des Versuchs erniedrigt, die Kininogenkonzentration im blutfreien Gewebe aber unverändert (Tabelle 24). Das Nierengewicht und der Proteingehalt des Gewebes waren durch die Triamteren-Behandlung nicht verändert (Tabelle 24).

B) Steigerung der Diurese und Natriurese durch subkutane Injektion von Furosemid:

Die subkutane Injektion von Furosemid führte zu einer dosisabhängigen Steigerung der Diurese, Natriurese und Kaliurese, wobei letztere nur in den ersten 45 min nach Injektion nachweisbar war (Abb. 86). Die Kallikrein-Ausscheidung im Urin war hingegen nur in den ersten 15 bis 30 min nach Furosemidinjektion gesteigert und fiel dann im Verlauf des Versuches signifikant unter die Kontrollwerte ab (Abb. 86, 87). Dieser Verlauf der Kallikrein-Ausscheidung im Urin war der des Kaliums ähnlich, wich aber deutlich von dem Verlauf der Diurese und Natriurese ab. Dementsprechend fand sich keine Korrelation zwischen der Kallikrein-Ausscheidung und der Natriurese oder der Diurese, sondern nur zwischen der Kallikrein-Ausscheidung und der Kaliurese (Tabelle 25). Augenfällig war der Befund, daß bei allen drei Furosemiddosen die höchste Kallikrein-Ausscheidung der höchsten Wasser- oder Natriumausscheidung vorauseilte.

Der renale Plasmafluß war durch alle Dosen von Furosemid initial gesteigert, fiel dann aber mit zunehmender Diurese unter die Kontrollwerte ab (Tabelle 26). Erst nach regelmäßiger Volumensubstitution, die einen Volumenmangel der Ratte während des Versuches garantierte, konnte eine dauerhafte Steigerung des renalen Plasmaflusses nach Furosemid registriert werden (Abb. 87). Aber auch in diesem Versuch war die renale Kallikrein-Ausscheidung in den letzten Sammelperioden erniedrigt (Abb. 87). So konnte die in den Versuchen ohne Volumensubstitution gefundene Korrelation zwischen Kallikrein-Ausscheidung und Nierenplasmafluß in diesem Versuch nicht mehr bestätigt werden (Tabelle 25).

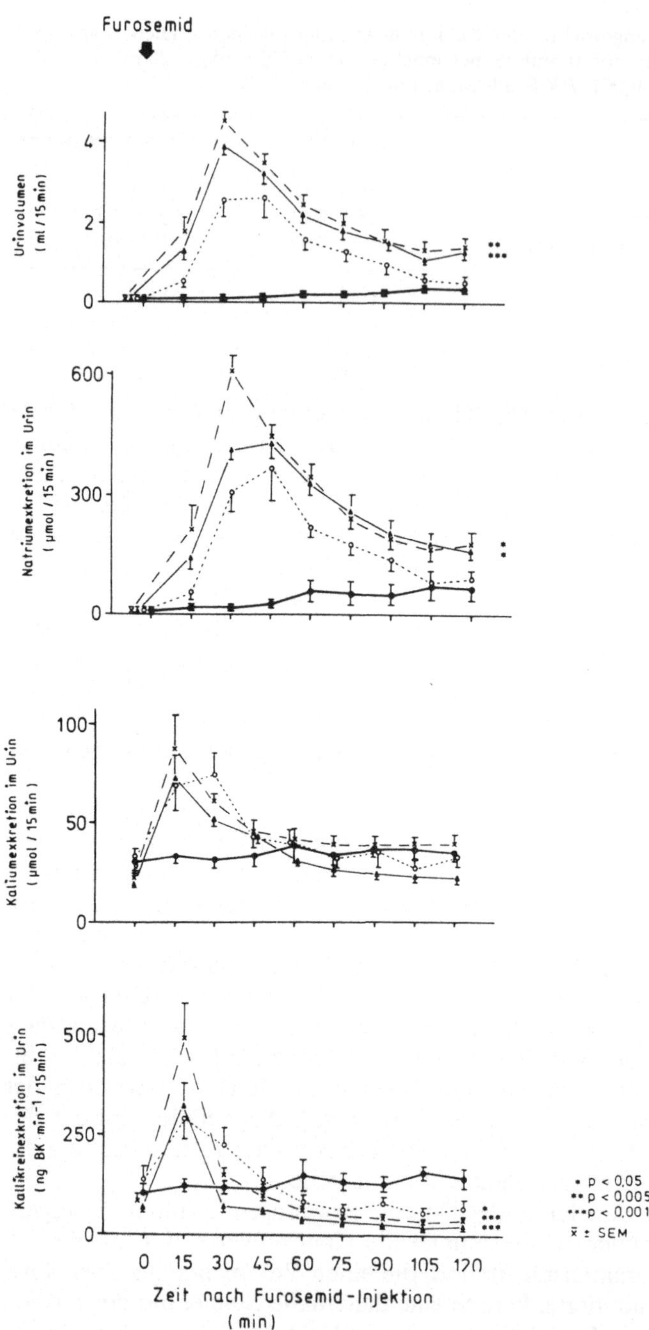

Abb. 86. Stimulation der renalen Exkretion von Wasser, Natrium, Kalium und Kallikrein durch subkutane Injektion von Furosemid (*F*) in verschiedenen Dosierungen (Kontrollen: •——•; F 0,5 mg/kg: o---o; F 5,0 mg/kg: ▲——▲; F 50,0 mg/kg: x--x). Die Urinsammelproben erstreckten sich über 15 min

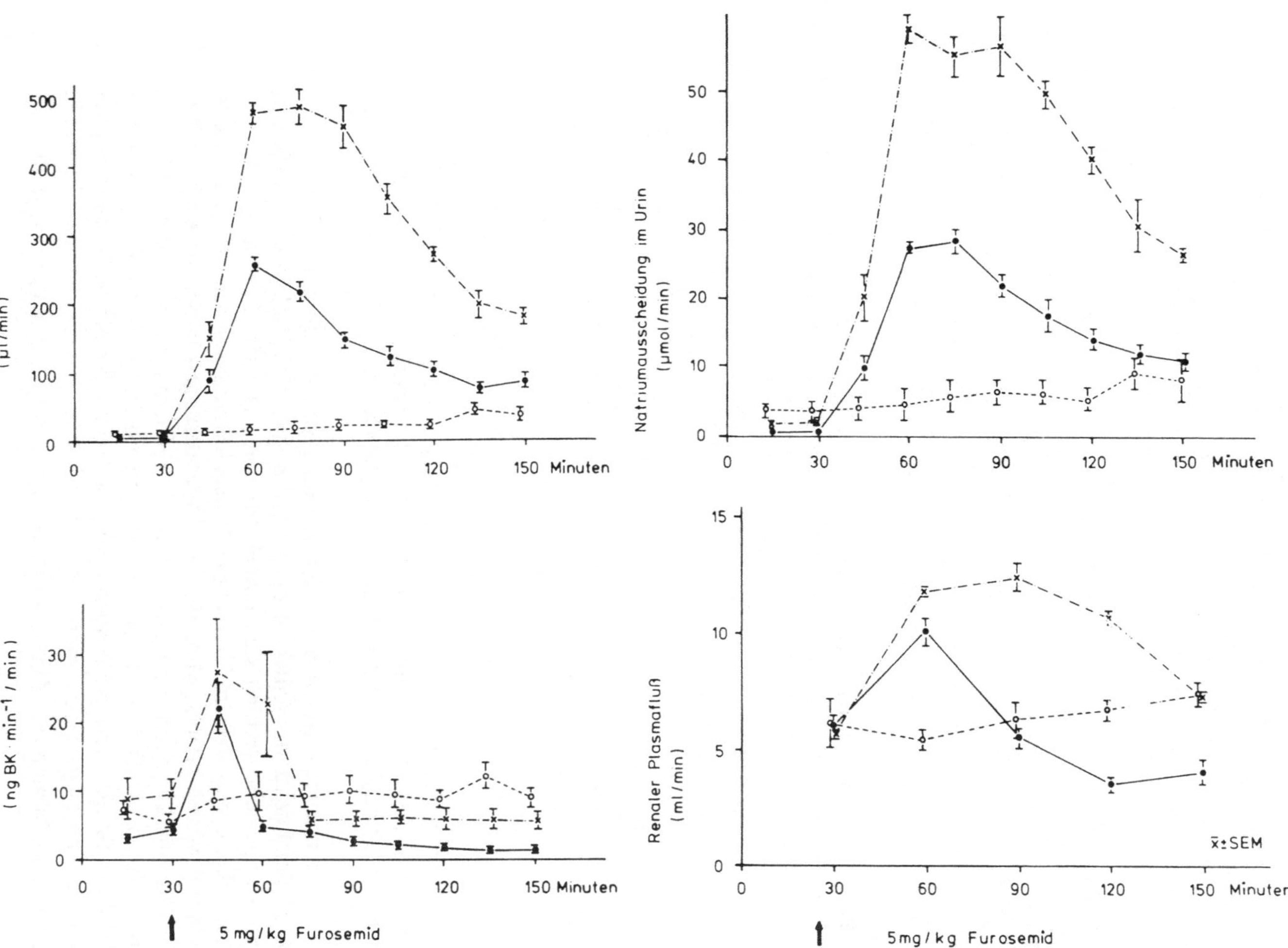

Abb. 87. Effekt einer subkutanen Injektion von 5,0 mg/kg Furosemid auf die Ausscheidung von Natrium und Wasser im Urin, auf die renale Kallikreinexkretion und den renalen Plasmafluß von Ratten. Verglichen werden Kontrolltiere (o----o), Tiere mit alleiniger Furosemidinjektion (•——•) und Tiere mit Furosemidinjektion und gleichzeitiger Substitution des ausgeschiedenen Urinvolumens durch Injektion von isotoner NaCl-Lösung (x---x). Die Urinsammelproben erstrecken sich über 15 min

Tabelle 25. Korrelation zwischen dem Verlauf des renalen Plasmaflusses (RPF), des Urinvolumens (UV), der Natrium- ($UNaV$) und Kaliumausscheidung (UKV) im Urin und dem Verlauf der renalen Kallikrein-Ausscheidung ($UKalV$) nach Furosemidinjektion. * p < 0,05

Korrelation	Kontrollen	Furosemid-Gruppe			
		0,5 mg/kg	5 mg/kg	50 mg/kg	5 mg/kg + Vol.-Ersatz
RPF/UKalV	0,4216	0,9434*	0,9834*	0,9579*	0,2834
UV/UKalV	0,4460*	0,1309	0,0466	0,2135	0,0605
UNaV/UKalV	0,2805*	0,0327	0,0392	0,1209	0,0456
UKV/UKalV	0,4407*	0,4139*	0,7955*	0,5809*	0,4138*

Tabelle 26. Veränderungen im renalen Plasmafluß nach Furosemid-Injektion (F). * p < 0,02; ** p < 0,005; *** p < 0,001

Zeit (min)	Renaler Plasmafluß (ml/min)			
	Kontrollen	0,5 mg/kg F	5 mg/kg F	50 mg/kg F
0	6,2 ± 0,7	5,7 ± 0,5	6,1 ± 0,4	6,4 ± 0,2
30	5,4 ± 0,5	7,6 ± 0,6*	10,9 ± 0,5***	10,6 ± 0,2***
60	6,4 ± 0,8	6,4 ± 0,6	5,6 ± 0,4	6,5 ± 0,2
90	6,8 ± 0,4	5,5 ± 0,4	3,6 ± 0,3**	4,3 ± 0,2**
120	7,4 ± 0,5	5,3 ± 0,5	4,1 ± 0,5**	4,5 ± 0,2**

Die renale Ausscheidung der Kinine war nach Furosemid deutlich über die gesamte Versuchsdauer stimuliert (Abb. 88) und korrelierte hochsignifikant mit dem Urinfluß (r=0,92; n=17; p < 0,001), nicht jedoch mit der Kallikrein-Ausscheidung.

Das Nierengewicht nahm unter der Wirkung von Furosemid zu und war 30 min nach der Injektion signifikant erhöht (Abb. 89). Die Kallikrein-Aktivität im Nierenrindengewebe verhielt sich umgekehrt und war nach 30 min deutlich vermindert, erholte sich aber im Verlauf des Versuches und war nach 180 min wieder den Kontrollwerten gleich (Abb. 89). Die Veränderungen in der intrarenalen Kallikrein-Aktivität korrelierten negativ mit den Veränderungen im Nierengewicht (r= - 0,56; n=30; p < 0,005) und den Änderungen im Urinfluß (r= -0,95; n=4; p < 0,05). Die Kininogen-Konzentration in dem blutfreien Nierengewebe war über den ganzen Versuch unverändert, während in dem Rindengewebe der nicht blutfreien Nieren eine Reduktion des Kininogens um 28 ± 3 % (p < 0,001) festzustellen war (Abb. 90).

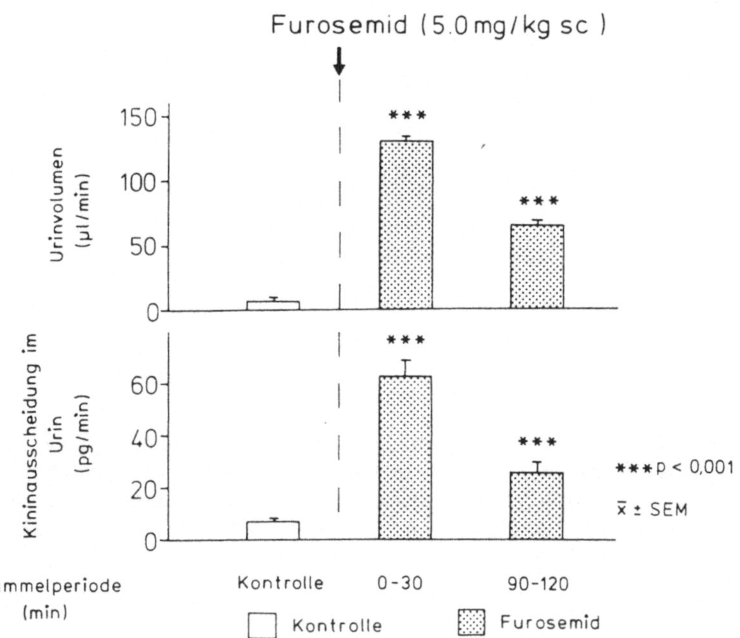

Abb. 88. Stimulation des Urinvolumens und der Kininausscheidung im Urin durch subkutan injiziertes Furosemid. Die Länge der Urinsammlung betrug in diesem Versuch 30 min

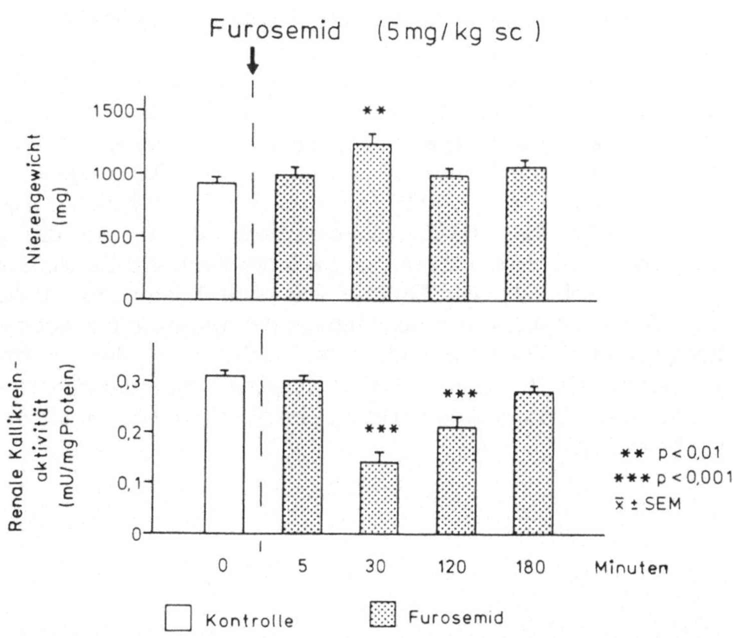

Abb. 89. Veränderungen im Nierengewicht und in der intrarenalen Kallikreinaktivität nach subkutaner Injektion von Furosemid

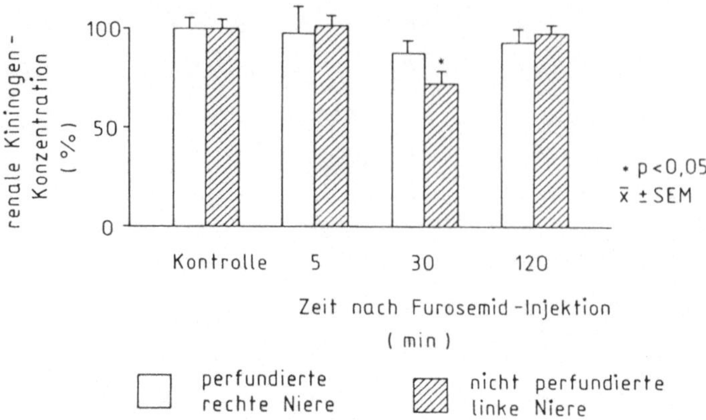

Abb. 90. Einfluß einer subkutanen Injektion von Furosemid (5 mg/kg) auf die intrarenale Kininogenkonzentration. Die nichtperfundierte linke Niere enthielt im Gegensatz zur perfundierten rechten Niere noch den Kininogenanteil des Blutes. Die Plasmakallikreinaktivität ist mit SBTI gehemmt. Aus der Differenz zwischen beiden Nieren läßt sich so auf die Kininogenveränderungen im Blut schließen

C) Veränderungen der renalen Kallikrein-Aktivität nach wiederholter Gabe von kaliumsparenden Diuretika:

Nach einer dreitägigen Behandlung der Ratten mit Triamteren und Amilorid war in allen Gruppen die Kallikrein-Ausscheidung im Urin leicht angestiegen. In beiden behandelten Gruppen war der Anstieg der Kallikreinexkretion jedoch signifikant größer als bei den scheinbehandelten Kontrolltieren (Abb. 91). Der Anstieg betrug in den 3 Tagen der Behandlung für die Kontrolltiere 0,11 ± 0,04 U/d, für die Triamteren-Tiere 0,34 ± 0,05 U/d (p < 0,01) und für die Amilorid-Tiere 0,44 ± 0,07 U/d (p < 0,002). Der Urin-pH war in beiden Gruppen signifikant erniedrigt (Abb. 91). Die Aldosteron-Exkretion war nach der Triamteren-Behandlung kaum geändert, während sie nach der Amilorid-Behandlung erheblich gesteigert war (Abb. 91). Die Diurese war nach Triamteren erhöht, während sie sich nach Amilorid nicht von der Diurese der Kontrolltiere unterschied (Tabelle 27). Entsprechend dieser Befunde tranken die Tiere der Triamteren-Gruppe mehr Wasser am Tag (Tabelle 27). Das Körpergewicht, die Futtermenge sowie die Natrium- und Kalium-Ausscheidung im Urin waren in allen Gruppen identisch (Tabelle 27).

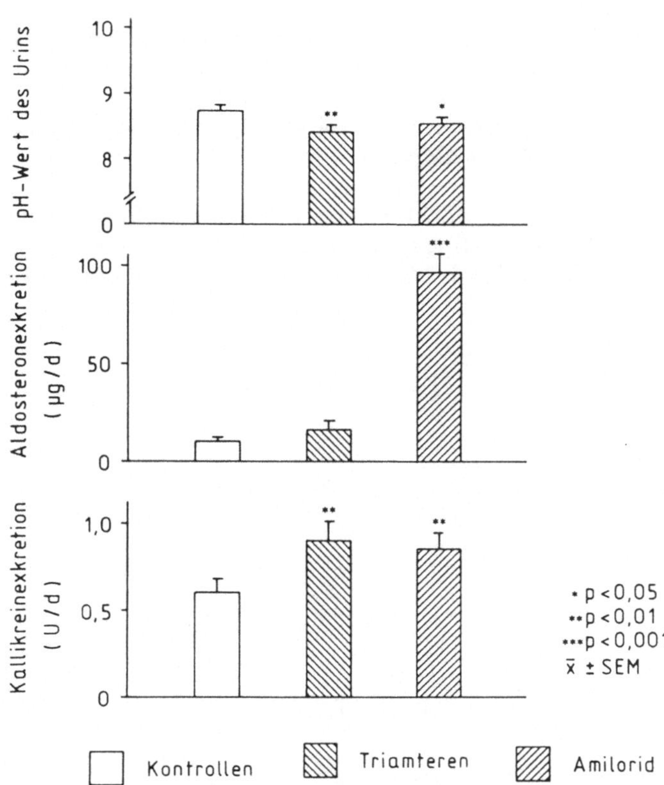

Abb. 91. Einfluß von Triamteren und Amilorid auf den pH-Wert des Urins, die Aldosteronexkretion im Urin und die Kallikreinausscheidung im Urin nach dreitägiger oraler Behandlung

Tabelle 27. Einfluß einer 3tägigen Behandlung mit Triamteren (20 mg/kg/d) oder Amilorid (10 mg/kg/d) auf das Körpergewicht (*KG*), die Futter- (*FM*) und Wasseraufnahme (*TM*) sowie die renale Ausscheidung von Wasser (*UV*), Natrium (*UNaV*) und Kalium (*UKV*). (*) $p < 0,1$; * $p < 0,01$

		Kontrollen	Triamteren	Amilorid
KG	(g)	231,5 ± 5,3	237,8 ± 4,1	235,8 ± 4,7
FM	(g/d)	22,3 ± 1,5	21,4 ± 0,9	21,0 ± 0,8
TM	(ml/d)	39,7 ± 2,3	46,4 ± 2,0 (*)	38,4 ± 2,4
UV	(ml/d)	20,3 ± 1,6	27,8 ± 1,6*	21,0 ± 1,1
UNaV	(mM/d)	3,23 ± 0,21	3,39 ± 0,35	2,99 ± 0,07
UKV	(mM/d)	2,18 ± 0,13	2,10 ± 0,07	2,06 ± 0,05

4.2.1.2 Alleinige Änderung der Nierendurchblutung und ihr Einfluß auf die Aktivität des renalen Kallikrein-Kinin-Systems

4.2.1.2.1 Veränderungen im renalen Kallikrein-Kinin-System durch Dihydralazin

Die intravenöse Injektion von Dihydralazin führte regelmäßig zu einer Senkung des arteriellen Mitteldruckes und zu einem Anstieg des renalen Plasmaflusses, wobei der größte Effekt 30 min nach der Injektion zu beobachten war (Abb. 92).

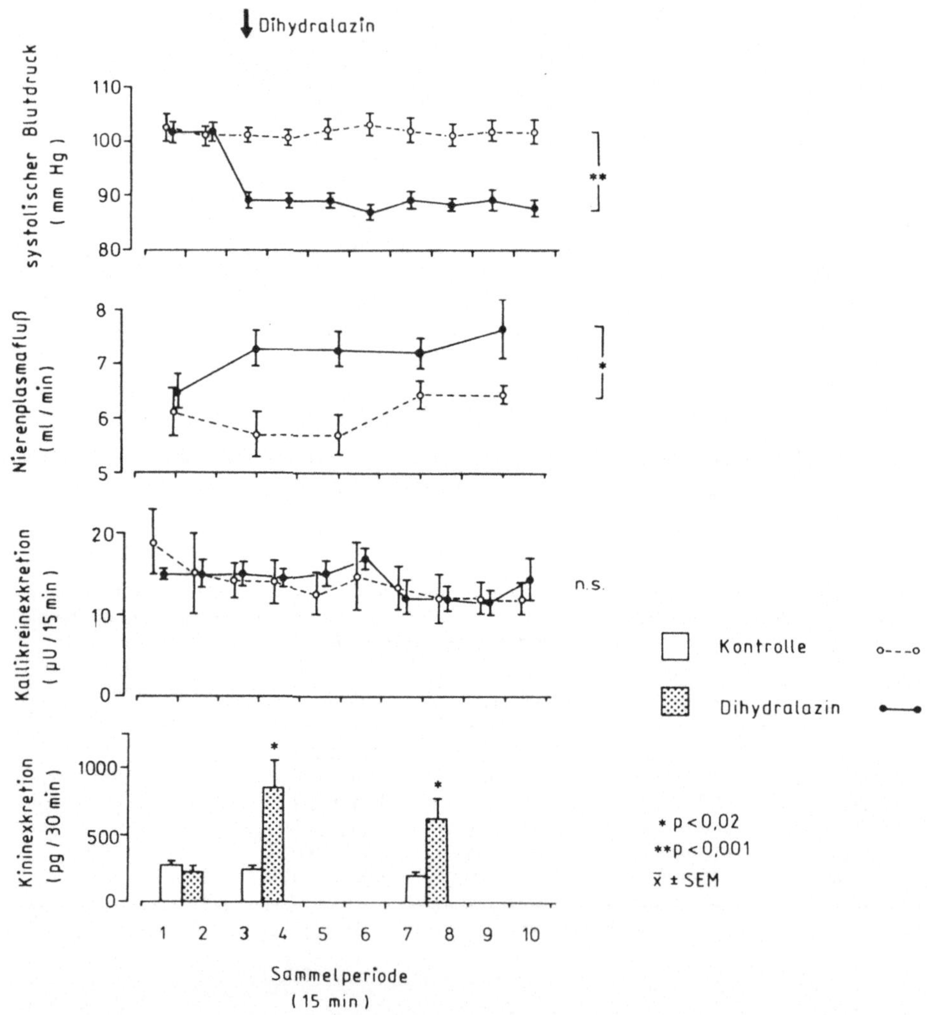

Abb. 92. Veränderungen im systolischen Blutdruck, im Nierenplasmafluß, in der Kallikreinexkretion im Urin und in der Kininexkretion im Urin nach intravenöser Injektion von Dihydralizin (0,1 mg/kg). *n. s.* nicht signifikant

Tabelle 28. Einfluß von Dihydralazin (0,1 mg/kg; *H*) auf das Urinvolumen und die Natrium- und Kaliumausscheidung im Urin in den ersten 30 min nach Injektion, in denen der renale Plasmafluß am stärksten gesteigert ist. Die Kontrolltiere (*Ko*) erhielten NaCl-Lösung gespritzt

Zeit nach H	Urinvolumen (μl/min)		Natriumexkretion (μM/min)		Kaliumexkretion (μM/min)	
	Ko	H	Ko	H	Ko	H
0 min	8,1	9,3	0,62	0,70	1,98	2,36
	$\pm$ 0,8	$\pm$ 0,9	$\pm$ 0,06	$\pm$ 0,10	$\pm$ 0,41	$\pm$ 0,40
30 min	8,5	9,6	0,76	0,84	2,00	1,80
	$\pm$ 0,8	$\pm$ 1,4	$\pm$ 0,13	$\pm$ 0,17	$\pm$ 0,27	$\pm$ 0,37

Tabelle 29. Einfluß einer intravenösen Injektion von Dihydralazin (0,1 mg/kg; *H*) auf die renale Kallikrein- und Kininase-II-Aktivität sowie die renale Kininogen-Konzentration. Die Bestimmungen erfolgten in blutfreiem Nierenrindengewebe. *n. b.* nicht bestimmt

	Kallikrein (mU/mg Prot)	Kininase II (mU/mg Prot)	Kininogen (pM BK/mg Prot)
Kontrollen	0,35 $\pm$ 0,02	7,13 $\pm$ 0,67	2,71 $\pm$ 0,11
15 min n. H	0,33 $\pm$ 0,02	n. b.	2,57 $\pm$ 0,11
60 min n. H	0,30 $\pm$ 0,02	8,58 $\pm$ 1,14	2,42 $\pm$ 0,19
120 min n. H	0,30 $\pm$ 0,04	n. b.	2,61 $\pm$ 0,04

Die renale Ausscheidung von Wasser, Natrium und Kalium war zu diesem Zeitpunkt unverändert (Tabelle 28). Dihydralazin hatte keinen Einfluß auf die Kallikrein- Ausscheidung, stimulierte jedoch deutlich die Kinin-Ausscheidung im Urin (Abb. 92). Eine Korrelation der Kallikrein-Ausscheidung zum renalen Plasmafluß, zum arteriellen Blutdruck oder zur Kinin-Exkretion fand sich in dieser Untersuchung nicht. Die Untersuchung des Nierenrindengewebes zeigte keine Änderungen in der Aktivität oder Konzentration des Kallikreins, des Kininogens und der Kininase II (Tabelle 29). Bei der Messung des Gesamtkininogens im Nierenrindengewebe fiel auf, daß 60 min nach Injektion des Dihydralazins – dem Zeitpunkt mit der niedrigsten Kininogen-Konzentration – der Kinin-Blank der Dihydralazinproben (1,20 $\pm$ 0,13 pM Bradykinin/mg Protein) zweimal so hoch (p < 0,005) war wie in den Kontrollproben (0,61 $\pm$ 0,08 pM Bradykinin/mg Protein). 120 min nach der Injektion war der Kinin-Blank der Dihydralazinproben noch gering erhöht (0,88 $\pm$ 0,13 pM Bradykinin/mg Protein), der Unterschied zu den Kontrollen war jedoch nicht mehr signifikant.

4.2.1.3 Interaktionen des renalen Kallikrein-Kinin-Systems mit anderen renal wirksamen Hormonsystemen

4.2.1.3.1 Bedeutung des Vasopressins (antidiuretisches Hormon) für die renale Kallikrein-Aktivität

Die untersuchten DI-Ratten hatten im Vergleich zu den LE-Kontrollratten eine auf das 13fache gesteigerte Diurese mit entsprechend reduzierter Urinosmolalität. Aufgrund einer normalen Futteraufnahme war bei den DI-Ratten die renale Natrium- und Kalium-Ausscheidung unverändert (Tabelle 30). Durch den hohen Wasserverlust bestand bei den DI-Ratten eine dauernde Exsikkose mit erhöhtem Plasma-Natrium, erhöhtem Hämatokriten und stimuliertem Renin-Angiotensin-System (Tabelle 31). Die DI-Ratten waren in ihrer Entwicklung hinter den LE-Ratten zurückgeblieben und hatten ein kleineres Körpergewicht (DI: 303,6 ± 10,6 g vs. LE: 330,8 ± 3,7 g, p < 0,02) und ein geringeres Nierengesamtgewicht (Abb. 93) als die LE-Ratten.

Die Kallikrein-Ausscheidung im Urin war bei den DI-Ratten erniedrigt, obwohl die intrarenale Kallikrein-Aktivität sich nicht von der der LE-Ratten unterschied. Kalkulierte man die Kallikrein-Ausscheidung im Urin auf das niedrigere Nierengesamtgewicht der DI-Ratten, so war auch die renale Kallikrein-Ausscheidung der LE-Ratten identisch (Abb. 93).

Tabelle 30. Vergleich des Urinvolumens, der Urinosmolalität, der Natrium- und Kaliumexkretion im Urin von Brattleboro-Ratten mit Diabetes insipidus und von Long-Evans-Kontrollratten. ** p < 0,001

	Long-Evans-Ratten	Brattleboro-Ratten
Urinvolumen (ml/d)	15,3 ± 0,9	198,7 ± 11,7**
Urinosmolalität (mosmol/kg H_2O)	1555,0 ± 117,2	141,9 ± 5,6**
Natriumexkretion (mM/d)	1,98 ± 0,10	2,07 ± 0,08
Kaliumexkretion (mM/d)	4,03 ± 0,16	3,85 ± 0,15

Tabelle 31. Vergleich der Plasmareninaktivität, der Angiotensin-II-Konzentration im Plasma, des Hämatokriten und der Plasmanatrium-Konzentration von Brattleboro-Ratten mit Diabetes insipidus und von Long-Evans-Kontrollratten. * p < 0,025; ** p < 0,005; *** p < 0,001

	Long-Evans-Ratten	Brattleboro-Ratten
Plasmareninaktivität (pM Ang I/h/ml)	4,60 ± 0,37	8,23 ± 1,08**
Angiotensin II (fM/ml)	33,4 ± 3,3	65,2 ± 7,5***
Hämatokrit (%)	42,8 ± 0,5	45,2 ± 0,8*
Plasma-Natrium (mM/l)	144,9 ± 0,3	147,0 ± 0,8*

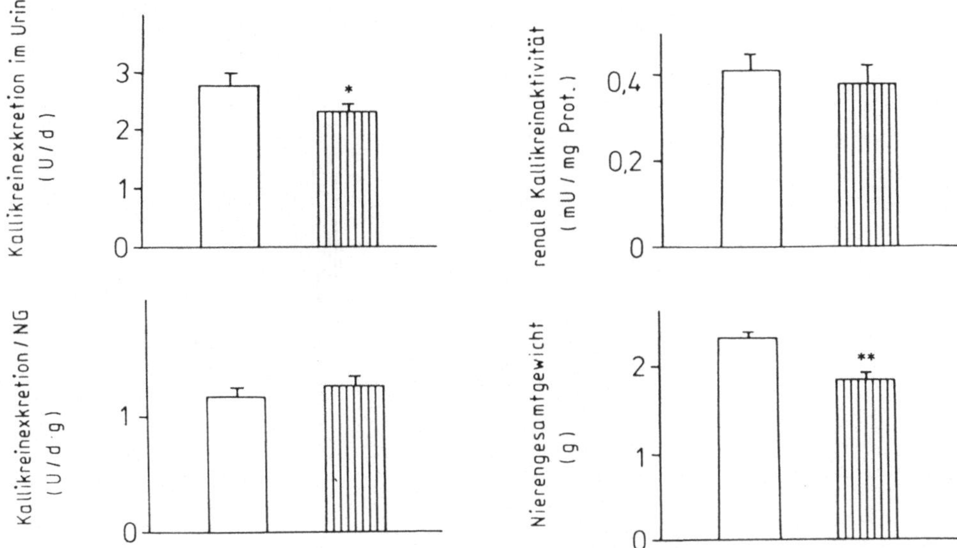

Abb. 93. Kallikreinausscheidung im Urin und intrarenale Kallikreinaktivität bei Ratten mit here-ditärem Diabetes insipidus (Brattleboro; ▨). Als Kontroll-Ratten dienten Tiere des Long-Evans-Stammes (☐). Zusätzlich ist das Nierengesamtgewicht (*NG*) sowie die auf das Nierengewich bezogene Kallikreinausscheidung wiedergegeben. * p < 0,005; ** p < 0,001; $\bar{x}$ ± SEM

Die Injektion von Vasopressin über 3 Tage bewirkte bei den DI-Ratten eine drastische Reduktion der Wasserausscheidung mit einem korrespondierenden Anstieg der Osmolalität im Urin. Auch die Plasmarenin-Aktivität normalisierte sich unter der Vasopressin-Behandlung. Die renale Kallikrein-Ausscheidung blieb jedoch über den gesamten Zeitraum unverändert (Abb. 94). Bei den LE-Kontroll-ratten waren gleichsinnige Veränderungen in allen Parametern zu sehen, und auch bei diesen Tieren konnte keine Veränderung der renalen Kallikrein-Ausscheidung nach Vasopressin beobachtet werden (Abb. 94).

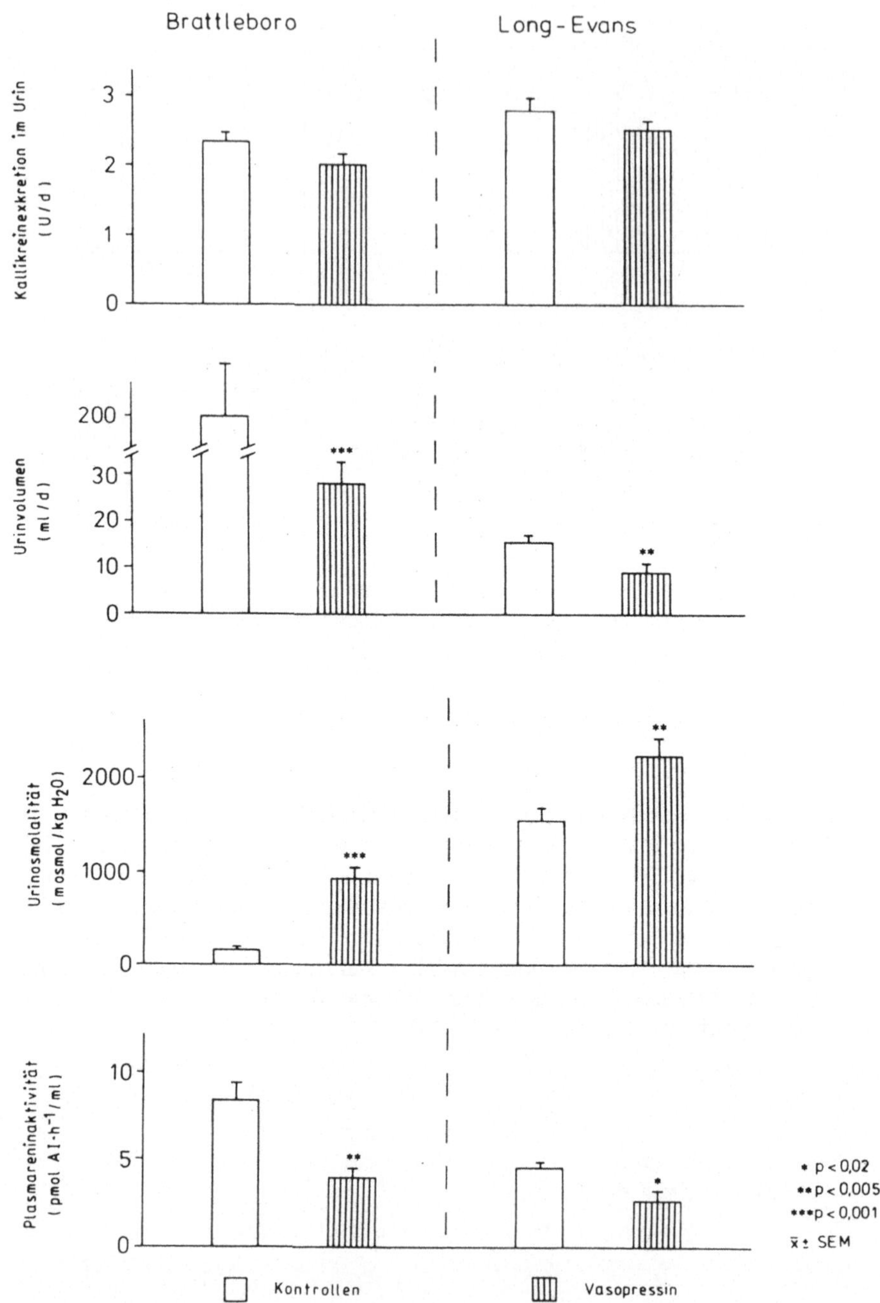

Abb. 94. Einfluß einer 3tägigen Behandlung mit Vasopressin auf die Kallikreinexkretion im Urin, das Urinvolumen, die Urinosmolalität sowie die Plasmareninaktivität von Long-Evans- und Brattleboro-Ratten

4.2.1.3.2 Bedeutung der Steroide für die renale Kallikrein-Aktivität

A) Einfluß von Desoxykortikosteron auf die renale Kallikrein-Aktivität:

Die zehntägige Substitution von Desoxykortikosteronazetat (DOCA) führte zu einer kontinuierlichen Zunahme der renalen Kallikreinausscheidung im Urin, die sich nach Beendigung der Behandlung nur verzögert normalisierte (Abb. 95). Das Körpergewicht und das Urinvolumen zeigten unter der Behandlung mit DOCA keine signifikanten Schwankungen (Tabelle 32). Die bei Mineralokortikoiden übliche Steigerung der Kaliurese und Reduktion der Natriurese war aufgrund des

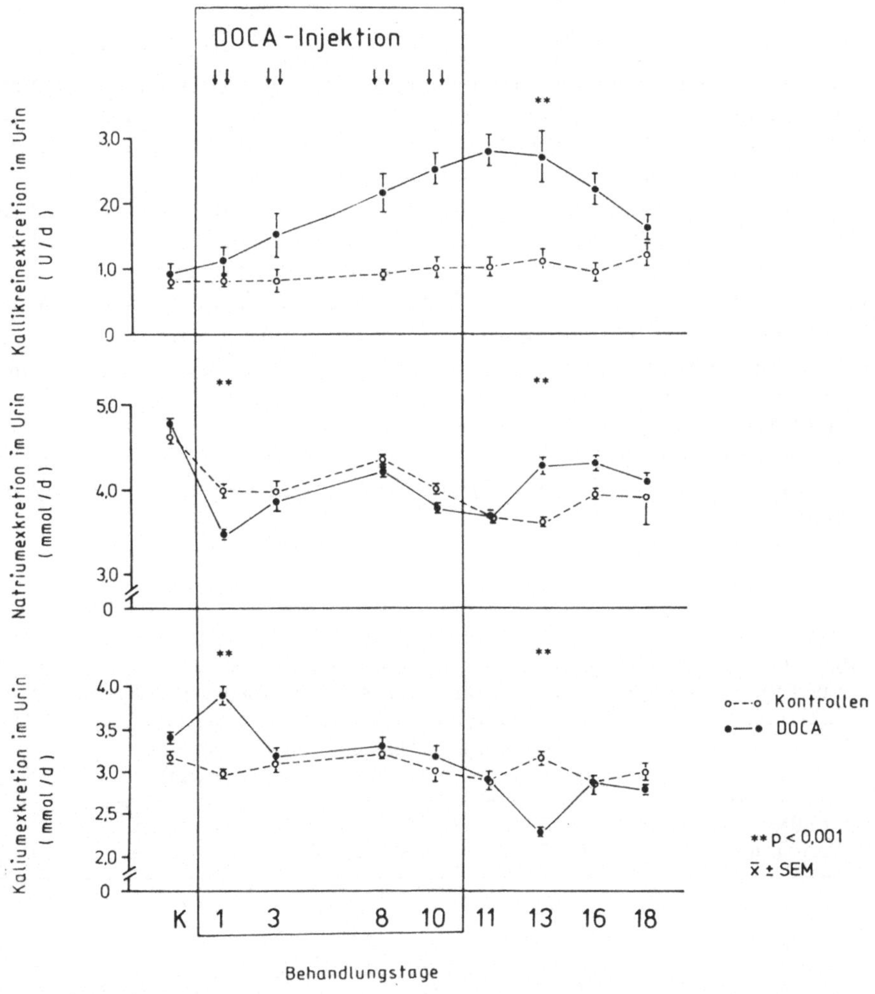

Abb. 95. Einfluß einer 10tägigen Behandlung mit Desoxykortikosteron auf die renale Ausscheidung von Kallikrein, Natrium und Kalium

Tabelle 32. Verhalten von Körpergewicht und Urinvolumen während und nach einer 10tägigen Behandlung mit Desoxykortikosteronazetat (2 × 15 mg/kg DOCA)

	vor DOCA	unter DOCA	nach DOCA
Körpergewicht (g)			
Kontrollen	253,1 ± 3,1	280,0 ± 2,9	297,3 ± 2,6
DOCA-Gruppe	255,0 ± 2,0	276,0 ± 2,7	297,7 ± 3,0
Urinvolumen (ml/d)			
Kontrollen	22,7 ± 1,1	28,8 ± 2,5	24,1 ± 1,9
DOCA-Gruppe	19,7 ± 1,0	28,5 ± 1,9	21,5 ± 1,7

Escape-Phänomens nur am ersten Behandlungstag zu sehen. Nach Abschluß der Behandlung kam es umgekehrt zu einer kurzfristigen Steigerung der Natriurese und Reduktion der Kaliumexkretion (Abb. 95). Eine Korrelation zwischen den Veränderungen in der Elektrolytausscheidung und der renalen Kallikrein-Ausscheidung konnte nicht gefunden werden.

Nach einer Behandlung mit DOCA (subkutan in einem Silastic-Pellet) über 14 Tage waren das Körpergewicht und der Blutdruck unverändert, während das Nierengewicht der DOCA-behandelten Tiere deutlich zugenommen hatte (Tabelle 33). Das Urinvolumen war erhöht, die Exkretion der Elektrolyte jedoch unverändert. Die intrarenale Kallikrein-Aktivität war ebenso wie die renale Kallikrein-Ausscheidung signifikant erhöht (Tabelle 34). Im Plasma blieb die Natriumkonzentration unverändert, während die Konzentration des Kaliums deutlich unter der DOCA-Behandlung abfiel (Tabelle 33). Eine signifikante Korrelation fand sich nur zwischen der Kallikreinausscheidung im Urin und der Konzentration des Kaliums im Plasma mit einem Korrelationskoeffizienten von $r = -0,5367$ ($n=15$; $p < 0,05$).

Tabelle 33. Einfluß einer 14tägigen Behandlung mit Desoxykortikosteron (250 mg/kg DOCA in Silastic-Pellet subkutan) auf das Körpergewicht, das Nierengewicht und den Blutdruck. ** $p < 0,001$

	Körpergewicht (g)	Nierengewicht (mg)	Blutdruck (mmHg)
Kontrollen	265,4 ± 5,8	2543 ± 68	108,8 ± 3,5
DOCA-Gruppe	267,5 ± 3,8	3494 ± 204**	110,0 ± 3,0

Tabelle 34. Einfluß einer 14tägigen Behandlung mit Desoxykortikosteron (250 mg/kg DOCA in Silastic-Pellet subkutan) auf das Urinvolumen, die renale Ausscheidung von Natrium, Kalium und Kallikrein im Urin sowie die intrarenale Kallikrein-Aktivität. * p < 0,01; ** p < 0,001

	Kontrollen	DOCA-Gruppe
Urinvolumen (ml/d)	15,1 ± 1,2	24,4 ± 1,1***
Natriumexkretion (mM/d)	4,16 ± 0,18	4,21 ± 0,16
Kaliumexkretion (mM/d)	3,54 ± 0,06	3,70 ± 0,08
Kallikreinexkretion (U/d)	1,19 ± 0,11	2,02 ± 0,24***
Renale Kallikrein-Aktivität (mU/mg Prot)	0,39 ± 0,05	0,63 ± 0,05**

B) Veränderungen der renalen Kallikrein-Aktivität nach Substitution von Kortikosteron:

Die Injektion von Kortikosteron in hoher Dosierung (2 x 20 mg/kg/d) bewirkte nach 5 Tagen einen Abfall des Körpergewichts sowie eine Zunahme des Urinvolumens bei unveränderter Elektrolytexkretion (Tabelle 35). In einer Untergruppe von 8 Tieren wurde am 1. Tag der Behandlung mit der hohen Dosis eine ähnliche Erhöhung der renalen Kallikrein-Ausscheidung im Urin beobachtet wie nach einer niedrigen Dosierung am 5. Tag [39]. Nach 5tägiger Behandlung war die Kallikrein-Ausscheidung in dieser Gruppe nun aber signifikant erniedrigt, auch wenn das reduzierte Körpergewicht berücksichtigt wurde (0,3 ± 0,08 U/d vs. 0,78 ± 0,04 U/d; Abb. 96). Die Aldosteron-Ausscheidung im Urin zeigte bei der hochdosierten Kortikosterongabe einen kontinuierlichen Abfall (Abb. 96). Diese Befunde konnten in dem größeren Kollektiv bei allen Ratten bestätigt werden, unabhängig von der Höhe der basalen Kallikrein-Aktivität der Nieren (Abb. 97). Auch die intrarenale Kallikrein-Aktivität war nach Kortikosteron-Behandlung deutlich erniedrigt (Abb. 97). Die Kallikrein-Ausscheidung im Urin korrelierte dementsprechend nur mit der intrarenalen Kallikrein-Aktivität (r=0,7374; p < 0,001) und der Aldosteron-Ausscheidung im Urin (r=0,5536; p < 0,05). Keine signifikante Beziehung konnte zwischen der Kallikrein-Ausscheidung und der Ausscheidung von Wasser, Natrium oder Kalium erhoben werden.

Tabelle 35. Einfluß einer 5tägigen Behandlung mit Kortikosteron (2 × 20 mg/kg/d) auf das Körpergewicht, das Urinvolumen und die renale Natrium- und Kaliumexkretion im Urin. x̄ ± SEM; *** p < 0,005

	Kontrollen	Kortikosteron
Körpergewicht (g)	231,2 ± 2,5***	205,5 ± 2,6
Urinvolumen (ml/d)	16,2 ± 1,0***	21,7 ± 1,1
Natriumexkretion (mM/d)	3,28 ± 0,34	3,70 ± 0,42
Kaliumexkretion (mM/d)	2,90 ± 0,21	3,25 ± 0,28
Aldosteronexkretion (μg/d)	5,33 ± 0,87***	1,70 ± 0,44

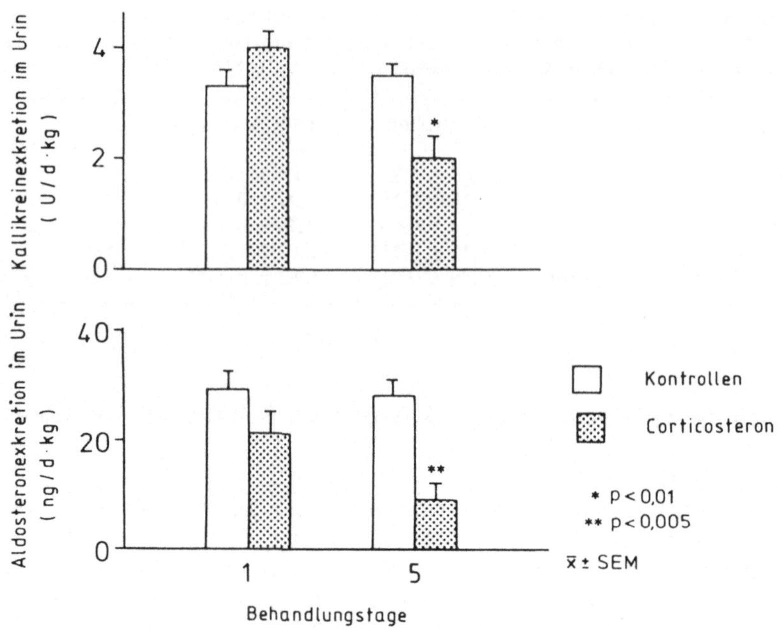

Abb. 96. Einfluß von Kortikosteron (2 x 20 mg/kg/d) auf die renale Ausscheidung von Kallikrein und Aldosteron im Urin

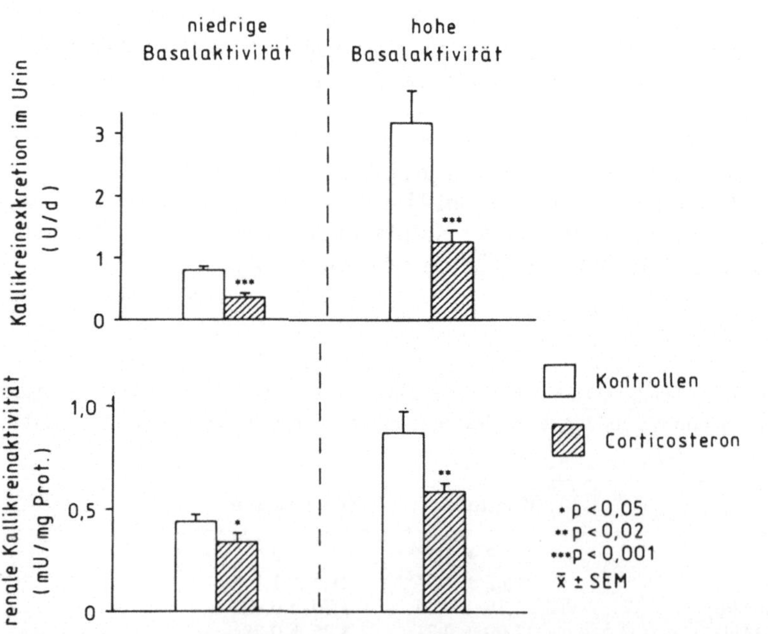

Abb. 97. Einfluß von Kortikosteron auf die renale Kallikreinaktivität und die Kallikreinexkretion im Urin bei Ratten mit niedriger und hoher basaler Kallikreinaktivität

C) Veränderungen der renalen Kallikrein-Aktivität nach Substitution von Adrenokortikotropin (ACTH):

Nach 3tägiger Behandlung mit ACTH waren annähernd die gleichen Veränderungen in den untersuchten Parametern zu beobachten, wie nach der hochdosierten
Kortikosteron-Behandlung (B). Dies ist im wesentlichen wohl auf die Stimulation
des endogenen Kortikosterons zurückzuführen, denn die renale Ausscheidung von
Kortikosteron war in beiden Versuchen gleich hoch (ACTH: $13,65 \pm 1,90$ vs. B:
$10,61 \pm 1,84$ vs. Kontrollen: $0,53 \pm 0,19$ µg/d; $p < 0,001$). Das Körpergewicht
war nach ACTH reduziert, das Urinvolumen erhöht. Die Ausscheidung von
Natrium im Urin war unverändert, die des Kaliums aber erhöht (Tabelle 36). In
diesem Versuch war das Nierengewicht der behandelten Tiere trotz des reduzierten Körpergewichtes größer geworden (Tabelle 36). Die Kallikrein-Ausscheidung
im Urin und die Kallikrein-Aktivität im Nierenrindengewebe war nach ACTH
deutlich vermindert (Abb. 98). In einem nicht unwesentlichen Punkte unterschied
sich der Versuch mit ACTH jedoch von dem Versuch mit Kortikosteron, denn
die Aldosteron-Ausscheidung im Urin war nach ACTH im Gegensatz zu dem
Versuch mit Kortikosteron signifikant erhöht (Abb. 98).

Tabelle 36. Einfluß einer 3tägigen Behandlung mit Adrenokortikotropin (ACTH) auf das Körpergewicht, das Nierengewicht, das Urinvolumen und die Natrium- und Kaliumausscheidung im Urin. $\bar{x} \pm$
SEM; * $p < 0,02$; ** $p < 0,001$

	Kontrollen	ACTH-Gruppe
Körpergewicht (g)	$219,9 \pm 1,9$	$200,7 \pm 2,2$**
Nierengewicht (mg)	2059 ± 73	2285 ± 50*
Urinvolumen (ml/d)	$12,6 \pm 1,0$	$26,3 \pm 2,6$**
Natriumexkretion (mM/d)	$2,36 \pm 0,34$	$2,44 \pm 0,28$
Kaliumexkretion (mM/d)	$2,32 \pm 0,18$	$2,71 \pm 0,21$

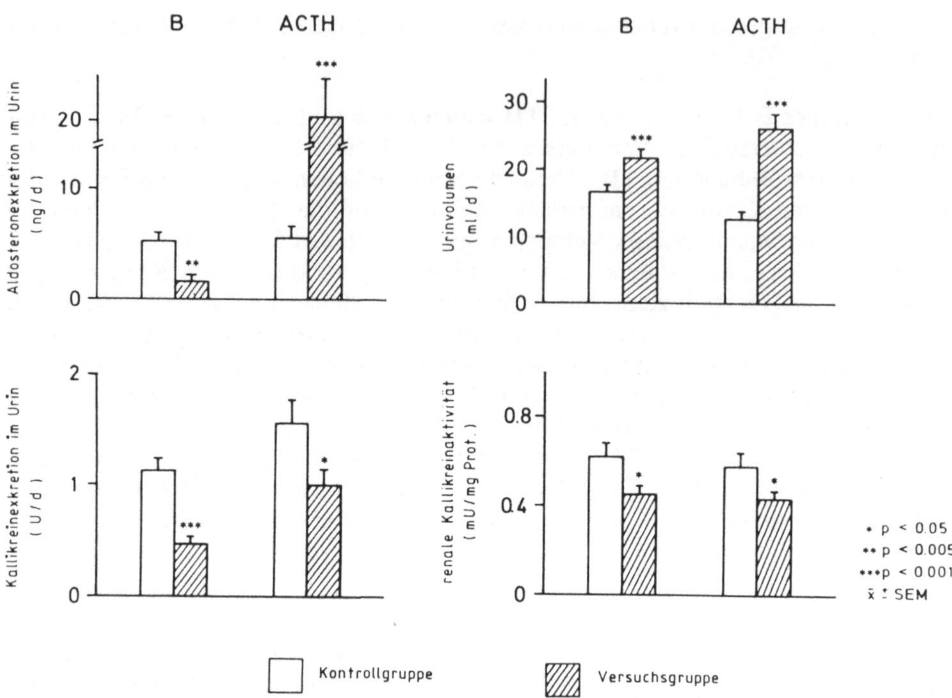

Abb. 98. Vergleich der Wirkungen von Kortikosteron (2 x 20 mg/kg/d) und Adrenokortikotropin (0,5 mg/kg Tetracosactid/d) auf die renale Kallikreinaktivität, die renale Kallikreinausscheidung, die Aldosteronausscheidung im Urin und das Urinvolumen von normalen Ratten

D) Veränderungen der renalen Kallikrein-Aktivität nach oraler Natriumbelastung:

Nach oraler Natriumbelastung mit 1 %iger NaCl-Lösung als Trinkflüssigkeit waren das Körpergewicht, das Nierengewicht, der Hämatokrit und der Blutdruck unverändert. Auch die Konzentration des Kaliums im Plasma blieb durch die Salzbelastung unverändert (Kontrollen: 4,16 ± 0,14 mmol/l; NaCl: 4,18 ± 0,11 mmol/l). Das Urinvolumen war wie die renale Natriumausscheidung deutlich erhöht, und auch die renale Ausscheidung von Kalium war gesteigert (Tabelle 37). Die Kallikrein-Ausscheidung im Urin dieser Tiere war ebenso wie die intrarenale Kallikrein-Aktivität deutlich erniedrigt (Tabelle 38).

Nach oraler Natriumbelastung mit 2 %iger NaCl-Lösung als Trinkflüssigkeit war aufgrund einer verminderten Nahrungsaufnahme das Körpergewicht reduziert; das intravasale Volumen hielten die Ratten durch eine erheblich gesteigerte Flüssigkeitsaufnahme konstant, wenn man den unveränderten Hämatokriten als Kriterium hierfür annimmt (Tabelle 39). Erwartungsgemäß war in diesem Versuch die renale Ausscheidung von Wasser, Natrium und Kalium gesteigert. Die Kallikrein-Exkretion war wie im Versuch mit 1 %iger NaCl-Lösung erniedrigt (Tabelle 40). In beiden Versuchen konnte die erniedrigte Kallikreinexkretion im Urin in gleichem Umfange auch für die Kininogenase-Aktivität festgestellt werden (Abb. 99).

Tabelle 37. Einfluß einer 1%igen NaCl-Lösung als Trinkflüssigkeit auf das Körpergewicht (*KG*), den Blutdruck (*BD*), das Nierengewicht (*NG*) und den Hämatokriten (*HKT*). Die Messungen erfolgten am Ende des 14. Behandlungstages

	KG (g)	NG (mg)	BD (mmHg)	HKT (%)
Kontrollen	265,4 ± 5,8	2543 ± 68	108,8 ± 3,5	47,2 ± 0,8
NaCl-Gruppe	273,6 ± 6,0	2883 ± 155	102,5 ± 4,7	48,1 ± 0,7

Tabelle 38. Einfluß einer 14tägigen Behandlung mit 1%iger NaCl-Lösung als Trinkflüssigkeit auf das Urinvolumen, die renale Ausscheidung von Natrium, Kalium und Kallikrein im Urin sowie die intrarenale Kallikrein-Aktivität. * p < 0,05; ** p < 0,02; *** p < 0,001

	Kontrollen	NaCl-Gruppe
Urinvolumen (ml/d)	15,1 ± 1,2	43,5 ± 2,3***
Natriumexkretion (mM/d)	4,16 ± 0,18	13,22 ± 0,48***
Kaliumexkretion (mM/d)	3,54 ± 0,06	5,05 ± 0,12***
Kallikreinexkretion (U/d)	1,19 ± 0,11	0,85 ± 0,06**
Renale Kallikrein-Aktivität (mU/mg Prot)	0,39 ± 0,05	0,25 ± 0,03*

Tabelle 39. Einfluß einer 2%igen NaCl-Lösung als Trinkflüssigkeit auf das Körpergewicht (*KG*), die Flüssigkeitsaufnahme (*TM*), die Futteraufnahme (*FM*) und den Hämatokriten (*HKT*). Die Messungen erfolgten am Ende des 7. Behandlungstages

	KG (g)	TM (ml/d)	FM (g/d)	HKT (%)
Kontrollen	289,4 ± 4,7	20,1 ± 1,1	20,0 ± 0,9	50,1 ± 0,6
NaCl-Gruppe	248,4 ± 2,5	53,8 ± 4,0	16,5 ± 0,7	48,9 ± 0,7
	p < 0,001	p < 0,001	p < 0,005	

Tabelle 40. Einfluß einer 7tägigen Behandlung mit 2%iger NaCl-Lösung als Trinkflüssigkeit auf das Urinvolumen und die renale Ausscheidung von Natrium, Kalium und Kallikrein im Urin. *** p < 0,001

	Kontrollen	NaCl-Gruppe
Urinvolumen (ml/d)	21,4 ± 1,1	54,2 ± 4,7***
Natriumexkretion (mM/d)	2,66 ± 0,09	22,70 ± 1,54***
Kaliumexkretion (mM/d)	4,64 ± 0,10	5,11 ± 0,22
Kallikreinexkretion (U/d)	1,29 ± 0,09	0,67 ± 0,04***

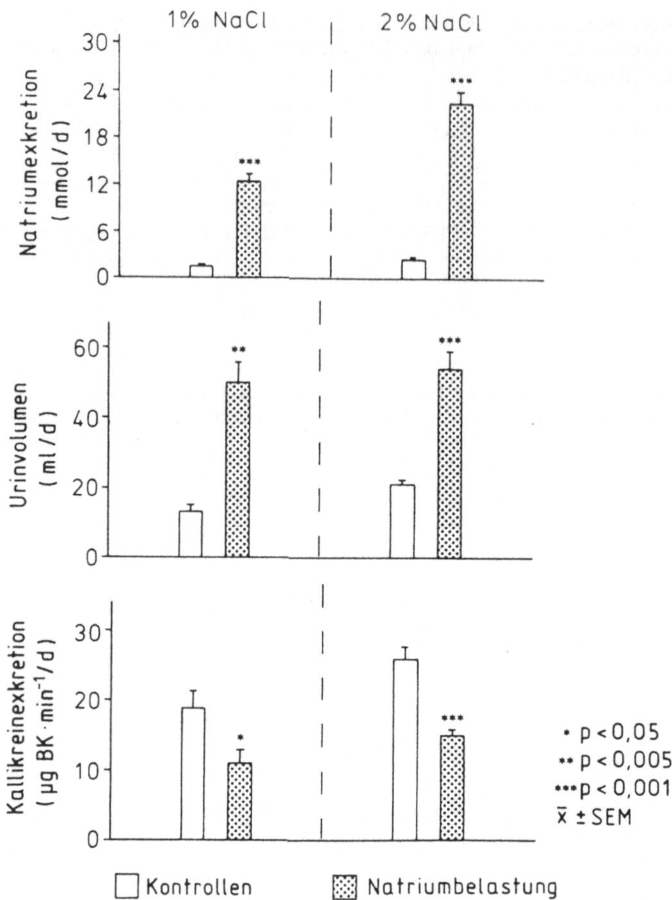

Abb. 99. Einfluß einer erhöhten diätischen Natriumaufnahme auf das Urinvolumen und die Kallikreinexkretion im Urin

E) Veränderungen der renalen Kallikrein-Aktivität nach vollständiger Adrenalektomie:

3 Tage nach Adrenalektomie war das Körpergewicht der Versuchstiere um 17,5 ± 1,4 g (p < 0,001) gefallen, während es in der Kontrollgruppe unverändert blieb. Als eine mögliche Ursache hierfür kann eine erniedrigte Futteraufnahme gelten; die Flüssigkeitsaufnahme hingegen war unverändert (Tabelle 41). Das Urinvolumen war nach Adrenalektomie erheblich vermehrt, während die Elektrolytausscheidung signifikant reduziert war (Tabelle 41). Parallel hierzu kam es zu einem Anstieg der Kalium-Konzentration im Plasma (Tabelle 41). Die Kallikrein-Ausscheidung im Urin und die intrarenale Kallikrein-Aktivität waren nach Adre-

 Veränderungen in der Nahrungsaufnahme (Futter und Wasser) sowie der renalen Ausscheidung von Wasser, Natrium und Kalium bei Ratten nach vollständiger Ardrenalektomie im Vergleich zu scheinoperierten Kontrolltieren. * p < 0,025; ** p < 0,001; *** p < 0,001

	Kontrollen	Adrenalektomie
Futter (g/d)	15,2 ± 0,5	10,3 ± 1,0**
Wasser (ml/d)	30,2 ± 2,9	29,9 ± 1,8
Plasmakalium (mM/l)	3,94 ± 0,09	5,53 ± 0,28***
Urinvolumen (ml/d)	10,3 ± 0,9	16,2 ± 2,1*
Natriumexkretion (mM/d)	3,56 ± 0,16	2,54 ± 0,28**
Kaliumexkretion (mM/d)	2,87 ± 0,14	2,21 ± 0,17**

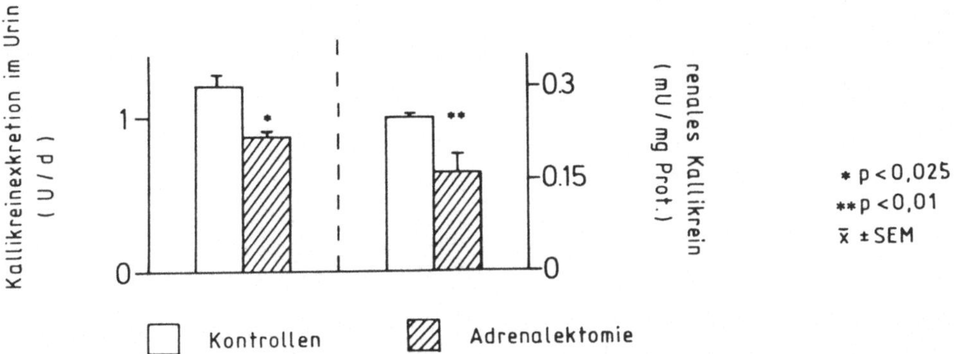

Abb. 100. Abfall der intrarenalen Kallikreinaktivität und der Kallikreinausscheidung im Urin nach totaler Adrenalektomie

nalektomie ähnlich wie nach Salzbelastung supprimiert (Abb. 100). Die Kallikrein-Ausscheidung im Urin korrelierte nur mit der Kallikrein-Aktivität im Nierenrindengewebe (r=0,5625; p < 0,05).

4.2.1.3.3 Bedeutung des Renin-Angiotensin-Systems für die renale Kallikrein-Aktivität

A) Einfluß einer Suppression des Renin-Angiotensin-Systems auf die renale Kallikrein-Aktivität:

Die hier vorgestellten Ergebnisse stammen im wesentlichen aus Versuchen, die zuvor schon vorgestellt wurden. Aus diesem Grunde werden hier nur die Ergebnisse der Messungen zum Renin-Angiotensin-System und renalem Kallikrein-Kinin-System vorgestellt. Im ersten Protokoll wurde eine Suppression des Renin-Angiotensin-Systems durch orale Salzbelastung mit 1 %iger NaCl-Lösung, Implantation eines DOCA-haltigen Silastic-Pellets oder beiden Maßnahmen in Kombination erzielt. Die Suppression der Reninaktivität in der Niere war nach Kombination von DOCA und Salzbelastung am stärksten ausgeprägt (Abb. 101). Parallel zu den Veränderungen in der renalen Reninaktivität verhielten sich auch die Angiotensin-II-Konzentrationen im Plasma (Tabelle 42). Unabhängig von diesen Änderungen im Renin-Angiotensin-System verhielten sich die renale Kallikrein-Aktivität (Abb. 101) und die Kallikrein-Ausscheidung im Urin (Tabelle 42). Beide erfuhren durch die DOCA-Behandlung eine Stimulation, die sich als

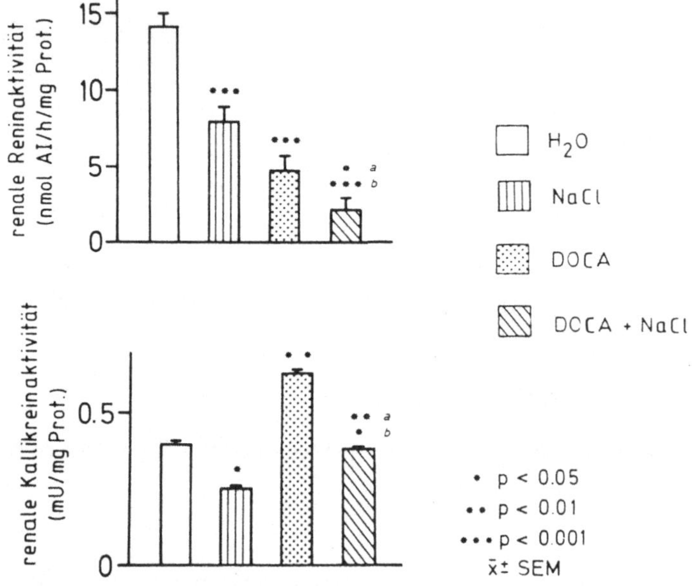

Abb. 101. Veränderungen der intrarenalen Kallikrein- und Reninaktivität nach oraler Salzbelastung (1% NaCl), Desoxykortikosteron (DOCA) und Kombination beider Behandlungen (DOCA + NaCl). *a* Signifikanz vs. NaCl; *b* Signifikanz vs. H₂O

Tabelle 42. Veränderungen in der Angiotensin-II-Konzentration im Plasma und in der renalen Kallikrein-Ausscheidung im Urin nach einer oralen Salzbehandlung (1% NaCl-Lösung), einer DOCA-Behandlung (250 mg/kg in Silastic-Pellet subkutan) oder einer Kombinationsbehandlung mit NaCl und DOCA über 14 Tage. * $p < 0{,}05$; ** $p < 0{,}001$

Gruppe	Angiotensin II im Plasma (fM/ml)	Kallikrein im Urin (U/d)
Kontrollen	78,8 ± 11,4	1,19 ± 0,11
NaCl	49,5 ± 5,4 *	0,85 ± 0,06 *
DOCA	9,5 ± 5,5 **	2,02 ± 0,24 **
NaCl und DOCA	4,4 ± 3,8 * **	1,40 ± 0,14 * *

Tabelle 43. Veränderungen in der Aktivität des Renin-Angiotensin-Systems und des renalen Kallikrein-Kinin-Systems nach 5tägiger Behandlung mit 2 × 20 mg/kg Kortikosteron. * p < 0,05; ** p < 0,02; *** p < 0,001

	Kontrollen	Kortikosteron
Angiotensin II im Plasma (fM/ml)	130,1 ± 18,5	67,9 ± 15,9**
Kallikrein-Exkretion im Urin (U/d)	1,13 ± 0,12	0,48 ± 0,06***
Renale Renin-Aktivität (nM Ang I/h/mg Protein)	12,4 ± 1,48	8,03 ± 0,98**
Renale Kallikrein-Aktivität (mU/mg Protein)	0,62 ± 0,06	0,45 ± 0,04*

unabhängig von der oralen Natriumzufuhr herausstellte. Andererseits war das renale Kallikrein-Kinin-System durch NaCl-Zufuhr zu supprimieren, unabhängig, ob eine Behandlung mit DOCA vorlag oder nicht. Eine Wechselbeziehung zwischen den Aktivitäten des Renin-Angiotensin-Systems und des renalen Kallikrein-Kinin-Systems war in diesem Versuch nicht festzustellen.

Durch Kortikosteron in hoher Dosierung war sowohl die Aktivität des Renin-Angiotensin-Systems als auch die des Kallikrein-Kinin-Systems zu reduzieren (Tabelle 43). Dieser Befund galt auch für die Untersuchung, in der die renale Kallikrein-Aktivität durch ACTH supprimiert war. In dieser Studie blieben die durch Narkose stimulierten Angiotensin-II-Konzentrationen der behandelten Tiere deutlich unter den Konzentrationen der Kontrolltiere (113,8 ± 13,5 vs. 185,0 ± 30,5 fM/ml; p < 0,05).

B) Einfluß einer Stimulation des Renin-Angiotensin-Systems auf die renale Kallikrein-Aktivität:

In dem Versuch der Adrenalektomie, der zuvor schon besprochen wurde, fand sich ein gegenläufiges Verhalten der Renin-Aktivität und der Kallikrein-Aktivität im Nierengewebe (Abb. 102). Während die Kallikrein-Aktivität signifikant abnahm, stieg die Renin-Aktivität stark an. Untersuchungen der Angiotensin-II-Konzentrationen im Plasma und der renalen Kallikrein-Ausscheidung im Urin ergaben dasselbe Bild mit erhöhten Angiotensin-II-Konzentrationen und erniedrigten Kallikrein-Exkretionen (Tabelle 44).

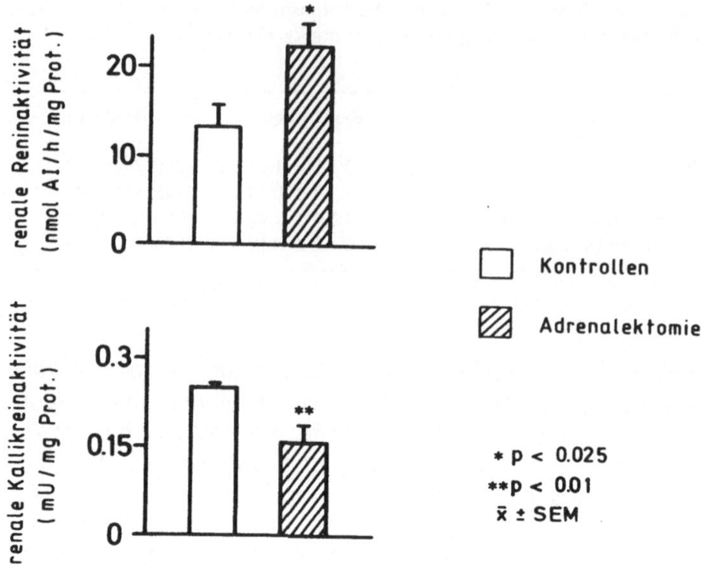

Abb. 102. Veränderungen der intrarenalen Kallikrein- und Reninaktivität nach vollständiger Adrenalektomie

Tabelle 44. Veränderungen in der Angiotensin-II-Konzentration im Plasma und in der renalen Kallikrein-Ausscheidung im Urin 3 Tage nach vollständiger Adrenalektomie. * p < 0,025; ** p < 0,001

Gruppe	Angiotensin II im Plasma (fM/ml)	Kallikrein im Urin (U/d)
Kontrollen	108,7 ± 15,7	1,19 ± 0,07
Adrenalektomie	414,9 ± 38,4**	0,87 ± 0,10*

4.2.2 Untersuchungen zur Bedeutung des renalen Kallikrein-Kinin-Systems in der Pathogenese der arteriellen Hypertonie

4.2.2.1 Untersuchungen zur spontanen Hypertonie der Ratte

4.2.2.1.1 *Basale Aktivität des renalen Kallikreins bei spontan-hypertensiven Ratten*

Die spontan-hypertensiven Ratten zeigten mit zunehmendem Alter einen kontinuierlichen Blutdruckanstieg (Abb. 103, Tabelle 45). Die Kallikrein-Ausscheidung im Urin hingegen bot in der Entwicklung der Tiere keinen einheitlichen Verlauf.

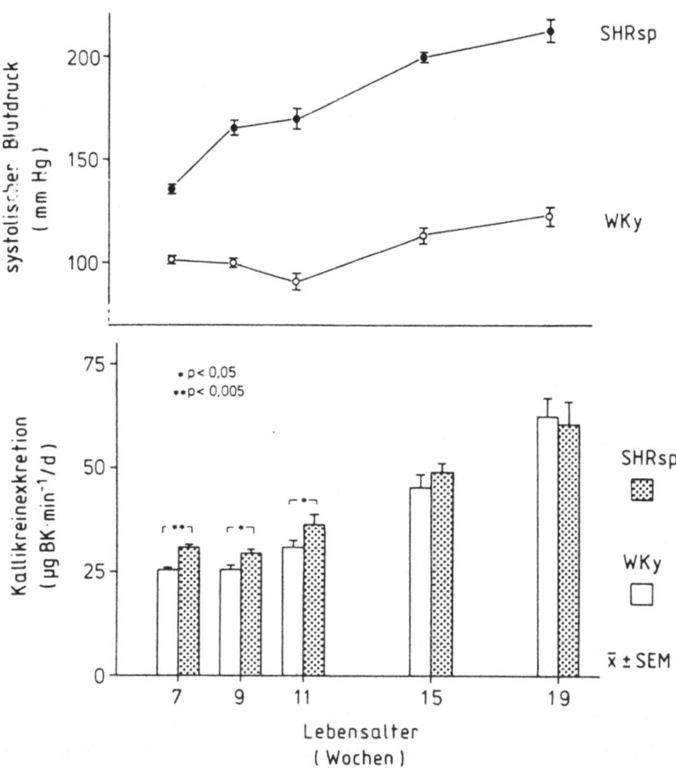

Abb. 103. Verlauf der Hypertonieentwicklung und altersabhängige Veränderungen der Kallikrein-ausscheidung im Urin bei spontan-hypertensiven Ratten (SHRsp) im Vergleich zu normotensiven Kontrollratten

Tabelle 45. Vergleich von Körpergewicht, Nierengewicht und Blutdruck spontan-hypertensiver Ratten (*SHRsp*) und den Werten normotensiver Kontrollratten (*WKy*) in der 48. Lebenswoche. *** p $< 0,001$

	Körpergewicht (g)	Nierengewicht (g)	Blutdruck (mmHg)
WKy-Ratten	401,1 ± 9,0	3,11 ± 0,08	105,0 ± 3,0***
SHRsp-Ratten	300,9 ± 14,8	3,00 ± 0,11	206,0 ± 8,3***

In den jungen Tieren bis zur 11. Lebenswoche war die Kallikrein-Ausscheidung im Urin erhöht und normalisierte sich in den folgenden Wochen langsam (Abb. 103). Nach 48 Lebenswochen war die renale Kallikrein-Aktivität dann deutlich erniedrigt (Abb. 104). Das Körpergewicht der alten Tiere war um 25 % niedriger als bei den altersentsprechenden Kontrollen, das Nierengewicht hingegen war dem der normotensiven Tiere gleich (Tabelle 45). Dementsprechend war die Kallikrein-

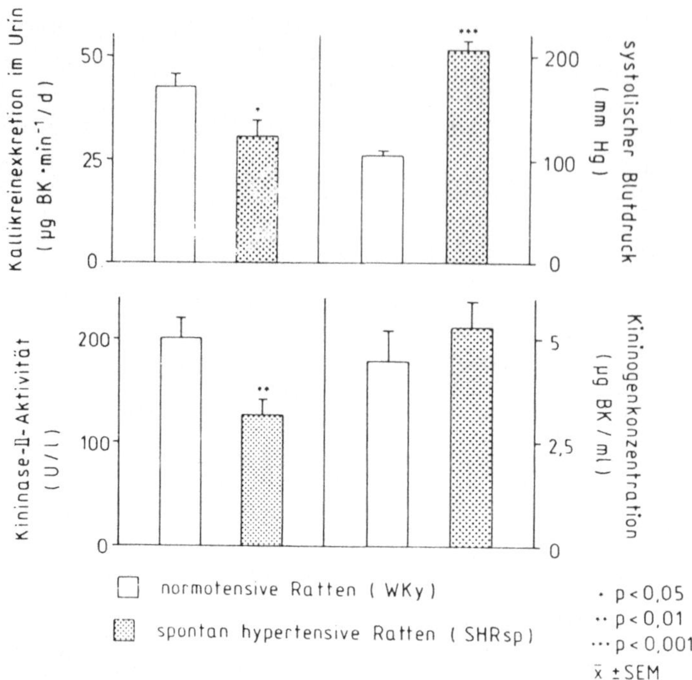

Abb. 104. Veränderungen der Kallikreinausscheidung im Urin, des systolischen Blutdrucks sowie der Kininase-II-Aktivität und der Kininogen-Konzentration im Plasma spontan-hypertensiver Ratten im Alter um 34 Wochen

Ausscheidung im Urin auch erniedrigt, wenn sie auf das Nierengesamtgewicht der Tiere kalkuliert wurde (SHRsp: 10,05 ± 1,35 vs. WKy: 13,81 ± 0,93 µg Bradykinin/min/d/g; p < 0,05). Bei der Kalkulation der Kallikrein-Ausscheidung auf das Körpergewicht war kein Unterschied zwischen normotensiven und hypertensiven Ratten zu sehen (SHRsp: 9,60 ± 1,17 vs. WKy: 10,59 ± 0,64 µg Bradykinin/min/d/g). Im Plasma der hypertensiven Ratten waren der Hämatokrit und die Angiotensin-II-Konzentration erhöht, die Konzentration des Natriums und die Aktivität der Kininase II erniedrigt und die Konzentration des Kaliums und des Kininogens unverändert (Tabelle 46, Abb. 104).

Die Untersuchung zur zirkadianen Rhythmik zeigte sowohl bei den hypertensiven als auch bei den normotensiven Ratten in den Stunden des Nachmittags niedrige Kallikrein-Ausscheidungen und in den frühen Morgenstunden deutlich höhere Werte (Abb. 105). Die Kallikrein-Ausscheidung korrelierte hoch signifikant mit dem jeweils ausgeschiedenen Urinvolumen (SHRsp: r=0,5848, p < 0,001; WKy: r=0,5313, p < 0,001). Die Kallikrein-Aktivität im Urin blieb in allen Sammelphasen der 24-h-Periode unverändert.

Tabelle 46. Veränderungen von Hämatokrit und den Konzentrationen von Natrium, Kalium und Angiotensin II im Plasma spontan-hypertensiver Ratten (*SHRsp*) im Alter von 48 Wochen. Zum Vergleich werden die Werte der normotensiven Kontrollratten (*WKy*) aufgeführt. * p < 0,05; ** p < 0,01; *** p < 0,005

	Hämatokrit (%)	Plasmanatrium (mM/l)	Plasmakalium (mM/l)	Angiotensin II (fM/ml)
WKy	49,1 ± 0,8	142,6 ± 1,5	3,44 ± 0,07	77,9 ± 6,5
SHRsp	53,6 ± 0,8***	137,4 ± 0,8*	3,60 ± 0,27	104,9 ± 9,7*

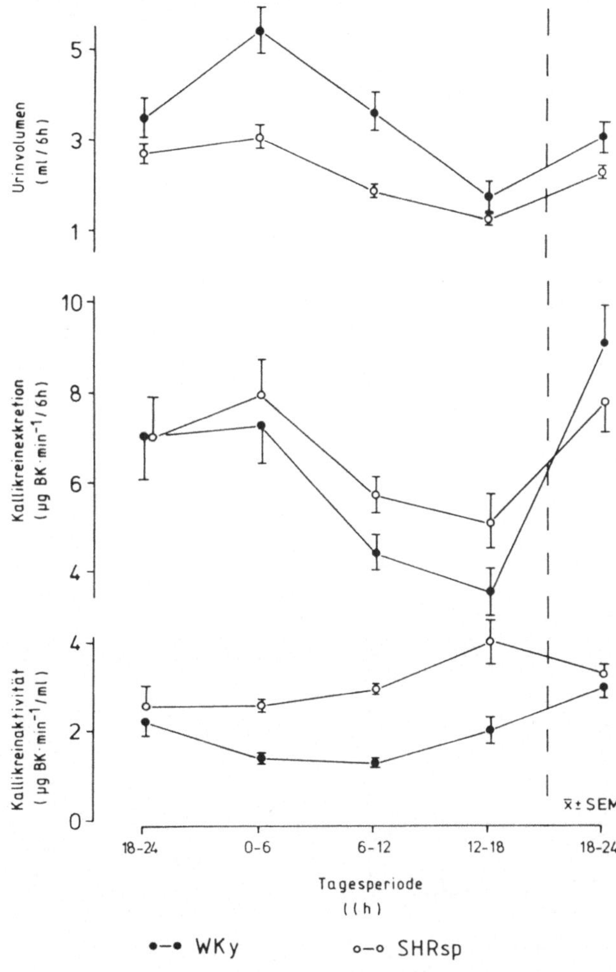

Abb. 105. Tagesrhythmik der renalen Kallikrein-Aktivität bzw. -Exkretion bei normotensiven (WKy) und spontan-hypertensiven (SHRsp) Ratten. Die Urinsammelproben erstreckten sich über einen Zeitraum von 6 Stunden

Mit Bumetanid konnte in beiden untersuchten Rattenstämmen eine dosisabhängigen Steigerung der Diurese und Natriurese erreicht werden. Bei den spontan-hypertensiven Ratten war der Effekt der Diuresesteigerung jedoch wesentlich schwächer ausgeprägt, und es war bei den SHRsp-Ratten die 10fach höhere Dosis (40 mg/kg) erforderlich als bei den Kontrolltieren (4 mg/kg), um die gleiche Diuresesteigerung in beiden Gruppen zu erzielen (Abb. 106). Die Kallikrein-Ausscheidung blieb in beiden Gruppen durch Bumetanid unbeeinflußt. Untersuchte man jedoch den zeitlichen Verlauf der Kallikrein-Ausscheidung im Urin nach Bumetanid, so fand sich in beiden Rattenstämmen (SHRsp und WKy) eine initiale Stimulation des renalen Kallikreins, die sich nach 30 min wieder normalisierte und gegen Ende der Beobachtungszeit sogar signifikant abfiel (Abb. 107). Dieser

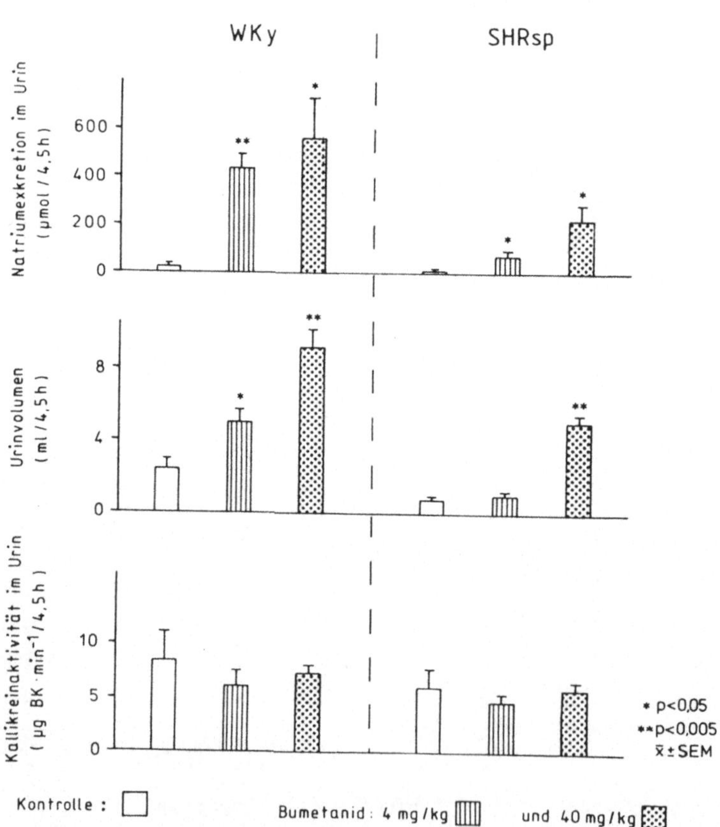

Abb. 106. Veränderungen der Diurese, der Natriurese und der Kallikreinausscheidung im Urin normotensiver (WKy) und spontan-hypertensiver (SHRsp) Ratten nach intragastraler Gabe von Bumetanid (4 mg/kg und 40 mg/kg)

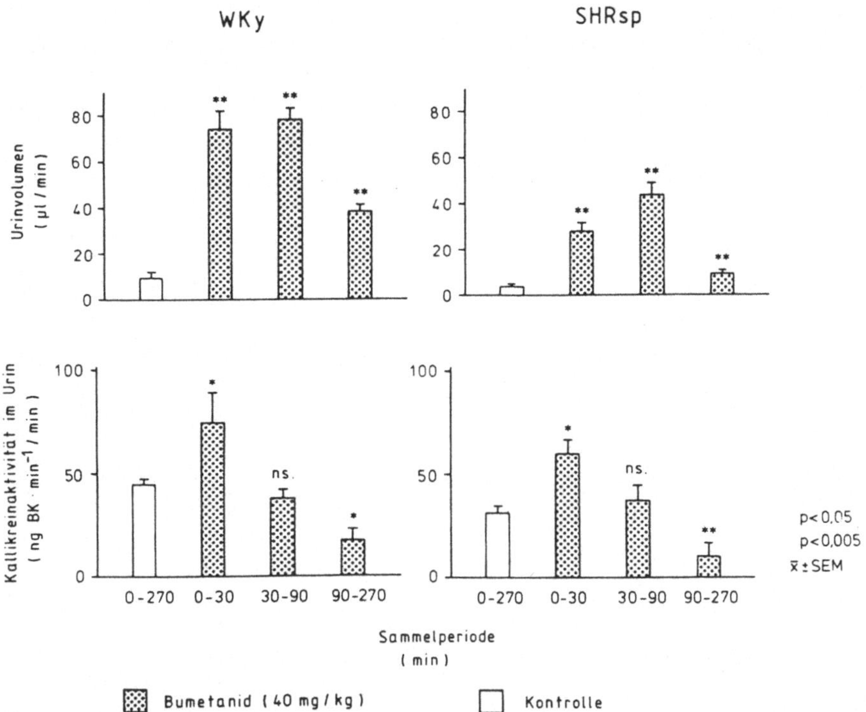

Abb. 107. Verlauf der Diurese und der renalen Kallikreinexkretion nach intragastraler Gabe von 40 mg/kg Bumetanid in normotensiven (WKy) und spontan-hypertensiven (SHRsp) Ratten. Die Kallikreinausscheidung blieb bei den Kontrolltieren während des gesamten Versuchszeitraums konstant

Verlauf zeigte keinerlei Korrelation zur gesteigerten Diurese (Abb. 107) bzw. Natriurese, die sich identisch wie die Diurese verhielt.

4.2.2.1.3 Veränderungen des renalen Kallikrein-Kinin-Systems nach pharmaka-induzierter Natrium-Depletion

Eine mit Furosemid induzierte Natrium-Depletion führte zu einem deutlichen Rückgang der Natriurese, der bei den WKy-Ratten stärker ausgeprägt war als bei den SHRsp-Ratten. Bei beiden Rattengruppen war zusätzlich eine Verminderung der Kaliurese zu verzeichnen (Tabelle 47), der Natrium/Kalium-Quotient im Urin war jedoch in beiden Gruppen erwartungsgemäß stark reduziert (Abb. 108). Die Kallikrein-Ausscheidung im Urin war in beiden Rattengruppen stimuliert (Abb. 108), in den WKy-Ratten jedoch wesentlich stärker als in den SHRsp-Ratten (SHRsp: +7,70± 0,91 vs. WKy: +11,10± 0,68 µg Bradykinin/min/4 h; p < 0,02).

	WKy-Ratten		SHRsp-Ratten	
	ohne F	mit F	ohne F	mit F
UNaV (mM/l)	144,1 ± 23,7	9,1 ± 3,9***	124,1 ± 24,2	15,1 ± 10,5,**
UKV (mM/l)	246,5 ± 42,3	89,5 ± 13,2*	206,1 ± 31,8	60,6 ± 13,1**

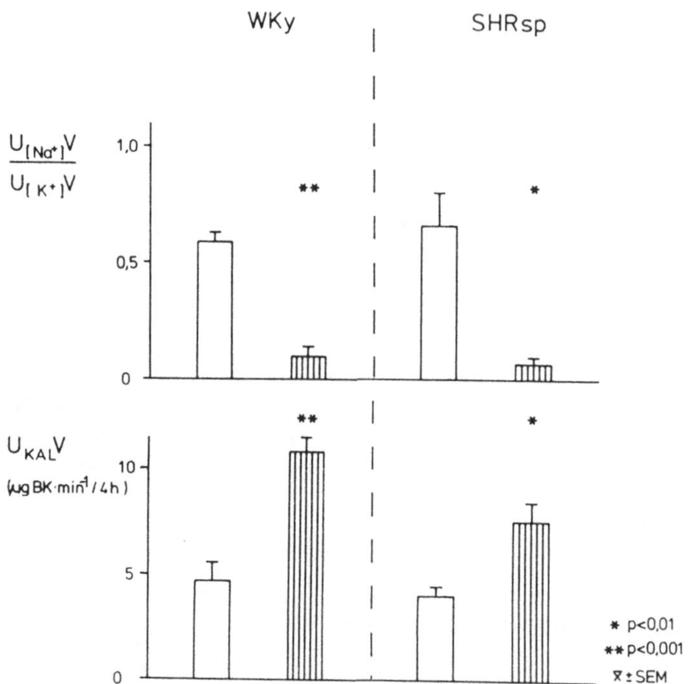

Abb. 108. Stimulation der Kallikreinexkretion im Urin durch eine 5tägige Behandlung mit Furosemid (125 mg/kg) bei normotensiven (WKy) und spontan-hypertensiven (SHRsp) Ratten. Der Natrium-Kalium-Quotient im Urin war durch Furosemid deutlich erniedrigt

4.2.2.1.4 *Veränderungen des renalen Kallikrein-Kinin-Systems nach Inhibition des Angiotensin-I-Conversionsenzyms (Kininase II) durch Captopril*

Eine 4wöchige Hemmung der Kininase II mit Captopril bewirkte eine deutliche Senkung des arteriellen Blutdrucks (Tabelle 48). Die Aktivität des Renin-Angiotensin-Systems war nach Captopril erwartungsgemäß gehemmt und führte sekun-

	SHRsp ohne Captopril	SHRsp mit Captopril
Blutdruck (mmHg)	205 ± 4	142 ± 8***
Urinvolumen (ml/d)	23,3 ± 1,4	20,7 ± 0,9
Natriumexkretion (mM/d)	1,03 ± 0,03	1,02 ± 0,04
Kaliumexkretion (mM/d)	2,45 ± 0,01	2,64 ± 0,11

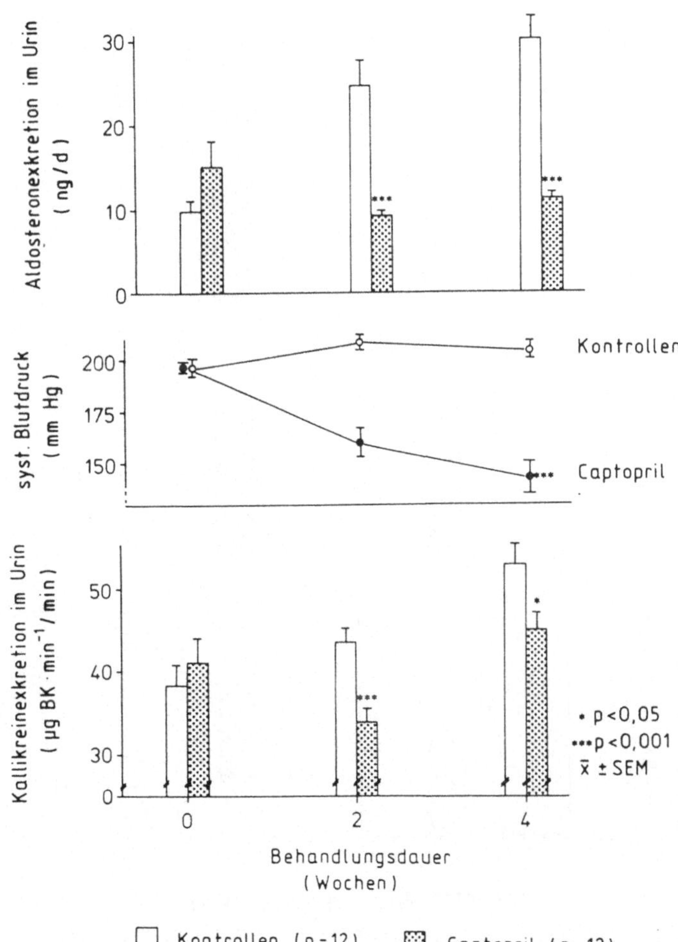

Abb. 109. Einfluß einer 4wöchigen Behandlung von spontan-hypertensiven Ratten mit Captopril auf den systolischen Blutdruck und die renale Exkretion von Aldosteron und Kallikrein

där zu einer deutlichen Reduktion der Aldosteronausscheidung im Urin (Abb. 109). Die renale Kallikrein-Ausscheidung war parallel zu diesen endokrinen Veränderungen nach Captopril ebenfalls erniedrigt (Abb. 109). Die renale Ausscheidung von Wasser, Natrium und Kalium hingegen blieb von dieser Medikation unbeeinflußt (Tabelle 48).

4.2.2.1.5 Veränderungen der renalen Kallikrein-Aktivität nach vollständiger, chemischer Sympathektomie

Die vollständige, chemische Sympathektomie mit 6-Hydroxydopamin führte zu einer Blutdruckreduktion in beiden Rattenstämmen (WKy und SHRsp) mit einem deutlich verzögerten Anstieg des Blutdrucks bei den SHRsp-Ratten (Abb. 110).

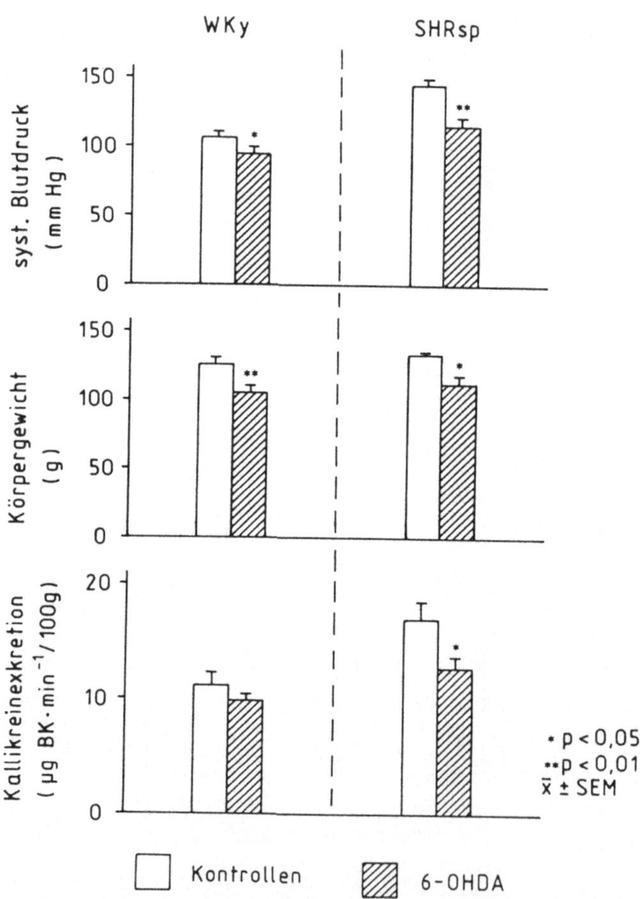

Abb. 110. Wirkung einer chemischen Sympathektomie mit 6-Hydroxy-Dopamin (6-OHDA) auf den Blutdruck, das Körpergewicht und die Kallikreinexkretion von normotensiven (WKy) und spontan-hypertensiven Ratten (SHRsp)

Tabelle 49. Vergleich des Urinvolumens und der Ausscheidung von Natrium und Kalium im Urin von spontan-hypertensiven Ratten (SHRsp) mit und ohne chemische Sympathektomie mit 6-Hydroxydopamin (6-OHDA) mit den Werten von normotensiven Kontrollratten (WKy) mit und ohne Sympathektomie

	Urinvolumen (ml/d)	Kaliumexkretion (mM/d)	Natriumexkretion (mM/d)
WKy	$12,8 \pm 1,5$	$1,44 \pm 0,10$	$1,71 \pm 0,18$
WKy+6−OHDA	$9,6 \pm 0,8$	$1,36 \pm 0,10$	$1,60 \pm 0,13$
SHRsp	$10,2 \pm 2,0$	$1,37 \pm 0,06$	$1,47 \pm 0,08$
SHRsp+6−OHDA	$9,8 \pm 1,2$	$1,22 \pm 0,11$	$1,34 \pm 0,14$

Die Blutdruckdifferenz zwischen den WKy-Ratten und den SHRsp-Ratten war jedoch auch nach der Sympathektomie noch signifikant ($p < 0,01$). In bezug auf die renale Ausscheidung von Wasser, Natrium und Kalium waren bei allen untersuchten Gruppen die Ergebnisse annähernd gleich (Tabelle 49). Die basale Ausscheidung von Kallikrein im Urin war bei den SHRsp-Ratten höher als bei den WKy-Ratten ($p < 0,01$; Abb. 110). In beiden Gruppen wurde die Kallikreinexkretion durch die Sympathektomie vermindert. Da die sympathektomierten Tiere jedoch langsamer wuchsen und ein geringeres Körpergewicht aufwiesen, wurde die Kallikrein-Ausscheidung der Tiere auf das Körpergewicht bezogen, um einen besseren Vergleich der Werte zu ermöglichen (Abb. 110). Unter diesen Bedingungen zeigte sich, daß die Reduktion der Kallikrein-Ausscheidung im Urin bei den SHRsp-Ratten mit 25 % signifikant war ($p < 0,05$), während sie bei den WKy-Ratten mit nur 13 % keine Signifikanz ($p < 0,3$) erreichte (Abb. 110). Der vor der chemischen Sympathektomie bestehende Unterschied in der Kallikrein-exkretion zwischen hypertensiven und normotensiven Ratten fand sich nach der Behandlung nicht mehr (Abb. 110).

4.2.2.2 Untersuchungen zur renalen Hypertonie der Ratte

4.2.2.2.1 Veränderungen der renalen Kallikrein-Aktivität bei renovaskulärer Hypertonie im 2K/1C-Modell

Die Stenosierung einer Nierenarterie führte rasch zur Entwicklung einer arteriellen Hypertonie, die mit einem geringen Anstieg der Diurese verbunden war (Abb. 111). Das Körpergewicht der hypertensiven Tiere war über den gesamten Beobachtungszeitraum erniedrigt (Tabelle 51). Im Plasma der Tiere waren keine Veränderungen in den Konzentrationen von Natrium und Kalium zu beobachten, der Hämatokrit der hypertonen Tiere war initial erhöht, lag aber am Ende des Versuches wieder im Normbereich (3. Tag: $51,1 \pm 2,1$ % vs. $45,6 \pm 0,4$ %, $p < 0,05$; 35. Tag: $44,5 \pm 0,7$ % vs. $44,5 \pm 0,8$ %). Die Kallikrein-Ausscheidung im Urin war in den ersten Tagen nach Stenosierung, in denen sich die Hypertonie entwickelte, nicht verändert und fiel erst nach Manifestation der Hypertonie ab (Abb. 111). Dieser Abfall war erheblich stärker bei den Ratten, die eine maligne Hypertonie mit Druckdiurese und Gewichtsabnahme entwickelt hatten (Tabelle 50).

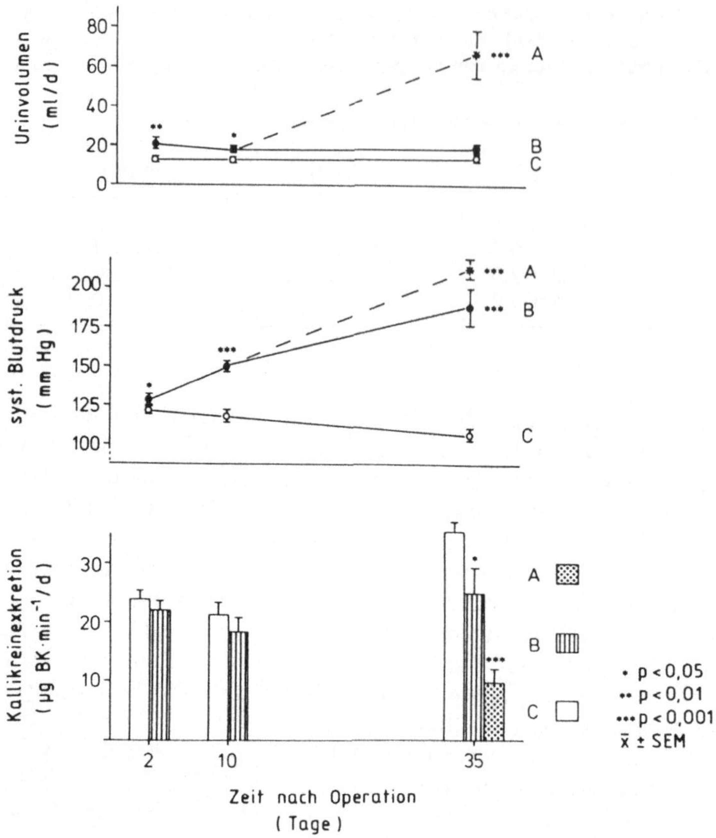

Abb. 111. Verhalten von Urinvolumen, systolischem Blutdruck und Kallikreinausscheidung im Urin nach Anlage einer unilateralen Nierenarterienstenose (2K/1C-Modell). Gruppe *A*: Ratten mit maligner Hypertonie; *B*: Ratten mit nichtmaligner Hypertonie; *C*: Kontrolltiere

Tabelle 50. Veränderungen des Blutdrucks, des Urinvolumens und der Kallikrein-Ausscheidung im Urin 35 Tage nach Stenosierung der linken Nierenarterie. Die rechte Niere blieb bei der Operation unberührt (2K/1C-Modell). Die Versuchstiere wurden in zwei Gruppen – Hypertonie (I) und schwere Hypertonie (II) – unterteilt, wobei die Hypertonie der Tiere mit Abnahme des Körpergewichts und erhöhter Diurese als schwere Hypertonie bezeichnet wurde. *BK* Bradykinin; x̄ ± SEM; * p < 0,05; *** p < 0,001

	Blutdruck (mmHg)	Urinvolumen (ml/d)	Urinkallikrein (µg BK/min/d)
Kontrollen	107,4 ± 2,7	14,3 ± 2,3	35,5 ± 1,5
Hypertonie I	189,3 ± 11,7**	19,1 ± 2,0	25,0 ± 3,4*
Hypertonie II	211,1 ± 6,6**	67,0 ± 11,8**	9,9 ± 2,2**

Tabelle 51. Veränderungen im Körpergewicht (*KG*), im Nierengewicht (*NG*) der rechten (*RN*) und linken Niere (*LN*) und in der renalen Kallikrein-Aktivität (*RKal*) nach Stenosierung der linken Nierenarterie (*2K/1C*). Bei der Operation (*OP*) wurde die rechte Niere unberührt belassen. Die Kontrolltiere (*Ko*) wurden scheinoperiert. * p < 0,05; ** p < 0,002; *** p < 0,005

| | KG (g) | NG (g) | | RKal (mU/mg Prot) | |
		RN	LN	RN	LN
3. d pOP					
Ko	155,3 ± 2,5	0,87 ± 0,05	0,83 ± 0,06	0,46 ± 0,07	0,52 ± 0,06
2K/1C	138,1 ± 4,1**	0,90 ± 0,04	0,67 ± 0,04*	0,39 ± 0,04	1,72 ± 0,30***
11. d pOP					
Ko	213,7 ± 3,3	0,96 ± 0,01	0,91 ± 0,02	0,34 ± 0,04	0,33 ± 0,05
2K/1C	193,9 ± 3,7**	1,64 ± 0,09***	0,81 ± 0,08	0,21 ± 0,03*	0,17 ± 0,04*
35. d pOP					
Ko	355,7 ± 4,4	1,53 ± 0,03	1,53 ± 0,04	0,21 ± 0,02	0,22 ± 0,03
2K/1C	332,0 ± 8,0*	1,69 ± 0,09	0,95 ± 0,13***	0,22 ± 0,03	0,26 ± 0,04

Die intrarenale Kallikrein-Aktivität war in der stenosierten Niere nach 3 Tagen erhöht, fiel am 11. Tag unter den Kontrollwert ab und normalisierte sich zum 35. Tag hin (Tabelle 51). Das Gewicht der stenosierten Niere lag zu allen Zeiten unter dem Gewicht der entsprechenden Niere in den Kontrolltieren. In der kontralateralen Niere war die Kallikrein-Aktivität am 11. Tag erniedrigt, dem Zeitpunkt, an dem die Niere deutlich hypertrophiert war (Tabelle 51).

4.2.2.2.2 Veränderungen der renalen Kallikrein-Aktivität bei renovaskulärer Hypertonie im 1K/1C-Modell

Ähnlich wie bei der renovaskulären Hypertonie im 2K/1C-Modell entwickelte sich nach unilateraler Nephrektomie und Stenosierung der Arterie der verbliebenen Niere rasch eine arterielle Hypertonie, die nach 35 Tagen mit einer Zunahme der Diurese vergesellschaftet war (Abb. 112, Tabelle 52). Die renale Ausscheidung von Natrium und Kalium war nur am 3. postoperativen Tag erniedrigt, was auf eine verminderte Futteraufnahme an diesem Tag zurückzuführen war. Am 11. und 35. Tag der Untersuchung war keine Veränderung in der Natriurese und Kaliurese zu verzeichnen. Während des gesamten Versuches blieben der Hämatokrit und die Konzentrationen von Natrium und Kalium im Plasma konstant. Die Kallikrein-Ausscheidung im Urin war nur 3 Tage nach der Stenosierung der Nierenarterie erniedrigt und normalisierte sich rasch wieder (Abb. 112). Das Körpergewicht und das Nierengewicht der hypertonen Tiere war ab dem 11. postoperativen Tag erniedrigt (Tabelle 52). Die intrarenale Kallikrein-Aktivität blieb initial durch die Stenosierung der Nierenarterie unbeeinflußt und stieg gegen Ende des Versuches sogar an (Tabelle 52).

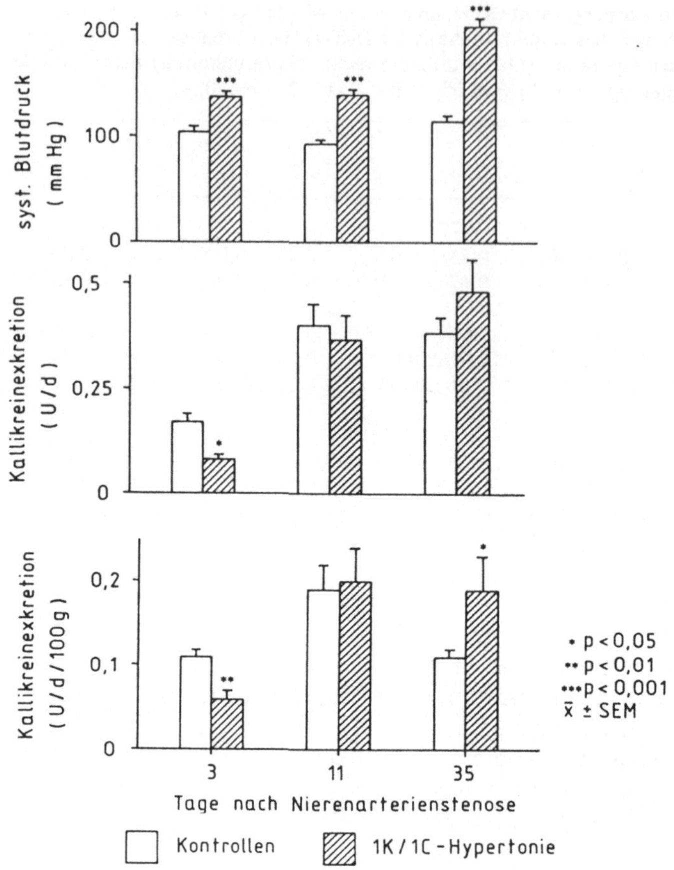

Abb. 112. Veränderungen im systolischen Blutdruck und der Kallikreinausscheidung im Urin von Ratten mit renovaskulärer Hypertonie durch Stenosierung einer Nierenarterie und unilateraler Nephrektomie (1K/1C-Modell). Die Kallikreinexkretion wurde zusätzlich auf das Körpergewicht bezogen

4.2.2.2.3 Veränderungen der renalen Kallikrein-Aktivität bei renovaskulärer Hypertonie nach Aortenligatur

Die Aortenligatur führte rasch zur Entwicklung einer schweren Hypertonie und deutlichen Gewichtsabnahme der Tiere (Tabelle 53, Abb. 113). Die Diurese nahm zu, und die renale Ausscheidung von Natrium und Kalium war aufgrund einer reduzierten Nahrungsaufnahme vermindert (Tabelle 54). Die Plasmakonzentration von Kalium war bei den hypertensiven Tieren erniedrigt, während kein signifikanter Unterschied in der Natriumkonzentration gefunden wurde. Der Hämatokrit war in den hypertensiven Tieren erhöht (Tabelle 53). Die Plasmarenin-Aktivität war erwartungsgemäß nach Aortenligatur erhöht (Tabelle 53), was im wesent-

Tabelle 52. Veränderungen im Körpergewicht (*KG*), im Nierengewicht (*NG*) der linken Niere und in der renalen Kallikreinaktivität (*RKal*) nach Stenosierung der linken Nierenarterie und gleichzeitiger Nephrektomie (*OP*) der rechten Niere (*1K/1C*). Die Kontrolltiere (*Ko*) wurden scheinoperiert. * p < 0,05; ** p < 0,025; *** p < 0,005

	KG (g)	NG (g)	RKal (mU/mg Prot)
3. d pOP			
Ko	155,4 ± 3,4	0,95 ± 0,03	0,36 ± 0,03
1K/1C	157,4 ± 6,2	0,88 ± 0,04	0,35 ± 0,04
11. d pOP			
Ko	208,5 ± 1,9	1,46 ± 0,03	0,22 ± 0,02
1K/1C	188,9 ± 8,6*	1,29 ± 0,05**	0,16 ± 0,05
35. d pOP			
Ko	350,4 ± 4,8	2,13 ± 0,06	0,15 ± 0,02
1K/1C	256,5 ± 15,8***	1,66 ± 0,10***	0,30 ± 0,03***

lichen auf die gesteigerte Renin-Aktivität im Nierengewebe der minderdurchbluteten Niere zurückzuführen war (Abb. 114). Die kontralaterale Niere nahm nach der Aortenligatur an Gewicht zu, während die Niere hinter der Ligatur deutlich an Gewicht abnahm (Tabelle 53). Die Reninaktivität war in der kontralateralen Niere erniedrigt (Abb. 114). Auffällig war der Befund, daß in beiden Nieren nach Aortenligatur die kortikale Kallikrein-Aktivität erhöht war (Abb. 114), während die Kallikrein-Ausscheidung im Urin der hypertensiven Tiere signifikant erniedrigt gefunden wurde (Abb. 113).

Tabelle 53. Veränderungen des Körper- und Nierengewichtes, der Konzentration von Natrium und Kalium im Plasma, der Plasmareninaktivität und des Hämatokriten 8 Tage nach Aortenligatur zwischen den Abgängen der Nierenarterien. x̄ ± SEM; (*) p < 0,1; * p < 0,01; *** p < 0,0,001

	Kontrollen	Aortenligatur
Körpergewicht (g)	259,9 ± 10,7	205,6 ± 6,9**
Nierengewicht re. (mg)	969,3 ± 57,7	1156,3 ± 41,3*
Nierengewicht li. (mg)	991,7 ± 63,7	623,7 ± 83,5**
Plasma-Natrium (mM/l)	139,4 ± 0,9	140,9 ± 1,6
Plasma-Kalium (mM/l)	4,79 ± 0,17	2,86 ± 0,36*
Hämatokrit (%)	44,4 ± 0,9	48,3 ± 1,4 (*)
Plasmareninaktivität (pmol AI/ml/min)	9,3 ± 2,0	65,5 ± 14,8**

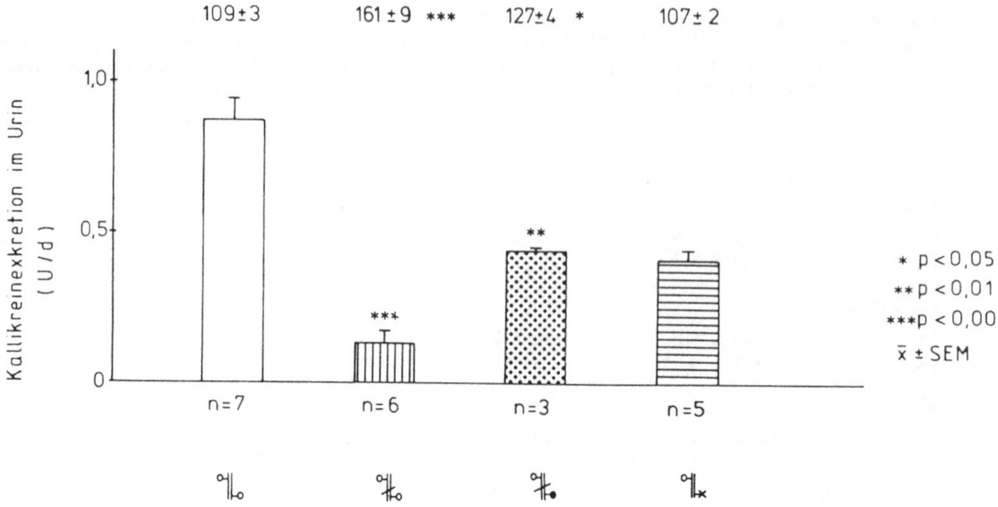

Abb. 113. Reduktion der renalen Kallikreinausscheidung im Urin nach Aortenligatur mit erhaltener ( ) bzw. nekrotischer ( ) Niere distal der Ligatur. Zum Vergleich dienten scheinoperierte Tiere ohne ( ) und mit unilateraler Nephrektomie ( ). Die Zahlen über den Säulen geben den intraarteriellen systolischen Blutdruck wieder

Tabelle 54. Veränderungen des Urinvolumens, der renalen Ausscheidung von Natrium und Kalium und der Futteraufnahme 8 Tage nach Aortenligatur zwischen den Abgängen der Nierenarterien. x̄ ± SEM; (*) $p < 0,1$; * $p < 0,05$; ** $p < 0,001$

	Kontrollen	Aortenligatur
Urinvolumen (ml/d)	17,5 ± 0,9	26,7 ± 3,2*
Natrium-Exkretion (mM/d)	3,70 ± 0,58	2,41 ± 0,40 (*)
Kalium-Exkretion (mM/d)	4,11 ± 0,18	2,09 ± 0,22**
Futteraufnahme (g/d)	20,7 ± 0,8	11,4 ± 1,3**

4.2.2.3 Untersuchungen zur steroid-induzierten Hypertonie der Ratte

4.2.2.3.1 Veränderung der renalen Kallikrein-Aktivität bei DOCA-Salz-Hypertonie

Die Behandlung der Tiere mit DOCA und Salz in Kombination führte zu einer massiven Zunahme der Diurese, Natriurese und Kaliurese. Das Nierengewicht war ebenfalls deutlich erhöht (Tabelle 55). Die Plasmakalium-Konzentration war erniedrigt, die Plasmanatrium-Konzentration aber unverändert. Der Hämatokrit war durch die DOCA-Salz-Behandlung unbeeinflußt geblieben (Tabelle 56). Der Blutdruck war nach 14tägiger Behandlung im Vergleich zu den verschiedenen Kon-

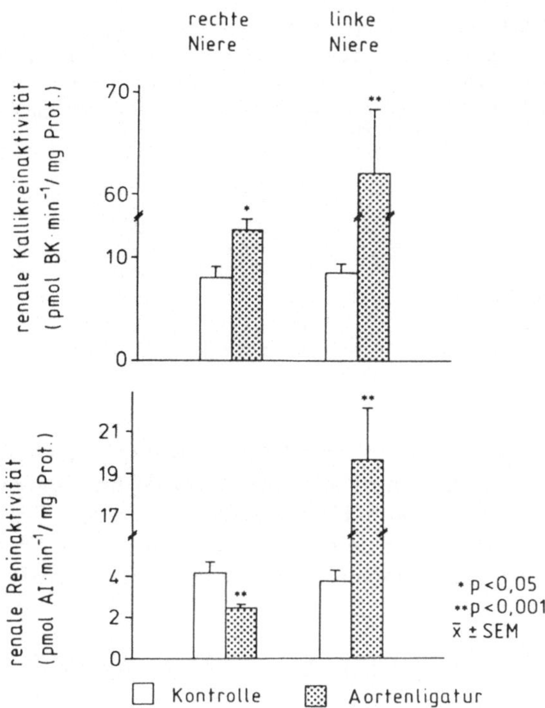

Abb. 114. Veränderungen in der intrarenalen Kallikrein- und Reninaktivität nach Aortenligatur. Die rechte Niere blieb unberührt proximal der Ligatur liegen; die linke Niere war distal der Ligatur einer ausgeprägten Minderdurchblutung ausgesetzt

Tabelle 55. Einfluß einer 14tägigen Behandlung mit Desoxykortikosteronazetat (DOCA, 250 mg/kg in Silastic-Pellet subkutan), 1%iger NaCl-Lösung als Trinkflüssigkeit (NaCl) oder beiden in Kombination (DOCA-NaCl) auf die renale Ausscheidung von Wasser, Natrium, Kalium und Kallikrein im Urin sowie die intrarenale Kallikreinaktivität. Die Kontrolltiere (*Ko*) erhielten nur Wasser als Trinkflüssigkeit. x̄ ± SEM; * p < 0,005; ** p < 0,001

	Ko	DOCA	NaCl	DOCA-NaCl
Urinvolumen (ml/d)	15,1 ± 1,2	24,4 ± 1,1**	43,5 ± 2,3**	115,9 ± 10,7**
Natriumexkretion (mM/d)	4,16 ± 0,18	4,21 ± 0,16	13,2 ± 0,4**	22,8 ± 1,4**
Kaliumexkretion (mM/d)	3,54 ± 0,06	3,70 ± 0,08	5,05 ± 0,1**	6,41 ± 0,3**
Kallikreinexkretion (U/d)	1,19 ± 0,11	2,02 ± 0,24***	0,85 ± 0,06***	1,40 ± 0,14***
Nierengewicht (g)	2,54 ± 0,07	3,49 ± 0,20**	2,88 ± 0,16	3,73 ± 0,13*
Renale Kallikreinaktivität (mU/mg Protein)	0,39 ± 0,05	0,63 ± 0,05**	0,25 ± 0,03*	0,38 ± 0,04**

Tabelle 56. Einfluß einer 14tägigen Behandlung mit Desoxykortikosteronazetat (DOCA, 250 mg/kg in Silastic-Pellet subkutan), 1%iger NaCl-Lösung als Trinkflüssigkeit (NaCl) oder beiden in Kombination (DOCA-NaCl) auf den Hämatokriten und die Konzentrationen von Natrium und Kalium im Plasma. Die Kontrolltiere (*Ko*) erhielten nur Wasser als Trinkflüssigkeit. * p < 0,02; ** p < 0,01; *** p < 0,001

	Hämatokrit (%)	Plasma-Kalium (mM/l)	Plasma-Natrium (mM/l)	Blutdruck (mmHg)
Ko	47,2 ± 0,8	4,16 ± 0,14⌐	141,3 ± 2,9	108,8 ± 3,5
DOCA	47,5 ± 0,7	2,99 ± 0,14**⌐	142,5 ± 3,1	110,0 ± 3,0⌐
NaCl	48,1 ± 0,7	4,18 ± 0,11⌐	141,4 ± 3,5	102,5 ± 4,7⌐
DOCA-NaCl	47,0 ± 0,3	3,46 ± 0,09** *	145,6 ± 2,3	138,8 ± 3,0***

trollgruppen deutlich erhöht (Abb. 115, Tabelle 56). Die Kallikrein-Ausscheidung im Urin und die Kallikrein-Aktivität im Nierenrindengewebe war in der DOCA-Salz-behandelten Tiergruppe nicht von den Tieren unterschieden, die sich keinerlei Behandlung unterziehen mußten, war aber im Vergleich zu den nur mit Salz behandelten Tieren signifikant erhöht (Tabelle 55). In diesem Gesamtversuch

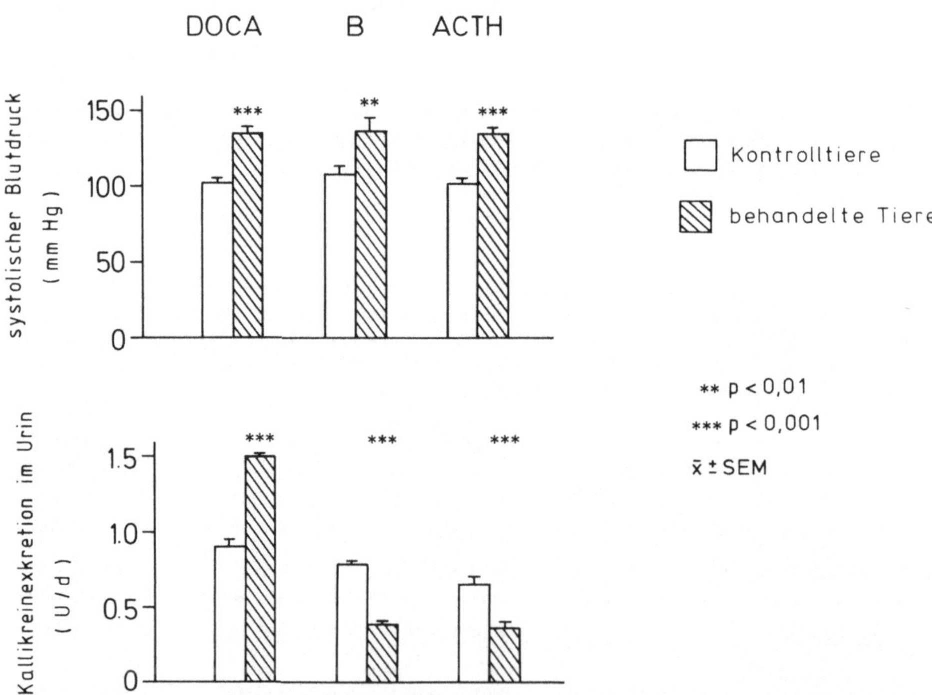

Abb. 115. Veränderungen der Kallikreinexkretion im Urin bei steroid-induzierter Hypertonie der Ratte. Die Hypertonie wurde durch Gabe von Desoxykortikosteron in Kombination mit NaCl (DOCA, 250 mg s.c.), von Kortikosteron (B, 2 x 20 mg/kg/d) und von Adrenokortikotropin (ACTH, 0,5 mg/kg/d) ausgelöst

(n=31) fand sich eine gute Korrelation zwischen renaler Kallikrein-Ausscheidung und Plasmakalium-Konzentration (r=-0,5139; p < 0,01) bzw. intrarenaler Kallikrein-Aktivität (r=0,7219; p < 0,001)(s. auch Tabellen 55 und 56).

4.2.2.3.2 *Veränderungen der renalen Kallikrein-Aktivität bei kortikosteron-induzierter Hypertonie*

Die arterielle Hypertonie wurde durch die Gabe von 20 mg/kg Kortikosteron zweimal täglich für 5 Tage induziert. Die Ergebnisse dieses Versuches wurden zuvor schon ausführlich beschrieben (s. 4.2.1.3.2). Am 5. Tag der Behandlung konnte ein Blutdruckanstieg vermerkt werden, der in etwa dem nach DOCA-Salz-Behandlung entsprach, die renale Kallikrein-Ausscheidung im Urin war in diesem Versuch jedoch deutlich erniedrigt (Abb. 115).

4.2.2.3.3 *Veränderungen der renalen Kallikrein-Aktivität bei adrenokortikotropin-induzierter Hypertonie*

Die arterielle Hypertonie wurde in diesem Experiment durch die Gabe von 0,5 mg/kg Tetracosactid einmal täglich für 3 Tage induziert. Die Ergebnisse dieses Versuches sind weitgehend zuvor schon beschrieben worden (s. 4.2.1.3.2). Am 3. Tag der Behandlung konnte ein Blutdruckanstieg vermerkt werden, der in etwa dem nach 14tägiger Behandlung mit DOCA und Salz oder 5tägiger Behandlung mit Kortikosteron entsprach; die renale Kallikrein-Ausscheidung im Urin war wie im Experiment mit Kortikosteron deutlich erniedrigt (Abb. 115).

4.3 Klinische Untersuchungen

4.3.1 Untersuchungen zur Regulation des renalen Kallikrein-Kinin-Systems an Normalpersonen

4.3.1.1 Basale Aktivität des renalen Kallikrein-Kinin-Systems

4.3.1.1.1 *Normalwerte und Wechselbeziehungen zu anderen Parametern*

A) Charakterisierung der Normalpersonen:
Die untersuchten Normalpersonen waren durch folgende Werte charakterisiert:
Blutdruck: 125,8 ± 0,9 / 79,3 ± 0,7 mmHg; Plasma-Natrium: 138,9 ± 0,3 mmol/l; Plasma-Kalium: 4,20 ± 0,03 mmol/l; Plasma-Kreatinin: 0,92 ± 0,01 mg/dl; Plasma-Aldosteron: 80,0 ± 4,0 pg/ml; Plasmarenin- Konzentration: 16,8 ± 1,1 µU/ml; glomeruläre Filtrationrate: 139,9 ± 5,0 ml/min; Urinvolumen: 1405,3 ± 55,5 ml/d; Natriumexkretion im Urin: 169,2 ± 6,4 mmol/d; Kaliumexkretion im Urin: 70,4 ± 2,0 mmol/d.

1) Kallikreinausscheidung im Urin:
Die Ausscheidung des renalen Kallikreins im Urin wurde im Verlauf der Studie
bei einer unterschiedlichen Zahl von Personen mit den drei beschriebenen Meßverfahren bestimmt, so daß sich schließlich die folgenden Mittelwerte ergaben:

1. Kininogenase-Aktivität: $83,6 \pm 20,6$ µg BK•min^{-1}/d (n=17)
2. Amidolytische Aktivität: $0,77 \pm 0,04$ U/d (n=127)
3. Immunoreaktive Konzentration: $190,7 \pm 11,1$ µg/d (n=112).

Für das Gesamtkallikrein im Urin, gemessen nach Trypsin-Aktivierung, wurden
folgende Mittelwerte erhoben:
1. Amidolytische Aktivität: $1,93 \pm 0,11$ U/d (n=114)
2. Immunoreaktive Konzentration: $278,6 \pm 17,3$ µg/d (n=112).

Die Kreatinin (Kreat.)-bezogene Kallikreinausscheidung im Urin betrug für das
aktive Kallikrein:
1. Amidolytische Aktivität: $0,54 \pm 0,03$ U/g Kreat. (n=147)
2. Immunoreaktive Konzentration: $136,5 \pm 7,6$ µg/g Kreat. (n=147)

und für das Gesamt-Kallikrein nach Trypsin-Aktivierung:
1. Amidolytische Aktivität: $1,36 \pm 0,07$ U/g Kreat. (n=147)
2. Immunoreaktive Konzentration: $202,4 \pm 13,0$ µg/g Kreat. (n=145).

Berechnet man aus diesen Werten den prozentualen Anteil des inaktiven Kallikreins, so beträgt dieser bei der
1. amidolytischen Aktivität: $60,8 \pm 1,2$ % (n=147); und bei der
2. immunoreaktiven Konzentration: $29,7 \pm 0,85$ % (n=145).

Das unter Standardbedingungen errechnete Verhältnis der nativen Kallikreinausscheidung zur Aldosteronausscheidung betrug $63,3 \pm 5,9$ mU/µg (n=49).

Die spezifische Kallikrein-Aktivität (amidolytische Aktivität zu immunoreaktiver
Konzentration) betrug $4,0 \pm 0,2$ mU/µg für das aktive (native) Kallikrein und 7,7
$\pm 0,4$ mU/µg für das Gesamt-(trypsin-aktivierte)-Kallikrein (n=111). Besonders
augenfällig ist der Befund, daß die spezifische Aktivität des trypsin-aktivierten
Gesamt-Kallikreins annähernd den gleichen Wert erreicht wie das hochgereinigte
Human-Urin-Kallikrein (7,9 mU/µg). Die direkte Korrelation zwischen amidolytischer Aktivität und immunoreaktiver Konzentration war sowohl für das aktive
als auch für das gesamte (trypsin-aktivierte) und das hochgereinigte Human-Urin-
kallikrein (HUK) hochsignifikant (p < 0,001; Abb. 41, 116a-c). Die Regressionsgerade des aktiven Kallikreins unterschied sich hochsignifikant von der des
hochgereinigten HUK (p < 0,001), während die des Gesamtkallikreins parallel zu
der des hochgereinigten HUK's verlief.
    Korreliert man die Ausscheidung des enzymatisch aktiven Kallikreins im Urin
mit verschiedenen anderen Parametern, so ist eine signifikante Korrelation nur
zum Urinvolumen (r=0,2962; n=126; p < 0,001), zur Kaliumexkretion (r=0,4131;
n=126; p < 0,001; Abb. 117) und zur Aldosteronexkretion (r=0,4743; n=47; p <

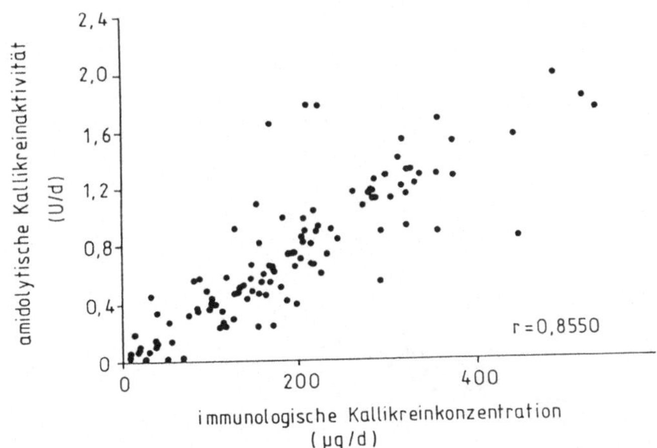

Abb. 116a. Korrelation zwischen immunologischer Kallikreinkonzentration und amidolytischer Kallikreinaktivität im Urin gesunder Probanden

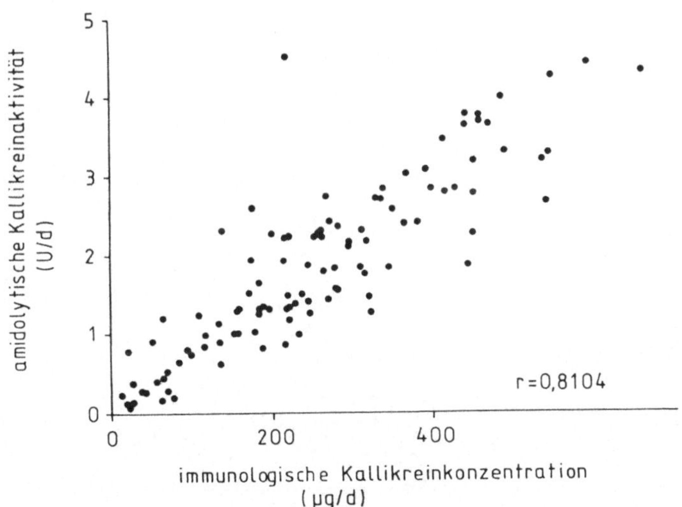

Abb. 116b. Korrelation zwischen immunologischer Kallikreinkonzentration und amidolytischer Kallikreinaktivität im Urin gesunder Probanden nach Trypsinaktivierung

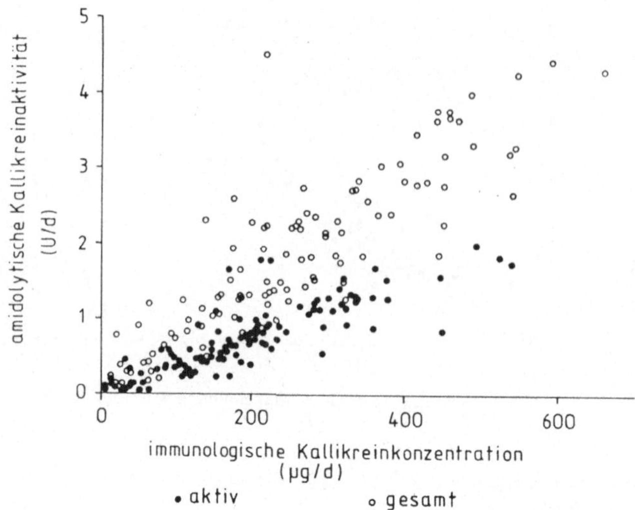

Abb. 116c. Vergleichende Darstellung der Korrelationen zwischen immunologischer Kallikreinkonzentration und amidolytischer Kallikreinaktivität im Urin gesunder Probanden ohne und mit Trypsinaktivierung

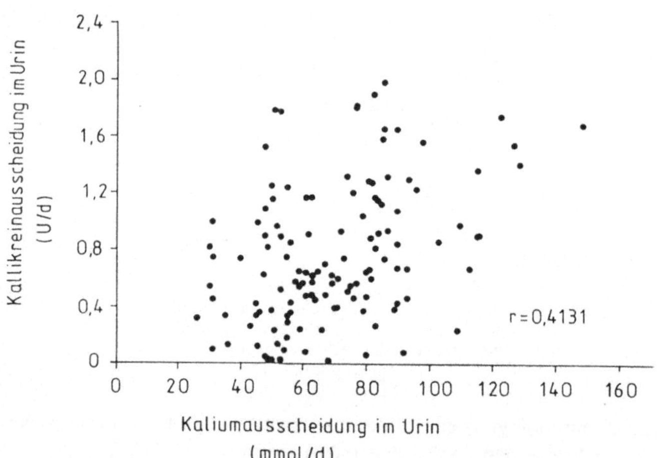

Abb. 117. Korrelation der Kallikreinausscheidung im Urin gesunder Probanden mit der Kaliumausscheidung

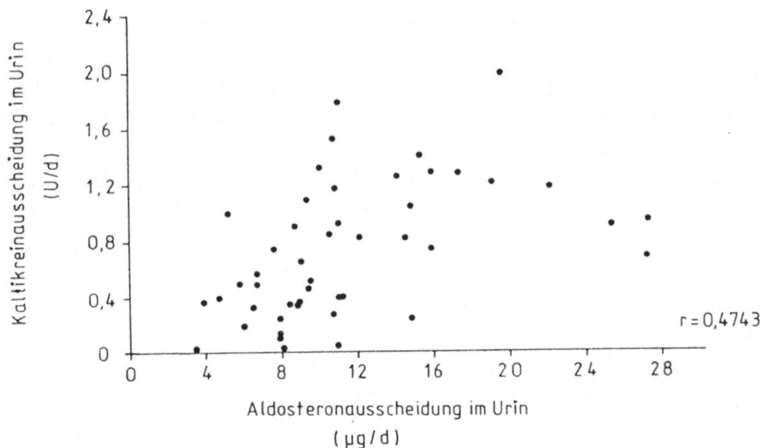

Abb. 118. Korrelation der Kallikreinausscheidung im Urin gesunder Probanden mit der Aldosteronausscheidung

0,001; Abb. 118) nachzuweisen. Ferner fand sich eine schwache Korrelation (r=0,2379; n=82; p < 0,05) zwischen kreatinin-bezogener Kallikreinexkretion im Urin und der zugehörigen Plasmaaldosteronkonzentration; keine Korrelation fand sich hingegen zum Alter des Probanden (r=-0,0264; n=126; Abb. 119), dem Blutdruck (syst.: r=0,0800; n=105; diast.: r=0,0766; n=105), der Plasmarenin-Konzentration (r=0,0381; n=68) oder der Nierenfunktion (GFR: r=-0,0074; n=105; Plasmakreatinin: r=0,0897; n=105).

Entsprechend der zuvor berichteten signifikanten Korrelation zwischen Kalium- und Kallikreinexkretion im Urin hatten die Probanden mit einer Kaliumaus-

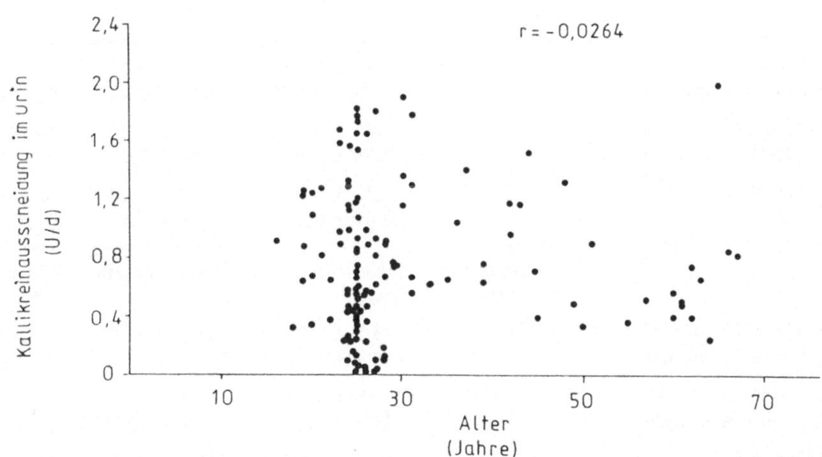

Abb. 119. Korrelation der Kallikreinausscheidung im Urin gesunder Probanden mit dem Alter der Probanden

scheidung über 70 mmol/d eine deutlich höhere Kallikreinausscheidung als die Personen mit einer Kaliumexkretion von 70 mmol/d und weniger (Tabelle 57). Der Anteil des inaktiven Kallikreins war aber in beiden Kollektiven gleich. Wurden die Probanden nach der Aldosteronexkretion in eine Gruppe mit hoher Aldosteronexkretion und eine mit niedriger Aldosteronexkretion eingeteilt, so war die Exkretion des enzymatischen als auch die des immunoreaktiven Kallikreins in der Gruppe mit hohem Aldosteron signifikant gegenüber der Gruppe mit niedrigem Aldosteron erhöht (Tabelle 57). Erwartungsgemäß war in der Gruppe mit erhöhter Aldosteronaktivität eine vermehrte Kaliumexkretion zu verzeichnen (Tabelle 57). Anders als bei der alleinigen Differenzierung nach der Kaliumexkretion war bei den Probanden mit erhöhter Aldosteronausscheidung und erhöhter Kaliumausscheidung der Anteil des inaktiven Kallikreins am Gesamt-Kallikrein signifikant erniedrigt, was auf eine gesteigerte Konversion von inaktivem zu aktivem Kallikrein hinweist. Die spezifische Kallikrein-Aktivität war in allen

Tabelle 57. Differenzierung der Kallikreinausscheidung im Urin (*UKalV*) nach Geschlecht (Alter und UKV identisch), Kaliumexkretion (*UKV*) und Aldosteronexkretion (*UAldoV*) bei gesunden Probanden. x̄ ± SEM; * p < 0,05; ** p < 0,01; *** p < 0,001

Gruppe	n	Alter (Jahre)	UKV (mmol/d)	UAldoV (μg/d)
UKV > 70 mmol/d	60	31,5 ± 1,8	89,9 ± 2,1	17,1 ± 2,0
UKV ≤ 70 mmol/d	67	30,1 ± 1,4	52,3 ± 1,3***	9,7 ± 1,6**
UAldoV > 12 μg/d	16	33,5 ± 3,8	87,5 ± 4,8	22,7 ± 2,9
UAldoV ≤ 12 μg/d	33	39,7 ± 2,9	58,1 ± 3,8***	8,5 ± 0,4***
Männer	47	32,1 ± 1,9	64,3 ± 2,5	11,1 ± 1,6
Frauen	62	30,1 ± 1,5	64,4 ± 2,5	13,8 ± 2,1

	Enzymaktivität	UKalV-aktiv (U/d)	UKalV-gesamt (U/d)	UKalV-inaktiv (%)
UKV > 70 mmol/d		0,98 ± 0,06	2,45 ± 0,16	61,1 ± 1,2
UKV ≤ 70 mmol/d		0,58 ± 0,05***	1,45 ± 0,12***	62,9 ± 2,1
UAldoV > 12 μg/d		1,06 ± 0,10	2,62 ± 0,23	59,3 ± 2,2
UAldoV ≤ 12 μg/d		0,58 ± 0,08***	1,54 ± 0,17***	63,9 ± 2,4
Männer		0,77 ± 0,08	1,80 ± 0,18	62,5 ± 2,1
Frauen		0,67 ± 0,05	1,71 ± 0,13	61,8 ± 1,9

	Immunoreaktivität	UKalV-aktiv (μg/d)	UKalV-gesamt (μg/d)	UKalV-inaktiv (%)
UKV > 70 mmol/d		228,5 ± 20,1	333,6 ± 30,8	30,2 ± 1,3
UKV ≤ 70 mmol/d		148,4 ± 16,8**	239,1 ± 31,0*	31,3 ± 2,1
UAldoV > 12 μg/d		259,6 ± 26,1	343,3 ± 33,1	24,3 ± 1,9
UAldoV ≤ 12 μg/d		149,3 ± 22,0***	216,9 ± 32,7***	30,4 ± 2,1*
Männer		189,4 ± 20,7	274,9 ± 32,3	29,2 ± 2,1
Frauen		162,5 ± 15,5	244,3 ± 25,3	28,9 ± 1,8

Gruppen identisch. Eine weitere Differenzierung des Probandenkollektivs zeigte bei Männern eine signifikant höhere Kallikreinexkretion als bei Frauen (Männer: 0,86 ± 0,07 U/d vs. Frauen: 0,67 ± 0,05 U/d; p < 0,05). Dieser Unterschied ist aber im wesentlichen auf die erhöhte Kaliumexkretion der Männer zurückzuführen, da in Kollektiven mit identischer Kaliumausscheidung keine Unterschiede mehr in der Kallikreinexkretion zwischen Männern und Frauen gefunden werden konnten (Tabelle 57).

2) Komponenten der Kallikrein-Kinin-Systeme im Blut:
Die einzelnen Komponenten der Kallikrein-Kinin-Systeme im Blut wurden in kleineren Teilkollektiven der normotensiven, gesunden Probanden untersucht. Hierbei ergaben sich folgende Mittelwerte:

1. Plasma-Kininase II: 99,3 ± 2,1 U/l (n=137);
2. Plasma-Gesamtkininogen: 3,84 ± 0,10 µg BK/ml (n=53);
3. Plasma-LMW-Kininogen: 3,04 ± 0,01 µg BK/ml (n=53);
4. Plasma-Kinine: 29,5 ± 3,1 pg/ml (n=49);
5. Plasma-Kallikrein: 2,83 ± 0,07 U/ml (n=100);
6. Alpha$_1$-Proteaseninhibitor: 2,04 ± 0,07 g/l (n=54);
7. Alpha$_2$-Makroglobulin: 2,17 ± 0,10 g/l (n=54);
8. C1-Esteraseinhibitor: 105,9 ± 2,2 % (n=46).

Beziehungen der einzelnen Komponenten zueinander, wie auch zu den multiplen anderen untersuchten Parametern, konnten nicht gefunden werden. Insbesondere fanden sich keine Korrelationen zwischen Plasmakallikrein bzw. Urinkallikrein und ihren Substraten, den Kininogenen, noch ihren Produkten, den Kininen, noch den aufgeführten Inhibitoren. Auch zu Geschlecht, Körpergewicht, Blutdruck und Nierenfunktion waren keine Korrelationen zu erheben. Von besonderem Interesse war die Beziehung der Blutkinine zur Aktivität der Mineralokortikoide, gemessen an der Aldosteronausscheidung im Urin. Doch auch diese Korrelation blieb ohne statistische Signifikanz (r= - 0,1795; n=32).

Die einzige signifikante Korrelation, die beobachtet wurde, bestand zwischen der Konzentration der Kinine im Blut und der renalen Kaliumausscheidung (r= 0,4112, n=49, p < 0,01; Abb. 120), die sich im Gegensatz zur positiven Korrelation zwischen Kallikrein- und Kaliumexkretion im Urin invers verhielt.

Eine generelle Altersabhängigkeit fand sich nur für Alpha$_2$-Makroglobulin (r= 0,4993; n=57; p < 0,001), das mit zunehmendem Alter kontinuierlich in seiner Konzentration abfiel. Bei Frauen zeigte der Alpha$_1$-Proteaseninhibitor eine ähnliche Altersabhängigkeit (r= -0,5570;n=33; p < 0,001), während sich dieser Inhibitor bei den Männer altersunabhängig darstellte (r=0,0565; n=24).

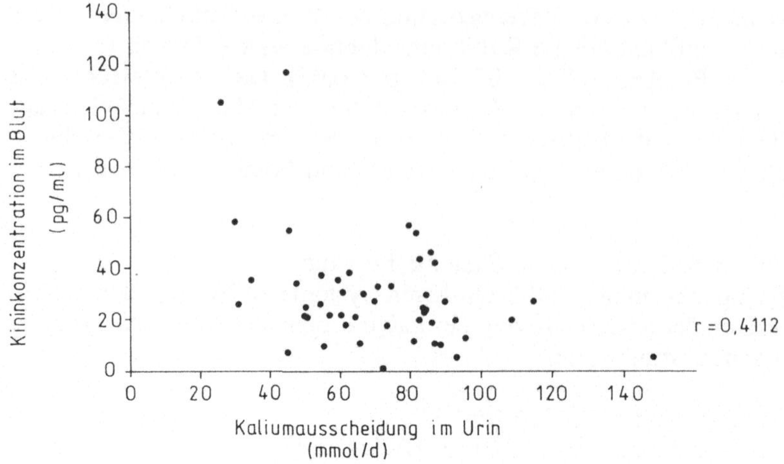

Abb. 120. Korrelation der Kininkonzentration im Blut mit der Kaliumausscheidung im Urin bei gesunden Probanden

4.3.1.1.2 *Untersuchungen zur zirkadianen Rhythmik der Aktivität der Kallikrein-Kinin-Systeme*

Die renale Ausscheidung von Kallikrein unterlag in beiden untersuchten Versuchsmodellen keiner zirkadianen Rhythmik, denn sie blieb sowohl während der 6stündigen Sammelperioden (Tabelle 59) als auch während der engmaschigeren Ver-

Tabelle 58. Verhalten der Kinine, der Kininase II (*KII*), des Alpha$_1$-Proteaseinhibitors (α_1-*PI*), des Alpha$_2$-Makroglobulins (α_2-*MG*) und des C1-Esteraseinhibitors (*C1-EI*) im Blut gesunder Probanden im Verlauf eines Tages. Der Beobachtungszeitraum spannte sich von 7 Uhr bis 8 Uhr des folgenden Tages. Die Probanden verweilten während der 25 Stunden in der Klinik in überwiegend liegender oder sitzender Position und erhielten eine Standarddiät. $\bar{x} \pm$ SEM

Parameter	Ende der Sammelperiode (Dauer in Stunden)								
	8.00	9.00	10.00	11.00	12.00	15.00	17.00	21.00	8.00
Kinine (pg/ml)	38,6	41,9	35,8	26,4	30,7	44,8	—	36,7	18,7
	± 7,2	± 6,9	± 7,9	± 3,6	± 6,6	± 13,4		± 15,4	± 3,9
K II (U/l)	97,4	97,1	94,7	94,3	89,5	91,6	93,8	92,9	86,8
	± 6,7	± 6,6	± 6,2	± 6,2	± 8,5	± 6,6	± 6,2	± 6,3	± 6,4
α_1-PI (g/l)	2,04	2,08	2,01	2,05	2,05	2,09	—	2,11	2,07
	± 0,12	± 0,12	± 0,12	± 0,12	± 0,12	± 0,11		± 0,12	± 0,13
α_2-MG (g/l)	2,59	2,58	2,49	—	2,58	2,45	—	2,54	2,61
	± 0,17	± 0,21	± 0,17		± 0,18	± 0,17		± 0,19	± 0,25
C1-EI (%)	84,1	83,6	82,8	—	85,4	84,8	—	88,1	84,9
	± 4,2	± 4,2	± 4,8		± 3,7	± 3,3		± 4,1	± 6,0

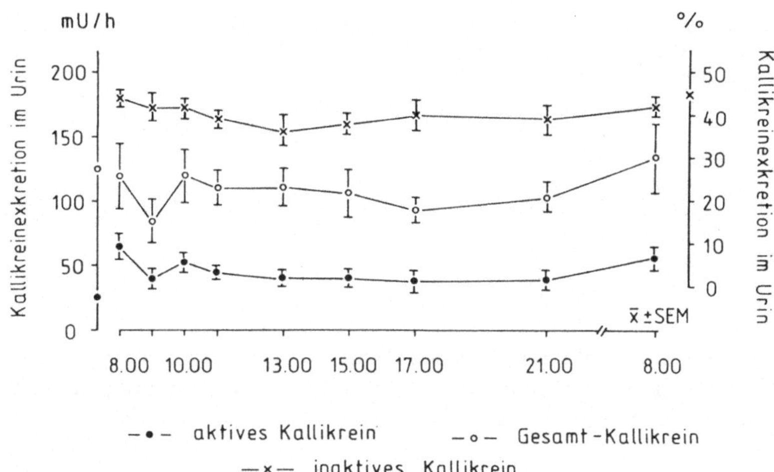

Abb. 121. Verlauf der renalen Kallikreinausscheidung im Urin gesunder Probanden über 24 Stunden. Eine Tagesrhythmik läßt sich nicht aufdecken

Tabelle 59. Verlauf der renalen Ausscheidung von Wasser (UV), Natrium ($UNaV$), Kalium (UKV) und Kallikrein ($UKalV$; $-aA$ amidolytische Aktivität; $-KA$ Kininogenaseaktivität) über 24 Stunden. x̄ ± SEM

Parameter	Tagesperiode			
	6.00–12.00	12.00–18.00	18.00–24.00	24.00–6.00
UV (ml/6 h)	304,9 ± 45,5	473,3 ± 95,9	407,8 ± 57	330,6 ± 68,8
UNaV (mmol/6 h)	50,2 ± 5,3	66,1 ± 6,1	54,6 ± 6,6	43,2 ± 9,5
UKV (mmol/6 h)	17,9 ± 2,1	30,9 ± 3,3	13,0 ± 1,8	10,0 ± 2,1
UKalV-aA (U/l)	0,22 ± 0,03	0,28 ± 0,04	0,24 ± 0,04	0,25 ± 0,05
UKalV-KA (μg BK/min)	23,3 ± 7,4	24,8 ± 7,3	18,3 ± 5,1	23,2 ± 6,9

laufsbeobachtungen unverändert (Abb. 121). Die renale Ausscheidung von Wasser, Natrium und Kalium unterlag hingegen einer zirkadianen Rhythmik, die durch die Nahrungsaufnahme am Tage bedingt war (Tabelle 59). Die Komponenten der Kallikrein-Kinin-Systeme im Blut, wie Kinine, Kininase II und Kallikreininhibitoren (Alpha$_1$-Proteaseninhibitor, Alpha$_2$-Makroglobulin, C1-Esteraseinhibitor) zeigten ebenfalls keine zirkadiane Rhythmik (Tabelle 58).

4.3.1.1.3 Untersuchungen zum Einfluß einer Orthostase auf die Aktivität der Kallikrein-Kinin-Systeme

Nach einer 4stündigen Orthostase war keine Veränderung der Plasma(pro)kallikrein-Aktivität, der Kininase-II-Aktivität und der Kininogen-Konzentration im Blut festzustellen (Tabelle 60). Im Urin wurde der Einfluß einer 6stündigen Ortho-

Tabelle 60. Einfluß einer 4stündigen Orthostase auf die Aktivität des Plasma(pro)kallikreins und der Kininase II sowie auf die Konzentration des Gesamtkininogens und der Kinine im Blut von 8 Probanden. x̄ ± SEM

Parameter	n	Ruhe	Orthostase
Kininase II (U/l)	23	103,0 ± 4,0	103,7 ± 4,1
Plasma(pro)kallikrein (U/ml)	22	2,22 ± 0,20	2,34 ± 0,20
Gesamtkininogen (μg BK/ml)	23	4,12 ± 0,15	4,15 ± 0,16
Kinine (pg/ml)	16	38,6 ± 7,2	30,7 ± 6,6

stase auf die renale Kallikrein-Ausscheidung untersucht. Hierbei war unter Orthostase ein geringer Rückgang der Kallikrein-Ausscheidung im Urin zu verzeichnen, der jedoch keine Signifikanz erreichte (0,28 ± 0,09 vs. 0,39 ± 0,10 U/6 h).

4.3.1.1.4 Verlauf der Kallikrein-Ausscheidung im Urin gesunder Frauen während eines Ovulationszyklus

Bei den untersuchten Frauen wurde die Kallikrein-Ausscheidung im Urin alle drei Tage während eines Ovulationszyklus gemessen. Größere, statistisch signifikante Schwankungen in der Kallikrein-Ausscheidung konnten jedoch während des gesamten Zyklus nicht beobachtet werden (Abb. 122). Anders verhielt sich die Aldosteronexkretion im Urin dieser Frauen. Sie stieg unmittelbar nach der Ovulation

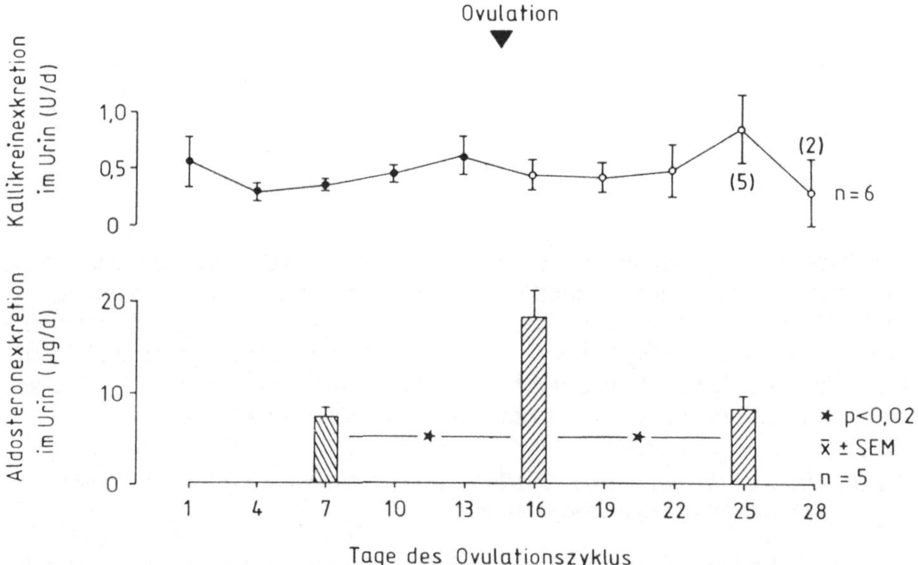

Abb. 122. Verhalten der Kallikrein- und Aldosteronausscheidung im Urin gesunder Frauen während eines Ovulationszyklus

signifikant an (+10,98 ± 3,04 µg/d; p < 0,02) und normalisierte sich gegen Ende des Zyklus wieder. Eine Korrelation zwischen Aldosteronexkretion und Kallikreinexkretion im Urin fand sich bei dieser Untersuchung nicht (r= -0,0802; n=15).

4.3.1.2 Untersuchungen zur physiologischen Regulation des renalen Kallikrein-Kinin-Systems

4.3.1.2.1 *Einfluß einer unterschiedlichen oralen Natriumaufnahme auf die renale Kallikrein-Aktivität*

Die diätetische Natriumrestriktion führte zu einem geringen Rückgang der Diurese, der aber keine statistische Signifikanz erreichte (-157,0 ± 101,9 ml/d; Tabelle 61). Die Kaliumausscheidung blieb entsprechend der konstanten oralen Aufnahme während der Natriumrestriktion unverändert (Tabelle 61). Die Natriumausscheidung im Urin sank erwartungsgemäß ab (-127,2 ± 12,8 mmol/d; p < 0,001; Abb. 123). Die renale Ausscheidung des Kreatinins und die glomeruläre Filtrationsrate blieben während der Natriumrestriktion ebenfalls unverändert (Tabelle 61). Die Aldosteronexkretion im Urin war durch die Natriumverarmung deutlich stimuliert und stieg im Mittel um +24,0 ± 4,5 µg/d (p < 0,001; Abb. 123).

Unter der anschließenden diätetischen Natriumbelastung kam es neben der zu erwartenden Steigerung der Natriumexkretion (+171,9 ± 17,9 mmol/d; p < 0,001) auch zu einer signifikanten Zunahme der Diurese (+431,7 ± 145,3 ml/d; p < 0,01) und in geringerem Umfange auch der Kaliurese (+4,96 ± 4,27 mmol/d) (Tabelle 61; Abb. 123). Die renale Ausscheidung des Kreatinins blieb annähernd unverändert und die glomeruläre Filtrationsrate stieg nur geringfügig und nicht signifikant an (Tabelle 61). Die renale Exkretion von Aldosteron war unter der Natriumbelastung erniedrigt (Abb. 123).

Die Kallikreinausscheidung im Urin war durch die Natriumrestriktion deutlich stimuliert (Abb. 123). Dieser Befund galt sowohl für das aktive (+0,56 ±0,09 U/d; p < 0,001) als auch für das Gesamt-Kallikrein (+0,73 ± 0,16 U/d; p < 0,001). Auffällig war, daß sich bei der Stimulation des renalen Kallikreins durch den Natriumentzug das Verhältnis zwischen aktivem und inaktivem Kallikrein im Urin zugunsten des aktiven Kallikreins verschob (Abnahme des inaktiven Kallikreins um -9,44 ±2,21 %; p < 0,001; Abb. 123). Unter der oralen Natriumbelastung hin-

Tabelle 61. Veränderungen im Urinvolumen (*UV*), der Ausscheidung von Kalium (*UKV*) und Kreatinin (*UKreaV*) im Urin sowie der glomerulären Filtrationsrate (*GFR*) nach diätetischer Natriumrestriktion nach oraler Natriumbelastung bei gesunden Probanden (n = 27). x̄ ± SEM; *** p < 0,001

Salzphase	Natriumnorm (160 mmol/d)	Natriumarm (30 mmol/d)	Natriumreich (330 mmol/d)
UV (ml/d)	1350,2 ± 95,3	1193,2 ± 78,2	1781,9 ± 128,5***
UKV (mmol/d)	77,3 ± 4,2	77,2 ± 4,3	82,3 ± 2,8
UKreaV (g/d)	1,59 ± 0,09	1,53 ± 0,07	1,73 ± 0,10
GFR (ml/min)	129,2 ± 8,8	126,0 ± 6,5	137,0 ± 9,9

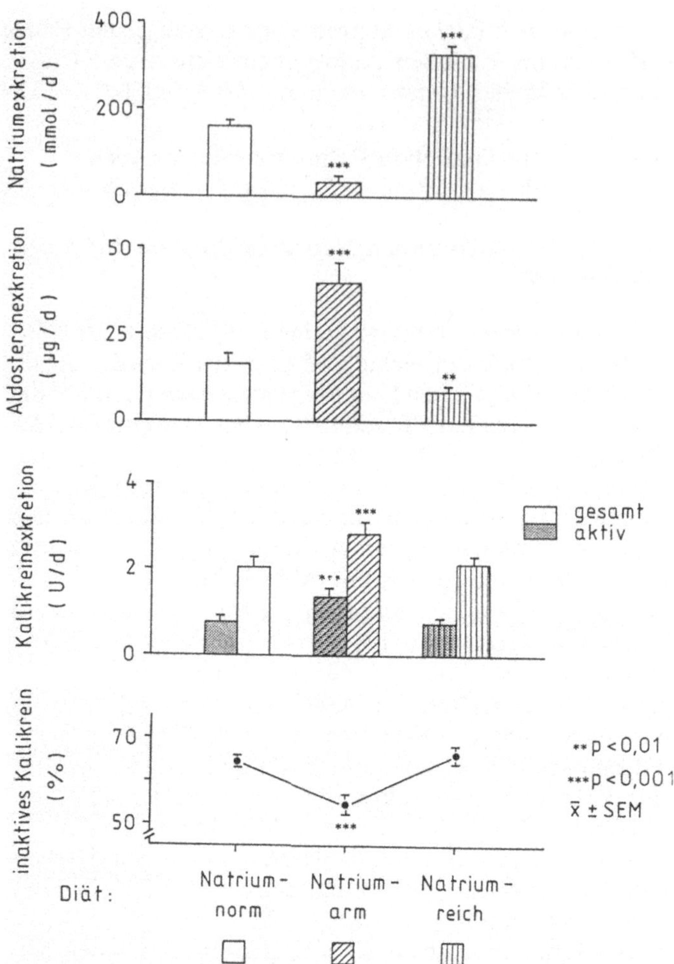

Abb. 123. Einfluß einer diätischen Natriumrestriktion und einer oralen Natriumbelastung auf die renale Ausscheidung von Aldosteron und Kallikrein. Die beobachteten Veränderungen im renalen Kallikrein gelten sowohl für das aktive als auch für das Gesamt-Kallikrein. Das inaktive Kallikrein wird invers zum aktiven Kallikrein durch Natriumrestriktion erniedrigt

gegen war keine Änderung in der renalen Ausscheidung des aktiven Kallikreins und des Gesamtkallikreins festzustellen (Abb. 123). Der Anteil des inaktiven Kallikreins am Gesamtkallikrein im Urin blieb ebenfalls konstant (Abb. 123).

Diese Befunde, die anhand der enzymatischen Aktivität des Kallikreins erhoben wurden, ließen sich in gleicher Weise für die immunologische Konzentration des renalen Kallikreins im Urin ermitteln (n=25; Abb. 124). So stieg die Konzentration des aktiven renalen Kallikreins im Urin unter Natriumentzug signifikant an (aktives Kallikrein: +77,8 ±22,2 µg/d; p < 0,002 und Gesamt-Kallikrein: +87,5 ±29,0 µg/d; p < 0,01), während das inaktive Kallikrein im Urin

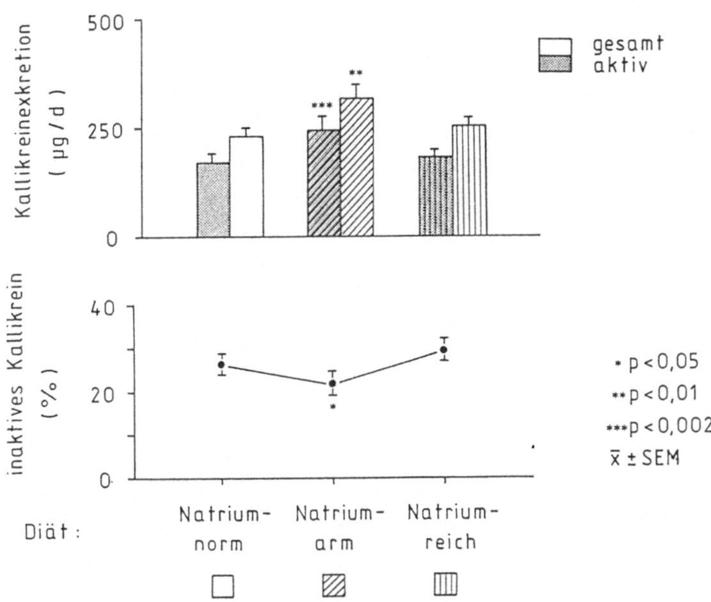

Abb. 124. Veränderungen der immunologischen Konzentration des aktiven, des inaktiven und des Gesamt-Kallikreins während diätetischer Natriumrestriktion und oraler Natriumbelastung bei gesunden Probanden

abnahm (-3,5 ± 2,46 %). Unter der Natriumbelastung waren für die immunologische Konzentration des renalen Kallikreins ähnlich wie für die enzymatische Aktivität keinerlei Veränderungen zu beobachten (Abb. 124). Vergleicht man unmittelbar die salzarme mit der salzreichen Versuchsphase, so kann man auch für das immunologische Kallikrein eine signifikante Reduktion des inaktiven Kallikreins unter Salzrestriktion beobachten (-6,72 ±3,03 %; p < 0,05).

Betrachtet man das renale Kallikrein-Kinin-System als Gegenspieler zu den Mineralokortikoiden, so ist auch die Relation beider Hormonsysteme von Interesse. Der Natrium-Kalium-Quotient im Urin zeigt eine streng inverse Korrelation zur Aktivität der Mineralokortikoide und des renalen Kallikreins. Eine Kalkulation der Kallikreinexkretion auf die Aldosteronexkretion ergab jedoch keine Neutralisierung dieser gleichsinnigen Effekte, sondern zeigte an, daß die Stimulation des natriuretischen Kallikreins unter Salzentzug geringer ausfiel als die des natrium-retinierenden Aldosterons, während unter Salzbelastung die Kallikreinaktivität deutlich höher als die des Aldosterons erhalten blieb (Abb. 125).

Die Stimulierbarkeit der renalen Kallikreinausscheidung durch eine Salzrestriktion hängt in erster Linie von der unstimulierten Kallikreinausscheidung im Urin vor Versuchsbeginn ab. So fand sich eine signifikant geringere Stimulation des renalen Kallikreins bei den Probanden mit niedriger Kallikreinausscheidung als bei den Probanden mit hoher Kallikreinausscheidung (Abb. 126). Die beiden Gruppen hatten eine identische Geschlechtsverteilung, und es bestand kein signifikanter Altersunterschied zwischen beiden Kollektiven. Entsprechend den Vor-

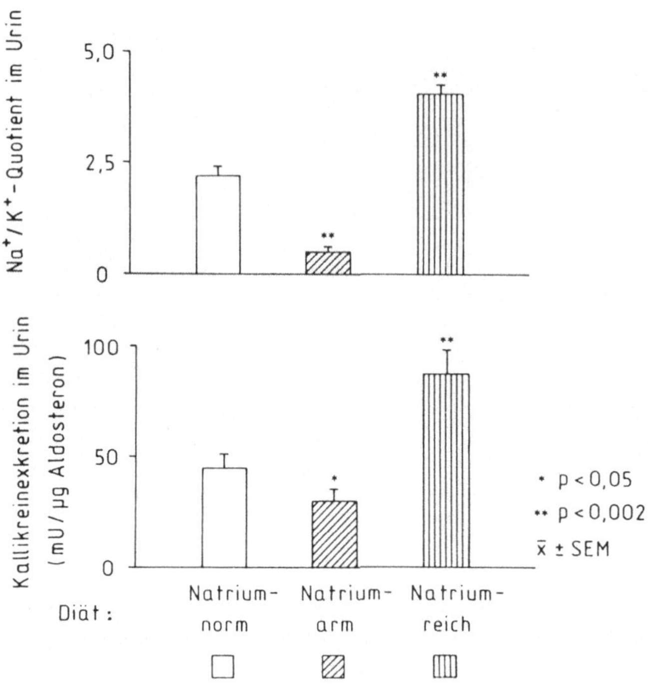

Abb. 125. Einfluß von diätetischen Änderungen in der Natriumaufnahme auf den Natrium-Kalium-Quotienten und die renale Kallikreinexkretion im Urin gesunder Probanden. Die Kallikreinexkretion wird in dieser Abbildung in Relation zur Aldosteronexkretion dargestellt

untersuchungen am gesamten Normalkollektiv wies die Gruppe mit der höheren basalen Kallikreinexkretion eine höhere Aldosteronexkretion ($23{,}9 \pm 4{,}5$ vs. $11{,}1 \pm 2{,}0$ μg/d; $p < 0{,}05$) und eine höhere Kaliumexkretion im Urin ($87{,}6 \pm 5{,}6$ vs. $69{,}1 \pm 5{,}3$ mmol/d; $p < 0{,}05$) auf. Die Höhe des Kallikreinanstiegs nach Salzentzug korrelierte alleine mit der basalen Kallikreinexkretion vor Versuchsbeginn ($r = 0{,}5228$; $n = 27$; $p < 0{,}001$; Abb. 127). Auf die unterschiedliche basale Kallikreinexkretion waren auch die Unterschiede in der Stimulierbarkeit der Kallikreinausscheidung in den verschiedenen Teilgruppen der Probanden zurückzuführen, so daß letztlich keine Abhängigkeit der Kallikreinstimulation von Alter, Geschlecht, basaler Aldosteronexkretion und Ausmaß des Salzentzuges festzustellen war. Zu den untersuchten Teilgruppen gehörten Männer ($n = 14$) und Frauen ($n = 13$), alte ($51{,}8 \pm 3{,}6$ Jahre; $n = 10$) und junge ($25{,}0 \pm 0{,}7$ Jahre; $n = 17$) Probanden, Probanden mit hoher ($59{,}0 \pm 6{,}6$ μg/d; $n = 8$) und niedriger ($26{,}3 \pm 2{,}2$ μg/d; $n = 10$) Aldosteronexkretion sowie Probanden mit milder und strenger Natriumrestriktion ($52{,}5 \pm 4{,}8$ mmol/d; $n = 13$; vs. $14{,}9 \pm 2{,}6$ mmol/d; $n = 14$).

Im Blut blieben die Konzentrationen des Kaliums und des Kreatinins durch die Manipulationen im Salzhaushalt unbeeinflußt. Die Konzentration des Natriums war nach der Natriumbelastung geringfügig erhöht ($+2{,}37 \pm 0{,}46$ mmol/l; $p <$

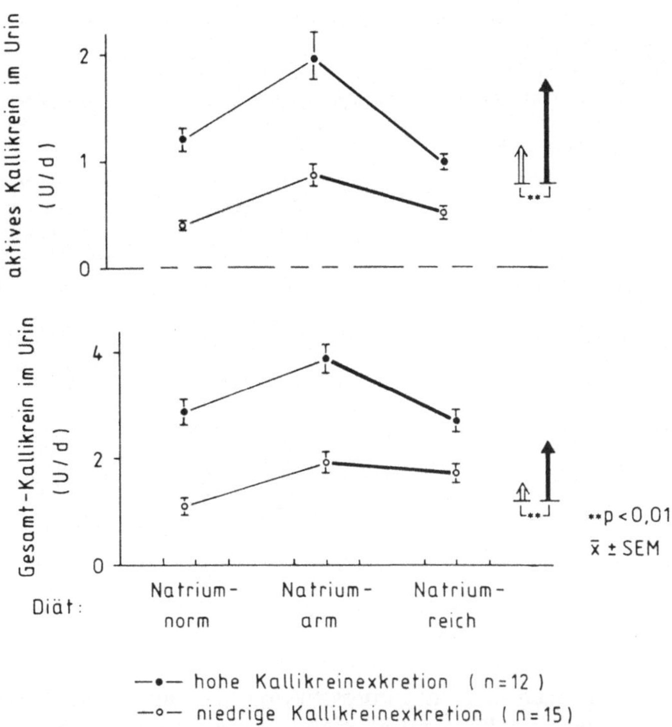

Abb. 126. Unterschiedliche Stimulierbarkeit der Kallikreinexkretion im Urin gesunder Probanden durch Natriumrestriktion. Die Stimulation ist bei hohen basalen Exkretionen stärker ausgeprägt als bei niedrigen basalen Werten. Dieser Befund gilt gleichermaßen für das aktive und das gesamte Kallikrein im Urin

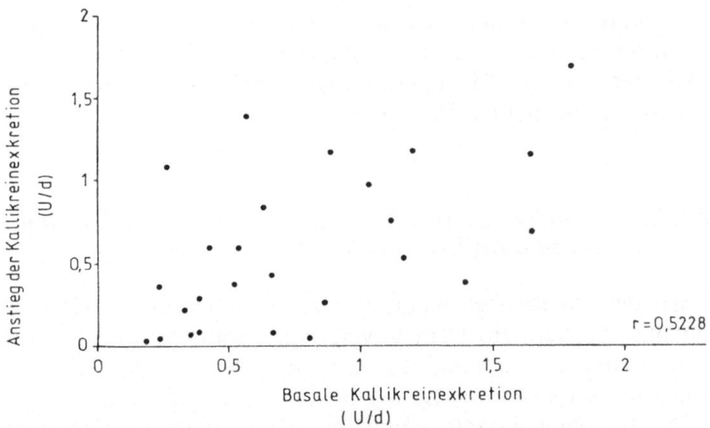

Abb. 127. Korrelation zwischen dem Anstieg der Kallikreinexkretion nach diätetischer Natriumrestriktion und der basalen Kallikreinexkretion im Urin gesunder Probanden

Tabelle 62. Veränderungen der Konzentrationen von Natrium (*PNa*), Kalium (*PK*), Gesamtkininogen (*PKg*), niedermolekularem Kininogen (*PKg-LMW*), Kininen (*PKi*) und Kallikreininhibitoren (Alpha$_1$-Proteaseinhibitor: α_1-Pi; Alpha$_2$-Makroglobulin: α_2-MG; C1-Esteraseinhibitor; C1-EI) sowie der Aktivitäten von Plasma(pro)kallikrein (*PPK*) und Kininase II (*PK II*) im Blut gesunder Probanden nach diätetischer Natriumsekretion und nach oraler Natriumbelastung (n = 27). x̄ $\pm$ SEM; * p < 0,05

Salzphase	Natriumnorm (160 mmol/d)	Natriumarm (30 mmol/d)	Natriumreich (330 mmol/d)
PNa (mmol/l)	136,3 $\pm$ 0,5	134,6 $\pm$ 0,6*	137,0 $\pm$ 0,6
PK (mmol/l)	3,96 $\pm$ 0,06	4,18 $\pm$ 0,09	4,09 $\pm$ 0,09
PKg (μg BK/ml)	4,37 $\pm$ 0,16	4,39 $\pm$ 0,19	4,34 $\pm$ 0,18
PKg-LMW (μg BK/ml)	3,59 $\pm$ 0,17	3,43 $\pm$ 0,16	3,36 $\pm$ 0,15
PKi (pg/ml)	32,1 $\pm$ 9,9	26,5 $\pm$ 4,6	33,8 $\pm$ 4,8
α_1-PI (g/l)	2,03 $\pm$ 0,13	2,01 $\pm$ 0,13	2,05 $\pm$ 0,11
α_2-MG (g/l)	1,84 $\pm$ 0,11	1,88 $\pm$ 0,12	1,81 $\pm$ 0,10
C1-EI (%)	109,6 $\pm$ 3,8	108,6 $\pm$ 4,4	113,3 $\pm$ 4,1
PPK (U/ml)	2,49 $\pm$ 0,12	2,58 $\pm$ 0,15	2,31 $\pm$ 0,12
PK II (U/l)	104,6 $\pm$ 4,9	101,4 $\pm$ 5,3	99,7 $\pm$ 5,1

0,001), nach der Natriumrestriktion aber unverändert (Tabelle 62). Die Aktivitäten bzw. die Konzentrationen der verschiedenen Komponenten der Kallikrein-Kinin-Systeme im Blut, wie Plasma(pro)kallikrein, Kininase II, Kininogen und Kinine, blieben sowohl während der Natriumrestriktion als auch während der Natriumbelastung konstant nachweisbar (Tabelle 62).

Vergleicht man unter den Manipulationen im Salzhaushalt die im Urin gemessenen Parameter mit der jeweiligen Kallikreinexkretion, so finden sich signifikante Korrelationen zwischen der Kallikreinexkretion im Urin und der Ausscheidung von Natrium (r=-0,7037; p < 0,001) und Aldosteron (r=0,7576; p < 0,001), während keine oder nur äußerst schwache Korrelationen zwischen der Kallikreinexkretion und den Ausscheidungen von Kalium, Kreatinin und Urinvolumen beobachtet wurden. Die Kallikreinausscheidung im Urin korrelierte zu keinem der im Blut untersuchten Parameter.

4.3.1.2.2 *Einfluß einer unterschiedlichen oralen Kaliumaufnahme auf die renale Kallikrein-Aktivität*

Unter der diätetischen Kaliumrestriktion blieb die renale Ausscheidung von Wasser und Natrium im Urin unverändert, während die Kaliumausscheidung erwartungsgemäß deutlich abfiel (-33,9 $\pm$8,4 mmol/d; p < 0,01; Tabelle 63; Abb. 128). Die Aldosteron-Ausscheidung im Urin nahm ebenfalls ab (-4,33 $\pm$ 1,65 μg/d; p < 0,05); hingegen konnte keine Veränderung in der Konzentration der Kinine im Blut sowie der Aktivität der Kininase II im Plasma beobachtet werden (Tabelle 64).

Tabelle 63. Einfluß einer fünftägigen diätetischen Kaliumrestriktion bzw. Kaliumbelastung auf die renale Ausscheidung von Wasser (*UV*), Natrium (*UNaV*), Gesamtkallikrein (*UgKalV*) und inaktives Kallikrein (*UiKalV*) bei gesunden Probanden (n = 8). x̄ ± SEM; * p < 0,05

Parameter	Kaliumzufuhr		
	60 mmol/d	25 mmol/d	180 mmol/d
UV (ml/d)	981,8 ± 131,9	1228,8 ± 194,7	1468,8 ± 184,8*
UNaV (mmol/d)	116,1 ± 22,3	152,6 ± 23,8	121,5 ± 12,7
UgKalV (U/d)	2,33 ± 0,32	1,43 ± 0,31*	3,74 ± 0,36*
UiKalV (%)	58,4 ± 3,1	53,3 ± 5,1	67,4 ± 2,5

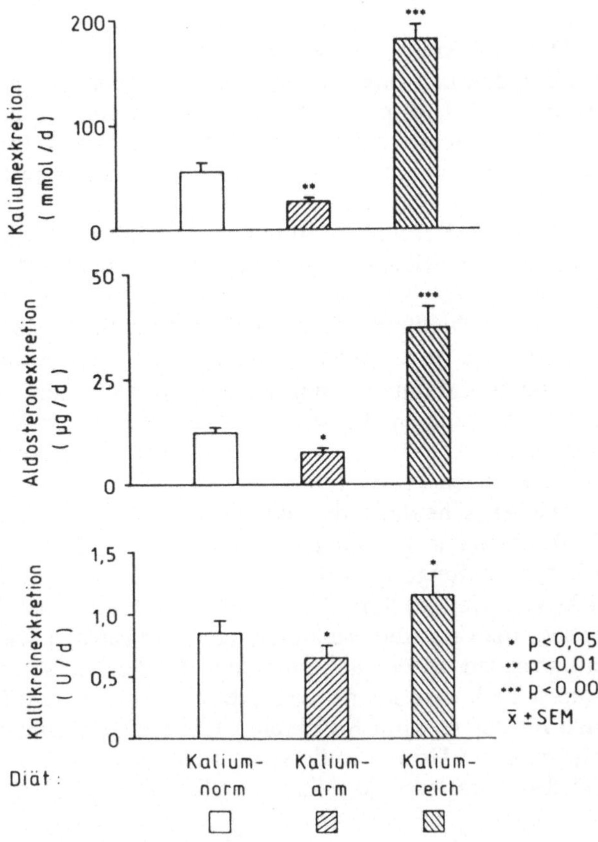

Abb. 128. Einfluß einer diätetischen Kaliumrestriktion bzw. einer oralen Kaliumbelastung auf die Ausscheidung von Aldosteron und Kallikrein im Urin gesunder Probanden

Tabelle 64. Einfluß einer fünftägigen diätetischen Kaliumrestriktion bzw. Kaliumbelastung auf die Plasmakonzentrationen von Natrium (PNa), Kalium (PK) und Kininen (PKi) sowie auf die Aktivität der Kininase II (PK-II) bei 8 gesunden Probanden. $\bar{x} \pm$ SEM. * p < 0,05

Parameter	Kaliumzufuhr		
	60 mmol/d	25 mmol/d	180 mmol/d
PNa (mmol/l)	136,4 ± 0,5	136,5 ± 0,3	137,4 ± 0,5
PK (mmol/l)	3,9 ± 0,1	3,8 ± 0,1	4,1 ± 0,1*
PKi (pg/ml)	42,6 ± 9,7	33,0 ± 4,7	46,1 ± 6,4
PK-II (U/l)	93,6 ± 9,1	92,4 ± 5,3	87,3 ± 5,8

Die Kallikreinausscheidung im Urin war durch die diätetische Kaliumrestriktion deutlich supprimierbar. Diese Beobachtung konnte sowohl für das aktive (-0,28 ±0,10 U/d; p < 0,05) als auch das Gesamt-Kallikrein (-0,90 ±0,31 U/d; p < 0,05) gemacht werden (Abb. 128, Tabelle 63). Eine signifikante Änderung des Verhältnisses von aktivem zu inaktivem Kallikrein fand sich nach Kaliumrestriktion nicht (Tabelle 63).

Die orale Kaliumbelastung bewirkte in der gewählten Dosis eine geringe, aber statistisch signifikante Steigerung der Diurese (+487,0 ± 169,5 ml/d; p < 0,05), ließ aber die Natriurese im wesentlichen unbeeinflußt (Tabelle 63). Die Kaliumausscheidung erhöhte sich entsprechend der oralen Zufuhr um +120,0 ± 10,4 mmol/d (p < 0,001; Abb. 128). Die Aldosteronexkretion im Urin war nach der oralen Kaliumbelastung ausgeprägt stimuliert (+24,9 ± 4,8 µg/d; p < 0,01; Abb. 128). Eine signifikante Änderung der Kinin-Konzentration im Blut oder der Kininase-II-Aktivität im Plasma war auch unter der oralen Kaliumbelastung nicht zu verzeichnen (Tabelle 64).

Die Ausscheidung des aktiven Kallikreins (+0,30 ± 0,09 U/d; p < 0,02) und die des Gesamt-Kallikreins (+1,41 ± 0,34 U/d; p < 0,01) war nach der Kaliumbelastung gesteigert (Abb. 128, Tabelle 63). Das Verhältnis zwischen aktivem und inaktivem Kallikrein im Urin blieb ohne statistische Änderungen (Tabelle 63). Berechnet man nur die Veränderungen der renalen Kallikreinausscheidung von der kaliumarmen zu der kaliumreichen Diätphase, so ergeben sich hochsignifikante Unterschiede sowohl für das aktive Kallikrein (+0,58 ± 0,12 U/d; p < 0,01) als auch für das Gesamt-Kallikrein (+2,31 ± 0,31 U/d; p < 0,01). Die Kallikreinausscheidung im Urin korrelierte signifikant nur mit der Kaliumexkretion (p < 0,01) und der Aldosteronexkretion (p < 0,01) im Urin (s. 4.3.1.2.5; Tabelle 74).

4.3.1.2.3 Einfluß einer oralen Behandlung mit einem Kalium-Natrium-Ionenaustauscher auf die renale Kallikrein-Aktivität

Unter der Behandlung mit dem Ionenaustauschersalz K^+-Serdolit (S) traten keine signifikanten Veränderungen im Körpergewicht (KG) und im Blutdruck (RR) der Probanden auf (Leerphase: KG: 67,9 ± 2,5 kg; RR: 118,7 ± 1,6 / 74,7 ± 1,8 mmHg vs. 75 g S: KG: 67,8 ± 2,6 kg; RR: 115,7 ± 1,5 / 70,2 ± 1,1 mmHg). Während aller vier Beobachtungsphasen waren die Konzentrationen der untersuchten Ionen im Blut nahezu unverändert geblieben (Leerphase: Na^+: 137 ± 0,3 mmol/l; K^+: 4,0 ± 0,1 mmol/l; Mg^{++}: 0,79 ± 0,04 mmol/l; Ca^{++}: 3,1 ± 0,3 mmol/l vs. 75 g S: Na^+: 137 ± 0,4 mmol/l; K^+: 4,5 ± 0,1 mmol/l; Mg^{++}: 0,74 ± 0,02 mmol/l; Ca^{++}: 2,9 ± 0,1 mmol/l).

Die Behandlung mit dem Ionenaustauschersalz führte bereits am 3. Tag der Behandlung zu einer Reduktion der enteralen Natriumresorption, wie es aus der signifikanten Erniedrigung der renalen Natriumausscheidung abgeleitet werden kann (Abb. 129). Die Kaliumausscheidung war zu diesem Zeitpunkt entsprechend der verstärkten enteralen Resorption deutlich gesteigert (Abb. 129). Am fünften Tag der Behandlung war die gesteigerte Kaliumexkretion unverändert nachzuweisen; die Natriumexkretion hatte jedoch langsam wieder zugenommen, obwohl die orale Zufuhr von Natrium bei der verabreichten Standarddiät unverändert geblieben war (Tabelle 65; Abb. 129).

Das Urinvolumen zeigte unter der Ionenaustauschertherapie keine signifikanten Schwankungen (Tabelle 65). Die Kontrolle der renalen Ausscheidung von weiteren Ionen im Urin ergab, daß am 5. Tag der Behandlung neben Natrium auch die Ausscheidung von Magnesium (Kontrolle: 2,24 ± 0,25 vs. 25 g S: 1,37 ± 0,28; 50 g S: 1,10 ± 0,19; 75 g S: 0,96 ± 0,17 mmol/d; p < 0,001) und Kalzium (Kontrolle: 4,57 ± 0,81 vs. 25 g S: 1,98 ± 0,38; 50 g S: 1,10 ± 0,24; 75 g S: 0,91 ± 0,13 mmol/d; p < 0,001) erniedrigt war. Die Aldosteronexkretion stieg unter der

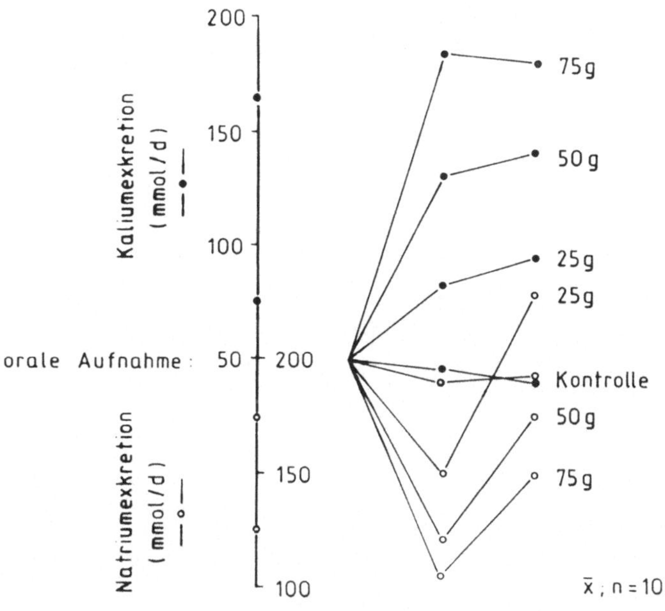

Abb. 129. Einfluß der oralen Einnahme des Ionenaustauschers Kalium-Serdolit auf die Natrium- (-o-) und Kaliumausscheidung (-•-) im Urin gesunder Probanden. Die Behandlung erstreckte sich über 5 Tage; die Dosis umfaßte 25, 50 und 75 g/d. Die Elektrolytausscheidung wurde am 3. (1. Meßpunkt) und am 5. Tag (2. Meßpunkt) der Behandlung bestimmt

Tabelle 65. Veränderungen der renalen Ausscheidung von Wasser (*UV*), Natrium (*UNaV*), Kalium (*UKV*), Aldosteron (*UAldoV*) und Kallikrein (aktiv: *UKalV*; gesamt: *UgKalV*; inaktiv: *UiKalV*) im Urin nach 5tägiger Behandlung mit verschiedenen Dosen des Ionenaustauschersalzes K$^+$-Serdolit. $\bar{x}$ ± SEM. * p < 0,05;** p < 0,01; *** p < 0,001

Parameter	Leerphase	K$^+$-Serdolit-Behandlungsphase		
		25 g/d	50 g/d	75 g/d
UV (ml/d)	1298 ± 79	1607 ± 124	1147 ± 110	1399 ± 153
UNaV (mmol/d)	194 ± 9	230 ± 15	176 ± 22	151 ± 12
UKV (mmol/d)	40 ± 2	95 ± 7***	140 ± 8***	180 ± 9***
UKalV (U/d)	0,29 ± 0,10	0,69 ± 0,11*	1,07 ± 0,14***	1,44 ± 0,10***
UgKalV (U/d)	0,74 ± 0,25	2,08 ± 0,28*	3,04 ± 0,38***	3,98 ± 0,50***
UiKalV (%)	60,2 ± 7,9	65,0 ± 4,3	64,4 ± 2,9	62,1 ± 2,3
UAldoV (μg/d)	7,6 ± 0,7	11,7 ± 1,4	22,7 ± 4,1**	62,1 ± 6,3***

Behandlung mit dem Ionenaustauscher langsam an. Der Anstieg war am Ende der zweiten Behandlungsphase mit 50 g K$^+$-Serdolit erstmals signifikant (Abb. 130).

Die Konzentration der Katecholamine (Adrenalin und Noradrenalin) im Blut war durch die niedrigen Dosen des Ionenaustauschersalzes nicht beeinflußt. Erst unter der höchsten Dosis des K$^+$-Serdolits konnte dann eine signifikante Stimulation von Adrenalin und Noradrenalin im Blut festgestellt werden (Tabelle 66). Ein ähnliches Verhalten konnte auch für die Konzentration von Aldosteron im Blut

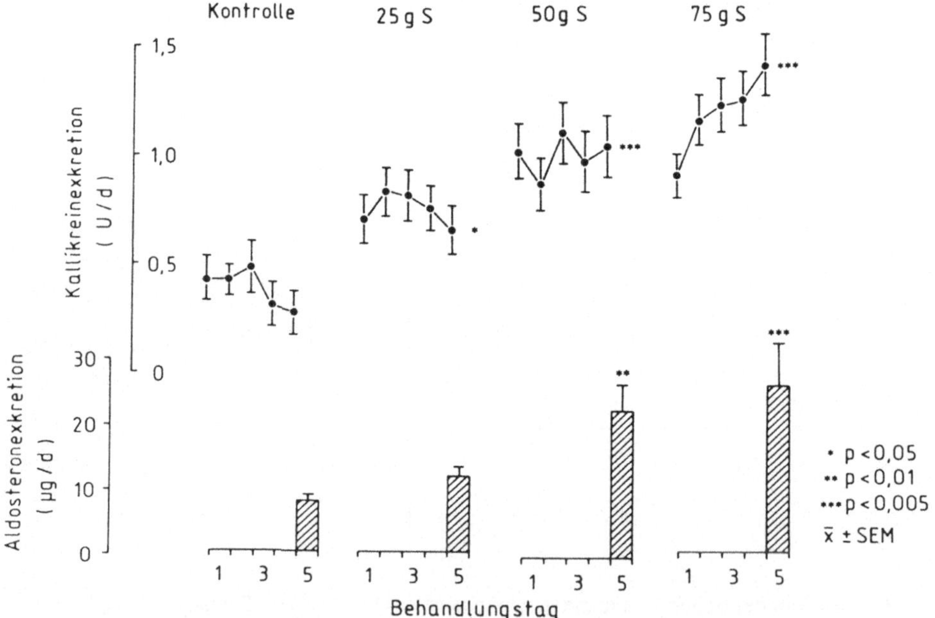

Abb. 130. Stimulation der renalen Ausscheidung von Kallikrein und Aldosteron im Urin gesunder Probanden durch steigende Dosen des Ionenaustauschers Kalium-Serdolit

Tabelle 66. Veränderungen der Konzentrationen von Adrenalin, Noradrenalin und Aldosteron im Blut sowie der Plasmareninkonzentration nach 5tägiger Behandlung mit verschiedenen Dosen des Ionenaustauschersalzes K^+-Serdolit. $\bar{x} \pm$ SEM. * p < 0,025; ** p < 0,001

Parameter	Leerphase	K^+-Serdolit-Behandlungsphase		
		25 g/d	50 g/d	75 g/d
Adrenalin (pg/ml)	45 ± 8	48 ± 9	40 ± 10	120 ± 36*
Noradrenalin (pg/ml)	107 ± 19	147 ± 22	169 ± 18	233 ± 58*
Renin (ng Ang I/ml/h)	0,5 ± 0,2	0,8 ± 0,2	0,9 ± 0,2	1,0 ± 0,2
Aldosteron (pg/ml)	59 ± 4	63 ± 3	74 ± 6	120 ± 13**

beobachtet werden, während in bezug auf die Plasmareninaktivität keine sicheren Veränderungen unter der Ionenaustauschertherapie gemessen werden konnten (Tabelle 66). Anders verhielt sich die renale Kallikreinaktivität, gemessen an der Kallikreinausscheidung im Urin. Sie stieg unter der Ionenaustauschertherapie unmittelbar und dosisabhängig an, und bereits nach der ersten Behandlungsphase war ein signifikanter (p < 0,05) Anstieg der Kallikreinexkretion im Urin zu verzeichnen (Tabelle 65; Abb. 130). Die gleichen Veränderungen, die für das aktive Kallikrein im Urin beschrieben wurden, ließen sich auch für das Gesamtkallikrein im Urin nachweisen (Tabelle 65). Das Verhältnis zwischen aktivem und inaktivem renalen Kallikrein im Urin blieb somit in allen Behandlungsphasen unverändert (Tabelle 65).

Entsprechend den beschriebenen Veränderungen am Ende einer jeden Behandlungsphase ließ sich für alle 4 Behandlungsphasen eine hochsignifikante Korrelation zwischen renaler Kalium- und Kallikreinausscheidung errechnen (Abb. 131,

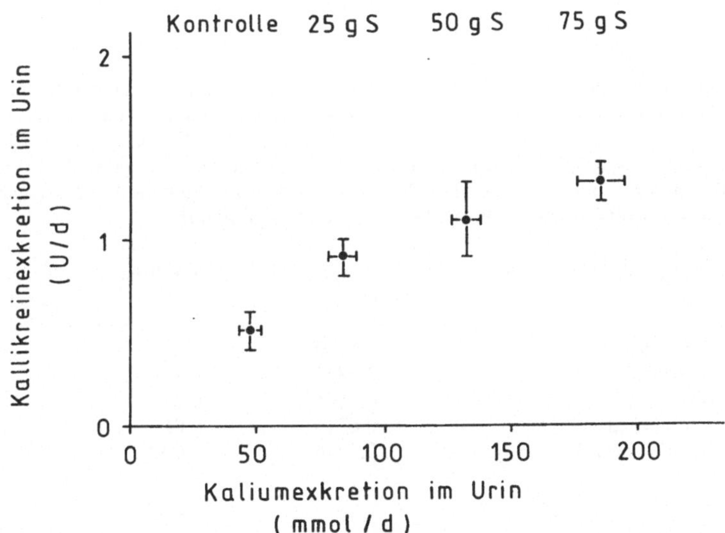

Abb. 131. Beziehung zwischen Kallikreinexkretion und Kaliumexkretion im Urin gesunder Probanden während einer Ionenausstauscher-Behandlung mit Kalium-Serdolit in Dosen von 25, 50 und 75 g/d

Tabelle 67). Ferner fand sich eine streng inverse Korrelation der Kallikreinausscheidung zur Exkretion von Magnesium und Kalzium. Für die Kallikreinexkretion im Urin fand sich zu der Aldosteronexkretion des gleichen Tages eine statistisch signifikante, positive Korrelation. Keine verwertbare Korrelation fand sich hingegen zwischen Kallikreinexkretion und Urinvolumen oder Natriumexkretion (Tabelle 67, 68). Ebenso ungenügend und nicht signifikant stellten sich die Korrelationen zwischen renaler Kallikreinexkretion und Plasmareninaktivität bzw. den Konzentrationen von Adrenalin und Noradrenalin dar (Tabelle 68). Ähnlich den Befunden im Urin ließ sich auch eine Korrelation zwischen der renalen Kallikreinexkretion und der Plasmaaldosteronkonzentration aufzeigen (r=0,7312; p < 0,01; Tabelle 68).

Tabelle 67. Korrelationen zwischen den Ausscheidungen von Wasser (*UV*), Natrium (*UNaV*), Kalium (*UKV*), Magnesium (*UMgV*) und Kalzium (*UCaV*) im Urin und der renalen Kallikreinausscheidung (*UKalV*). Für die Berechnung des Korrelationskoeffizienten wurden die Werte aller Behandlungstage aus den 4 Behandlungsphasen zugrunde gelegt (n = 20). Der angegebene Koeffizient gibt den Mittelwert der Einzelkorrelationen der Probanden. *n. s.* nicht signifikant

Korrelation	Koeffizient r =	Signifikanz p <
UV/UKalV	0,1923	0,02
UNaV/UKalV	− 0,2138	0,05
UMgV/UKalV	− 0,5066	0,002
UCaV/UKalV	− 0,5335	0,01
UKV/UKalV	0,7563	0,002

Tabelle 68. Korrelationen zwischen den Konzentrationen von Adrenalin (*PAdr*), Noradrenalin (*PNor*), Aldosteron (*PAldo*) sowie der Plasmareninaktivität (*PRA*) im Blut sowie der Ausscheidung von Aldosteron im Urin (*UAldoV*) und der renalen Kallikreinausscheidung (*UKalV*). Für die Berechnung des Korrelationskoeffizienten wurden jeweils die Werte des 5. Behandlungstages aller 4 Behandlungsphasen zugrunde gelegt (n = 4). Der angegebene Koeffizient gibt den Mittelwert der Einzelkorrelationen der Probanden. *n. s.* nicht signifikant

Korrelation	Koeffizient r =	Signifikanz p <
PAdr/UKalV	0,4289	n. s.
PNor/UKalV	0,1866	n. s.
PRA/UKalV	0,2541	n. s.
PAldo/UKalV	0,8210	0,01
UAldoV/UKalV	0,7746	0,002

4.3.1.2.4 Einfluß von Adrenokortikotropin (ACTH) auf die Aktivität des renalen Kallikrein-Kinin-Systems

Wie es am Beispiel eines Probanden gezeigt werden konnte, führte die intramuskuläre Injektion von ACTH (Tetracosactid) zu einem Rückgang der Natriurese für zwei Tage und zu einer Steigerung der Kaliurese für einen Tag (Abb. 132). Das Urinvolumen und die Kreatininausscheidung im Urin blieben weitgehend unverändert (Tabelle 69). Die Aldosteronausscheidung im Urin war ebenfalls nur am ersten Tag nach der Injektion erhöht und lag an den übrigen Versuchstagen im Normbereich (Abb. 132). Die Kallikreinausscheidung im Urin war nach ACTH deutlich gesteigert (Abb. 132). Das Maximum der Stimulation war sowohl für das aktive Kallikrein als auch für das Gesamt-Kallikrein am zweiten Tag nach der Injektion zu beobachten. Am vierten Tag war die Kallikreinausscheidung wieder auf

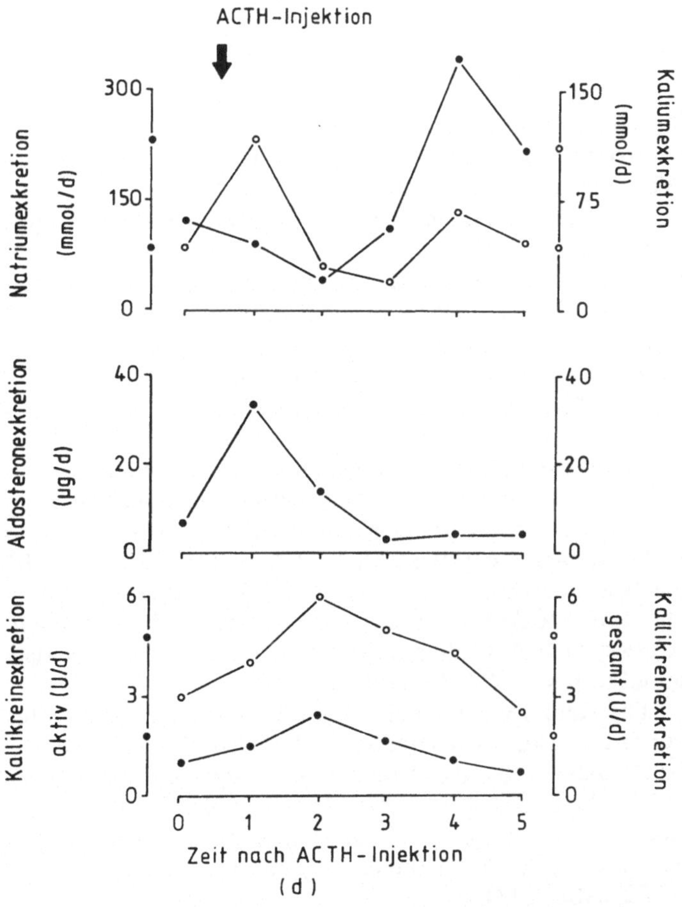

Abb. 132. Verlauf der renalen Ausscheidung von Natrium, Kalium, Aldosteron und Kallikrein im Urin eines gesunden Probanden nach intramuskulärer Injektion von 1,0 mg Tetracosactid

Tabelle 69. Veränderungen des Urinvolumens (*UV*), der Ausscheidung von Kreatinin (*UKreaV*) und inaktiven Kallikrein (*UiKalV*) im Urin sowie der glomerulären Filtrationsrate (*GFR*) im Verlauf von fünf Tagen nach intramuskulärer Injektion von Adrenokortikotropin (*ACTH*) bei einem männlichen Probanden. Im Blut wurden bei dieser Vorstudie zusätzlich die Konzentrationen von Natrium (*PNa*), Kalium (*PK*) und Kreatinin (*PKrea*) sowie die Aktivität der Kininase II (*PK-II*) bestimmt

Parameter	Kontroll-phase	Tage nach ACTH-Injektion				
		1	2	3	4	5
UV (ml/d)	860	1260	1000	820	1680	1480
UKreaV (g/d)	2,1	2,6	2,5	2,7	3,3	2,0
UiKalV (%)	66,8	63,6	58,9	64,4	74,1	71,6
GFR (ml/min/1,73 m^2)	151	168	161	180	203	139
PNa (mmol/l)	133	133	136	134	133	132
PK (mmol/l)	3,8	3,9	3,7	3,7	4,2	4,1
PKrea (mg/l)	0,8	0,9	0,9	0,9	0,9	0,8
PK-II (U/l)	127	125	108	104	111	128

die Ausgangswerte zurückgegangen. Der Anteil des inaktiven Kallikreins nahm kurzfristig nach der ACTH-Gabe ab, kehrte aber rasch wieder auf seinen alten Wert zurück (Tabelle 69).

Die Untersuchungen im Blut ergaben konstante Konzentrationen für Natrium und Kreatinin, während die Kalium-Konzentration nach der ACTH-Injektion kurzfristig abfiel (Tabelle 69). Die glomeruläre Filtrationsrate als Nierenfunktionsparameter unterlag keinen nennenswerten Änderungen nach ACTH (Tabelle 69). Von den plasmatischen Komponenten der Kallikrein-Kinin-Systeme zeigte die Aktivität der Kininase II eine Beeinflußbarkeit durch ACTH. Denn sie fiel nach der ACTH-Injektion rasch ab und erreichte erst am 5. Tag nach der Injektion wieder das Kontrollniveau (Tabelle 69).

In einem größeren Probandenkollektiv wurde der beschriebene Effekt von ACTH in den ersten zwei Tagen nach der Injektion, dem Wirkmaximum, überprüft und gesichert. Das Urinvolumen war zwei Tage nach ACTH signifikant zurückgegangen (-610,0 ±225,5 ml/d; p < 0,05; Tabelle 70). Ebenso verhielt sich die Natriumexkretion im Urin (-233,73 ±36,0 mmol/d; p < 0,002; Tabelle 70). Die Kaliumexkretion zeigte den typischen biphasischen Verlauf mit initialem Anstieg (+37,4 ±6,8 mmol/d; p < 0,002) und sekundärem Abfall (-56,6 ±9,1 mmol/d; p < 0,002) (Tabelle 70).

Die Kallikreinausscheidung im Urin stieg an beiden Beobachtungstagen an und lag am 2. Tag hochsignifikant über den Kontrollwerten (+0,85 ±0,15 U/d; p < 0,002; Abb. 133). Auch die Ausscheidung des Gesamt-Kallikreins stieg rasch an (+1,54 ±0,3 U/d; p < 0,002; Tabelle 70). Das Verhältnis zwischen aktivem und inaktivem Kallikrein im Urin veränderte sich nach ACTH zugunsten des aktiven Kallikreins, da das inaktive Kallikrein deutlich zurückging (-11,2 ± 2,7 %; p < 0,002; Abb. 133).

Im Blut blieben die Aktivität des Plasma(pro)kallikreins und die Konzentrationen des Natriums, des Kininogens und der Kinine unverändert (Tabelle 71).

Tabelle 70. Wirkung von Adrenokortikotropin (*ACTH*) auf die renale Ausscheidung von Wasser (*UV*), Natrium (*UNaV*), Kalium (*UKV*), Gesamtkallikrein (*UgKalV*) und inaktivem Kallikrein (*UiKalV*) im Urin. x̄ ± SEM. * p < 0,05; ** p < 0,01; *** p < 0,001

Parameter	Kontroll-phase	Tage nach ACTH-Injektion	
		1	2
UV (ml/d)	1719 ± 239	1622 ± 136	1080 ± 156*
UNaV (mmol/d)	311,0 ± 35,5	97,4 ± 14,2***	59,9 ± 9,5***
UKV (mmol/d)	85,0 ± 6,0	121,4 ± 5,3**	66,6 ± 7,8*
UgKalV (U/d)	1,97 ± 0,24	2,72 ± 0,36*	3,63 ± 0,50***
UiKalV (%)	66,2 ± 6,0	60,6 ± 2,8*	54,9 ± 3,6**

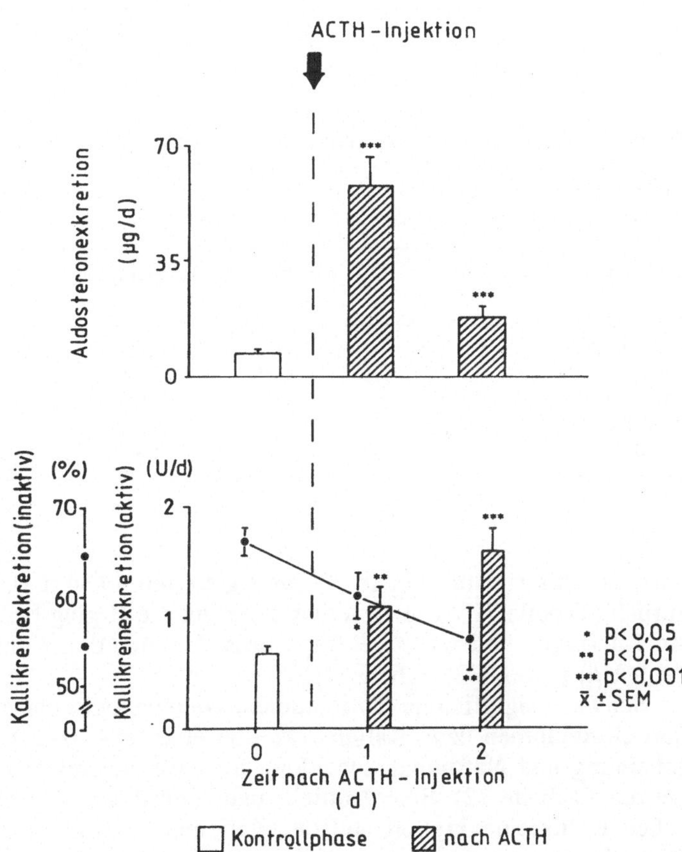

Abb. 133. Veränderungen der renalen Ausscheidung von Aldosteron und aktivem und inaktivem Kallikrein im Urin nach intramuskulärer Injektion von 1,0 mg Tetracosactid

Tabelle 71. Wirkung von Adrenokortikotropin (*ACTH*) auf die Konzentration von Natrium (*PNa*), Kalium (*PK*), Kininogen (*PKG*) mit hoch- und niedermolekularen Fraktionen (*HMW*; *LMW*), Kininase II (*PK II*) und Kininen (*PKi*) sowie die Aktivität des Plasma(pro)kallikreins (*PPK*) im Blut gesunder Probanden. $\bar{x} \pm$ SEM. * p < 0,02; *** p < 0,001

Parameter	n	Kontroll-phase	Tage nach ACTH-Injektion	
			1	2
PNa (mmol/l)	9	134,0 ± 0,7	132,7 ± 0,7	134,4 ± 0,5
PK (mmol/l)	9	3,97 ± 0,15	3,73 ± 0,09	3,62 ± 0,13*
PKi (pg/ml)	9	27,3 ± 7,3	30,2 ± 4,3	25,3 ± 3,4
PPK (U/ml)	10	2,42 ± 0,09	2,48 ± 0,09	2,36 ± 0,11
PK II (U/l)	10	95,1 ± 6,5	96,9 ± 6,9	85,4 ± 5,5***
PKG (μg BK/ml)	9	4,37 ± 0,23	4,44 ± 0,22	4,15 ± 0,33
-LMW (μg BK/ml)	9	3,47 ± 0,20	3,31 ± 0,19	3,13 ± 0,20
-HMW (μg BK/ml)	9	0,91 ± 0,11	1,13 ± 0,10	1,02 ± 0,16

Tabelle 72. Beziehung der Kallikreinexkretion im Urin (*UKalV*) zur Ausscheidung von Wasser (*UV*), Natrium (*UNaV*), Kalium (*UKV*) und Aldosteron (*UAldoV*) im Urin sowie zur Konzentration von Kalium im Plasma (*PK*) von 10 Probanden, die sich einer intramuskulären Injektion von Adrenokortikotropin unterzogen. *n. s.* nicht signifikant

Korrelation	Koeffizient r =	Signifikanz p <
UV/UKalV	− 0,4632	0,05
UNaV/UKalV	− 0,8925	0,002
UKV/UKalV	− 0,4021	0,01
PK/UKalV	− 0,7002	0,005
UAldoV/UKalV	0,1595	n. s.

Die Kaliumkonzentration im Plasma ging um -0,34 ± 0,11 mmol/l (p < 0,02) zurück (Tabelle 71). Die Aktivität der Kininase II ging bei allen Probanden unter ACTH zurück und war zwei Tage nach der Injektion signifikant erniedrigt (-8,9 ± 1,9 U/l; p < 0,002; Tabelle 71).

Schwach signifikante Korrelationen konnten zwischen Kallikreinausscheidung und Urinvolumen bzw. Kaliumexkretion einerseits (p < 0,05) und Kallikreinausscheidung und Natriumausscheidung im Urin andererseits (p < 0,002) gefunden werden (Tabelle 72). Eine deutliche und signifikante Korrelation (p < 0,005) zwischen Kallikreinexkretion und der Kaliumkonzentration im Blut war auffallend (Tabelle 72).

4.3.1.2.5 Veränderungen im renalen Kallikrein-Kinin-System nach Spironolacton-Behandlung

Die Gabe von Spironolacton wurde bei den gleichen Personen zweimal vorgenommen, einmal unter Kaliumrestriktion mit supprimierter Aldosteronsekretion
und einmal nach oraler Kaliumbelastung mit stimulierter Aldosteronsekretion. Zuvor waren bei einer Person die Dosis des Spironolactons und die Behandlungs-
dauer geprüft worden. Schon nach zwei Tagen der Behandlung konnte bei dieser
Person der maximale Effekt des Spironolactons beobachtet werden (Abb. 134).
Im größeren Probandenkollektiv bewirkte Spironolacton unabhängig von der
jeweiligen oralen Kaliumaufnahme in beiden Fällen eine signifikante Steigerung
der Diurese (kaliumarm: +526,7 ± 187,0 ml/d; $p < 0,05$; kaliumreich: +685,6 ±
276,3 ml/d; $p < 0,05$) und der Natriurese (kaliumarm: +49,6 ± 18,3 mmol/d; $p <$
0,05; kaliumreich: +150,0 ± 30,2 mmol/d; $p < 0,01$) (Tabelle 73). Die renale
Kaliumausscheidung blieb während der kaliumarmen Diät durch Spironolacton
unverändert (+0,22 ± 2,28 mmol/d), ließ sich jedoch unter der kaliumreichen Diät
durch Spironolacton deutlich supprimieren (-38,1 ±10,4 mmol/d; $p < 0,01$)(Abb.
135). Die Aldosteronausscheidung im Urin stieg nach Spironolacton in Kombination mit der Kaliumrestriktion signifikant an (+1,9 ±0,6 µg/d; $p < 0,02$), während
sie sich nach Spironolacton in Kombination mit einer diätetischen Kaliumbelastung nicht signifikant änderte (-5,9± 5,1 µg/d; Abb. 135).

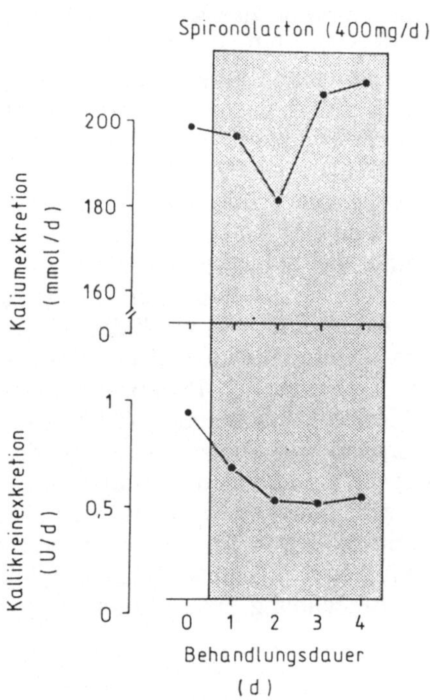

Abb. 134. Einfluß einer 4tägigen Behandlung mit 400 mg Spironolacton pro Tag auf die renale
Ausscheidung von Kalium und Kallikrein im Urin eines gesunden Probanden

Tabelle 73. Veränderungen der renalen Ausscheidung von Wasser (*UV*), Natrium (*UNaV*), Gesamtkallikrein (*UgKalV*) und inaktivem Kallikrein (*UiKalV*) im Urin gesunder Probanden (n = 9) nach zweitägiger Behandlung mit Spironolacton (400 mg/d). In dieser Studie wurden zusätzlich die Veränderungen in der Plasmakonzentration von Natrium (*PNa*), Kalium (*PK*) und Kininen (*PK*) sowie in der Aktivität der Kininase II im Plasma (*PK-II*) untersucht. Die Spironolacton-Behandlung erfolgt sowohl nach diätetischer Kaliumrestriktion (25 mmol/d) als auch nach Kaliumbelastung (180 mmol/d). $\bar{x} \pm$ SEM; * p < 0,05; *** p < 0,002

| Parameter | Kaliumrestriktion (25 mmol/d) | | Kaliumbelastung (180 mmol/d) | |
	Kontrolle	Spironolacton	Kontrolle	Spironolacton
UV (ml/d)	1183,3 ± 178,2	1710,0 ± 191,5*	1437,8 ± 166,8	2123,3 ± 279,5*
UNaV (mmol/d)	144,0 ± 22,6	193,6 ± 20,4*	125,2 ± 11,8	275,2 ± 28,3***
UgKalV (U/d)	1,46 ± 0,28	1,71 ± 0,19	3,49 ± 0,40	3,08 ± 0,41*
UiKalV (%)	54,1 ± 4,6	68,1 ± 1,8*	67,1 ± 2,3	71,1 ± 1,4*
PNa (mmol/l)	136,4 ± 0,3	136,4 ± 0,3	137,0 ± 0,6	135,7 ± 0,3
PK (mmol/l)	3,78 ± 0,09	3,99 ± 0,09	4,13 ± 0,13	4,36 ± 0,18
PKi (pg/ml)	33,3 ± 4,1	38,8 ± 3,0	51,9 ± 7,9	31,6 ± 5,4
PK-II (U/l)	93,9 ± 4,9	96,9 ± 5,7	87,0 ± 5,2	92,1 ± 5,2

Im Blut konnte durch die Behandlung mit Spironolacton keine nennenswerte Veränderung der Elektrolytkonzentrationen festgestellt werden (Tabelle 73). Die Konzentration der Kinine im Blut und die Aktivität der Kininase II im Plasma blieben ebenfalls durch die Spironolactonbehandlung unbeeinflußt (Tabelle 73).

Die renale Kallikreinausscheidung im Urin blieb in der kaliumarmen Diätphase durch Spironolacton unbeeinflußt (-0,09 ±0,06 U/d), während sie in der kaliumreichen Diätphase signifikant durch Spironolacton reduziert werden konnte (-0,26 ±0,07 U/d; p < 0,01) (Abb. 135). Diese Veränderungen galten gleichermaßen für das Gesamt-Kallikrein (Tabelle 73). Auffallend war jedoch, daß in beiden Diätphasen der Anteil des inaktiven Kallikreins an der Ausscheidung des Gesamtkallikreins unter Spironolacton zunahm (kaliumarm: +14,06 ±5,89 %; p < 0,05; kaliumreich: +4,04± 1,65 %; p < 0,05) (Tabelle 73).

Korrelierte man die Kallikreinausscheidung im Urin aller Probanden, die sich den Kalium-Diäten und der Spironolacton-Behandlung unterzogen, mit den anderen gemessenen Parametern im Urin, so fand sich lediglich zur Kalium- und Aldosteronausscheidung (Abb. 136) eine signifikante Korrelation; alle anderen Korrelationen blieben ohne statistische Signifikanz (Tabelle 74). Korrelierte man nur die Änderungen der einzelnen Parameter zu den Änderungen der Kallikreinausscheidung, so ergab sich nun für die Beziehung zwischen Natrium- und Kallikrein-Exkretion im Urin eine inverse signifikante Korrelation; eine Korrelation zwischen Kallikreinausscheidung und Urinvolumen fand sich jedoch auch bei dieser Berechnung nicht (Tabelle 74).

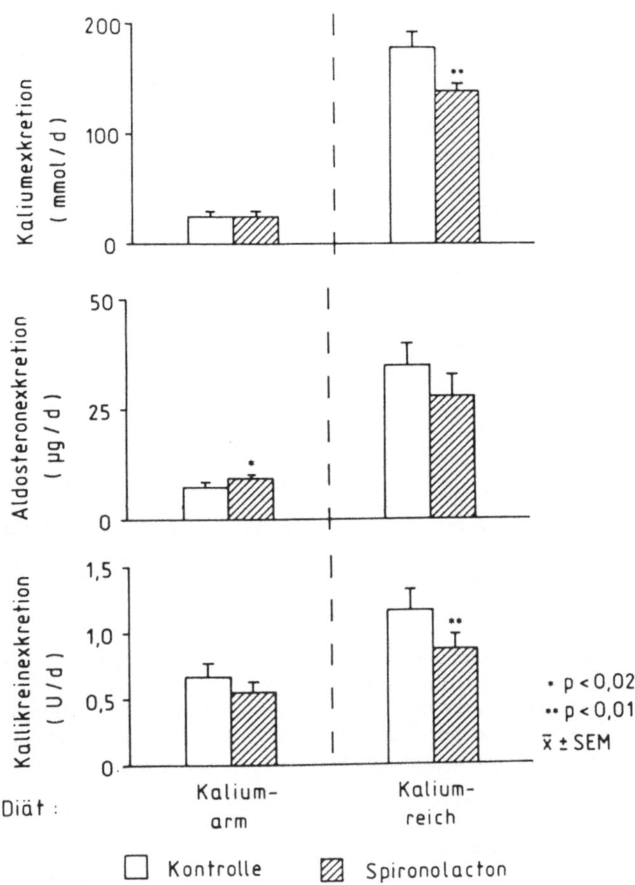

Abb. 135. Wirkung von Spironolacton auf die renale Ausscheidung von Kalium, Aldosteron und Kallikrein im Urin von gesunden Probanden. Der Versuch wurde bei diätetischer Kaliumrestriktion bzw. Kaliumbelastung durchgeführt

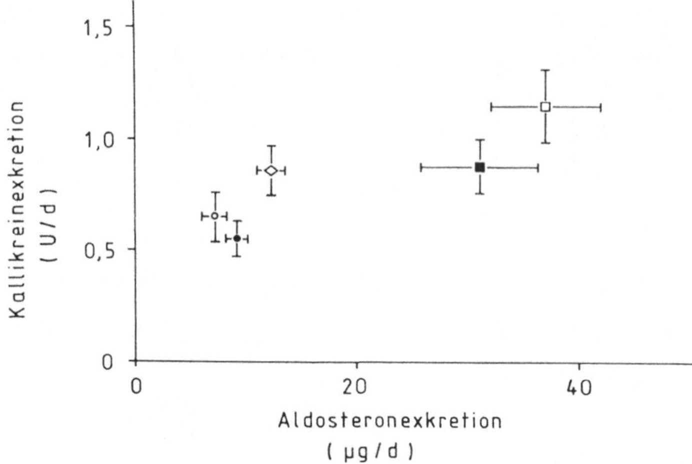

Abb. 136. Beziehung zwischen Kallikrein- und Aldosteronexkretion im Urin gesunder Probanden, die sich verschiedenen Kaliumdiäten und einer Behandlung mit Spironolacton unterzogen. ◇ : Kontrolle; o: kaliumarm; □ : kaliumreich; •, ▉ : mit Spironolactonbehandlung

Tabelle 74. Beziehung der renalen Kallikreinausscheidung im Urin ($UKalV$) zur Ausscheidung von Natrium ($UNaV$), Kalium (UKV) sowie Aldosteron ($UAldoV$) und zum Urinvolumen (UV) unter diätetischer Änderung der Kaliumzufuhr sowie unter Spironolacton-Behandlung (n = 8) bei gesunden Probanden. Die Korrelationen wurden auch für die Änderungen der einzelnen Parameter in den Untersuchungsphasen berechnet. *n. s.* nicht signifikant

Korrelation der Absolutwerte	Koeffizient r =	Signifikanz p <
UV/UKalV	0,0886	n. s.
UNaV/UKalV	− 0,2963	n. s.
UKV/UKalV	0,7681	0,01
UAldoV/UKalV	0,7106	0,01

Korrelation der Änderungen	Koeffizient r =	Signifikanz p <
UV/UKalV	− 0,0118	n. s.
UNaV/UKalV	− 0,4893	0,01
UKV/UKalV	0,7204	0,01
UAldoV/UKalV	0,8073	0,01

4.3.1.2.6 Veränderungen der Aktivität des renalen Kallikrein-Kinin-Systems nach Furosemidgabe

Nach oraler Einnahme von 40 mg Furosemid kam es im Verlauf von 6 Stunden zu einem hochsignifikanten Anstieg der renalen Wasser- und Natriumausscheidung (UV: +999,9 ± 101,3 ml/6 h; UNaV: +95,9 ± 11,9 mmol/6 h; p < 0,001;

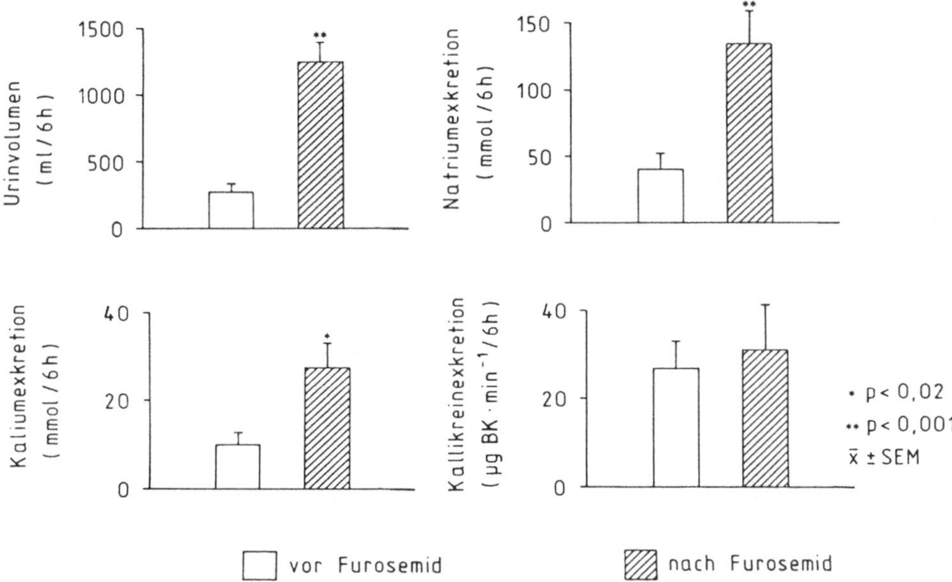

Abb. 137. Wirkung von Furosemid (40 mg oral) auf die renale Ausscheidung von Wasser, Natrium, Kalium und Kallikrein im Urin gesunder Probanden

Abb. 137). Auch die Kaliumexkretion war deutlich gesteigert (+17,9 ±5,6 mmol/6 h; p < 0,02; Abb. 137). Die Kallikrein-Ausscheidung im Urin war nach Furosemid hingegen nur gering und statistisch nicht signifikant gesteigert, unabhängig ob sie im amidolytischen Assay (+0,09 ±0,04 U/6 h) oder im Kininogenase-Assay (+4,4 ±6,2 µg BK/min/6 h; Abb. 137) bestimmt wurde.

In einem zweiten Versuch wurde die Wirkung von intravenös verabreichtem Furosemid im Zeitverlauf studiert. In den ersten 20 min nach Injektion von 40 mg Furosemid trat bereits eine hochsignifikante Steigerung der Diurese ein (+15,1 ±2,1 ml/min; p < 0,001), die in der zweiten Sammelphase (20. bis 40. min nach Furosemid) ihren höchsten Wert erreichte (Abb. 138). Am Ende des Versuches war die Urinausscheidung wieder normalisiert. In gleicher Weise wie das Urinvolumen verhielt sich auch die Natriumausscheidung im Urin. Sie stieg unmittelbar nach der Furosemid-Injektion an (+1,74 ±0,35 mmol/min; p < 0,05), erreichte ihr Maximum in der zweiten Sammelperiode und war am Ende des Versuches nicht mehr erhöht (Tabelle 75). Die Kaliumexkretion im Urin stieg nach der Furosemidgabe steil an (+0,29 ±0,06 mmol/min; p < 0,05). Doch bereits in der zweiten Sammelperiode fiel die Kaliumexkretion wieder ab und lag gegen Ende des Versuchs deutlich unter den Werten der Kontrollphasen (Abb. 138).

Die Kallikreinausscheidung im Urin zeigte einen ähnlichen Verlauf nach Furosemid wie die Kaliumexkretion. Sie stieg in der ersten Sammelperiode nach Furosemid steil an (+1,38 ±0,33 mU/min; p < 0,05). In den folgenden Sammelperioden fiel sie kontinuierlich ab und war am Ende des Versuchs deutlich erniedrig-

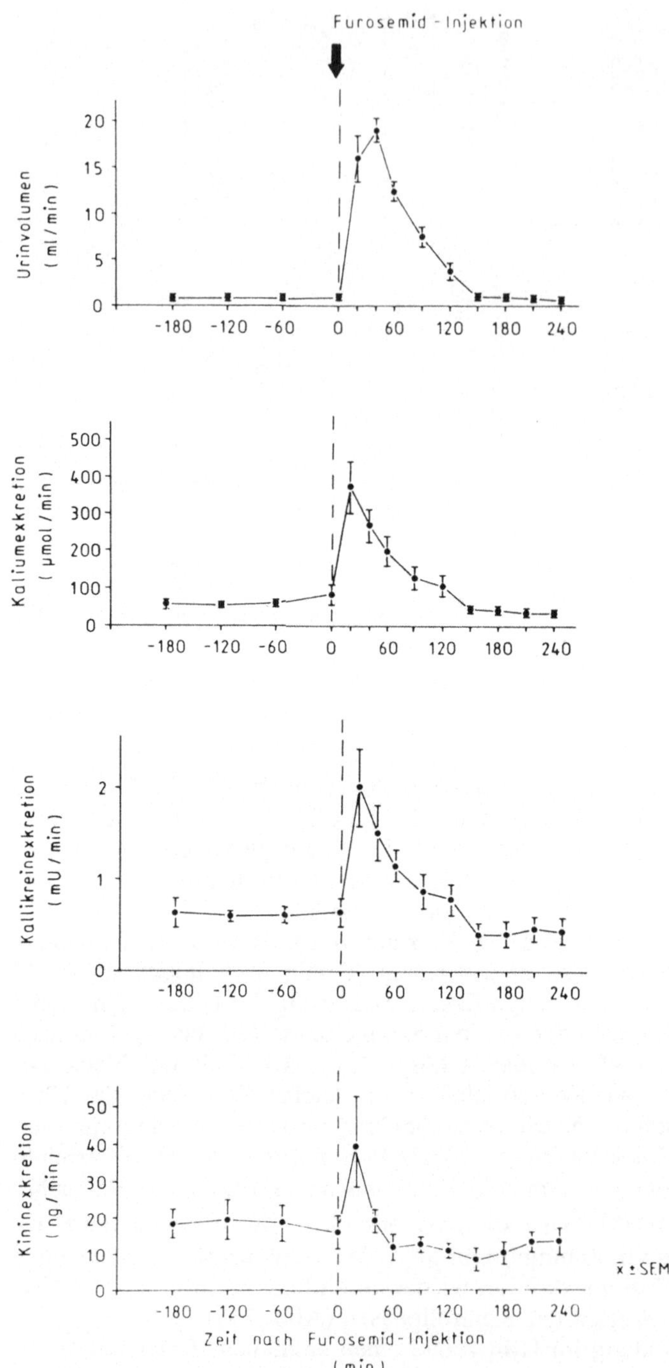

Abb. 138. Wirkung von Furosemid (40 mg i.v.) auf die renale Ausscheidung von Wasser, Kalium, Kallikrein und Kinin im Urin gesunder Probanden

214

Tabelle 75. Veränderungen der renalen Ausscheidung von Natrium (*UNaV*), Gesamtkallikrein (*UgKalV*), inaktivem Kallikrein (*UiKalV*) nach intravenöser Injektion von 40 mg Furosemid bei 6 Probanden. $\bar{x} \pm$ SEM

Parameter	Zeit nach Furosemid-Injektion (min)									
	0	20	40	60	90	120	150	180	210	240
UNaV (μmol/min)	155	1894	1994	1272	842	371	106	88	66	41
	± 38	± 403	± 329	± 239	± 156	± 123	± 24	± 39	± 38	± 12
UgKalV (mU/min)	1,67	5,19	3,99	2,37	2,06	1,65	0,82	1,00	0,99	0,96
	± 0,45	± 1,12	± 0,78	± 0,40	± 0,29	± 0,35	± 0,19	± 0,27	± 0,34	± 0,34
UiKalV (%)	67	59	61	53	58	56	54	59	48	53
	± 4	± 4	± 4	± 2	± 5	± 3	± 3	± 5	± 4	± 2

rigt, wobei sie ca. 25 % unter den Kontrollwerten lag (Abb. 138). Die renale Ausscheidung des Gesamtkallikreins verhielt sich in allen Versuchsphasen der Ausscheidung des aktiven Kallikreins identisch, so daß der Anteil des inaktiven Kallikreins am Gesamtkallikrein weitgehend unverändert blieb (Tabelle 75). Die Kininausscheidung im Urin war nach Furosemid initial deutlich gesteigert (+23,5 ± 15,0 ng/min), fiel aber im weiteren Verlauf des Versuches wie die Kallikreinausscheidung rasch unter die Ausgangswerte der Kontrollphasen ab (Abb. 138). Die Kallikreinausscheidung im Urin korrelierte ebenfalls signifikant mit der renalen Wasser-, Natrium- und Kalium-Ausscheidung, während die Kinin-Ausscheidung zu diesen Parametern keine Korrelation von Bedeutung aufwies (Tabelle 76). Die Korrelation zwischen Kallikrein- und Kinin-Ausscheidung war ebenfalls nur schwach nachzuweisen (r=0,4838; p < 0,1; Tabelle 76).

Im Blut ließen sich in Einzelbestimmungen keine Veränderungen der Komponenten der Kallikrein-Kinin-Systeme nachweisen. So blieb die Aktivität der Kininase II und des Plasmakallikreins während des gesamten Beobachtungszeitraumes konstant, und auch die Konzentration des Kininogens im Blut unterlag keinen nennenswerten Schwankungen (Tabelle 77).

Tabelle 76. Korrelation zwischen renaler Ausscheidung von Wasser (*UV*), Natrium (*UNaV*) und Kalium (*UKV*) und renaler Ausscheidung von Kallikrein (*UKalV*) bzw. Kininen (*UKiV*) im Urin von 6 Probanden vor und nach intravenöser Injektion von 40 mg Furosemid. *n. s.* nicht signifikant

Korrelation	Koeffizient r =	Signifikanz p <
UV/UKalV	0,7969	0,05
UNaV/UKalV	0,8157	0,05
UKV/UKalV	0,8400	0,05
UKalV/UKiV	0,4838	0,1
UV/UKiV	0,2170	n. s.
UNaV/UKiV	0,2436	n. s.
UKV/UKiV	0,3017	n. s.

Tabelle 77. Einfluß einer intravenösen Injektion von 40 mg Furosemid auf die Aktivität der Kininase II und des Plasma(pro)kallikreins (*PPK*) sowie die Konzentration des Kininogens im Blut. Die erhobenen Befunde wurden als Beispiel an Einzelpersonen erhoben

Parameter	Zeit nach Furosemid-Injektion (min)							
	− 60	0	20	60	90	120	180	240
PPK (U/ml)	1,71	1,83	1,83	1,71	1,71	1,66	1,49	1,37
Kininase II (U/l)	119	119	122	117	128	114	121	108
Kininogen (μg BK/ml)	3,52	3,73	3,96	4,37	4,18	3,53	4,40	4,08

Die Vorbehandlung der Probanden mit Captopril bewirkte einen Anstieg der Diurese (+0,90 ± 0,47 ml/min), der Natriurese (+78,7 ± 29,5 μmol/min; $p < 0,05$) und der Kaliurese (+29,2 ± 14,7 μmol/min). Die Kallikrein- und Kininausscheidung im Urin stieg in dieser Phase ebenfalls signifikant an (UKalV: +0,45 ± 0,09 mU/min; $p < 0,05$ und UKiV: +4,0 ± 0,86 ng/min; $p < 0,05$).

Die maximale diuretische Wirkung von Furosemid war nach Captopril deutlich abgeschwächt (Tabelle 78; Abb. 139), jedoch war das Wirkprofil von Furosemid durch die Vorbehandlung mit Captopril nicht wesentlich verändert. So kam es ähnlich wie nach der alleinigen Furosemidinjektion zu einer deutlichen Steigerung der Diurese (+7,0 ± 0,3 ml/min; $p < 0,001$) und Natriurese (+466 ± 111 μmol/min; $p < 0,05$), während die Kaliurese ihren typischen biphasischen Verlauf zeigte (Tabelle 78; Abb. 139). Die renale Ausscheidung von Kallikrein war nach der kombinierten Behandlung mit Captopril und Furosemid ebenfalls signifikant gesteigert (+0,73 ± 0,17 mU/min; $p < 0,05$). Anders als nach der alleinigen Gabe von Furosemid fiel die Kallikreinexkretion im Urin gegen Ende des Versuches nicht unter die Kontrollwerte ab (Abb. 139; Tabelle 78). Das Verhältnis von

Tabelle 78. Veränderungen der renalen Ausscheidung von Natrium (*UNaV*), Kreatinin (*UKreaV*), Gesamtkallikrein (*UgKalV*), inaktivem Kallikrein (*UiKalV*) nach intravenöser Injektion von 40 mg Furosemid bei 6 Probanden. Eine Stunde vor der Furosemid-Injektion hatten die Probanden 100 mg Captopril (*Cap*) oral eingenommen. x̄ ± SEM

Parameter	Zeit nach Furosemid-Injektion (min)											
	−120	−60 Cap-Gabe	0	20	40	60	90	120	150	180	210	240
UNaV (μmol/ min)	66 ±13	71 ±11	150 ±40	616 ±136	999 ±284	891 ±202	459 ±126	258 ±95	129 ±16	119 ±41	93 ±35	84 ±23
UgKalV (mU/min)	1,47 ±0,24	1,52 ±0,16	2,83 ±0,46	4,76 ±0,39	3,24 ±0,28	3,29 ±0,81	2,70 ±0,62	2,00 ±0,42	2,16 ±0,24	2,14 ±0,35	1,94 ±0,35	2,04 ±0,35
UiKalV (%)	60 ±5	59 ±4	62 ±3	62 ±3	68 ±5	64 ±4	61 ±5	68 ±2	68 ±3	63 ±3	68 ±4	66 ±3
UKreaV (mg/min)	1,08 ±0,17	1,04 ±0,17	2,47 ±0,84	1,19 ±0,41	0,94 ±0,26	0,91 ±0,22	0,75 ±0,17	0,97 ±0,23	0,88 ±0,18	1,15 ±0,20	1,24 ±0,22	1,48 ±0,21

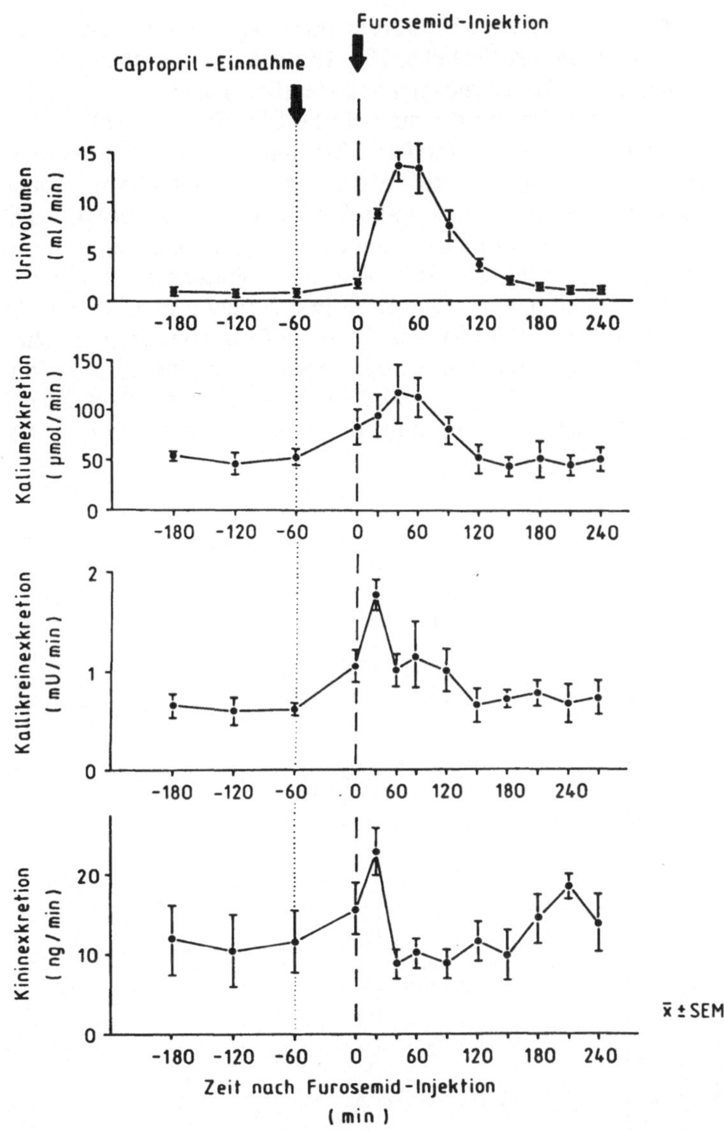

Abb. 139. Wirkung von Furosemid auf die renale Ausscheidung von Wasser, Kalium, Kallikrein und Kininen im Urin gesunder Probanden nach Captopril-Vorbehandlung (100 mg po)

aktivem zu inaktivem Kallikrein blieb während des gesamten Beobachtungszeitraums unverändert (Tabelle 78). Die renale Ausscheidung von Kininen im Urin war nach der Furosemidinjektion deutlich gesteigert (+7,4 ±3,1 ng/min), verfehlte aber äußerst knapp die statistische Signifikanz (Abb. 139).

In diesem Versuchsmodell wird durch die initiale captopril-bedingte Diuresesteigerung das sogenannte "Wash-Out-Phänomen" von tubulärem Harn der furosemid-induzierten Diurese vorgelagert, so daß die im Urin meßbaren Veränderungen nach Furosemid keine nennenswerte Interferenzen mehr mit dem "Wash-Out-Phänomen" aufweisen. Ein wichtiger Parameter zur Erfassung dieses Ausschwemmphänomens ist die Kreatininausscheidung im Urin (Tabelle 78). Bezieht man nun die Kallikreinausscheidung auf die Kreatininausscheidung, so zeigt sich, daß nach Furosemid eine deutlich gesteigerte renale Exkretion von Kallikrein (aktiv: +2,59 ±0,93 U/g; p < 0,05 und gesamt: +6,75 ±2,61 U/g; p < 0,05) und Kininen (+34,1 ±15,6 ng/min; p < 0,05) nachzuweisen ist (Abb. 140).

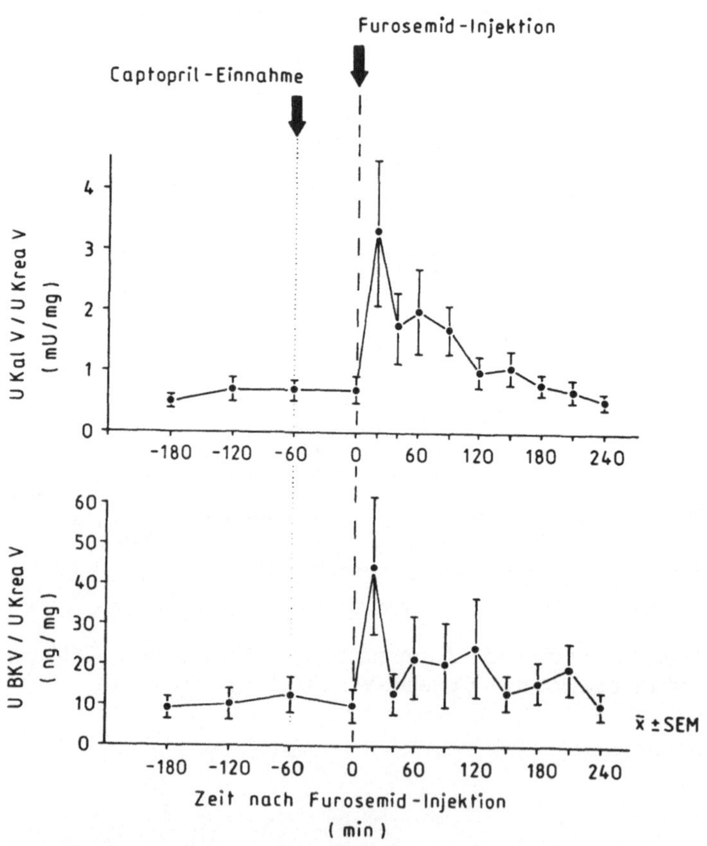

Abb. 140. Wirkung von Furosemid (40 mg i.v.) auf die kreatininbezogene renale Ausscheidung von Kallikrein (*UKalV/UKreaV*) und Kininen (*UBKV/UKreaV*) im Urin gesunder Probanden nach Vorbehandlung mit Captopril (100 mg po)

Tabelle 79. Einfluß einer intravenösen Injektion von 40 mg Furosemid auf die Aktivität der Kininase II und des Plasmakallikreins sowie die Konzentrationen von Natrium, Kalium, Kreatinin sowie des Kininogens im Blut. Die Furosemid-Injektion erfolgte 1 h nach einer oralen Einnahme von 100 mg Captopril (*Cap*). Die Bestimmung des Plasma(pro)kallikreins erfolgte exemplarisch nur bei einer Versuchsperson. $\bar{x} \pm$ SEM

Parameter	Zeit nach Furosemid-Injektion (min)							
	− 60 Cap-Gabe	0	20	60	90	120	180	240
Plasma(pro)kallikrein (U/ml)	1,77	1,54	1,60	1,54	1,83	1,77	1,54	1,60
Kininase II (U/l)	111 ± 8	10 ± 2	12 ± 3	16 ± 3	20 ± 4	24 ± 3	30 ± 5	38 ± 5
Kininogen (μg BK/ml)	3,56 ± 0,41	3,38 ± 0,29	2,73 ± 0,34	2,89 ± 0,49	2,44 ± 0,42	2,47 ± 0,68	3,31 ± 0,62	4,21 ± 0,56
Plasma-Natrium (mmol/l)	136,8 ± 1,6	134,8 ± 1,4	133,7 ± 1,6	134,3 ± 1,5	133,2 ± 1,5	134,8 ± 1,9	136,3 ± 1,3	133,7 ± 1,3
Plasma-Kalium (mmol/l)	4,05 ± 0,11	3,82 ± 0,16	3,87 ± 0,16	3,67 ± 0,22	3,63 ± 0,19	3,73 ± 0,17	3,72 ± 0,18	3,72 ± 0,13
Plasma-Kreatinin (mg/dl)	1,17 ± 0,09	1,11 ± 0,09	1,24 ± 0,07	1,16 ± 0,09	1,23 ± 0,10	1,20 ± 0,08	1,16 ± 0,09	1,22 ± 0,10

Auch in diesem Versuch korrelierte die Kallikreinausscheidung im Urin signifikant mit der renalen Ausscheidung von Wasser (r=0,4668; p < 0,05), Natrium (r=-0,3646; p < 0,05) und Kalium (r=0,4029; p < 0,05).

Im Blut der Probanden war gemäß der Captoprilbehandlung die Aktivität der Kininase II gehemmt (Tabelle 79). Die übrigen untersuchten Parameter wie Natrium, Kalium, Kreatinin, Plasma(pro)kallikrein und Kininogen blieben jedoch während der gesamten Untersuchung konstant (Tabelle 79). Die Konzentration des Aldosterons im Plasma fiel nach der Hemmung des Renin-Angiotensin-Systems durch Captopril trotz der Furosemidinjektion markant ab (Abb. 141). Dieser Befund steht damit im deutlichen Gegensatz zu den Ergebnissen nach Furosemidinjektion ohne Captoprilvorbehandlung. Hier stieg die Aldosteronkonzentration im Plasma erheblich an (Abb. 141).

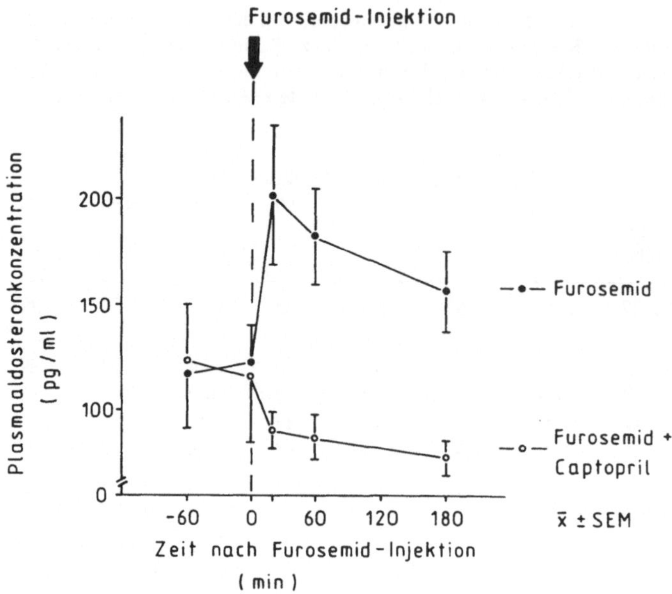

Abb. 141. Verlauf der Aldosteronkonzentration im Plasma gesunder Probanden nach Furosemid-injektion (40 mg i.v.) mit und ohne Captopril-Vorbehandlung (100 mg po)

4.3.1.2.7 Veränderungen der renalen Kallikrein-Aktivität während Immersion

Während der vierstündigen Immersion konnte bei allen Probanden eine deutliche Steigerung der Diurese und Natriurese über den gesamten Versuchszeitraum beobachtet werden (Tabelle 80). Die Kaliurese war hingegen nur initial gesteigert (+32,9 ±13,4 µmol/min; p < 0,05) und fiel gegen Ende der Immersion unter den Wert der Kontrollphase ab (Tabelle 80). Die Probanden ließen sich anhand des Diuresemusters in zwei Gruppen unterteilen. Die eine der beiden Gruppen (6 Personen) reagierte auf die Immersion sofort mit einer Steigerung der Diurese (+2,44 ±1,15 ml/min; p < 0,05) und Natriurese (+69,6 ±20,7 µmol/min; p < 0,05) (Abb. 142, Tabelle 81), während die zweite Gruppe von drei Personen nur verzögert mit einem langsamen Diureseanstieg auf die Immersion ansprach (Tabelle 82). Entsprechend war auch die Kaliurese nur in der ersten Gruppe gesteigert (+54,5 ± 11,9 µmol/min; p < 0,05). Die gesteigerte Kaliurese war jedoch nur in der ersten Versuchsstunde nachzuweisen, da sie anschließend rasch wieder abfiel und am Ende des Versuches sogar den Kontrollwert deutlich unterschritten hatte (Abb. 142). In der zweiten Probandengruppe mit der verzögerten Diurese war hingegen während des gesamten Beobachtungszeitraumes keine Veränderung in der Kaliurese festzustellen (Tabelle 82).

Die renale Kallikreinausscheidung war im Gesamtkollektiv mit Beginn der Immersion signifikant gesteigert (+217,8 ±64,3 µU/min; p < 0,05), fiel aber im wei-

Tabelle 80. Einfluß einer vierstündigen Immersion auf die renale Ausscheidung von Wasser (*UV*), Natrium (*UNaV*), Kalium (*UKV*), Kininen (*UKiV*) und Kallikrein (aktiv: *UKalV*; gesamt: *UgKalV*; inaktiv: *UiKalV*; bezogen auf Kreatinin: *UKalV/UKrV*). Der Immersion ging eine gleich lange (4 h) Kontrollphase voraus. Die Tabelle gibt die Mittelwerte ($\bar{x} \pm$ SEM) aller neun untersuchten Probanden wieder

	Kontrollphase			
Sammelperiode Parameter	I	II	III	IV
UV (ml/min)	0,68 ± 0,08	0,68 ± 0,06	0,81 ± 0,10	0,83 ± 0,09
UNaV (mmol/min)	0,09 ± 0,02	0,10 ± 0,01	0,11 ± 0,01	0,12 ± 0,02
UKV (μmol/min)	61,4 ± 8,3	61,0 ± 7,8	64,3 ± 7,6	72,9 ± 9,1
UKiV (pg/min)	13,7 ± 1,4	13,8 ± 1,2	13,2 ± 1,0	16,2 ± 2,1
UKalV (mU/min)	0,62 ± 0,12	0,62 ± 0,15	0,58 ± 0,12	0,55 ± 0,12
UKalV/UKrV (U/g)	0,81 ± 0,12	0,77 ± 0,13	0,67 ± 0,11	0,68 ± 0,12
UgKalV (mU/min)	1,57 ± 0,19	1,63 ± 0,18	1,60 ± 0,22	1,64 ± 0,26
UiKalV (%)	61,1 ± 4,7	63,2 ± 5,2	62,6 ± 5,6	65,1 ± 4,2
	Immersion			
Sammelperiode Parameter	V	VI	VII	VIII
UV (ml/min)	2,49 ± 0,91	2,59 ± 0,89	2,30 ± 0,57	2,24 ± 0,76
UNaV (mmol/min)	0,18 ± 0,02	0,44 ± 0,22	0,20 ± 0,04	0,16 ± 0,04
UKV (μmol/min)	105,8 ± 11,8	73,2 ± 11,0	50,1 ± 7,2	35,5 ± 8,1
UKiV (pg/min)	20,0 ± 2,2	22,8 ± 4,1	19,1 ± 8,0	16,3 ± 6,9
UKalV (mU/min)	0,77 ± 0,11	0,65 ± 0,14	0,62 ± 0,16	0,54 ± 0,12
UKalV/UKrV (U/g)	0,70 ± 0,12	0,70 ± 0,11	0,73 ± 0,10	0,77 ± 0,13
UgKalV (mU/min)	2,58 ± 0,39	2,28 ± 0,36	2,17 ± 0,49	1,96 ± 0,34
UiKalV (%)	66,4 ± 3,5	70,5 ± 3,5	71,3 ± 2,9	73,6 ± 2,9

teren Verlauf des Versuches wieder auf das Niveau der Kontrollwerte ab (Tabelle 80). In der Untergruppe mit spontaner Diurese während Immersion war der Verlauf der Kallikreinexkretion im Urin dem des Kaliums ähnlich. Denn einem deutlichen initialen Anstieg (+275,0 ±85,9 μU/min; p < 0,05) folgte rasch eine Reduktion der Kallikreinausscheidung, die am Versuchsende sogar niedriger war als in der Kontrollphase (Abb. 142, Tabelle 81). In der kleineren Gruppe mit verzögertem Diureseanstieg während der Immersion nahm die Kallikreinexkretion im Urin entsprechend nur langsam zu, fiel aber gegen Ende des Versuches ebenfalls wieder geringgradig ab (Tabelle 82). Das Gesamtkallikrein im Urin zeigte in allen Versuchsperioden das gleiche Verhalten wie das aktive Kallikrein, so daß der Anteil des inaktiven Kallikreins während des gesamten Beobachtungszeitraumes nur unwesentlichen Schwankungen unterworfen war (Tabelle 80 – 82). Auch bei einer Kalkulation der renalen Kallikreinausscheidung auf die jeweilige Kreatininausscheidung blieben die beschriebenen Veränderungen in der Kallikreinexkretion im Urin erhalten (+113,0 ± 31,2 μU/g Kreatinin; n=6; p < 0,05; Tabelle 80 – 82). Die Ausscheidung der Kinine im Urin zeigte nur leichte Änderungen unter Immer-

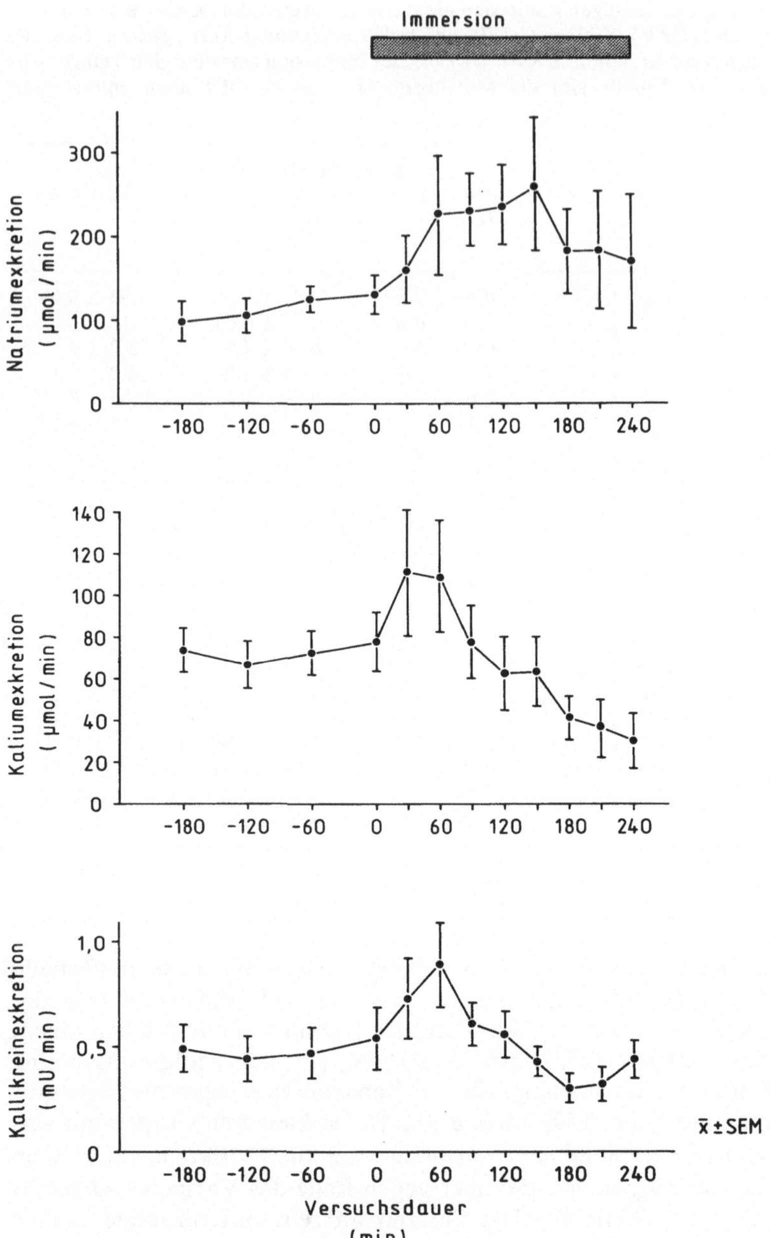

Abb. 142. Einfluß einer vierstündigen Immersion auf die renale Ausscheidung von Natrium, Kalium und Kallikrein im Urin gesunder Probanden

Tabelle 81. Einfluß einer vierstündigen Immersion auf die renale Ausscheidung von Wasser (*UV*), Natrium (*UNaV*), Kalium (*UKV*), Kininen (*UKiV*) und Kallikrein (aktiv: *UKalV*; gesamt: *UgKalV*; inaktiv: *UiKalV*; bezogen auf Kreatinin: *UKalV/UKrV*). Der Immersion ging eine gleich lange (4 h) Kontrollphase voraus. Die Tabelle gibt die Mittelwerte ($\bar{x} \pm$ SEM) der sechs untersuchten Probanden wieder, bei denen eine spontane Steigerung der Diurese und Natriurese während der Immersion zu beobachten war

	Kontrollphase			
Sammelperiode Parameter	I	II	III	IV
UV (ml/min)	0,75 ± 0,10	0,74 ± 0,07	0,92 ± 0,11	0,94 ± 0,11
UNaV (mmol/min)	0,11 ± 0,02	0,11 ± 0,02	0,13 ± 0,01	0,14 ± 0,02
UKV (μmol/min)	59,2 ± 6,8	59,0 ± 8,9	60,2 ± 7,6	67,5 ± 10,9
UKiV (pg/min)	13,1 ± 1,4	13,7 ± 1,6	13,6 ± 1,1	15,3 ± 2,3
UKalV (mU/min)	0,49 ± 0,10	0,44 ± 0,10	0,47 ± 0,11	0,53 ± 0,14
UKalV/UKrV (U/g)	0,69 ± 0,13	0,60 ± 0,10	0,57 ± 0,12	0,68 ± 0,14
UgKalV (mU/min)	1,46 ± 0,16	1,55 ± 0,20	1,58 ± 0,21	1,72 ± 0,29
UiKalV (%)	65,9 ± 6,0	70,8 ± 4,6	67,6 ± 7,3	66,7 ± 6,0
	Immersion			
Sammelperiode Parameter	V	VI	VII	VIII
UV (ml/min)	3,38 ± 1,21	3,32 ± 1,21	1,53 ± 0,34	1,00 ± 0,24
UNaV (mmol/min)	0,21 ± 0,02	0,56 ± 0,31	0,15 ± 0,02	0,09 ± 0,02
UKV (μmol/min)	122,0 ± 12,7	72,8 ± 16,0	37,0 ± 2,6	19,8 ± 2,6
UKiV (pg/min)	17,6 ± 2,9	19,1 ± 5,2	12,3 ± 1,5	8,9 ± 1,5
UKalV (mU/min)	0,81 ± 0,11	0,58 ± 0,10	0,36 ± 0,06	0,32 ± 0,08
UKalV/UKrV (U/g)	0,79 ± 0,15	0,74 ± 0,11	0,60 ± 0,09	0,56 ± 0,13
UgKalV (mU/min)	3,00 ± 0,39	2,45 ± 0,34	1,46 ± 0,20	1,36 ± 0,18
UiKalV (%)	71,2 ± 4,7	75,3 ± 4,0	73,2 ± 4,1	75,7 ± 4,2

sion, die aber in beiden Probandengruppen der Kallikreinausscheidung parallel verlief (Tabelle 80 – 82).

In diesem Versuch korrelierte die renale Kallikreinausscheidung gut mit der Ausscheidung von Kalium im Urin sowie in schwächerer Ausprägung mit der Natriumexkretion im Urin und dem Urinvolumen (Tabelle 83). Diese positiven Korrelationen waren im wesentlichen nur bei den Patienten mit unmittelbarem Anstieg der Diurese während der Immersion zu beobachten. Die Kininexkretion im Urin korrelierte in keiner Patientengruppe zu einem der anderen Parameter (Tabelle 83).

Tabelle 82. Einfluß einer vierstündigen Immersion auf die renale Ausscheidung von Wasser (UV), Natrium ($UNaV$), Kalium (UKV), Kininen ($UKiV$) und Kallikrein (aktiv: $UKalV$; gesamt: $UgKalV$; inaktiv: $UiKalV$; bezogen auf Kreatinin: $UKalV/UKrV$). Der Immersion ging eine gleich lange (4 h) Kontrollphase voraus. Die Tabelle gibt die Mittelwerte ($\bar{x} \pm$ SEM) der drei untersuchten Probanden wieder, bei denen während der Immersion nur eine verzögerte Steigerung der Diurese und Natriurese beobachtet werden konnte

Sammelperiode Parameter	Kontrollphase			
	I	II	III	IV
UV (ml/min)	0,54 ± 0,07	0,57 ± 0,07	0,59 ± 0,10	0,61 ± 0,07
UNaV (mmol/min)	0,06 ± 0,01	0,07 ± 0,01	0,07 ± 0,01	0,09 ± 0,01
UKV (μmol/min)	66,0 ± 20,6	65,0 ± 14,6	72,7 ± 16,0	83,7 ± 14,9
UKiV (pg/min)	14,8 ± 3,0	14,2 ± 1,3	12,2 ± 1,9	18,1 ± 4,1
UKalV (mU/min)	0,88 ± 0,23	1,00 ± 0,31	0,79 ± 0,25	0,60 ± 0,24
UKalV/UKrV (U/g)	1,05 ± 0,15	1,09 ± 0,23	0,87 ± 0,19	0,67 ± 0,22
UgKalV (mU/min)	1,78 ± 0,43	1,79 ± 0,33	1,65 ± 0,49	1,49 ± 0,51
UiKalV (%)	51,6 ± 2,2	48,0 ± 6,8	52,8 ± 4,1	62,0 ± 2,3
Sammelperiode Parameter	Immersion			
	V	VI	VII	VIII
UV (ml/min)	0,72 ± 0,09	1,12 ± 0,28	3,84 ± 1,13	4,73 ± 1,38
UNaV (mmol/min)	0,12 ± 0,03	0,20 ± 0,06	0,29 ± 0,10	0,31 ± 0,07
UKV (μmol/min)	73,3 ± 8,7	74,0 ± 8,3	76,3 ± 9,5	66,8 ± 8,5
UKiV (pg/min)	24,6 ± 1,0	30,3 ± 4,1	32,8 ± 21,7	31,2 ± 17,4
UKalV (mU/min)	0,70 ± 0,23	0,79 ± 0,35	1,14 ± 0,30	0,97 ± 0,15
UKalV/UKrV (U/g)	0,53 ± 0,18	0,62 ± 0,25	0,98 ± 0,16	1,19 ± 0,00
UgKalV (mU/min)	1,76 ± 0,63	1,96 ± 0,82	3,59 ± 1,00	3,16 ± 0,47
UiKalV (%)	56,7 ± 4,8	61,0 ± 1,5	67,7 ± 1,4	69,5 ± 0,6

Tabelle 83. Korrelationen zwischen der renalen Kallikrein- ($UKalV$) bzw. Kininausscheidung ($UKiV$) und der Ausscheidung von Wasser (UV), Natrium ($UNaV$) und Kalium (UKV) im Urin. Die Probanden wurden in zwei Gruppen unterteilt: Gruppe I mit spontanem Anstieg der Diurese während Immersion und Gruppe II mit verzögertem Anstieg der Diurese während Immersion. * p < 0,05; ** p < 0,02; *** p < 0,01

Korrelation	Korrelationskoeffizient		
	Gesamtgruppe	Gruppe I	Gruppe II
UV/UKalV	r = 0,5183**	0,5420	0,4709
UNaV/UKalV	r = 0,4944***	0,4702*	0,5430
UKV/UKalV	r = 0,7150***	0,8667*	0,4116
UKalV/UKiV	r = 0,2306	0,4412	− 0,1906
UV/UKiV	r = 0,0205	0,0483	− 0,0352
UNaV/UKiV	r = 0,1163	0,1239	0,1011
UKV/UKiV	r = 0,2896	0,3982	0,0723

4.3.1.2.8 Veränderungen der renalen Kallikreinausscheidung durch Substitution von antidiuretischem Hormon

Unter der Wirkung von Desmopressindiazetat (DDAVP) kam es zu einem raschen Rückgang der Diurese (Abb. 143) mit dem entsprechenden Anstieg der Urinosmolalität von 781 ± 160 mosm/kg auf 840 ± 139 mosm/kg. Parallel zum Rückgang der Diurese war auch ein Abfall der Kallikreinexkretion im Urin zu beobachten (vor DDAVP: 55,5 ± 20,7 mU/h; nach DDAVP: 18,2 ± 3,8 mU/h), der jedoch keine statistische Signifikanz erreichte. Die kreatinin-bezogene Kallikrein-Aktivität im Urin (aktiv, inaktiv und gesamt) blieb nach DDAVP unverändert (Abb. 143), ebenso die absolute Kallikrein-Aktivität (vor DDAVP: aktiv, 0,91 ± 0,28 U/g und gesamt, 1,93 ± 0,52 U/g; nach DDAVP: aktiv, 1,07 ± 0,26 U/g und gesamt, 2,18 ± 0,42 U/g).

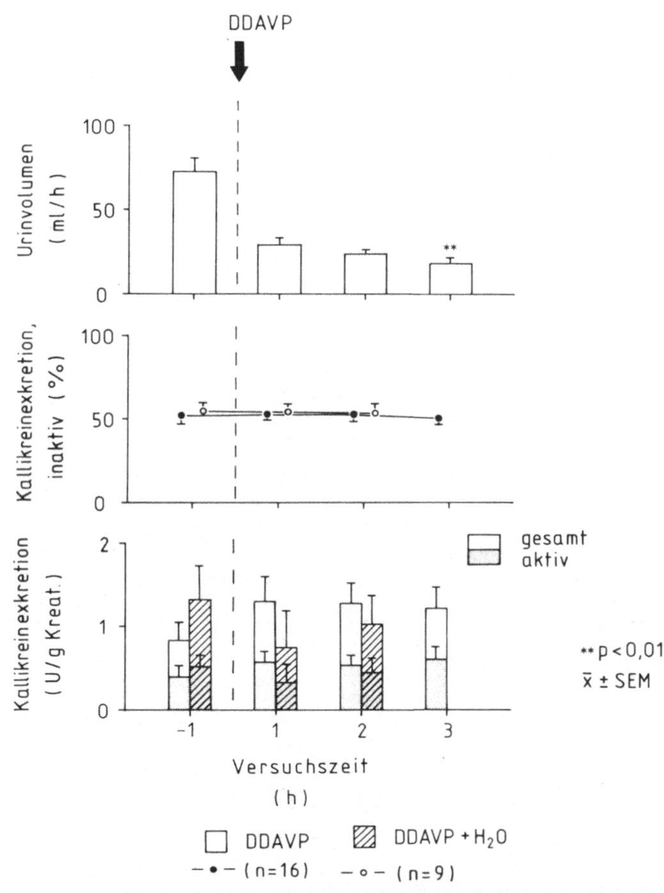

Abb. 143. Wirkung von Desmopressindiazetat (DDAVP) auf die kreatinin-bezogene Kallikreinausscheidung, das inaktive Kallikrein und das Urinvolumen bei gesunden Probanden

Auch nach Suppression des endogenen antidiuretischen Hormons durch eine
akute Wasserbelastung des Organismus konnte keine Änderung der kreatinin-be-
zogenen Kallikrein-Aktivität im Urin (aktiv, inaktiv, gesamt) nach DDAVP beobachtet werden (Abb. 143). Die Urinosmolalität erreichte am Ende des Versuches
nach der Behandlung mit DDAVP die gleichen Werte wie bei dem vorausgegan-
genen Versuch ohne Wasserbelastung (819 ± 133 mosm/kg).

4.3.1.2.9 Einfluß von Captopril auf die Kinin-Konzentration im Blut

Die orale Einnahme von Captopril führte bei allen Probanden schon nach 30 min
zu einer vollständigen Hemmung der Kininase II. Zur gleichen Zeit war der mittlere arterielle Blutdruck signifikant (p < 0,05) um 7,6 ± 3,2 mmHg abgefallen.

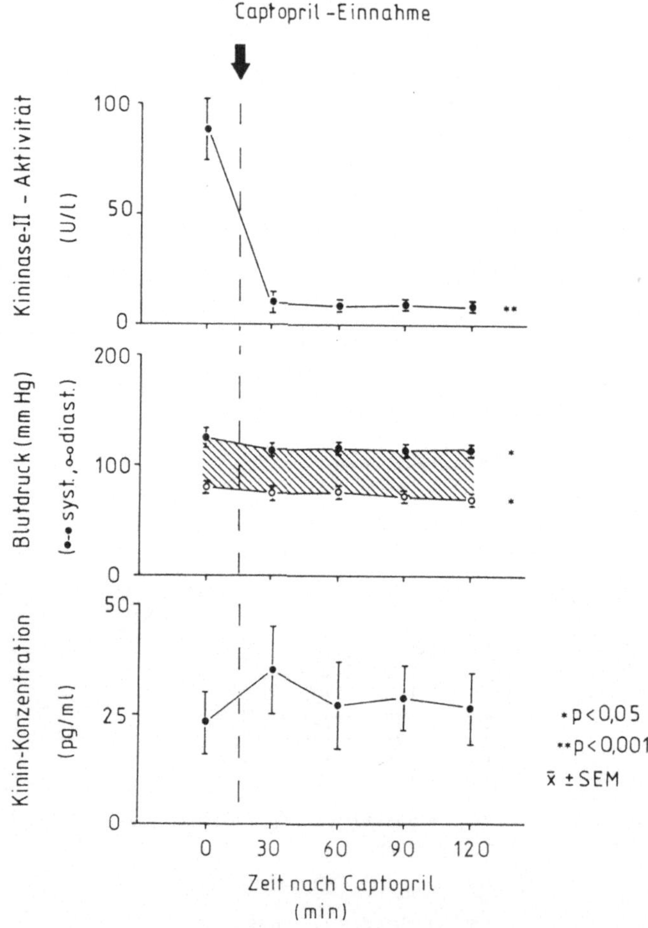

Abb. 144. Hemmung der Kininase II im Blut durch Captopril (50 mg po). Der Blutdruck der gesunden Probanden fällt nach Captopril ab, die Konzentration der Kinine im Blut bleibt aber durch
Captopril unverändert

Die Hemmung der Kininase II sowie der Abfall des Blutdrucks blieben über den gesamten Beobachtungszeitraum von zwei Stunden annähernd unverändert erhalten (Abb. 144). Die Herzfrequenz veränderte sich nach der Captoprilgabe nicht (70,5 ± 4,3/min vor Captopril und 71,0 ± 3,8/min 2 h nach Captopril; n=4). Trotz der effektiven Hemmung der Kininase II konnte zu keiner Zeit nach der Captoprileinnahme eine signifikante Änderung der Kinin-Konzentration im Blut festgestellt werden (Abb. 144).

4.3.1.2.10 Wirkung von glandulärem Kallikrein (Schweinepankreas-Kallikrein) nach oraler Einnahme

Die orale Substitution von hochgereinigtem Schweinepankreas-Kallikrein bewirkte bei gesunden Probanden keine meßbaren Veränderungen der untersuchten Parameter. Die Kallikreinexkretion im Urin blieb konstant und zeigte somit keine vermehrte Ausscheidung von glandulärem Kallikrein an (Abb. 145). Auch im Blut

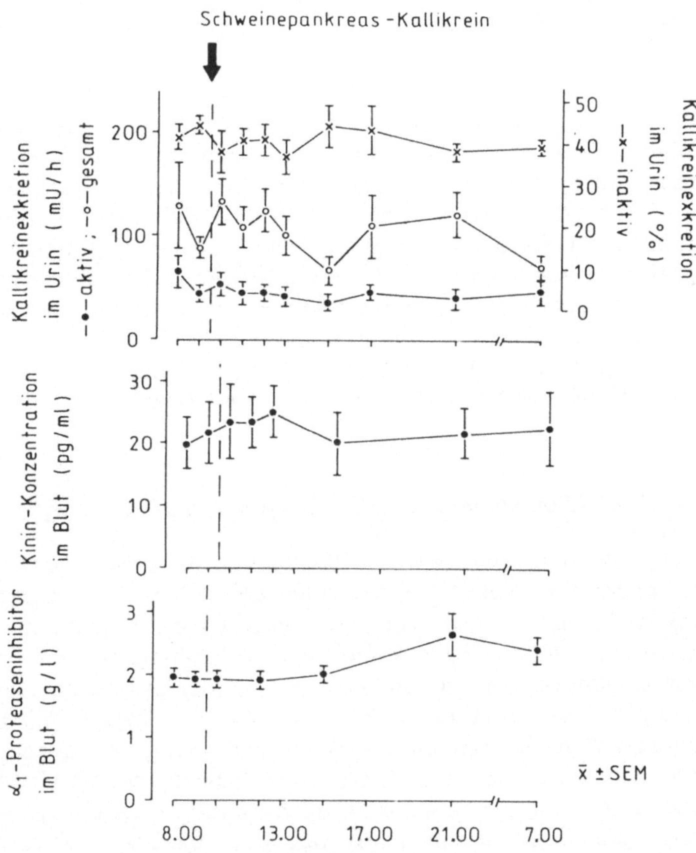

Abb. 145. Akute Veränderungen in der renalen Kallikreinausscheidung im Urin, der Konzentration der Kinine im Blut sowie des Alpha₁-Proteaseninhibitors im Plasma gesunder Probanden nach einmaliger oraler Einnahme von 1800 KE Schweinepankreas-Kallikrein

Tabelle 84. Verlauf des systolischen und diastolischen Blutdrucks (*RRs; RRd*), der Glukosekonzentration im Blut (*BZ*) sowie des peripheren Gefäßwiderstandes (*PW*) nach Einnahme von 1800 KE Schweinepankreas-Kallikrein (9.00 nach den Messungen). Die Probanden verweilten während 24 Stunden in der Klinik in überwiegend liegender oder sitzender Position und erhielten eine Standarddiät. Die Konstanz der Parameter unter basalen Bedingungen war am Vortage nach gleichem Protokoll getestet worden. $\bar{x} \pm$ SEM

Parameter	Ende der Sammelperiode (Dauer in Stunden)									
	8.00	9.00	10.00	11.00	12.00	13.00	15.00	17.00	21.00	7.00
RRs (mmHg)	119,3	122,0	118,9	120,9	114,9	119,4	118,0	121,1	125,7	122,0
	± 5,5	± 6,0	± 4,3	± 2,9	± 2,8	± 2,9	± 3,7	± 3,5	± 4,0	± 3,3
RRd (mmHg)	77,7	68,9	66,9	72,3	72,3	75,1	70,3	72,6	79,4	77,1
	± 4,1	± 3,2	± 2,1	± 2,9	± 3,4	± 2,7	± 1,8	± 2,8	± 4,1	± 3,3
BZ (mg/dl)	107,5	98,5	98,5	110,6	94,3	98,8	105,1	103,4	95,0	97,6
	± 8,6	± 8,4	± 7,7	± 13,6	± 4,6	± 14,0	± 7,9	± 9,1	± 3,5	± 11,3
PW (mmHg/ml/ min/100 g)	37,1	36,6	35,4	29,9	—	34,5	—	29,4	31,5	37,4
	± 4,0	± 3,7	± 4,5	± 2,9		± 2,2		± 2,5	± 4,0	± 1,8

verhielten sich die Kinine und der bedeutendste Inhibitor der glandulären Kallikreine (Alpha$_1$-Proteaseninhibitor) indifferent (Abb. 145). Die zusätzlich beobachteten klinischen und laborchemischen Parameter wie Blutdruck, peripherer Widerstand und Blutzucker wiesen ebenfalls keinerlei Veränderungen nach der Kallikreinsubstitution auf (Tabelle 84). Die zu verzeichnenden Schwankungen in der renalen Ausscheidung von Wasser, Natrium und Kalium waren unspezifisch und ließen sich auf die Nahrungsaufnahme der Probanden zurückführen, wie vergleichende Untersuchungen am Vortage zeigten (Tabelle 84). Subjektive Symptome im Sinne von kinin-bedingten Mißempfindungen, wie Geschmacksstörungen, Hitzegefühl oder Schmerzen, wurden von keinem Probanden vorgetragen.

4.3.1.2.11 Hämodynamische Wirkung von intravenös injiziertem Bradykinin

Unter salzarmer Diät bewirkte Bradykinin nach intravenöser Injektion bei allen Probanden einen sofortigen Abfall des arteriellen Blutdrucks. Der Wirkungseintritt war 16,2 ± 0,7 sec nach der Injektion festzustellen und entsprach mit dieser Zeit genau der regulären Kreislaufzeit von peripher-venös nach peripher-arteriell. Das Wirkungsmaximum war unabhängig von der injizierten Dosis ungefähr 35 sec nach der Injektion zu beobachten (für 8 x 10^{-10} M/kg: 36,3 ± 4,6 sec). Der Blutdruckabfall nach Bradykininjektion war streng dosisabhängig, flachte aber bei den höchsten Dosen in Richtung eines Plateaus wieder ab (Abb. 146). Im Sinne eines durch Bradykinin unbeeinflußten Barorezeptorreflexes war der Blutdruckabfall regelmäßig mit einem Anstieg der Herzfrequenz verbunden (Abb. 146). Hauptursache für den Blutdruckabfall nach Bradykinin war eine Erniedrigung des peripheren Gefäßwiderstandes, wie es während intraarterieller Infusion von Bradykinin gezeigt werden konnte (Abb. 147).

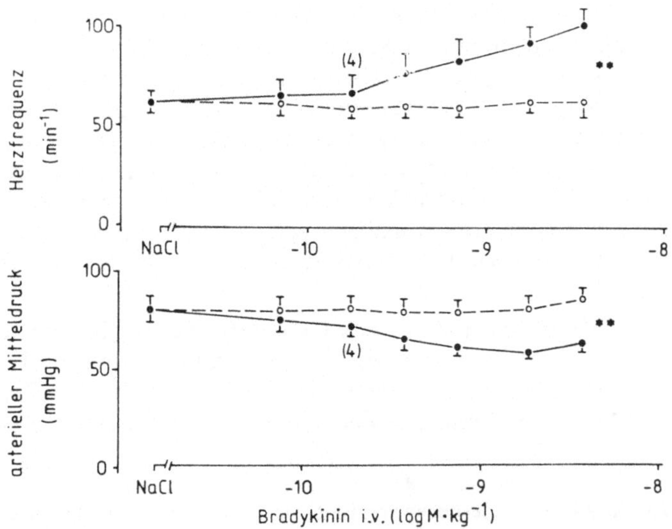

Abb. 146. Wirkung von intravenös injiziertem Bradykinin auf die Herzfrequenz und den arteriellen Mitteldruck bei gesunden Probanden

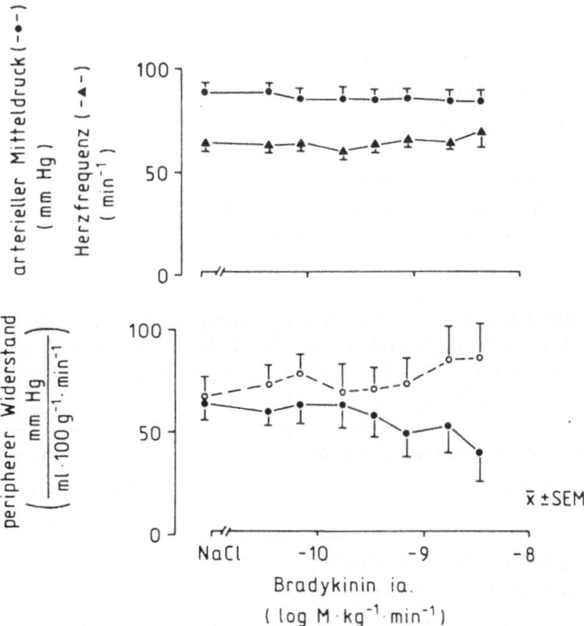

Abb. 147. Wirkung von intraarteriell infundiertem Bradykinin auf die Herzfrequenz, den arteriellen Mitteldruck und den peripheren Gefäßwiderstand von gesunden Probanden. Der periphere Widerstand wurde sowohl im infundierten (-•-) als auch im kontralateralen, nichtinfundierten Bein (-o-) gemessen

Eine Änderung der oralen Salzzufuhr von streng salzarmer Kost auf eine diätetische Natriumbelastung hatte keinerlei Effekt auf die blutdrucksenkende Wirkung von Bradykinin (Tabelle 85). Auch pharmakologische Manipulationen mit Hemmung der Prostaglandinsynthese durch Indomethacin, Hemmung der betaadrenergen Rezeptoren durch Propranolol oder Hemmung der Histamin-1-Rezeptoren der Gefäße durch Ketotifen blieben ohne meßbaren Effekt auf die bradykinin-induzierte Blutdrucksenkung (Tabelle 86). Entsprechend war auch die Wirkung des Bradykinins auf den peripheren Gefäßwiderstand und die Herzfrequenz unverändert; lediglich unter Propranolol war der Herzfrequenzanstieg reduziert (Tabelle 85).

Die orale Einnahme von Captopril bzw. Lisinopril führte bei den Probanden zu einer nahezu vollständigen Hemmung der Kininase II (Captopril: $9,6 \pm 2,7$ vs. $97,8 \pm 11,0$ U/l; $p < 0,001$; und Lisinopril: $7,0 \pm 1,0$ vs. $90,5 \pm 10,1$ U/l; $p < 0,001$). Nach Hemmung der Kininase II mit Captopril oder auch Lisinopril kam

Tabelle 85. Veränderungen von Blutdruck, Herzfrequenz und peripheren Gefäßwiderständen nach intravenöser Injektion bzw. intraarterieller Infusion von Bradykinin und ihre Beeinflußbarkeit durch Veränderungen im Salzhaushalt (10 bzw. 300 mmol Natrium/d) sowie durch Betarezeptorenblocker (Propranolol). $\bar{x} \pm$ SEM

| Natrium-Aufnahme (mmol/d) | 10 | 300 | 300 |
Vorbehandlung	Keine	Keine	Propranolol 80 mg
Bradykinin-Dosis (mol/kg iv.)	4×10^{-10}	4×10^{-10}	4×10^{-10}
Art. Mitteldruck (mmHg)	$- 12,9 \pm 1,1$	$- 13,5 \pm 2,5$	$- 10,2 \pm 3,0$
Herzfrequenz (min)	$14,6 \pm 5,5$	$17,2 \pm 4,2$	$5,0 \pm 4,2$
Bradykinin-Dosis (mol/kg/min ia.)	4×10^{-10}	4×10^{-10}	4×10^{-10}
Periph. Widerstand (mmHg/ml/min/100 g)	$- 29,1 \pm 18,1$	$- 37,0 \pm 13,7$	$- 38,5 \pm 28,6$

Tabelle 86. Veränderungen von Blutdruck, Herzfrequenz und peripherem Gefäßwiderstand nach intravenöser Injektion bzw. intraarterieller Infusion von Bradykinin und ihre Beeinflußbarkeit durch Prostaglandin-Synthese-Hemmer (Indomethacin) und Histamin-1-Rezeptorantagonisten (Ketotifen). $\bar{x} \pm$ SEM

| Natrium-Aufnahme (mmol/d) | 10 | 10 | 10 |
Vorbehandlung	Keine	Indomethacin 2 × 50 mg	Ketotifen 2 × 1 mg
Bradykinin-Dosis (mol/kg iv.)	4×10^{-10}	4×10^{-10}	4×10^{-10}
Art. Mitteldruck (mmHg)	$- 12,9 \pm 1,1$	$- 12,9 \pm 2,6$	$- 8,2 \pm 8,0$
Herzfrequenz (min)	$14,6 \pm 5,5$	$23,3 \pm 6,8$	$15,5 \pm 10,5$
Bradykinin-Dosis (mol/kg/min ia.)	4×10^{-10}	4×10^{-10}	4×10^{-10}
Periph. Widerstand (mmHg/ml/min/100 g)	$- 29,1 \pm 18,1$	$- 37,4 \pm 3,2$	$- 26,3 \pm 2,7$

Natrium-Aufnahme (mmol/d)	10	10	10
Vorbehandlung	Keine	Captopril 50 mg	Lisinopril 20 mg
Bradykinin-Dosis (mol/kg iv.)	4×10^{-10}	2×10^{-11}	8×10^{-12}
Art. Mitteldruck (mmHg)	$-12,9 \pm 1,1$	$-12,0 \pm 3,0$	$-12,5 \pm 2,1$
Herzfrequenz (min)	$14,6 \pm 5,5$	$24,3 \pm 7,0$	$19,9 \pm 6,4$
Bradykinin-Dosis (mol/kg/min ia.)	4×10^{-10}	2×10^{-11}	8×10^{-12}
Periph. Widerstand (mmHg/ml/min/100 g)	$-29,1 \pm 18,1$	$-32,5 \pm 13,2$	$-27,5 \pm 14,7$

es zu einer ausgeprägten Verstärkung der Bradykininwirkung mit deutlicher Links-verschiebung der Dosis-Wirkungs-Kurve (Tabelle 87; Abb. 148). Dieser Befund war gleichermaßen für die intravenöse Bradykinininjektion als auch für die intraarterielle Bradykinininfusion zu beobachten (Tabelle 87). Bei gleichem Druck-abfall blieben der Anstieg der Herzfrequenz und der Abfall des peripheren Ge-fäßwiderstandes unter der Kininase-II-Hemmung unverändert (Tabelle 87). Eine annähernd gleiche Linksverschiebung der Dosis-Wirkungs-Kurve war bei einem Probanden nach zentraler intraarterieller Injektion von Bradykinin zu beobachten (Abb. 148).

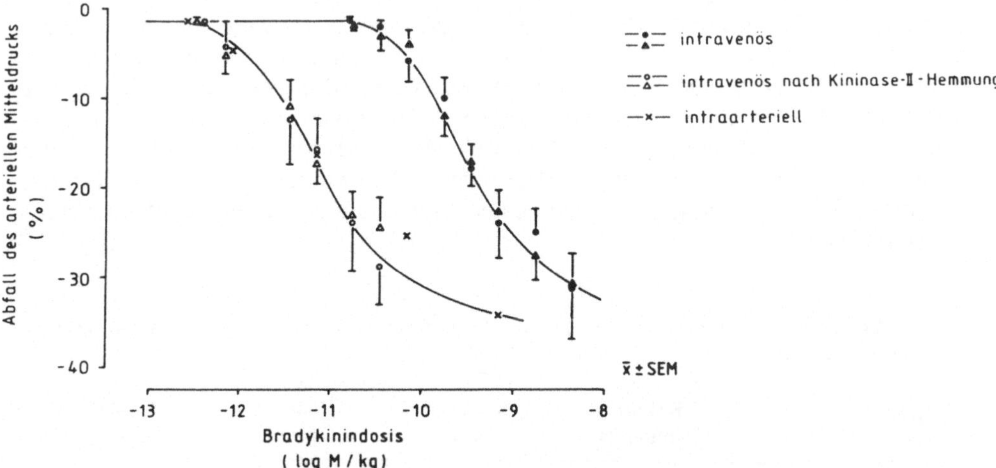

Abb. 148. Wirkung von intravenös injiziertem Bradykinin auf den mittleren arteriellen Blutdruck von gesunden Probanden. Die geschlossenen Symbole zeigen den Blutdruckabfall in unbehandel-ten Probanden unter diätetischer Natriumrestriktion. Die offenen Symbole geben den Blutdruck-abfall nach Hemmung der Kininase II wieder (o,• Captopril; ▲, △ Lisinopril). Zum Vergleich ist der Blutdruckabfall eingezeichnet, der bei einem Probanden nach intraaortaler Injektion (-x-) be-obachtet wurde

4.3.2 Untersuchungen zur Regulation des renalen Kallikrein-Kinin-Systems bei Patienten mit arterieller Hypertonie

4.3.2.1 Basale Aktivität des renalen Kallikrein-Kinin-Systems

4.3.2.1.1 Normalwerte und Wechselbeziehung zu anderen Parametern

1) Charakterisierung der Patienten mit Hypertonie:
Die untersuchten 482 Patienten teilten sich in fünf Gruppen auf:

1. Patienten mit Grenzwert-Hypertonie   (BH);   n=60;
2. Patienten mit essentieller Hypertonie   (EH);   n=336;
3. Patienten mit renaler Hypertonie   (RH);   n=44;
4. Patienten mit Mineralokortikoid-Hypertonie (MH);   n=38;
5. Patienten mit Glukokortikoid-Hypertonie   (CH);   n=4.

Zum Vergleich diente ein Normalkollektiv von 127 gesunden Personen. Das Alter umfaßte bei den Kontrollpersonen einen Bereich von 16 bis 67 Jahren und bei den Patienten mit Hypertonie einen Bereich von 15 bis 76 Jahren. Im Mittel waren die Patienten älter als die Kontrollen mit Ausnahme der BH-Gruppe (Tabelle 89). Die Geschlechtsverteilung war in allen Gruppen annähernd gleich, der Blutdruck der Patienten erwartungsgemäß je nach Diagnose deutlich erhöht (Tabelle 89). Die absolute glomeruläre Filtrationsrate war nur bei den Patienten mit renaler Hypertonie erniedrigt, die auch eine pathologische Steigerung des Serum-Kreatinins aufwiesen (Tabelle 88 und 89). Diese Patientengruppe (RH) schied auch deutlich weniger Kalium im Urin aus. In Hinblick auf die Ausscheidung von Wasser, Natrium und Kreatinin fanden sich keine gravierenden Unterschiede zwischen allen Gruppen (Tabelle 90). Die Aldosteronexkretion war erwartungsgemäß im eigenen Kollektiv der MH-Gruppe gesteigert, während sie bei den Patienten der BH- und EH-Gruppe normal war (Tabelle 90). Im Blut war die Natrium-Konzentration bei den Patienten mit Mineralokortikoid-Hypertonie erhöht und die Kalium-Konzentration erniedrigt. Alle anderen Unterschiede (Natrium, Kalium, Kreatinin, Plasmarenin und Plasmaaldosteron) waren nur von unbedeutender Ausprägung (Tabelle 88).

Tabelle 88. Charakterisierung der Patienten mit Hypertonie nach der Konzentration von Kalium, Kreatinin, Renin und Aldosteron im Blut. $\bar{x} \pm$ SEM. ** $p < 0{,}01$

Gruppe	Kalium (mmol/l)	Kreatinin (mg/dl)	Renin (μU/ml)	Aldosteron (pg/ml)
Kontrollen	$4{,}14 \pm 0{,}04$	$0{,}94 \pm 0{,}02$	$17{,}0 \pm 1{,}6$	$88{,}6 \pm 4{,}9$
Grenzwert-H.	$4{,}32 \pm 0{,}05$	$0{,}95 \pm 0{,}02$	$16{,}2 \pm 1{,}7$	$72{,}2 \pm 6{,}7$
Essentielle H.	$4{,}18 \pm 0{,}02$	$1{,}02 \pm 0{,}03$	$12{,}1 \pm 1{,}2^*$	$94{,}9 \pm 7{,}3$
Renale H.	$4{,}43 \pm 0{,}08$	$1{,}92 \pm 0{,}23^{**}$	—	—
Mineralokort.-H.	$3{,}66 \pm 0{,}09^{**}$	$1{,}02 \pm 0{,}04$	—	—
Glukokort.-H.	$4{,}27 \pm 0{,}18$	$0{,}80 \pm 0{,}10$	—	—

Tabelle 89. Charakterisierung der Patienten mit Hypertonie nach Alter, Geschlechtsverhältnis (Männer = 1; Frauen = 2), Blutdruck (RR) und absoluter glomerulärer Filtrationsrate (GFR). x̄ ± SEM. * p < 0,05

Gruppe	Anzahl	Alter (J.)	Geschlechtsverhältnis	RR systol. (mmHg)	RR diastol. (mmHg)	GFR (ml/min)
Kontrollen	127	30,8 ± 1,1	1,49 ± 0,04	125,4 ± 1,1	79,4 ± 0,9	139,9 ± 5,0
Grenzwert-H.	60	30,6 ± 1,5	1,33 ± 0,06	143,7 ± 1,1*	86,6 ± 1,1*	113,1 ± 4,9*
Essentielle H.	336	43,1 ± 0,7*	1,43 ± 0,03	168,2 ± 1,1*	104,9 ± 0,7*	105,9 ± 1,7*
Renale H.	44	43,9 ± 4,0*	1,55 ± 0,08	171,4 ± 3,2*	107,6 ± 2,2*	78,2 ± 7,5*
Mineralokortikoid-H.	38	46,5 ± 1,5*	1,53 ± 0,08	172,8 ± 2,9*	110,5 ± 1,7*	102,3 ± 4,2*
Glukokortikoid-H.	4	38,7 ± 5,3	1,50 ± 0,29	164,0 ± 9,5*	108,7 ± 14,0*	111,0 ± 11,0

Tabelle 90. Charakterisierung der Patienten mit Hypertonie nach Urinvolumen (UV), Natriumexkretion ($UNaV$), Kaliumexkretion (UKV), Aldosteronexkretion ($UAldoV$) und Kreatininexkretion ($UKreaV$). x̄ ± SEM. * p < 0,05

Gruppe	UV (ml/d)	UNaV (mmol/d)	UKV (mmol/d)	UAldV (μg/d)	UKreaV (g/d)
Kontrollen	1403 ± 57	166,4 ± 6,4	70,0 ± 2,1	11,6 ± 0,8	1,61 ± 0,05
Grenzwert-H.	1307 ± 57	165,1 ± 9,9	69,8 ± 3,7	9,0 ± 2,8	1,55 ± 0,08
Essentielle H.	1342 ± 31	161,7 ± 6,8	59,3 ± 1,3*	12,5 ± 1,2	1,47 ± 0,03
Renale H.	1688 ± 90	162,6 ± 12,8	53,2 ± 4,0*	6,6 ± 3,5	1,28 ± 0,09
Mineralokortikoid-H.	1718 ± 102	170,8 ± 11,6	66,7 ± 3,0	29,6 ± 6,2*	1,39 ± 0,07
Glukokortikoid-H.	1501 ± 177	156,8 ± 23,4	69,3 ± 20,8	—	1,29 ± 0,31

2) Kallikreinausscheidung im Urin:

Die Ausscheidung des aktiven Kallikreins im Urin (Abb. 149) war bei den Patienten mit Grenzwert-Hypertonie geringfügig, aber statistisch signifikant erniedrigt, bei den Patienten mit essentieller Hypertonie und renaler Hypertonie hochsignifikant erniedrigt und bei den Patienten mit Mineralokortikoid-Hypertonie unverändert. Die Patienten mit Glukokortikoid-Hypertonie (CH) wiesen ebenfalls erniedrigte Werte auf, die jedoch wegen der kleinen Fallzahl nicht signifikant waren (CH: 0,36 ± 0,08 U/d vs. Kontrollen: 0,77 ± 0,04 U/d). Diese Befunde galten uneingeschränkt für die Kininogenase-Aktivität, die amidolytische Enzymaktivität und die immunologische Konzentration (Abb. 149). Identische Befunde wurden für das Gesamt-Kallikrein im Urin (enzymatisch und immunologisch) erhoben (Abb. 150). Das inaktive Kallikrein war in der Gruppe der renalen Hypertonie, besonders bei Patienten mit renovaskulärer Hypertonie, und in der Gruppe der Mineralokortikoid-Hypertonie erniedrigt, während die anderen Patientengruppen einen normalen Anteil an inaktivem Kallikrein aufwiesen (Abb. 150). Der einzige markante Unterschied zwischen enzymatischer Aktivität und immunoreak-

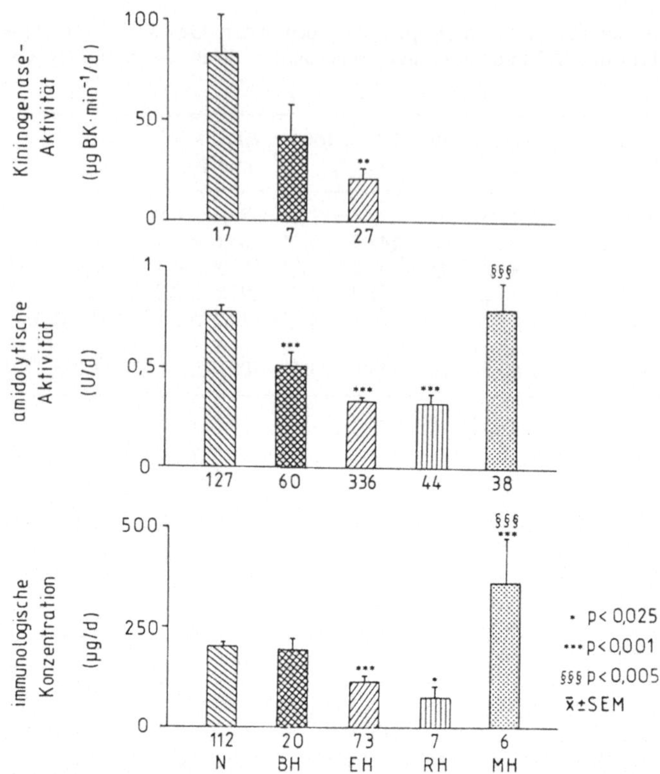

Abb. 149. Exkretion des aktiven Kallikreins im Urin von Patienten mit arterieller Hypertonie. Die Kallikreinausscheidung wurde mittels Kininogenase-Aktivität, amidolytischer Aktivität oder immunologischer Reaktivität bestimmt. Die Patienten waren gemäß der Hypertonieform in 4 Gruppen eingeteilt: *BH:* Grenzwert-Hypertonie; *EH:* Essentielle Hypertonie; *RH:* renale Hypertonie; *MH:* Mineralokortikoid-Hypertonie. Zur Kontrolle wurde die Kallikreinexkretion der gesunden Probanden eingezeichnet *(N)*. Die Nummer unter den Balken gibt die Zahl der untersuchten Patienten wieder. *: Signifikanz gegen N; §: Signifikanz gegen BH, EH und RH

tiver Konzentration bestand bei den Patienten mit Mineralokortikoid-Hypertonie, deren Kallikreinkonzentration signifikant höher war als bei den Kontrollen.

Berücksichtigte man bei der Bewertung der Kallikreinexkretion eine eventuelle Störung in der Nierenfunktion und kalkulierte die Exkretion des aktiven Kallikreins auf die glomeruläre Filtrationsrate der Niere, so konnten die bisher beobachteten Unterschiede nicht mehr in allen Gruppen beobachtet werden (Abb. 151): Bei den Patienten mit Grenzwert-Hypertonie und essentieller Hypertonie blieb die Kallikreinausscheidung weiter erniedrigt, signifikant jedoch nur noch in der EH-Gruppe. Die erniedrigte Kallikreinexkretion bei den Patienten mit renaler Hypertonie normalisierte sich nach dieser Berechnung und bei den Patienten mit Mineralokortikoid-Hypertonie stieg sie sogar signifikant über den Wert der Normalpersonen an.

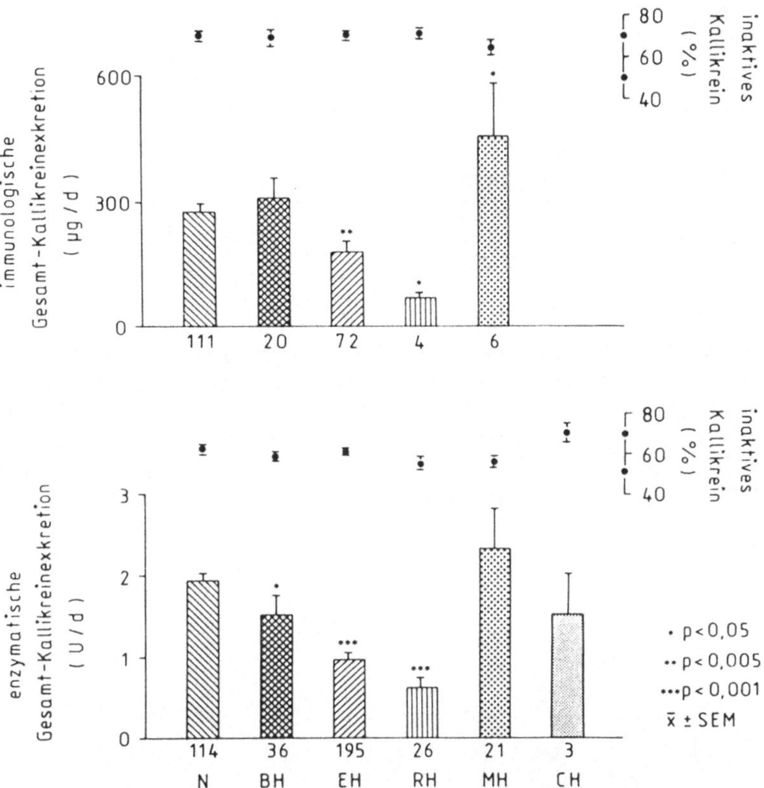

Abb. 150. Vergleich der renalen Ausscheidung des inaktiven und des gesamten Kallikreins im Urin von Patienten mit arterieller Hypertonie. Die Kallikreinexkretion wurde über die amidolytische Aktivität und die immunologische Konzentration bestimmt. Die Nummer unter den Säulen gibt die Zahl der Patienten wieder, die in folgende Gruppen unterteilt wurden: *BH:* Grenzwert-Hypertonie; *EH:* Essentielle Hypertonie; *RH:* Renale Hypertonie; *MH:* Mineralokortikoid-Hypertonie; *CH:* Glukokortikoid-Hypertonie. Zum Vergleich sind die Werte des Normalkollektivs mit angegeben

Dieses Verhältnis der renalen Kallikreinexkretion zwischen den einzelnen Kollektiven fand sich in gleicher Weise, wenn die spezifische Kallikrein-Aktivität (amidolytische Aktivität zu immunoreaktiver Konzentration) berechnet wurde (Abb. 152). Faßt man die Gruppen der ungeklärten Hypertonie (Grenzwert-Hypertonie und essentielle Hypertonie) zusammen, so ist ihre spezifische Aktivität signifikant niedriger als bei den Kontrollen. Die Patienten mit renaler Hypertonie weisen eine normale spezifische Aktivität auf. Signifikant erhöht ist die spezifische Aktivität bei den Patienten mit Mineralokortikoid-Hypertonie. Die gleiche Kalkulation wurde auch für das Gesamt-Kallikrein vorgenommen. Hierbei konnten ähnliche Ergebnisse erhoben werden, mit der Ausnahme, daß bei der mineralokortikoid-induzierten Hypertonie die spezifische Aktivität des Gesamtkallikreins

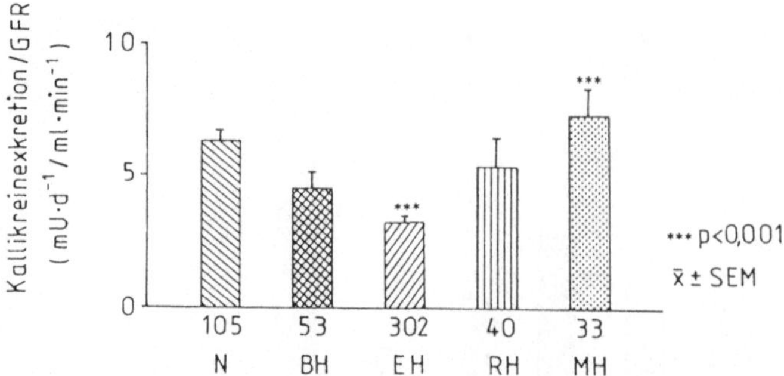

Abb. 151. Kallikreinausscheidung im Urin von Patienten mit arterieller Hypertonie nach Kalkulation der absoluten Exkretion auf die glomeruläre Filtrationsleistung der Niere (GFR).. Es wurden folgende Patientengruppen untersucht: *BH:* Grenzwert-Hypertonie; *EH:* essentielle Hypertonie; *RH:* renale Hypertonie; *MH:* Mineralokortikoid-Hypertonie. Die Nummern unter den Säulen geben die Zahl der Patienten an. Zum Vergleich ist die Kallikreinausscheidung des normotensiven Kontrollkollektivs angegeben

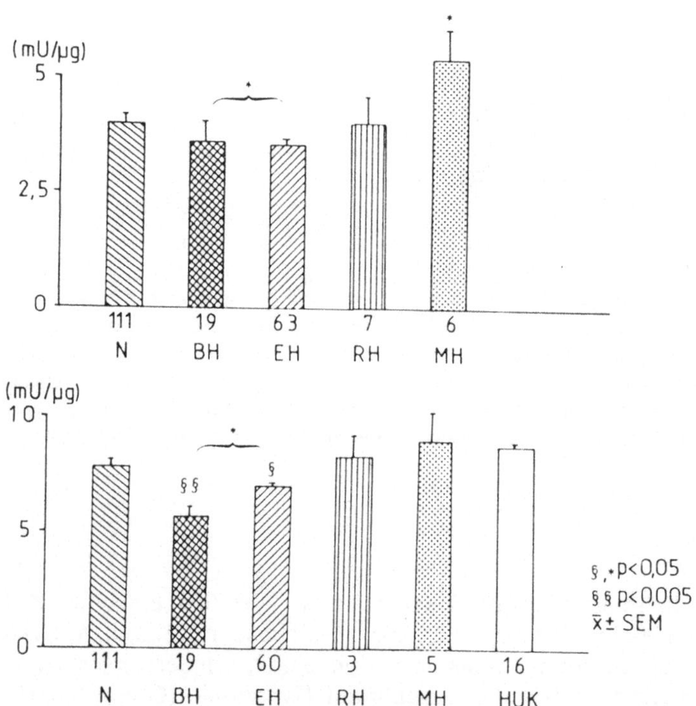

Abb. 152A, B. Spezifische Aktivität des aktiven **A)** und des Gesamt-Kallikreins **B)** im Urin normotensiver Kontrollpersonen *(N)* und Patienten mit arterieller Hypertonie (*BH:* Grenzwert-Hypertonie; *EH:* essentielle Hypertonie; *RH:* renale Hypertonie; *MH:* Mineralokortikoid-Hypertonie). Die spezifische Aktivität stellt die amidolytische Aktivität pro µg immunoreaktives Kallikrein dar. Die Nummer unter den Säulen gibt die Zahl der Personen an. *HUK:* Hochgereinigtes Humanurinkallikrein. *: Signifikanz für Gesamtgruppe der primären Hypertonie; §: Signifikanz für Einzelgruppe

236

sich nicht mehr von der der Normalpersonen oder des hochgereinigten Humanurinkallikreins unterschied (Abb. 152).

Im Vergleich der Aktivität des natrium-eliminierenden renalen Kallikreins mit der Aktivität des natrium-retinierenden Aldosterons fand sich eine signifikante Erhöhung der relativen Kallikrein-Aktivität bei den Patienten mit Grenzwert-Hypertonie, hingegen eine Reduktion bei den Patienten mit essentieller und mineralokortikoid-induzierter Hypertonie (Abb. 153).

Die Ausscheidung des aktiven Kallikreins korrelierte bei den Patienten mit essentieller Hypertonie ähnlich wie bei den Kontrollpersonen nicht mit dem Alter, dem Blutdruck oder der Nierenfunktion. Es fand sich lediglich eine äußerst schwache Korrelation zwischen Kallikreinexkretion und Urinvolumen und Natriumexkretion (Tabelle 91). Bei den Patienten der anderen Gruppen konnten ebenfalls nur sehr schwache Korrelationen zwischen Kallikreinexkretion und Natriumexkretion beobachtet werden. Bei den Patienten mit renaler Hypertonie bestanden zusätzlich signifikante Korrelationen zwischen Kallikreinexkretion und Kaliumexkretion sowie Plasmakreatinin-Konzentration (Tabelle 91). Bei den Patienten aller Hypertoniegruppen wurden eine gering höhere Kallikreinexkretion beobachtet, wenn die Patienten vermehrt Kalium im Urin ausschieden (Tabelle 92); die Befunde waren jedoch im Gegensatz zur Kontrollgruppe in keinem Falle signifikant. Weitergehende Untersuchungen erfolgten bei den Patienten mit essentieller Hypertonie, die mit 336 Personen die größte Gruppe darstellten und daher zu gruppeninterne Vergleichen geeignet waren. Doch auch in diesem großen Kollektiv ließen sich keine weiteren Abhängigkeiten der renalen Kallikreinexkretion nachweisen, insbesondere nicht vom Geschlecht, der Aldosteronexkretion und dem effektiven Nierenplasmafluß (Tabelle 93).

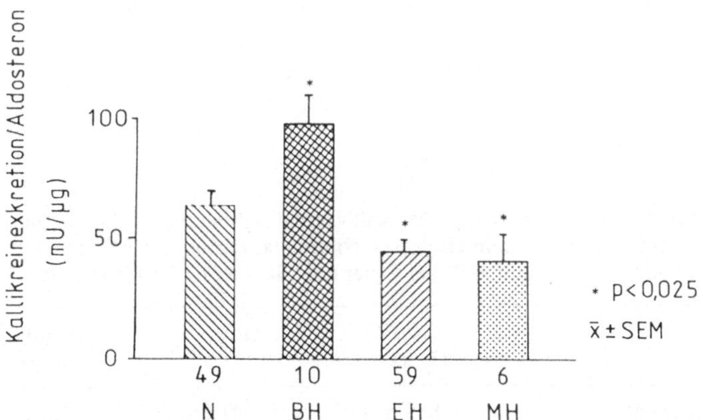

Abb. 153. Ausscheidung von aktivem Kallikrein im Urin von normotonen Kontrollpersonen (*N*) und Patienten mit arterieller Hypertonie (*BH*: Grenzwert-Hypertonie; *EH*: Essentielle Hypertonie; *MH*: Mineralokortikoid-Hypertonie). Die hier angegeben Kallikreinexkretion bezieht sich auf die jeweils zugehörige Aldosteronexkretion im Urin. Die Nummer unter den Säulen gibt die Zahl der Personen wieder

Tabelle 91. Korrelationen der renalen Kallikreinausscheidung im Urin (*UKalV*) mit der Ausscheidung von Wasser (*UV*), Natrium (*UNaV*), Kalium (*UKV*), dem effektiven Nierenplasmafluß (*ERPF*), der Kreatinin-Konzentration im Plasma (*PKrea*) sowie der Aldosteronexkretion (*UAldV*) bei Patienten mit Grenzwert-Hypertonie (*BH*). *r* Korrelationskoeffizient; *n* Wertepaare

	UV/UKalV		UNaV/UKalV		Korrelation UKV/UKalV		UAldV/UKalV		ERPF/UKalV		PKrea/UKalV	
	r	n	r	n	r	n	r	n	r	n	r	n
BH	0,262 p < 0,05	60	0,265 p < 0,05	60	0,226	60	0,713 p < 0,05	11	0,317 p < 0,05	42	−0,085	59
EH	0,152 p < 0,05	335	0,142 p < 0,05	330	0,125	330	0,131	59	−0,042	146	−0,102	326
RH	0,208	43	0,371 p < 0,05	42	0,434 p < 0,01	42	—	—	0,268	29	−0,336 p < 0,05	42
MH	0,193	38	0,300	37	0,240	37	0,370	6	0,144	24	0,037	37

Tabelle 92. Einfluß der Kaliumausscheidung auf die Kallikreinausscheidung im Urin bei den verschiedenen Patientengruppen. In Klammern ist die Zahl der Personen gegeben. $\bar{x} \pm$ SEM. *** p < 0,001

Gruppe	Kallikreinausscheidung im Urin (U/d)	
Kontrollpersonen	0,58 ± 0,05 (67)***	0,98 ± 0,06 (60)
Grenzwert-Hypertonie	0,45 ± 0,08 (35)	0,58 ± 0,10 (25)
Essentielle Hypertonie	0,31 ± 0,02 (244)	0,37 ± 0,04 (89)
Renale Hypertonie	0,26 ± 0,05 (36)	0,65 ± 0,19 (6)
Mineralokortikoid-H.	0,59 ± 0,10 (19)	0,74 ± 0,09 (18)
	< = 70 mmol/d	> 70 mmol/d
	Kaliumausscheidung im Urin	

Tabelle 93. Beziehung der Kallikreinausscheidung (*UKalV*) zu der Aldosteronausscheidung (*UAldV*) im Urin, dem effektiven Nierenplasmafluß (*ERPF*) und dem Geschlechtsverhältnis (M/F; Männer = 1, Frauen = 2) bei Patienten mit essentieller Hypertonie. $\bar{x} \pm$ SEM

	UKalV (U/d)	M/F	UAldV (μg/d)	ERPF (ml/min/1,73 m^2)
Männer	0,33 ± 0,02	1,00 ± 0,00	13,6 ± 1,9	408,2 ± 9,6
Frauen	0,33 ± 0,02	2,00 ± 0,00	11,2 ± 1,4	393,8 ± 9,1
UAldV > 12	0,44 ± 0,08	1,46 ± 0,09	19,3 ± 1,8	419,3 ± 27,4
UAldV < = 12	0,38 ± 0,06	1,48 ± 0,09	6,3 ± 0,4	421,6 ± 19,8
ERPF > 400	0,34 ± 0,04	1,38 ± 0,06	14,2 ± 2,4	462,7 ± 7,6
ERPF < = 400	0,34 ± 0,04	1,42 ± 0,06	11,7 ± 1,9	338,9 ± 4,9

Tabelle 94. Konzentrationen bzw. Aktivitäten der Komponenten der Kallikrein-Kinin-Systeme im Blut von Patienten mit essentieller Hypertonie im Vergleich zu normotensiven Kontrollpersonen. In Klammern ist die Zahl der Patienten aufgeführt. $\bar{x} \pm$ SEM

Parameter	Kontrollen	Essentielle Hypertonie
Kinine (pg/ml)	29,4 ± 3,1 (49)	39,7 ± 7,2 (10)
Kininase II (U/l)	99,3 ± 2,1 (137)	97,6 ± 3,4 (54)
Plasma(pro)kallikrein (U/ml)	2,83 ± 0,1 (100)	2,93 ± 0,2 (18)
Gesamt-Kininogen (μg BK/ml)	3,84 ± 0,1 (53)	3,77 ± 0,1 (22)
LMW-Kininogen (μg BK/ml)	3,04 ± 0,1 (53)	2,51 ± 0,1 (22)
α_1-Proteaseninhibitor (g/l)	2,04 ± 0,1 (54)	2,23 ± 0,1 (7)
α_2-Makroglobulin (g/l)	2,17 ± 0,1 (54)	1,96 ± 0,3 (7)
C1-Esteraseinhibitor (%)	105,9 ± 2,2 (46)	96,6 ± 9,3 (7)

3) Komponenten der Kallikrein-Kinin-Systeme im Blut:
Da sich bei den Untersuchungen an Normalpersonen herausgestellt hatte, daß die Komponenten der Kallikrein-Kinin-Systeme im Blut keinerlei Beziehung zum renalen Kallikrein hatten, wurden sie stellvertretend für alle Hypertoniker nur bei einem Teil der Patienten mit essentieller Hypertonie bestimmt. Die gemessenen Konzentrationen bzw. Aktivitäten für Kininase II, Kininogene, Kinine, Plasma-(pro)kallikrein und Kallikrein-Inhibitoren lagen alle im Normbereich (Tabelle 94) und zeigten, wie schon bei den Kontrollpersonen, keinerlei Beziehungen zueinander oder zum renalen Kallikrein.

4.3.2.1.2 *Untersuchungen zum Einfluß einer Orthostase auf die Aktivität der Kallikrein-Kinin-Systeme im Blut*

Bei den Patienten mit arterieller Hypertonie war ähnlich wie bei den Normalpersonen kein meßbarer Einfluß einer 4stündigen Orthostase auf die Aktivität der Kininase II und des Plasma(pro)kallikreins festzustellen (Tabelle 95). Auch die Kon-

Tabelle 95. Einfluß einer 4stündigen Orthostase auf die Aktivität der Kininase II (*PK II*) und des Plasma(pro)kallikreins (*PPK*), die Konzentrationen des Plasmarenins (*PRC*) sowie die Konzentration der Kinine (*PKi*) und des Gesamtkininogens (*PKG*) und dessen nieder- und hochmolekularen Komponenten (*LMW; HMW*) im Blut hypertoner Patienten. $\bar{x} \pm$ SEM. ** p < 0,01

Parameter	n	vor Orthostase	nach Orthostase
PRC (μU/ml)	24	15,7 ± 4,6	25,4 ± 7,7**
PK II (U/l)	55	88,0 ± 3,3	88,4 ± 3,4
PPK (U/ml)	31	2,67 ± 0,13	2,69 ± 0,14
PKi (pg/ml)	17	16,0 ± 2,8	13,0 ± 1,2
PKG (μg BK/ml)	18	4,17 ± 0,24	4,20 ± 0,30
-LMW (μg BK/ml)	18	3,00 ± 0,19	3,12 ± 0,22
-HMW (μg BK/ml)	18	1,17 ± 0,16	1,08 ± 0,18

zentration des Gesamtkininogens sowie die seiner nieder- und hochmolekularen Komponenten blieben unter dem Einfluß der Orthostase ebenso unverändert wie die Konzentration der Kinine im Blut (Tabelle 95). Bei einigen Patienten wurde zur Kontrolle der Effektivität der Orthostase die Plasmareninaktivität bestimmt. Sie zeigte mit ihrem deutlichen Anstieg (+9,70 ± 3,26 µU/ml; p < 0,01) innerhalb der Beobachtungszeit an, daß die Orthostase wirksam war (Tabelle 95).

4.3.2.2 Untersuchungen zur physiologischen Regulation des renalen Kallikrein-Kinin-Systems bei Patienten mit arterieller Hypertonie

4.3.2.2.1 Einfluß einer unterschiedlichen oralen Natriumaufnahme auf die renale Kallikrein-Aktivität

Die in dieser Studie untersuchten Patienten wurden mit einem alters- und geschlechtsgleichen Kontrollkollektiv verglichen (Tabelle 96). Die einzigen signifikanten Unterschiede bestanden in der Kalium- und Kallikreinausscheidung im Urin sowie krankheitsbedingt in der Höhe des Blutdrucks.

Unter der diätetischen Salzrestriktion kam es bei den Patienten mit essentieller Hypertonie zu einem signifikanten Abfall des systolischen (-12,6 ± 3,6 mmHg; p < 0,01) und diastolischen (-6,4 ± 2,2 mmHg; p < 0,01) Blutdrucks, der sich durch die folgende Natriumbelastung wieder beheben ließ (Tabelle 97).

Im Urin kam es unter der oralen Salzrestriktion zu dem gewünschten Rückgang der Natriurese (-147,2 ± 19,4 mmol/d). Die erzielte Tagesausscheidung von Natrium war am Ende dieser Diätphase bei den Patienten und den Kontrollpersonen identisch und ließ somit einen guten Vergleich der beiden Versuche zu. Auch nach der oralen Natriumbelastung war die Natriumausscheidung bei den Patienten in gleichem Umfange gesteigert wie bei den Kontrollpersonen (Abb. 155). Die Kalium- und auch die Kreatininexkretion im Urin blieb während des gesamten Versuches unverändert (Tabelle 97). Das Urinvolumen zeigte bei den Patienten

Tabelle 96. Vergleich der in die Salzstudie aufgenommenen Patienten mit essentieller Hypertonie mit den entsprechenden Kontrollpersonen. x̄ ± SEM. * p < 0,05; *** p < 0,001

Parameter	Kontroll- personen (n = 19)	Patienten mit Hypertonie (n = 21)
Alter	40,1 ± 3,5	39,5 ± 2,7
Geschlechtsverhältnis	1,47 ± 0,12	1,38 ± 0,11
syst. Blutdruck (mmHg)	124,4 ± 3,3	168,4 ± 6,1***
diast. Blutdruck (mmHg)	78,4 ± 2,2	101,1 ± 3,7***
Urinvolumen (ml/d)	1431 ± 103	1416 ± 147
Natriumsekretion (mmol/d)	169,1 ± 13,0	181,4 ± 19,8
Kaliumsekretion (mmol/d)	80,1 ± 4,7	63,3 ± 6,8*
Aldosteronexkretion (µg/d)	15,0 ± 2,0	14,7 ± 2,0
Kallikreinexkretion (U/d)	0,85 ± 0,12	0,51 ± 0,09*

Tabelle 97. Einfluß einer diätetischen Natrium-Restriktion sowie einer oralen Natrium-Belastung auf den Blutdruck (systolisch: *RRs*; diastolisch: *RRd*) sowie die renale Ausscheidung von Wasser (*UV*), Kalium (*UKV*), Kreatinin (*UKreaV*) und Aldosteron (*UAldV*) im Urin von Patienten mit essentieller Hypertonie. x̄ ± SEM. (*) p < 0,10; * p < 0,05; ** p < 0,02; *** p < 0,001

Diät Parameter	Natriumnorm	Natriumarm	Natriumreich
RRs (mmHg)	168,4 ± 6,1**	155,8 ± 6,4*	165,1 ± 6,9
RRd (mmHg)	101,1 ± 3,7*	94,6 ± 4,0 (*)	99,7 ± 4,7
UV (ml/d)	1416 ± 146**	975 ± 85***	1740 ± 128
UKV (mmol/d)	63,3 ± 6,8	55,2 ± 5,9	64,9 ± 4,5
UKreaV (g/d)	1,39 ± 0,21	1,52 ± 0,20	1,61 ± 0,17
UAldV (μg/d)	14,7 ± 2,0 (*)	25,7 ± 4,5***	8,5 ± 1,1

unter Salzrestriktion einen deutlichen Rückgang (- 427,8 ± 134,4 ml/d; p < 0,01) und nahm mit der oralen Salzbelastung wieder zu (+764,3 ± 122,5 ml/d; p < 0,001; Tabelle 97). Die Ausscheidung von Aldosteron im Urin war bei den Patienten ähnlich wie bei den Probanden durch den Salzentzug stimuliert und durch die Salzbelastung supprimiert (Tabelle 97).

Die Kallikreinausscheidung im Urin der Patienten war durch die unterschiedlichen Salzdiäten in keiner Weise verändert, unabhängig, ob die Kininogenase-Aktivität, die amidolytische Aktivität oder die immunologische Konzentration bestimmt wurde (Abb. 154). Dieser negative Befund galt gleichermaßen für das aktive und das Gesamt-Kallikrein. In diesem Punkte unterschieden sich die Patienten trotz sonstiger guter Übereinstimmung deutlich von den Kontrollpersonen (Abb. 155).

Diese entscheidende Differenz zwischen Normotonikern und Hypertonikern blieb auch bestehen, wenn nur Kontrollpersonen mit niedriger basaler Kallikrein-exkretion zum Vergleich herangezogen wurden. Aufgrund dieser Auswahl war die initiale Kallikreinausscheidung gleich. Nach Salzrestriktion stieg die Kallikrein-exkretion der Probanden wie im Gesamtkollektiv an und lag in dieser Phase dann signifikant über der Ausscheidung der Patienten (p < 0,05; Abb. 156).

Der Anteil des inaktiven Kallikreins am Gesamt-Kallikrein sank bei den Patienten nach Salzentzug ab und nahm beim Wechsel von der Salzrestriktion auf die Salzbelastung in gleichem Umfange wieder zu wie bei den Kontrollpersonen (+8,7 ± 3,1 %; p < 0,02; Abb. 157). Die spezifische Kallikreinaktivität blieb bei den Patienten mit essentieller Hypertonie während der Manipulationen am Salzhaushalt unverändert, lag aber stets niedriger als bei den Kontrollpersonen (Abb. 157). Kalkulierte man die Kallikreinausscheidung auf die zugehörige Aldosteronausscheidung, so konnte bei den Patienten nicht nur ein gleiches Grundverhältnis wie bei den Probanden gefunden werden, sondern auch die Reaktionen auf die Salzdiäten mit einem Abfall nach Salzrestriktion und einem deutlichen Anstieg nach Salzbelastung war völlig deckungsgleich mit dem Verhalten bei den Probanden (Abb. 157).

Im Blut von Patienten mit essentieller Hypertonie fanden sich während der reduzierten oder gesteigerten Natriumaufnahme keine Änderungen für die Konzen-

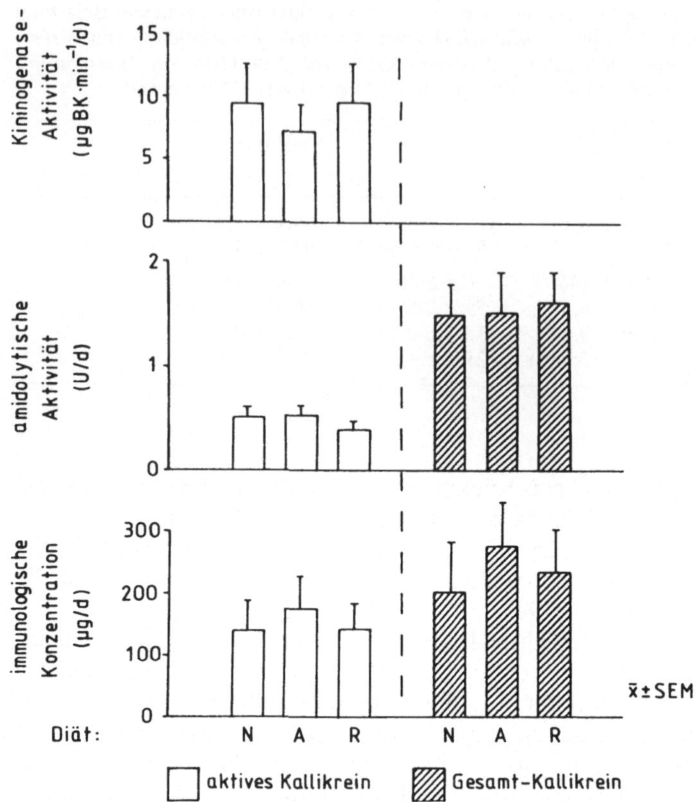

Abb. 154. Einfluß einer diätetischen Änderung der oralen Natriumaufnahme bei Patienten mit essentieller Hypertonie auf die renale Kallikreinexkretion. Untersucht wurden das aktive und das Gesamt-Kallikrein unter freier Natriumaufnahme (*N*), nach 4tägiger Natriumrestriktion (*A*) und nach 6tägiger Natriumbelastung (*R*). Die Bestimmung des Kallikreins erfolgte im Kininogenase-assay, im amidolytischen Assay und im Radioimmunoassay

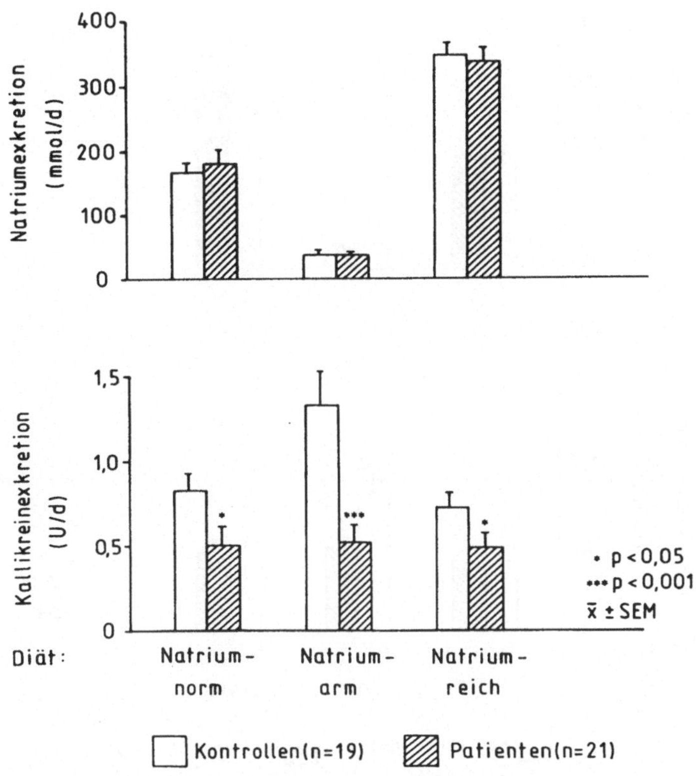

Abb. 155. Veränderungen der Kallikreinexkretion im Urin von normotensiven Kontrollpersonen und Patienten mit essentieller Hypertonie nach diätetischer Änderung der täglichen Natriumaufnahme. Die Signifikanzberechnung bezieht sich auf die Differenz in der Kallikreinausscheidung zwischen den beiden Kollektiven

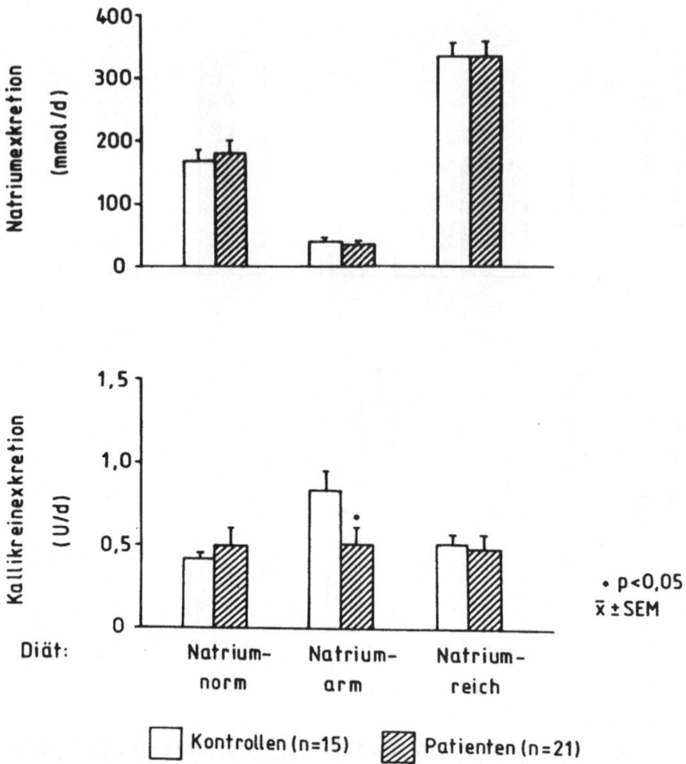

Abb. 156. Veränderungen der Kallikreinexkretion im Urin von normotensiven Kontrollpersonen und Patienten mit essentieller Hypertonie nach diätetischer Änderung der täglichen Natriumaufnahme. Die hier zum Vergleich herangezogenen Kontrollpersonen zeigten eine den Patienten gleiche basale Kallikreinausscheidung im Urin. Die Signifikanzberechnung bezieht sich auf die Differenz in der Kallikreinausscheidung zwischen den beiden Kollektiven

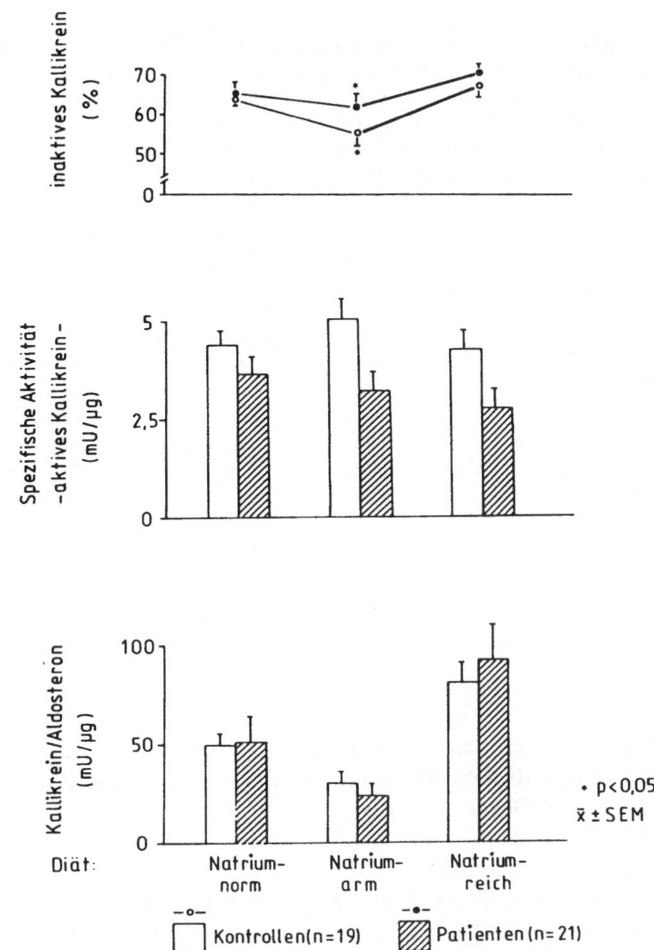

Abb. 157. Veränderungen des inaktiven Kallikreins, der spezifischen Aktivität des aktiven Kallikreins und der aldosteron-bezogenen Kallikreinexkretion im Urin normotensiver Kontrollpersonen und Patienten mit essentieller Hypertonie nach diätetischer Natriumrestriktion und Natriumbelastung

Tabelle 98. Einfluß einer diätetischen Natrium-Restriktion (50 mmol/d) und einer oralen Natrium-Belastung (330 mmol/d) auf die Konzentrationen oder Aktivitäten der Komponenten der plasmatischen Kallikrein-Kinin-Systeme im Blut von Patienten mit essentieller Hypertonie: *PKG* Plasma-Gesamtkininogen; *PKG-LMW* Plasma-LMW-Kininogen; *PKi* Blut-Kinine; *P-α_1-PI* Alpha$_1$-Proteaseninhibitor im Plasma; *P-α_2-MG* Alpha$_2$-Makroglobulin in Plasma; *P-Cl-EI* Cl-Esteraseninhibitor im Plasma; *PPK* Plasma(pro)kallikrein; *PK II* Plasma-Kininase II. Zum Vergleich werden auch die Konzentrationen von Natrium (*PNa*), Kalium (*PK*), Renin (*PRC*) und Aldosteron (*PAld*) aufgeführt. $\bar{x}$ ± SEM. * p < 0,05

Diät Parameter	Zahl	Natriumnorm	Natriumarm	Natriumreich
PNa (mmol/l)	21	139,9 ± 1,4	137,6 ± 0,9	138,7 ± 1,1
PK (mmol/l)	21	4,09 ± 0,1	4,11 ± 0,1	4,05 ± 0,1
PAld (pg/ml)	12	—	146,0 ± 19,4*	98,1 ± 9,9
PRC (μU/ml)	7	—	18,4 ± 5,1*	7,9 ± 3,9
PKG (μg BK/ml)	20	3,72 ± 0,2	4,08 ± 0,2	3,95 ± 0,2
PKG-LMW (μg BK/ml)	20	2,36 ± 0,1	2,62 ± 0,1	2,56 ± 0,1
PKi (pg/ml)	4	—	19,8 ± 8,1	21,5 ± 6,4
P-α_1-PI (g/l)	6	2,27 ± 0,1	2,62 ± 0,4	2,59 ± 0,3
P-α_2-MG (g/l)	6	1,67 ± 0,4	1,64 ± 0,4	1,66 ± 0,4
P-Cl-EI (%)	6	100,2 ± 9,0	107,7 ± 5,1	111,7 ± 7,6
PPK (U/ml)	13	3,16 ± 0,5	3,41 ± 0,4	3,58 ± 0,5
PK-II (U/l)	12	88,0 ± 7,4	91,8 ± 7,7	87,8 ± 7,5

trationen von Natrium und Kalium (Tabelle 98). Alle untersuchten Komponenten der plasmatischen Kallikrein-Kinin-Systeme, wie Plasma(pro)kallikrein, Kininase II, Kinine, Gesamtkininogen, LMW-Kininogen und Kallikrein-Inhibitoren, blieben in ihren Konzentrationen oder Aktivitäten völlig unbeeinflußt durch die Veränderungen am Salzhaushalt (Tabelle 98).

In diesem Versuch an Patienten mit essentieller Hypertonie konnten anders als bei den Kontrollpersonen keinerlei Korrelationen zwischen der Kallikreinausscheidung im Urin und den anderen gemessenen Parametern gefunden werden.

4.3.2.2.2 Einfluß einer einmaligen Gabe von Adrenokortikotropin auf die Aktivität der Kallikrein-Kinin-Systeme

Die intramuskuläre Injektion von Adrenokortikotropin führte innerhalb der zwei Beobachtungstage zu einem geringen, jedoch nicht signifikanten Rückgang der Diurese (-504,1 ± 269,7 ml/d; Tabelle 99). Gemäß der diätetischen Maßnahmen kam es am ersten Tag nach der Injektion zu dem erwarteten, signifikanten Rückgang der Natriurese (-234,7 ± 52,6 mmol/d ; p < 0,001; Tabelle 99). Die Kaliurese zeigte am ersten Tag nach der Injektion den für eine erhöhte Mineralokortikoidsekretion typischen Anstieg (+32,8 ± 15,4 mmol/d), war aber am zweiten Tag nach der Injektion wieder normalisiert; die Exkretion von Aldosteron im Urin verhielt sich ähnlich der Kaliumausscheidung (Abb. 158). Die glomeruläre Filtrationsrate der Nieren blieb über den gesamten Beobachtungszeitraum ohne erwähnenswerte Änderungen (Tabelle 99).

Tabelle 99. Veränderungen von Urinvolumen (*UV*), glomerulärer Filtrationsrate (*GFR*) und renaler Ausscheidung von Natrium (*UNaV*), Gesamtkallikrein (*UgKalV*) und inaktivem Kallikrein (*UiKalV*) im Urin bei Patienten mit arterieller Hypertonie nach intramuskulärer Injektion von Adrenokortikotropin (*ACTH*). x̄ ± SEM. * p < 0,05; *** p < 0,002

Parameter	Kontrolle	1. Tag nach ACTH	2. Tag nach ACTH
UV (ml/d)	1917,3 ± 236,0	1579,1 ± 177,7	1413,2 ± 166,6
UNaV (mmol/d)	341,0 ± 40,8	120,0 ± 17,1***	106,3 ± 18,3***
UgKalV (U/d)	1,87 ± 0,45	1,92 ± 0,39	2,35 ± 0,48
UiKalV (%)	75,4 ± 1,6	64,6 ± 5,5*	70,8 ± 1,4*
GFR (ml/min)	110,2 ± 9,2	105,3 ± 8,3	119,3 ± 7,8

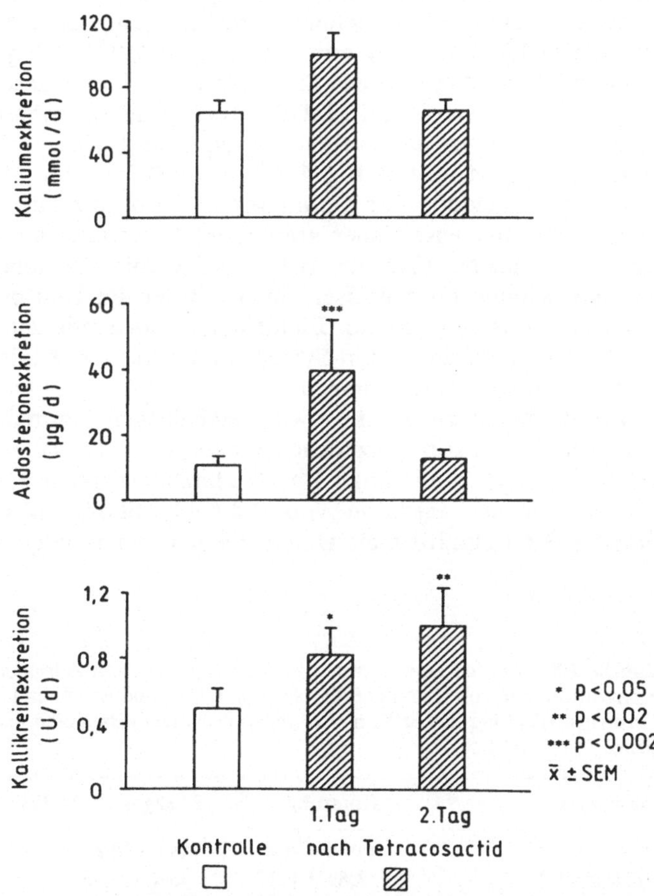

Abb. 158. Einfluß einer intramuskulären Injektion von Tetracosactid (1 mg) auf die Ausscheidung von Kalium, Aldosteron und Kallikrein im Urin von Patienten mit essentieller Hypertonie

Die renale Ausscheidung von Kallikrein im Urin war nach der Gabe des Adrenokortikotropins über beide Tage stimuliert. Bereits am ersten Tag nach der Injektion war das aktive Kallikrein stimuliert (+ 0,28 ± 0,11 U/d; $p < 0,05$) und stieg am zweiten Tag erneut an (+ 0,17 ± 0,16 U/d; Abb. 158). Das Gesamt-Kallikrein stieg an beiden Tagen nach Adrenokortikotropin ebenfalls an (1.Tag: +0,48 ± 0,27 U/d; 2.Tag: 0,43 ± 0,26 U/d), erreichte aber an beiden Tagen keine Signifikanz (Tabelle 99). Entsprechend konnte während der Versuchsphase ein deutlicher Rückgang des inaktiven Kallikreins im Urin (1.Tag: -10,8 ± 4,6 %, $p < 0,05$) beobachtet werden, der aber schon am zweiten Versuchstag wieder kleiner wurde (Tabelle 99).

Im Blut der Patienten war keine Änderung in der Konzentration von Natrium und Kreatinin festzustellen, während die Kalium-Konzentration signifikant nach Adrenokortikotropin abfiel (-0,44 ± 0,13 mmol/l; $p < 0,01$) (Tabelle 100). Die Konzentration von Aldosteron im Plasma stieg am ersten Tag nach der Injektion signifikant an (+56,7 ± 23,3 pg/ml; $p < 0,05$), fiel aber bereits am zweiten Tag nach der Injektion wieder auf den Ausgangswert ab (Abb. 159). Die Renin-Konzentration fiel im Beobachtungszeitraum gering ab (-4,0 ± 6,6 µU/ml), ohne jedoch eine Signifikanz zu erreichen (Abb. 159). Im Gegensatz zum renalen Kallikrein blieb die Aktivität des Plasma(pro)kallikreins durch die Gabe des Adrenokortikotropins unverändert (Tabelle 100). Anders verhielt sich die Aktivität der Kininase II. Sie war am zweiten Tag nach der Injektion des Adrenokortikotropins signifikant erniedrigt (-10,6 ± 4,5 U/l; $p < 0,05$; Abb. 159).

Die Ausscheidung des Kallikreins im Urin korrelierte in dieser Untersuchung an Patienten mit essentieller arterieller Hypertonie mit keinem weiteren, untersuchten Parameter (Tabelle 101), weder mit der renalen Ausscheidung von Natrium, Kalium oder Wasser, noch mit den im Blut bestimmten Konzentrationen von Aldosteron, Renin, Elektrolyten, noch mit den verschiedenen Komponenten der Kallikrein-Kinin-Systeme im Blut wie Kininogen, Plasma(pro)kallikrein, Kininase II oder Kininen.

Im Vergleich zu den in etwa gleichaltrigen Normalpersonen, die nach dem identischen Protokoll untersucht wurden (s. 4.3.1.2.4), unterschieden sich die Patienten mit Hypertonie unter Basalbedingungen nicht nennenswert. Insbesondere bestand vor der Injektion von Adrenokortikotropin zwischen diesen beiden Gruppen kein signifikanter Unterschied in der renalen Kallikrein-Ausscheidung

Tabelle 100. Einfluß einer intramuskulären Injektion von Adrenokortikotropin (*ACTH*) auf die Konzentrationen von Kalium (*PK*), Natrium (*PNa*) und Kreatinin (*PKrea*) sowie die Aktivität des Plasma(pro)kallikreins (*PPK*; n = 6) im Blut bei neun Patienten mit essentieller Hypertonie. x̄ ± SEM. ** $p < 0,01$

Parameter	Kontrolle	2. Tag nach ACTH
PNa (mmol/l)	135,9 ± 0,8	135,8 ± 0,6
PK (mmol/l)	3,89 ± 0,17	3,44 ± 0,15**
PKrea (mg/dl)	0,87 ± 0,06	0,96 ± 0,06
PPK (U/ml)	2,49 ± 0,24	2,61 ± 0,14

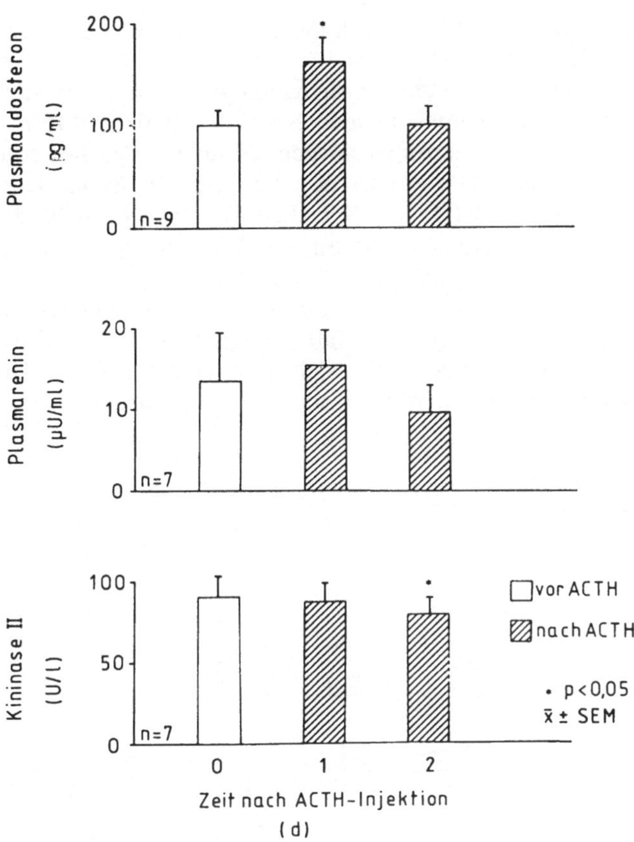

Abb. 159. Veränderungen der Konzentrationen von Aldosteron und Renin bzw. der Aktivität der Kininase II im Plasma von Patienten mit essentieller Hypertonie nach intramuskulärer Injektion von Tetracosactid (1 mg)

Tabelle 101. Beziehung der renalen Kallikreinausscheidung im Urin (*UKalV*) zur renalen Ausscheidung von Wasser (*UV*), Natrium (*UNaV*), Kalium (*UKV*) und Aldosteron (*UAldoV*) sowie zur Konzentration von Renin (*PRC*), Aldosteron (*PAldo*) und Kalium (*PK*) im Blut von Patienten mit arterieller Hypertonie nach Gabe von Adrenokortikotropin. *n.s.* nicht signifikant

Korrelation	Koeffizient r =	Signifikanz p <
UV/UKalV	− 0,0082	n.s.
UNaV/UKalV	− 0,3789	n.s.
UKV/UKalV	0,0711	n.s.
UAldoV/UKalV	0,2753	n.s.
PK/UKalV	− 0,2341	n.s.
PRC/UKalV	− 0,1591	n.s.
PAldo/UKalV	− 0,1495	n.s.

im Urin (Abb. 160). Auch die basale Kalium- und Natriumexkretion im Urin war vergleichbar.

Nach der Injektion von Adrenokortikotropin war der Anstieg der Kallikrein-Ausscheidung im Urin jedoch bei den Patienten (H) mit +0,45 ± 0,14 U/d deutlich (p < 0,05) geringer ausgeprägt als bei den normotensiven Probanden (N) mit +0,92 ± 0,15 U/d (Abb. 160). Der gleiche Befund galt auch für das Gesamtkallikrein im Urin (H: +0,48 ± 0,27 U/d vs. N: +1,65 ± 0,31 U/d; p < 0,01; Abb. 160). Das inaktive Kallikrein im Urin war als einziger Parameter schon zu basalen Bedingungen signifikant höher in der Gruppe der Patienten (Abb. 160). Nach Gabe von Adrenokortikotropin kam es in beiden Gruppen zu einem etwa gleich ausgeprägten, signifikanten Abfall des inaktiven Kallikreins, der jedoch bei den Patienten rascher einsetzte und sich am zweiten Tag, an dem die Normalpersonen den tiefsten Abfall aufwiesen, schon wieder zurückbildete (Abb. 160).

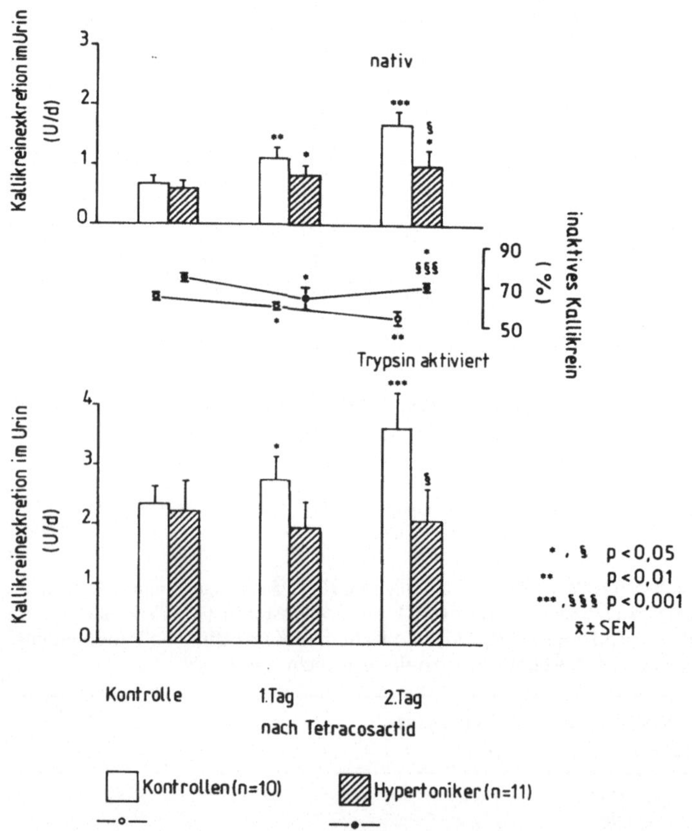

Abb. 160. Veränderungen der renalen Kallikreinexkretion nach intramuskulärer Injektion von Tetracosactid (1 mg) bei normotensiven Kontrollpersonen und Patienten mit essentieller Hypertonie. *A:* Aktives Kallikrein; *B:* inaktives und Gesamt-Kallikrein nach Trypsin-Aktivierung. * Signifikanz der Differenzen innerhalb einer Gruppe; § Signifikanz der Differenzen zwischen den beiden Kollektiven

Die Veränderungen in der Ausscheidung von Wasser, Natrium und Kalium waren nach Adrenokortikotropin in beiden Gruppen gleich (Tabelle 102; Abb. 161). Die Aldosteronexkretion im Urin bot nach der Injektion von Adrenokortikotropin in beiden Gruppen das gleiche Ausscheidungsmuster, jedoch war die Stimulation der Aldosteronexkretion durch ACTH bei den Patienten mit Hypertonie deutlich geringer ausgeprägt als bei den normotensiven Kontrollpersonen. Dieser Unterschied war jedoch nicht statistisch signifikant (H: 29,3 ± 14,4 µg/d vs. N: 61,8 ± 12,4 µg/d). Auch der Abfall der Kininase-II-Aktivität und der Kalium-Konzentration im Blut war in beiden Gruppen gleichermaßen zu beobachten (Abb. 161). In bezug auf die Kallikrein-Kinin-Systeme im Blut stellten die Veränderungen der Kininase II in beiden Gruppen eine Ausnahme dar, denn alle übrigen Parameter der Kallikrein-Kinin-Systeme im Blut blieben − soweit untersucht − in beiden Gruppen unbeeinflußt (Tabelle 71, 102).

Die bei den Normalpersonen beobachtete signifikante Korrelation zwischen der Kallikreinausscheidung und der Natrium- bzw. der Wasserausscheidung im Urin fand sich bei den Patienten mit essentieller Hypertonie nicht.

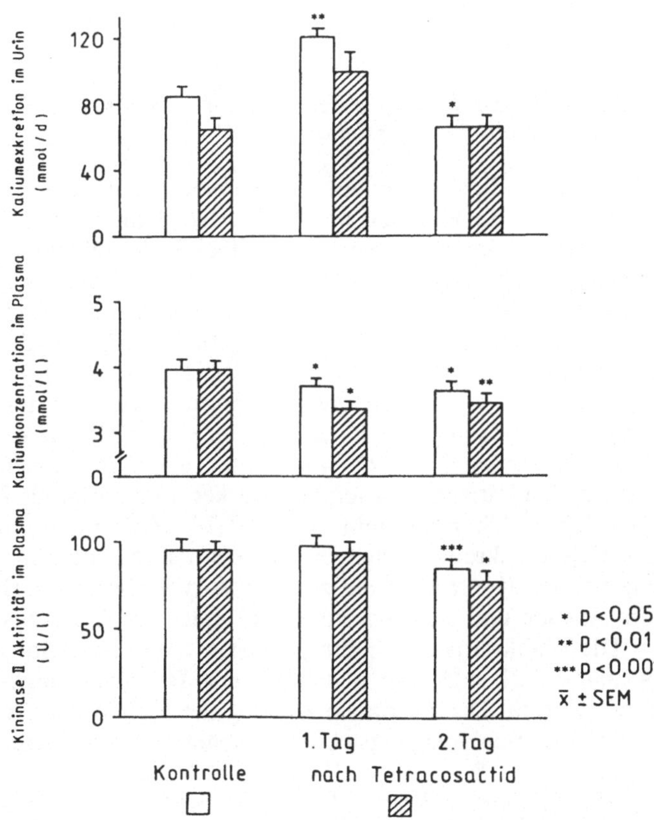

Abb. 161. Wirkung von Tetracosactid (1 mg i.m.) auf die Kaliumexkretion im Urin, die Kaliumkonzentration im Serum und die Aktivität der Kininase II im Plasma von normotensiven Probanden und Patienten mit essentieller Hypertonie

Tabelle 102. Verlauf der renalen Wasser- und Natriumausscheidung im Urin sowie der Aktivität des Plasma(pro)kallikreins im Blut von normotensiven Probanden (N; n = 10) und Patienten mit arterieller Hypertonie (H; n = 11) nach intramuskulärer Injektion von Adrenokortikotropin ($ACTH$). x̄ ± SEM. * p < 0,05

Gruppe	Kontrolle	1. Tag nach ACTH	2. Tag nach ACTH
Urinvolumen (ml/d)			
N	1719,0 ± 238,6	1622,0 ± 136,1	1080,0 ± 155,9
H	1917,3 ± 236,0	1579,1 ± 177,7	1413,2 ± 166,6
Natriumexkretion (mmol/d)			
N	311,0 ± 35,5	97,4 ± 14,2	59,9 ± 9,5
H	341,0 ± 40,8	120,0 ± 17,1	106,3 ± 18,3*
Plasma(pro)kallikrein (U/ml)			
N	2,35 ± 0,08	2,44 ± 0,10	2,32 ± 0,12
H	2,49 ± 0,24	2,48 ± 0,11	2,61 ± 0,14

4.3.2.2.3 Veränderungen der Aktivität des renalen Kallikrein-Kinin-Systems nach Furosemidgabe

In den Kontrollphasen unterschieden sich die Patienten mit essentieller Hypertonie (H) nicht in Hinblick auf Natriurese, Diurese und Kaliurese von den zuvor untersuchten Kontrollpersonen (N). Ihre Kallikreinausscheidung im Urin war erwartungsgemäß erniedrigt (H: 0,35 ± 0,06 mU/min vs. N: 0,61 ± 0,11 mU/min; p < 0,05; Abb. 162). Die basale Kininausscheidung im Urin war bei den Patienten gering niedriger als bei den Kontrollen; der Unterschied erreichte aber nie eine statistische Signifikanz (Abb. 162). Die intravenöse Injektion von 40 mg Furosemid erzeugte bei den Patienten mit essentieller Hypertonie eine markante Steigerung der Diurese (+18,7 ± 3,6 ml/min; p < 0,05), die der bei den normotensiven Kontrollpersonen identisch war (Abb. 162). Die furosemid-induzierte Natriurese war bei den Patienten wesentlich stärker ausgeprägt als bei den Kontrollpersonen (H: +3,44 ± 0,83 mmol/min vs. N: +1,74 ± 0,35 mmol/min; 1p < 0,05; Abb. 162). Die Kaliumexkretion hingegen war bei den Patienten in gleicher Weise gesteigert wie bei den Kontrollen und zeigte den typischen biphasischen Verlauf mit initialem Anstieg und sekundärem Abfall unter die Ausgangswerte (Tabelle 103).

Die Kallikreinausscheidung im Urin stieg nach Furosemid rasch signifikant an (+1,04 ± 0,27 mU/min; p < 0,05) und fiel dann langsam wieder auf den Ausgangswert ab. Der maximale Anstieg der Kallikreinexkretion war trotz des deutlich niedrigeren Ausgangswertes gleichermaßen ausgeprägt wie bei den Kontrollpersonen (+1,38 ± 0,33 mU/min; Abb. 162). Anders als bei den Kontrollen aber fiel die Kallikreinexkretion bei den Patienten am Ende des Versuches nicht unter die Ausgangswerte ab (H: +0,09 ± 0,07 mU/min vs. N: -0,21 ± 0,06 mU/min; p < 0,01). Die Ausscheidung von Gesamt-Kallikrein verhielt sich ähnlich der des aktiven Kallikreins, so daß der Anteil des inaktiven Kallikreins keine signifikan-

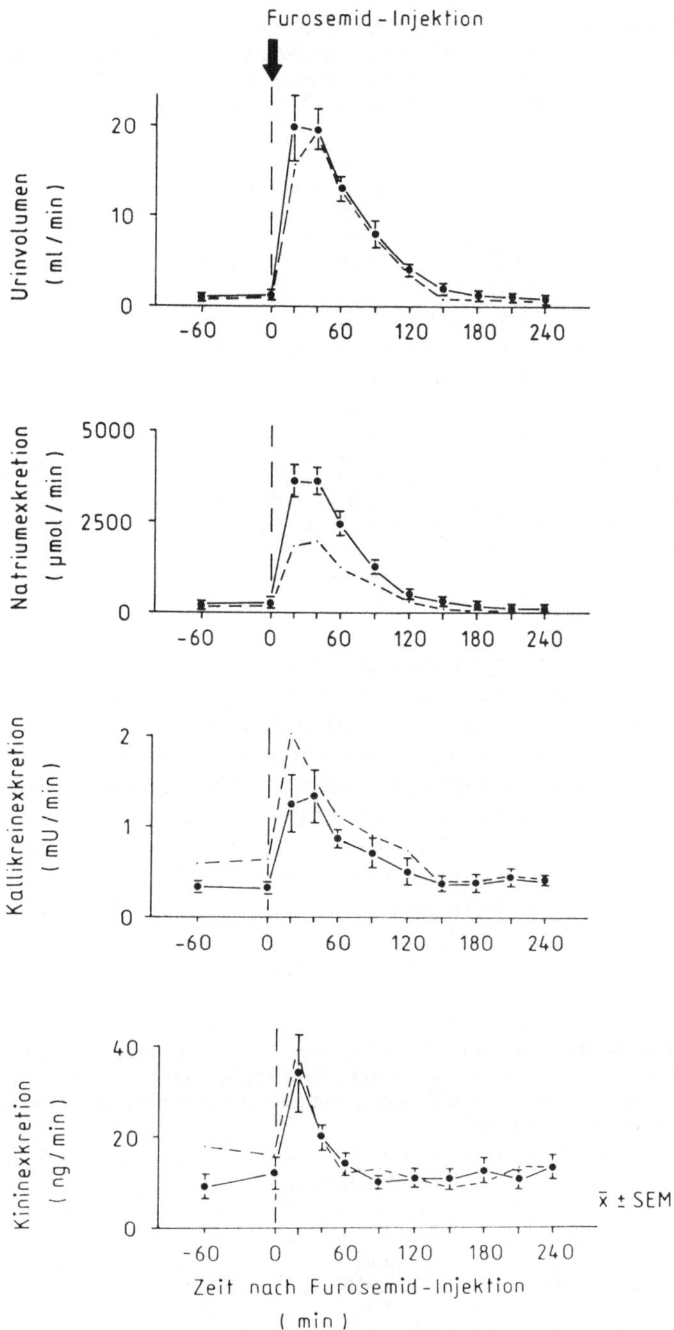

Abb. 162. Wirkung von Furosemid (40 mg i.v.) auf das Urinvolumen und die renale Ausscheidung von Natrium, Kallikrein und Kininen im Urin von Patienten mit essentieller Hypertonie. Zum Vergleich sind die Veränderungen in die Abbildung eingezeichnet, die bei den normotensiven Kontrollpersonen nach Furosemid beobachtet wurden (---)

Tabelle 103. Veränderungen der renalen Ausscheidung von Kalium (*UKV*), Kreatinin (*UKreaV*), Gesamt-Kallikrein (*UgKalV*) und inaktivem Kallikrein (*UiKalV*) nach intravenöser Injektion von 40 mg Furosemid bei 6 Patienten mit essentieller Hypertonie. Zusätzlich wird die Kallikreinausscheidung in Relation zur Kreatininausscheidung berechnet und gesondert wiedergegeben (*UKalV/ UKreaV*). x̄ ± SEM

Parameter	Zeit nach Furosemid-Injektion (min)										
	−60	0	20	40	60	90	120	150	180	210	240
UKV	66,7	93,3	364,5	297,8	235,7	149,4	95,5	76,5	60,2	57,3	41,7
(µmol/min)	±19,7	±36,7	±110,8	±50,4	±34,8	±23,4	±10,7	±18,9	±8,2	±12,1	±8,7
UgKalV	0,89	0,94	3,64	3,16	1,87	1,78	1,07	0,93	0,93	1,11	1,09
(mU/min)	±0,16	±0,26	±0,67	±0,56	±0,22	±0,39	±0,26	±0,20	±0,28	±0,27	±0,20
UiKalV	59,7	61,2	64,9	57,7	52,5	61,4	56,6	56,3	56,2	56,8	58,4
(%)	±5,5	±5,3	±5,5	±2,5	±4,6	±4,3	±4,9	±4,4	±4,9	±4,6	±3,4
UKreaV	1,16	1,28	2,37	1,45	1,20	0,86	0,87	0,99	0,98	0,98	1,06
(mg/min)	±0,25	±0,29	±0,35	±0,19	±0,12	±0,06	±0,10	±0,18	±0,06	±0,10	±0,18
UKalV/	0,35	0,27	0,62	1,00	0,79	0,80	0,56	0,44	0,37	0,50	0,47
UKreaV	±0,07	±0,04	±0,23	±0,25	±0,16	±0,18	±0,19	±0,10	±0,09	±0,14	±0,11
(U/g)											

ten Schwankungen aufwies (Tabelle 103). Die Ausscheidung der Kinine wurde durch Furosemid akut erhöht (+21,7 ± 5,6 ng/min; p < 0,05) kehrte aber rasch wieder auf den Ausgangswert zurück. Dieser Verlauf erwies sich als völlig identisch zum Verlauf der Kininexkretion bei den Kontrollpersonen (Abb. 162).

Nach Furosemid korrelierten sowohl die Kallikreinausscheidung als auch die Kininausscheidung mit dem Urinvolumen und der renalen Natrium- und Kaliumexkretion im Urin (Tabelle 104). Auch untereinander zeigten die Kallikrein- und Kininausscheidung eine gute Korrelation, die sich jedoch als nicht so streng erwies wie zu den anderen gemessenen Parametern (r=0,6126; p < 0,05). Auch in diesem Punkte unterschieden sich die Patienten mit essentieller Hypertonie nur unwesentlich von den Kontrollpersonen.

Tabelle 104. Korrelationen zwischen renaler Ausscheidung von Wasser (*UV*), Natrium (*UNaV*) und Kalium (*UKV*) und renaler Ausscheidung von Kallikrein (*UKalV*) bzw. Kininen (*UKiV*) im Urin (11 Sammelperioden) von 6 Patienten mit essentieller Hypertonie vor und nach intravenöser Injektion von 40 mg Furosemid

Korrelation	Koeffizient r =	Signifikanz p <
UV/UKalV	0,8677	0,05
UNaV/UKalV	0,8165	0,05
UKV/UKalV	0,7915	0,05
UKalV/UKiV	0,6126	0,05
UV/UKiV	0,6772	0,05
UNaV/UKiV	0,6853	0,05
UKV/UKiV	0,6881	0,05

Unter der Wirkung von 50 mg Captopril kam es im Verlauf von zwei Stunden bei allen Patienten mit arterieller Hypertonie zu einem deutlichen Abfall des systolischen (-29,8 ± 6,3 mmHg; p < 0,002) und des diastolischen (-17,3 ± 2,2 mmHg; p < 0,002) Blutdrucks. Der arterielle Mitteldruck fiel bei den Patienten mit Hypertonie (H) nach Captoprileinnahme stärker ab als bei den gesunden Pro-

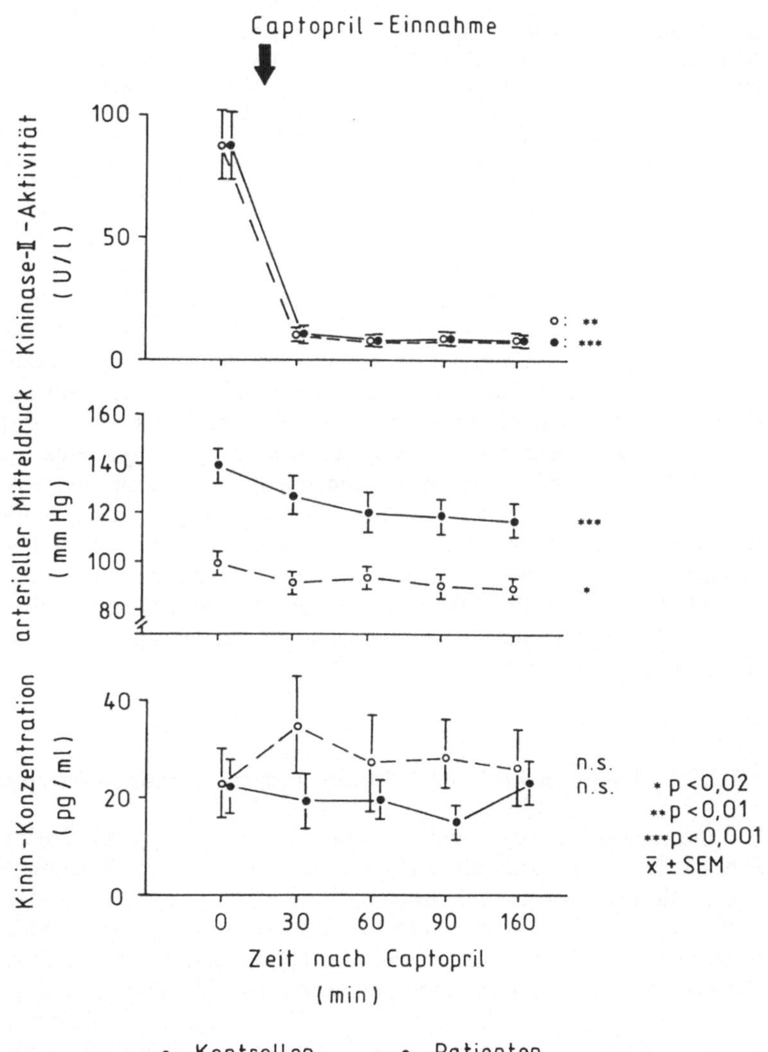

Abb. 163. Verlauf der Kininase-II-Aktivität und der Kinin-Konzentration im Blut sowie des arteriellen Mitteldruckes nach oraler Einnahme von Captopril (50 mg) bei normotensiven Kontrollpersonen und Patienten mit essentieller Hypertonie

Tabelle 105. Veränderungen von systolischem, diastolischem und mittlerem Blutdruck (*RRs; RRd; RRm*) 2 Stunden nach oraler Einnahme von 50 mg Captopril bei Patienten mit den Befunden verglichen, die an normotonen Probanden erhoben wurden. Desweiteren werden die Veränderungen der Herzfrequenz (*HF*), der Aktivität der Kininase II (*PK II*) und der Konzentration der Kinine im Blut (*PKi*) aufgeführt. $\bar{x} \pm$ SEM. * p < 0,05; ** p < 0,01; *** p < 0,001; § p < 0,05 Probanden vs. Hypertoniker

| Parameter | Probanden | Patienten mit Hypertonie | | |
| | | gesamt | essentiell | renovaskulär |
	n = 6	n = 10	n = 5	n = 5
RRs (mmHg)	− 10,7 ± 4,9	− 29,8 ± 6,3**	− 29,0 ± 11,0	− 30,6 ± 7,4*
RRd (mmHg)	− 10,5 ± 3,0*	− 17,3 ± 2,2***	− 16,2 ± 3,1**	− 18,4 ± 3,4**
RRm (mmHg)	− 10,6 ± 2,9*, §	− 22,3 ± 3,3***	− 21,4 ± 5,4*	− 23,3 ± 4,6**
HF (/min)	0,3 ± 2,7	− 2,4 ± 3,6	− 0,8 ± 4,6	− 5,6 ± 5,7
PK II (U/l)	− 79,5 ± 14,2***	− 77,0 ± 4,6***	− 75,6 ± 8,8***	− 78,4 ± 4,2***
PKi (pg/ml)	3,6 ± 6,3	− 0,4 ± 7,1	− 0,9 ± 8,4	− 0,2 ± 12,4

banden (N) (H: -22,3 ± 3,3 mmHg vs. N: -10,6 ± 2,9 mmHg; p < 0,05) (Abb. 163). Die Hemmung der Kininase II (auch Angiotensin-I-Converting-Enzym) war nach Captopril bei den Patienten genauso effektiv wie bei den normotensiven Probanden (Abb. 163). Eine signifikante Veränderung der Kinin-Konzentration im Blut war aber auch in der Gruppe der Patienten nicht festzustellen (Abb. 163). Hier kam es nach der Hemmung der Kininase II sogar eher zu einem leichten Abfall der Kininspiegel im Blut, sicher jedoch nicht zu einem Anstieg.

Nach Unterteilung der Patienten in eine Gruppe mit essentieller Hypertonie (n=5) und eine Gruppe mit renovaskulärer Hypertonie (n=5) blieben die im Gesamtkollektiv erhobenen Befunde für beide Untergruppen uneingeschränkt gültig. Lediglich der Abfall des Blutdrucks war erwartungsgemäß bei den Patienten mit essentieller Hypertonie ein wenig geringer ausgeprägt als bei den Patienten mit renovaskulärer Hypertonie (Tabelle 105).

4.3.2.2.5 Hämodynamische Wirkung von intravenös injiziertem Bradykinin

Die intravenöse Injektion von Bradykinin in aufsteigender Dosierung erfolgte bei den Patientin mit arterieller Hypertonie unter freier Natriumzufuhr. Zusätzlich wurde die Injektion nach Vorbehandlung mit Captopril wiederholt. Die Patienten teilten sich in vier Gruppen ein (Tabelle 106), und zwar in eine mit Grenzwerthypertonie (n=4), eine mit essentieller Hypertonie (n=5), eine mit renovaskulärer Hypertonie (n=5) und in eine mit arterieller Hypertonie bei primärem Hyperaldosteronismus (Conn-Syndrom; n=1). Die beobachteten Blutdruckabfälle werden im folgenden sowohl als absolute Änderungen (mmHg) als auch als relative Änderungen zum Blutdruck vor der Injektion (%) dargestellt.

Die Untersuchungen ergaben, daß die Patienten der verschiedenen Diagnosegruppen nicht einheitlich auf die Bradykininjektion reagierten. So fiel der Blut-

Tabelle 106. Vergleich der Blutdruckwerte (*RR*), der Herzfrequenz (*HF*), des peripheren Widerstandes (*PW*) und der Kininase-II-Aktivität (*PK II*) von normotensiven Probanden und Patienten mit arterieller Hypertonie [Grenzwerthypertonie: *GH*; essentielle Hypertonie: *EH*; renovaskuläre Hypertonie (*RH*); Conn-Syndrom: (*CS*)] vor der ersten Bradykininjektion

Parameter	Probanden (n = 7)	Patienten mit Hypertonie			
		GH (n = 4)	EH (n = 5)	RH (n = 5)	CS (n = 1)
RRmittel (mmHg)					
ohne Captopril	83,6 ± 2,8	104,0 ± 2,1	119,5 ± 6,1	135,3 ± 7,7	135,3
mit Captopril	72,2 ± 3,2	100,7 ± 10,8	101,3 ± 8,3	113,5 ± 8,4	132,0
HF (/min)					
ohne Captopril	62,4 ± 2,5	83,5 ± 8,0	81,2 ± 9,0	85,0 ± 6,8	64
mit Captopril	70,3 ± 4,0	79,5 ± 6,1	82,8 ± 9,7	86,2 ± 7,7	68
PW (mmHg/ml · min^{-1} · 100 g)					
ohne Captopril	58,5 ± 9,9	72,7 ± 8,7	80,6 ± 10,0	85,0 ± 27,4	92,4
mit Captopril	62,1 ± 9,9	75,0 ± 6,9	70,0 ± 16,3	70,8 ± 13,9	50,8

druck bei den Patienten mit Grenzwerthypertonie und Conn-Syndrom geringer ab als bei den Patienten mit essentieller oder renovaskulärer Hypertonie, unabhängig, ob absolute oder relative Änderungen berechnet wurden (Abb. 164, 171, 172). Nach Hemmung der Kininase-II-Aktivität im Blut durch Captopril kam es bei allen Patienten mit Hypertonie zu einer deutlichen Linksverschiebung der Dosis-Wirkungskurve (Abb. 164, 171, 172). Die basal beschriebene, unterschiedliche Reaktion auf Bradykinin in den verschiedenen Patientengruppen blieb auch nach Captopril erhalten, wenn auch nur in deutlich schwächerer Ausprägung (Abb. 164). Die Herzfrequenz stieg reflektorisch auf den Blutdruckabfall bei allen Patienten an und blieb durch Captopril in ihrer Ausprägung unbeeinflußt (Abb. 164). Deutliche Unterschiede zwischen den verschiedenen Patientengruppen fanden sich nicht. Bei den Patienten mit essentieller Hypertonie wurde Bradykinin auch intraarteriell in das rechte Bein infundiert. Bradykinin bewirkte bei diesen Patienten einen ausgeprägten, dosisabhängigen Abfall des peripheren Gefäßwiderstandes bei konstantem Verhalten von systemischem Blutdruck und Herzfrequenz (Abb. 165). Die Reduktion des peripheren Gefäßwiderstandes war gleichermaßen mit und ohne Captopril-Vorbehandlung zu beobachten (Abb. 165). Der Gefäßwiderstand im kontralateralen Bein, das während des gesamten Versuches unbehandelt blieb, stieg im Sinne einer reflektorischen Vasokonstriktion dosisabhängig leicht an (Abb. 165).

Bei einem Patienten mit Grenzwerthypertonie konnte Bradykinin nicht nur venös injiziert werden, sondern auch über einen Herzkatheter intraarteriell unmittelbar distal der Aortenklappen als Bolus gespritzt werden. Die so erhaltene Dosis-Wirkungskurve war gegenüber der intravenösen erheblich nach links verschoben, so daß für den gleichen Blutdruckabfall nur 3 % der Bradykininmenge erforderlich war, die intravenös verabreicht wurde (Abb. 166). Verglich man hingegen die Wirkung der intraarteriellen Bolusinjektion von Bradykinin mit der intravenösen Injektion nach Captopril-Vorbehandlung, so mußte man feststellen, daß diese beiden Dosiswirkungsbeziehungen identisch waren (Abb. 166). Da die Dosis des in-

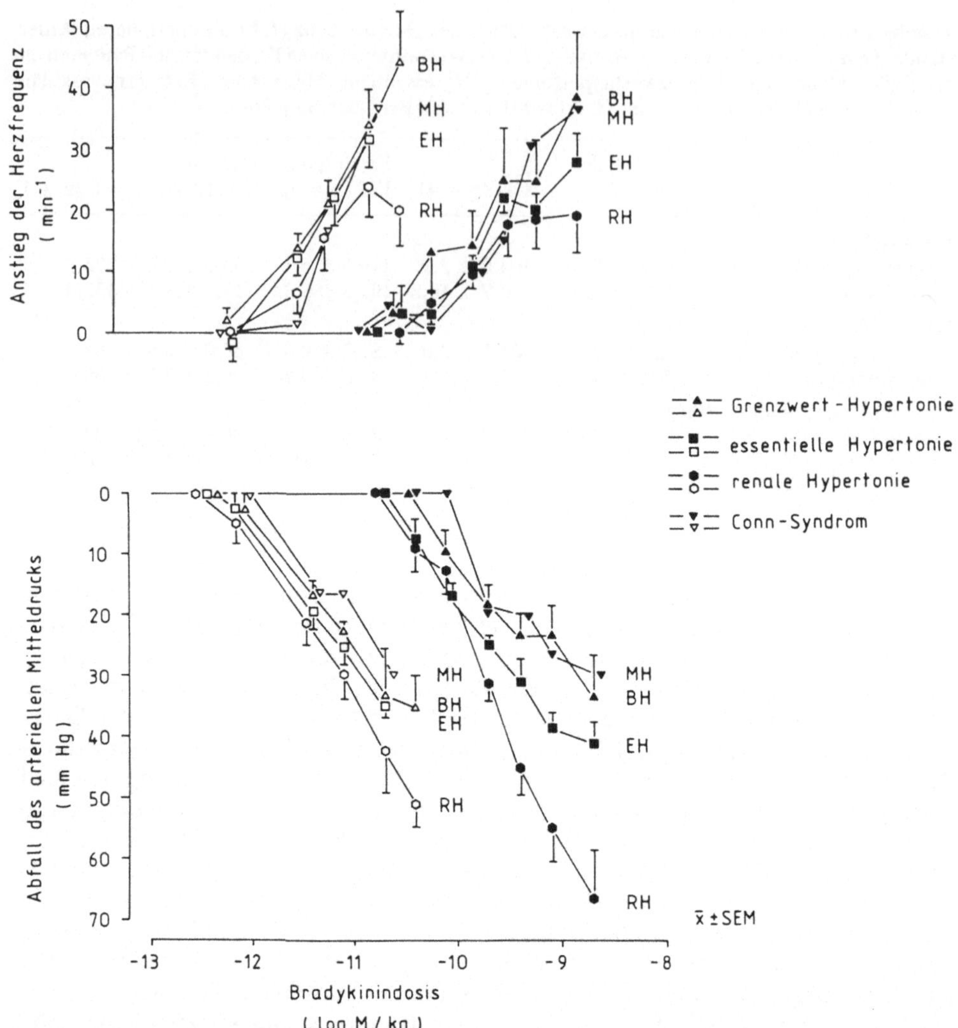

Abb. 164. Anstieg der Herzfrequenz und Abfall des arteriellen Mitteldruckes nach intravenöser Injektion von Bradykinin in aufsteigender Dosierung. Die Untersuchung wurde ohne (volle Symbole) und mit Captoprilvorbehandlung (50 mg p.o.; offene Symbole) vorgenommen. Es wurden folgende Patientengruppen untersucht: *BH* Grenzwert-Hypertonie; *EH* essentielle Hypertonie; *RH* renovaskuläre Hypertonie; *MH* Conn-Syndrom. Die angegebenen Werte stellen Mittelwerte ± SEM dar

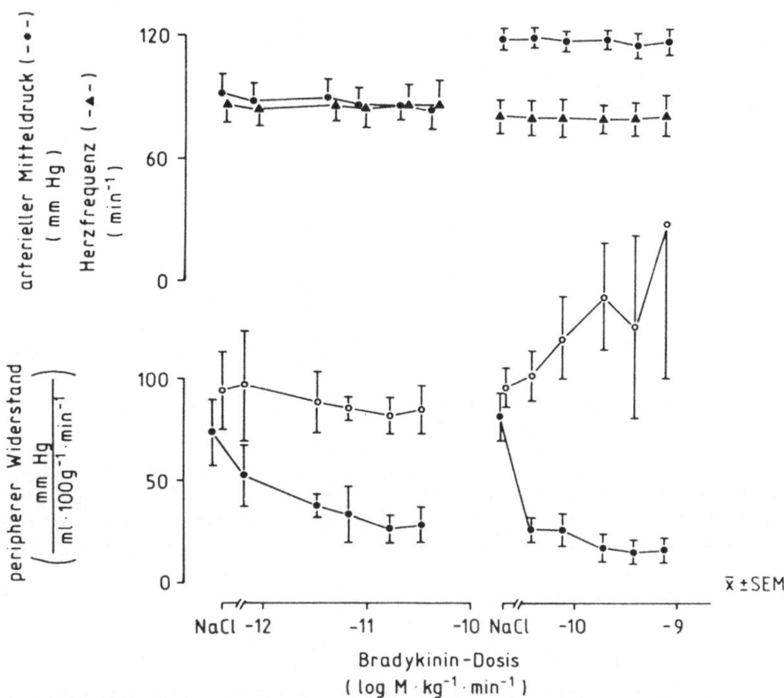

Abb. 165. Wirkung einer intraarteriellen Infusion von Bradykinin in das rechte Bein (-•-) auf den systemischen Blutdruck, die Herzfrquenz und den peripheren Gefäßwiderstand bei Patienten mit essentieller Hypertonie. Das kontralaterale, unbehandelte Bein diente als Kontrolle (-o-). Im linken Bildteil sind die Befunde nach Captoprilvorbehandlung (50 mg po) wiedergegeben, im rechten Bildteil die Befunde ohne Vorbehandlung

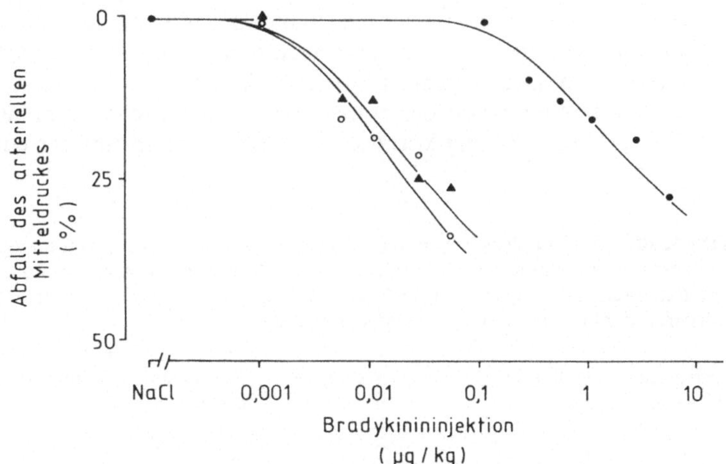

Abb. 166. Abfall des arteriellen Mitteldruckes bei einem Patienten mit Grenzwert-Hypertonie nach Bradykinin-Injektion in aufsteigender Dosierung. Bradykinin wurde intravenös (•) , intravenös nach Captoprilvorbehandlung (50 mg po) (o) und intraarteriell (▲) injiziert

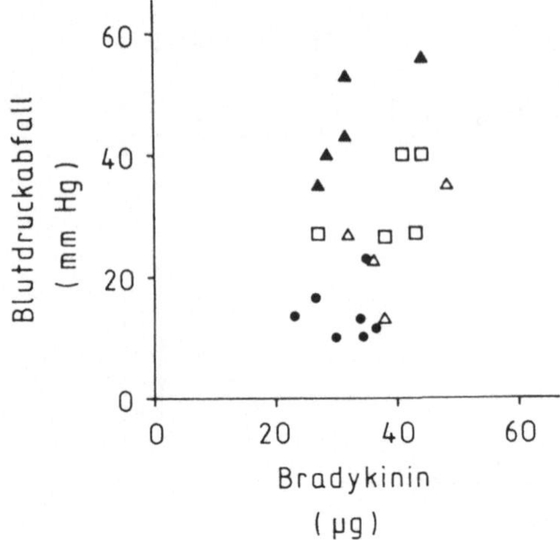

Abb. 167. Beziehung zwischen dem Abfall des arteriellen Mitteldruckes nach Bradykinininjektion und der injizierten, absoluten Menge an Bradykinin bei normotensiven Kontrollpersonen (•) und Patienten mit Hypertonie (Grenzwert-Hypertonie: △; essentielle Hypertonie: □; renovaskuläre Hypertonie: ▲)

jizierten Bradykinins auf das Körpergewicht bezogen war und die Patienten zum Teil recht unterschiedliche Körpergewichte aufwiesen (53 − 97 kg), wurde der Blutdruckabfall auch auf die absolute Gesamtmenge an intravenös injiziertem Bradykinin bezogen. Bei der mittleren Bradykinindosis von 4×10^{-10} M/kg fand sich bei dieser Berechnung jedoch keine signifikante Korrelation zwischen der absolut injizierten Bradykininmenge und dem mit dieser Dosis induzierten Blutdruckabfall (Abb. 167). Dieser Befund war für alle Patientengruppen gleich (Tabelle 107).

Bei vier der Patienten konnte während der Untersuchung die Kinin-Konzentration im arteriellen Blut vor und nach den einzelnen Bradykinin-Injektionen bestimmt werden. Der gemessene Anstieg der Bradykinin-Konzentration im arteriellen Blut war streng von der injizierten Menge Bradykinins abhängig (r=0,9942; p < 0,01; Abb. 168) und korrelierte hochsignifikant mit der entsprechenden Blut-

Tabelle 107. Beziehung zwischen der intravenös applizierten Bradykininmenge (Gesamtmenge BK) und dem hierdurch induzierten Blutdruckabfall (RR) bei normotensiven Probanden und hypertensiven Patienten. Die Berechnung erfolgte für die Versuchsdosis 4×10^{-10} M Bradykinin pro kg Körpergewicht (Abb. 167). *n. s.* nicht signifikant

Korrelation BK/-RR	Kollektiv	Wertepaare n =	Koeffizient r =	Signifikanz
	Probanden	7	0,0421	n. s.
	Grenzwert-H.	4	0,4970	n. s.
	Essentielle H.	5	0,4749	n. s.
	Renovaskuläre H.	5	0,8518	n. s.

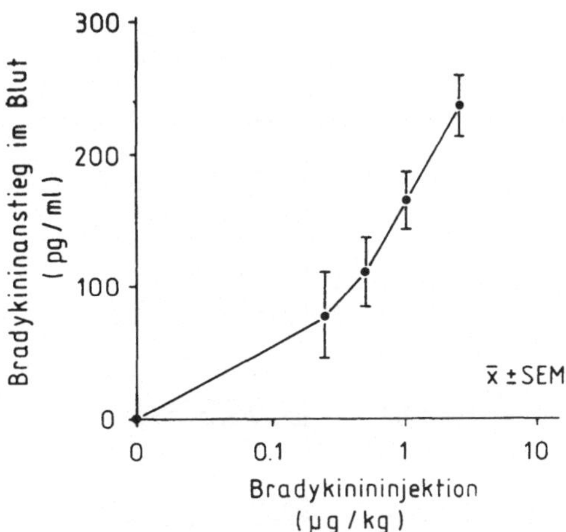

Abb. 168. Abhängigkeit des Bradykininanstiegs im arteriellen Blut von der injizierten Bradykinindosis bei Patienten mit arterieller Hypertonie

drucksenkung (r=0,9861; p < 0,01; Abb. 169). Die Beziehung zwischen dem Blutdruckabfall (y) und der intraarteriellen Kinin-Konzentration (x) ließ sich mit der Formel y = 0,181 x -6,74 beschreiben. Aus dieser Formel läßt sich ableiten, daß bei diesen untersuchten Personen ungefähr 100 pg Bradykinin erforderlich sind, um einen Blutdruckabfall von annähernd 20 mmHg zu verursachen.

Vergleicht man nun die Blutdruckreaktionen der Patienten mit Hypertonie mit den Befunden, die an normotensiven Probanden erhoben wurden, so fällt auf, daß der Blutdruckabfall bei den Patienten stets größer war als bei den Probanden (Abb. 170; Tabelle 108). Betrachtet man hingegen nur den relativen Blutdruckabfall, so kann kein Unterschied mehr zwischen den Probanden und den Patienten mit

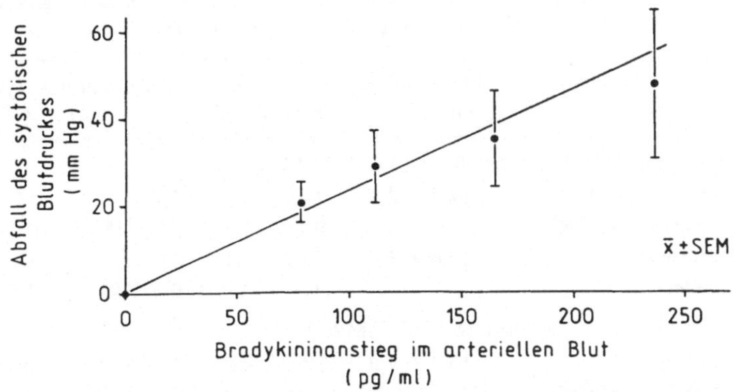

Abb. 169. Abhängigkeit des systolischen Blutdruckabfalls bei Patienten mit arterieller Hypertonie von dem Anstieg der Kininkonzentration im arteriellen Blut, der nach intravenöser Injektion von Bradykinin gemessen werden konnte

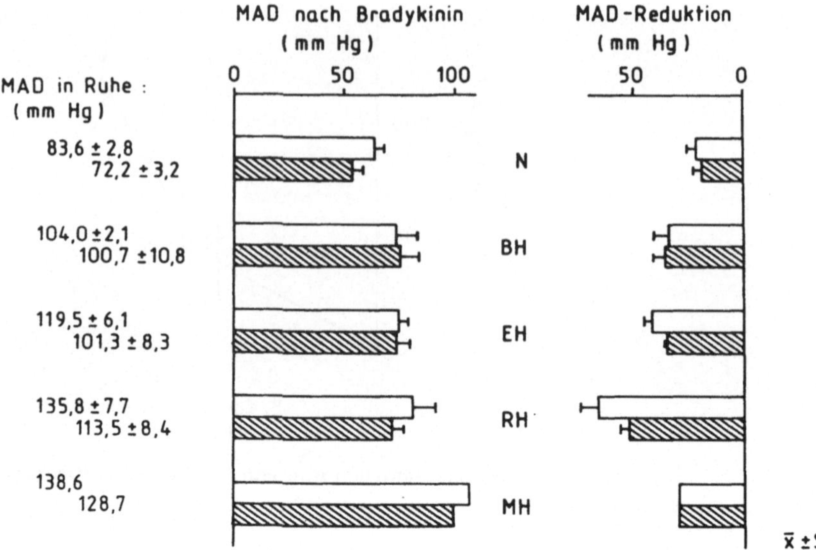

Abb. 170. Darstellung der maximalen Blutdruckreduktion durch Bradykinin bei normotensiven Kontrollpersonen *(N)*, Patienten mit Grenzwert-Hypertonie *(BH)*, Patienten mit essentieller Hypertonie *(EH)*, Patienten mit renovaskulärer Hypertonie *(RH)* und einer Patientin mit Conn-Syndrom *(MH)*. Die Blutdruckangaben am linken Rand des Bildes geben den Ruheblutdruck wieder. Der arterielle Mitteldruck im linken Bildteil stellt den niedrigsten Blutdruck dar, der in dem jeweiligen Kollektiv durch Bradykinin erreicht werden konnte

Tabelle 108. Vergleich des Blutdruckabfalls bei normotensiven Probanden und Patienten mit arterieller Hypertonie, der durch die intravenöse Injektion von 4×10^{-10} M/kg bzw. 8×10^{-12} M/kg nach Vorbehandlung mit Captopril induziert wurde. x̄ ± SEM; Signifikanzangaben gelten für Vergleich zwischen Probanden und Patienten: *n. s.* nicht signifikant

	Probanden (n = 7)	BH (n = 4)	Patienten mit Hypertonie EH (n = 5)	RH (n = 5)	MH (n = 1)
Bradykinin ohne Vorbehandlung (4×10^{-10} M/kg)					
Blutdruckabfall (absolut, mmHg)	14,4 ± 2,3	23,9 ± 4,1 n.s.	31,7 ± 3,2 p < 0,005	45,3 ± 2,3 p < 0,001	19,8 n.s.
Blutdruckabfall (relativ, %)	19,6 ± 3,8	20,9 ± 4,1 n.s.	28,1 ± 2,6 p < 0,01	33,4 ± 1,9 p < 0,001	17,1 n.s.
Bradykinin nach Captopril (8×10^{-12} M/kg)					
Blutdruckabfall (absolut, mmHg)	13,2 ± 4,8	22,3 ± 0,8 p < 0,025	25,0 ± 2,3 p < 0,005	29,7 ± 3,5 p < 0,001	16,5 n.s.
Blutdruckabfall (relativ, %)	15,0 ± 4,1	21,2 ± 2,0 n.s.	25,0 ± 0,7 p < 0,1	26,2 ± 2,1 p < 0,001	15,0 n.s.

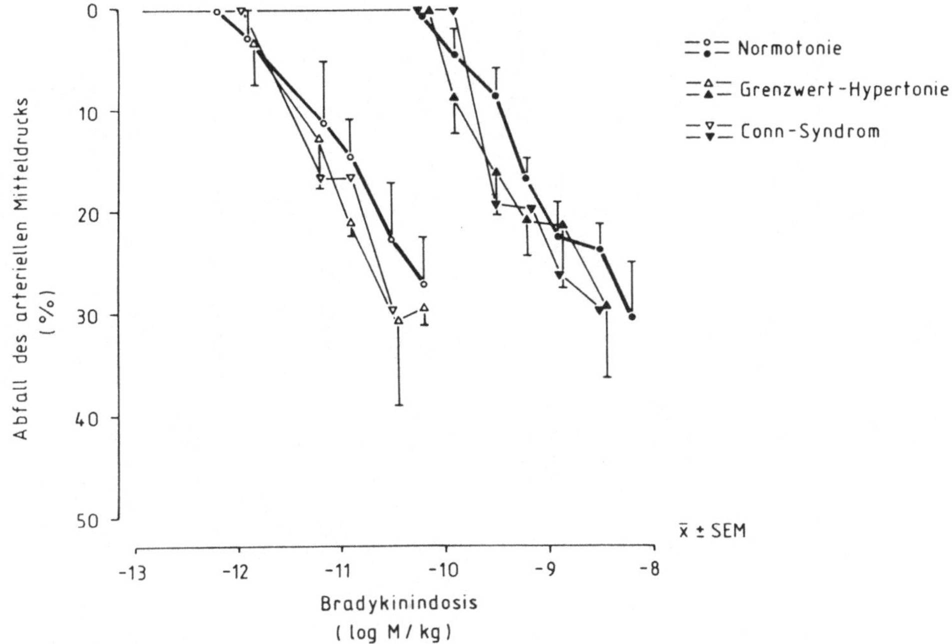

Abb. 171. Prozentualer Abfall des arteriellen Mitteldruckes nach Injektion (i.v.) von Bradykinin in aufsteigender Dosierung in Kontrollpersonen und Patienten mit Grenzwert-Hypertonie oder Conn-Syndrom ohne *(volle Symbole)* und mit Captoprilvorbehandlung (50 mg po) *(offene Symbole)*

Grenzwerthypertonie bzw. Conn-Syndrom festgestellt werden. Bei den Patienten mit essentieller (EH) und renovaskulärer Hypertonie (RH) blieben die Unterschiede weiterhin statistisch signifikant (EH: $p < 0{,}01$ und RH: $p < 0{,}001$; Abb. 171, 172; Tabelle 108). Nach Captopril-Vorbehandlung sind die Blutdruckabfälle auf Bradykinin bei den Patienten ebenfalls höher als bei den Probanden (Abb. 170), unter diesen Bedingungen ist jedoch kaum mehr ein Unterschied im relativen Blutdruckabfall festzustellen (Abb. 171, 172; Tabelle 108). Die reaktiven Herzfrequenzanstiege fielen bei den Patienten bei etwa gleichem Blutdruckabfall wie bei den Probanden niedriger aus. Die nach der Bradykinin-Injektion beobachteten unerwünschten Wirkungen waren bei den Patienten mit Flush, vasovagaler Synkope, lokalem Schmerz, Bradykardie und Beinödem ähnlich wie bei den Probanden. Lediglich über Kopfschmerzen und Geschmacksstörungen klagten die Patienten im Gegensatz zu den Kontrollpersonen nicht.

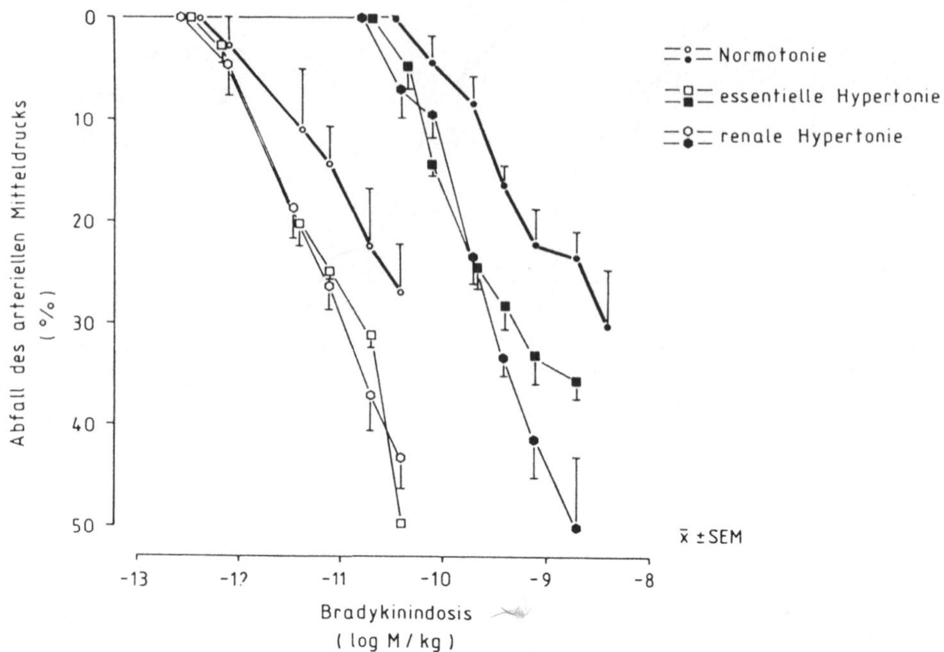

Abb. 172. Prozentualer Abfall des arteriellen Mitteldruckes nach Injektion (i.v.) von Bradykinin in aufsteigender Dosierung in normotone Kontrollpersonen und Patienten mit essentieller oder renaler Hypertonie ohne *(volle Symbole)* und mit Captoprilvorbehandlung (50 mg po) *(offene Symbole)*

4.3.3 Untersuchungen zur Aktivität des renalen Kallikrein-Kinin-Systems bei Patienten mit Nephropathie

4.3.3.1 Einfluß einer einseitigen bzw. doppelseitigen Nephrektomie auf die basale Aktivität der Kallikrein-Kinin-Systeme

Eine einseitige Nephrektomie wegen eines Malignoms führte nur zu einer geringfügigen Beeinträchtigung der renalen Ausscheidungsfunktion, da die verbliebene Niere die Funktion der entfernten Niere weitgehend kompensieren konnte (Tabelle 109). Die Kallikreinausscheidung sank nach einseitiger Nephrektomie signifikant ab (Abb. 173). Die verminderte Kallikreinexkretion betraf sowohl das aktive als auch das gesamte Kallikrein, so daß der prozentuale Anteil des inaktiven (aktivierbaren) Kallikreins unverändert blieb (69,7 ± 1,2% vor und 75,1 ± 1,1 % nach Nephrektomie). Der Abfall der renalen Kallikrein-Ausscheidung blieb auch dann nachweisbar, wenn die Kallikrein-Ausscheidung auf die Kreatinin-Ausscheidung im Urin bezogen wurde, verschwand aber vollständig bei einer Kalkulation der Kallikreinexkretion auf die glomeruläre Filtrationsrate (Abb. 173). Eine Korrelation der Kallikrein-Ausscheidung im Urin fand sich nur zur glomerulären Filtra-

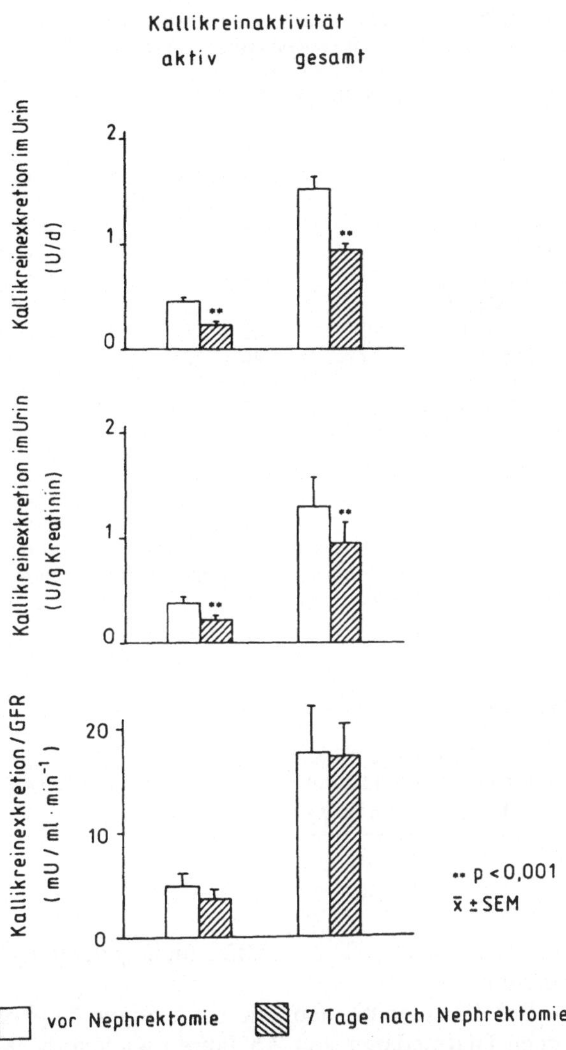

Abb. 173. Änderung der Kallikreinexkretion im Urin nach unilateraler Nephrektomie. Die Berechnung erfogte absolut, in Relation zum Kreatinin und in Relation zur glomerulären Filtrationsrate (GFR)

Tabelle 109. Einfluß einer einseitigen Nephrektomie wegen Malignoms (n = 10) auf die Kreatinin-Clearance (*Krea-Cl*), die renale Ausscheidung von Wasser (*UV*), Natrium (*UNaV*), Kalium (*UKV*) und Kreatinin (*UKreaV*) im Urin sowie die Konzentration von Natrium (*PNa*), Kalium (*PK*) und Kreatinin (*PKrea*) im Blut. $\bar{x}$ ± SEM. * p < 0,05; ** p < 0,01

Parameter	Vor Nephrektomie	7 Tage nach Nephrektomie
UV (ml/d)	1854 ± 73	1818 ± 88
UNaV (mmol/d)	107,8 ± 14,2	202,3 ± 35,7**
UKV (mmol/d)	38,3 ± 5,6	32,0 ± 5,0
UKreaV (g/d)	1,29 ± 0,29	0,95 ± 0,19
PNa (mmol/l)	139,2 ± 2,8	135,7 ± 2,8
PK (mmol/l)	4,46 ± 0,25	4,07 ± 0,25
PKrea (mg/dl)	1,10 ± 0,14	1,52 ± 0,14*
Krea-Cl (ml/min)	79,8 ± 11,0	47,8 ± 6,8*

Tabelle 110. Aktivität des Plasma(pro)kallikreins und der Kininase II sowie Konzentration des nieder- (LMW-) und hochmolekularen (HMW-)Kininogens bei Dialysepatienten (n = 6) mit beidseitiger Nephrektomie. $\bar{x}$ ± SEM

Parameter	Bilaterale Nephrektomie	Normalkollektiv
Plasma(pro)kallikrein (U/ml)	2,39 ± 0,13	2,57 ± 0,12
Kininase II (U/l)	92,5 ± 12,0	99,3 ± 2,1
Gesamtkininogen (μg BK/ml)	4,17 ± 0,34	3,84 ± 0,10
LMW-Kininogen (μg BK/ml)	3,14 ± 0,42	3,04 ± 0,10
HMW-Kininogen (μg BK/ml)	1,03 ± 0,26	0,80 ± 0,08

tionsrate (r= 0,5562; p < 0,02), nicht jedoch zu anderen Parametern der Nieren-funktion.

Bei Dialysepatienten mit beidseitiger Nephrektomie und einer durchschnitt-lichen Dialysedauer von 7,5 Jahren wichen die Konzentrationen oder Aktivitäten der im Blut bestimmbaren Komponenten der Kallikrein-Kinin-Systeme nicht von denen gesunder Probanden ab (Tabelle 110).

4.3.3.2 Veränderungen in der basalen intrarenalen Kallikrein-Aktivität nach akutem Nierenversagen

Die Patienten mit akutem Nierenversagen hatten entsprechend der fehlenden Urin-ausscheidung keine meßbare Kallikreinexkretion. Die intrarenale Kallikreinaktivi-tät, bestimmt im Homogenat des Nierenkortex, war bei diesen Patienten gegen-über derjenigen in gesundem Nierengewebe ganz erheblich vermindert (0,2 ± 0,1 mU/mg Protein vs. 3,4 ± 1,6 mU/mg Protein; p < 0,05; n=4). Auch die intrare-nale Aktivität der Kininase II war im akuten Nierenversagen reduziert (Abb. 174).

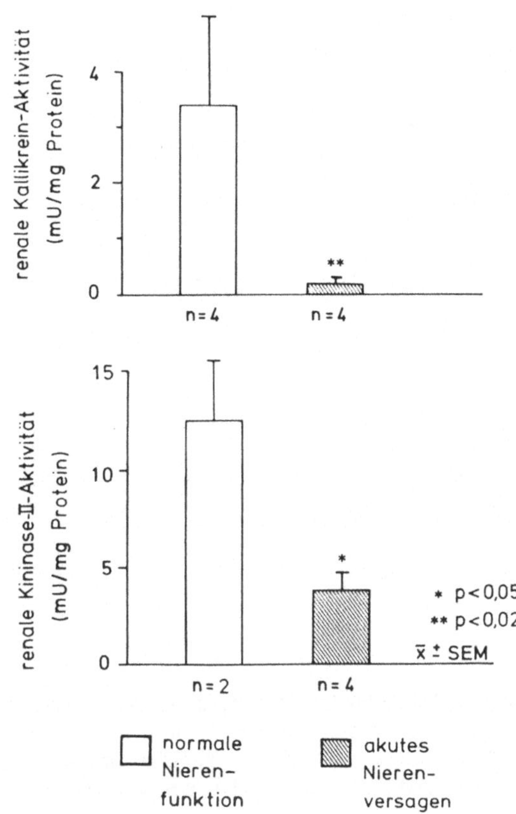

Abb. 174. Reduktion der intrarenalen Kallikrein- und Kininase-II-Aktivität in einem akuten Nierenversagen

4.3.3.3 Veränderungen der renalen Kallikrein-Aktivität bei Patienten mit Analgetika-Nephropathie

Die untersuchten Patienten der Gruppe mit anamnestischem und klinischem Verdacht auf Analgetika-Nephropathie zeigten im Vergleich zu den Kontrollpersonen schon eine geringe Reduktion der glomerulären Filtrationsrate, die jedoch noch nicht signifikant war. Auch das Alter der Patienten entsprach dem der Kontrollgruppe (Tabelle 7). Die Patienten mit manifester Analgetika-Nephropathie waren älter als die Kontrollen und wiesen eine deutlich eingeschränkte glomeruläre Filtrationsrate auf (Tabelle 7). Beiden Patientengruppen gemeinsam war ein gegenüber den Kontrollpersonen signifikant gesteigerter Blutdruck (Tabelle 7).

Die Kallikreinexkretion im Urin war bei den Patienten mit manifester Analgetika-Nephropathie deutlich niedriger als bei den Kontrollen und den Patienten der Verdachtsgruppe, die ihrerseits ebenfalls eine geringere Kallikreinexkretion aufwiesen als die Kontrollen. Diese Unterschiede waren jedoch nicht mehr so ein-

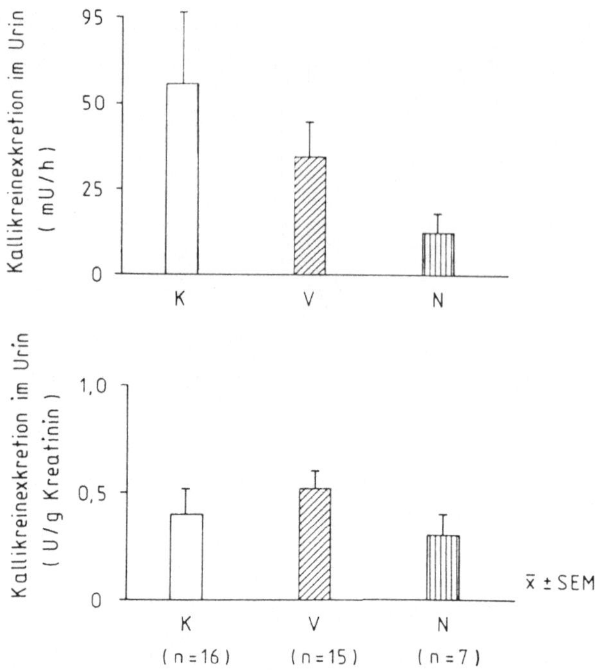

Abb. 175. Reduktion der renalen Kallikreinexkretion im Urin von Patienten mit klinischem Verdacht auf Analgetika-Abusus *(V)* und Patienten mit gesicherter Analgetika-Nephropathie *(N)*. Die Werte wurden mit gesunden Kontrollpersonen *(K)* verglichen. Die Kallikreinausscheidung ist absolut und in Relation zur Kreatininausscheidung wiedergegeben

deutig zu verzeichnen, wenn die Kallikreinexkretion auf die renale Ausscheidung des Kreatinins bezogen wurde (Abb. 175). Ähnliche Befunde konnten für das Gesamt-Kallikrein im Urin erhoben werden; der Anteil des inaktiven Kallikreins war dementsprechend in allen Gruppen gleich (Kontrollen: $60,5 \pm 4,1\%$; Verdachtsgruppe: $59,9 \pm 2,5\%$; Nephropathie-Gruppe: $58,2 \pm 8,3\%$).

Durch die Behandlung mit Desmopressindiazetat (DDAVP) ging die Urinausscheidung bei den Patienten beider Gruppen in gleicher Weise zurück wie bei den Kontrollen (Abb. 176); die Urinosmolalität stieg jedoch bei den Patienten mit Analgetika-Nephropathie nur mäßig an und lag deutlich unter der der beiden anderen Gruppen (Kontrollen: $840 \pm 33,7$ mosmol/kg; Verdachtsgruppe: 728 ± 135 mosmol/kg; Nephropathie-Gruppe: 404 ± 56 mosmol/kg, $p < 0,05$). Die Kallikreinexkretion ging entsprechend der Antidiurese in allen Gruppen zurück und war nach DDAVP bei den Kontrollen und den Patienten der Verdachtsgruppe gleich und signifikant höher als bei den Patienten mit manifester Nephropathie (Abb. 176, 177). Gleichermaßen verhielt sich das Gesamt-Kallikrein, so daß der Anteil des inaktiven Kallikreins unverändert blieb (Kontrolen: $55,3 \pm 3,4\%$; Verdachtsgruppe: $60,5 \pm 3,3\%$; Nephropathie-Gruppe: $57,4 \pm 5,5\%$). Die kreatininbezogene Kallikreinausscheidung im Urin änderte sich durch DDAVP in allen drei Gruppen nicht merklich (Tabelle 111).

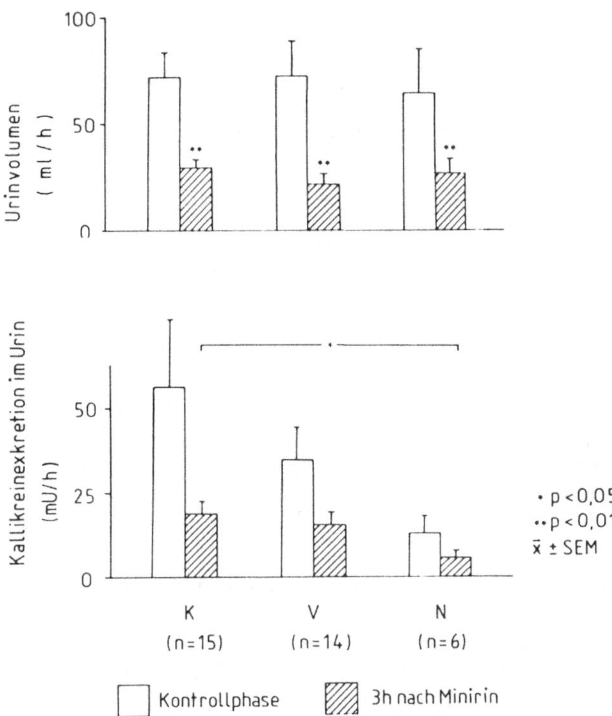

Abb. 176. Einfluß von Minirin auf das Urinvolumen und die Kallikreinausscheidung im Urin bei Kontrollpersonen *(K)*, Patienten mit Verdacht auf Analgetika-Abusus *(V)* und Patienten mit gesicherter Analgetika-Nephropathie *(N)*

Tabelle 111. Einfluß einer einmaligen Gabe von Desmopressindiazetat (*DDAVP*) auf die kreatininbezogene Kallikreinexkretion im Urin bei Kontrollpersonen, Patienten mit Verdacht auf Analgetika-Nephropathie und Patienten mit manifester Analgetika-Nephropathie. x̄ ± SEM. * p < 0,05 zu Kontrollgruppe

	Kallikreinexkretion im Urin (U/g Kreatinin)	
	vor DDAVP	nach DDAVP
Aktives Kallikrein		
Kontroll-G.	0,40 ± 0,12	0,62 ± 0,13
Verdachts-G.	0,52 ± 0,08	0,56 ± 0,13
Nephropathie-G.	0,30 ± 0,10	0,21 ± 0,05
Gesamtkallikrein		
Kontroll-G.	0,83 ± 0,21	1,22 ± 0,22
Verdachts-G.	1,33 ± 0,19	1,42 ± 0,29
Nephropathie-G.	0,67 ± 0,28	0,37 ± 0,05*

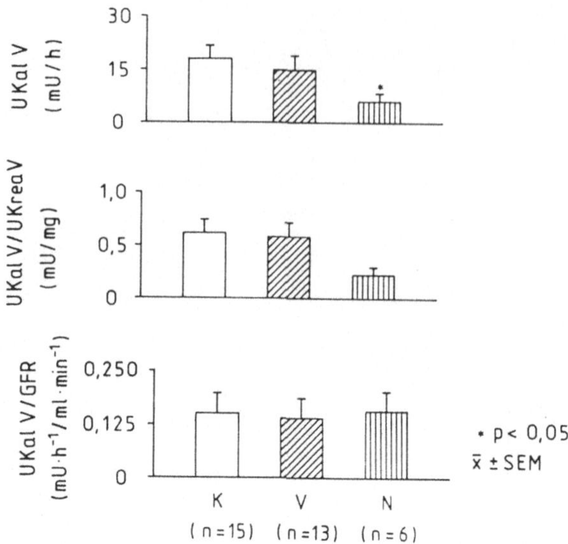

Abb. 177. Kallikreinexkretion von Kontrollpersonen *(K)*, Patienten mit Verdacht auf Analgetika-Abusus *(V)* und Patienten mit gesicherter Analgetika-Nephropathie *(N)* unter der Wirkung von Minirin. Die Kallikreinexkretion *(UKalV)* wurde absolut und in Relation zur Kreatininexkretion *(UKreaV)* bzw. zur glomerulären Filtrationsrate *(GFR)* berechnet und aufgezeichnet

Vergleicht man die Kallikreinexkretion der drei Gruppen nach Behandlung mit DDAVP, so fällt auf, daß der signifikante Unterschied zwischen der Patientengruppe mit Analgetika-Nephropathie und den Kontrollen nur für die absolute Exkretion nachzuweisen ist. Bei Kalkulation der Kallikreinexkretion auf die Kreatininexkretion ist der bleibende Unterschied schon nur noch für das Gesamt-Kallikrein signifikant (Tabelle 111) und verschwindet vollständig, wenn die Kallikreinausscheidung auf die Filtrationsleistung (glomeruläre Filtrationsrate) der Niere bezogen wird (Abb. 117). Entsprechend diesem Befund konnte eine signifikante

Tabelle 112. Beziehung der Kallikreinexkretion im Urin *(UKalV)* zur glomerulären Filtrationsrate der Niere *(GFR)* bei Patienten mit Analgetika-Nephropathie. *n. s.* nicht signifikant

Korrelation Gruppe	Zahl n =	UKalV/GFR Korrelationskoeffizient r =	Signifikanz p <
Gesamt-G.	36	0,4361	0,01
Davon:			
Kontroll-G.	15	0,3222	n. s.
Verdacht-G.	15	0,5485	0,05
Nephropathie-G.	6	0,8734	0,05

Korrelation zwischen Kallikreinexkretion im Urin und glomerulärer Filtrationsrate über alle Gruppen gefunden werden (Tabelle 112). Diese Beziehung kam aber nur durch die Ergebnisse aus den Patientengruppen zustande, da in der Kontrollgruppe ähnlich wie bei anderen Normalkollektiven keine Beziehung zwischen Kallikreinexkretion und glomerulärer Filtrationsrate zu beobachten war.

5 Diskussion

5.1 Meßverfahren zur Bestimmung der Komponenten der Kallikrein-Kinin-Systeme

Das renale Kallikrein gilt als ein repräsentativer Vertreter der glandulären Kallikreine im Organismus. Seine Aktivität kann mit drei verschiedenen Meßverfahren bestimmt werden, dem Kininogenaseassay, dem esterolytischen Assay und dem amidolytischen Assay [19, 179, 180, 226, 248, 377, 536]. Die Kininfreisetzung im Kininogenaseassay kann mittels Bioassay oder spezifischem Bradykinin-Radioimmunoassay gemessen werden [61, 314, 490]. In den letzten Jahren sind zusätzlich hochspezifische Immunoassays entwickelt worden, mit denen die Konzentration des renalen Kallikreins sowohl der Ratte [65, 243, 413, 427] als auch des Menschen bestimmt werden konnte [28, 154, 303, 478]. Auch für Schweinepankreaskallikrein konnte ein spezifischer Radioimmunoassay entwickelt werden [145]. Alle in den Radioimmunoassays benutzten Antikörper erwiesen sich innerhalb einer Spezies als spezifisch für glanduläre Kallikreine, ungeachtet deren Ursprungs, zeigten aber kaum eine Kreuzreaktivität zu glandulären Kallikreinen anderer Spezies.

Von den hier vorgestellten Meßverfahren wurde der früher aus dem gleichen Labor publizierte Kininogenaseassay weiterentwickelt [490]. Mit diesem Meßverfahren wurde die kininfreisetzende Aktivität des renalen Kallikreins erfaßt, was definitionsgemäß erforderlich ist, um dem bestimmten Enzym die Bezeichnung "Kallikrein" zuzusprechen. Die mit diesem Verfahren gemessenen Kallikrein-Aktivitäten zeigten eine hohe Übereinstimmung mit den Aktivitäten, die durch das chromogene Substrat D-Val-Leu-Arg-pNA des amidolytischen Assays bestimmt wurden. Die Regressionsgerade dieser Beziehung ging annähernd durch den Nullpunkt der beiden Achsen, und läßt vermuten, daß beide Verfahren die gleiche Enzymaktivität erfassen. Eine Vorbehandlung der Urinproben war für beide Meßverfahren nicht notwendig; eine Dialysebehandlung der Proben erhöhte den Absolutwert der Kallikreinaktivität im Urin unbedeutend um ca. 5-10 % ohne irgendeinen Einfluß auf physiologische oder pharmakologische Schwankungen in der renalen Kallikreinaktivität zu haben. Der amidolytische Assay konnte fast unverändert nach den Arbeitsanleitungen des Assay-Kits durchgeführt werden [19]. In Abweichung von diesem Verfahren mußte jedoch die Höhe der Aprotininkonzentration im Leerwert erhöht werden, um eine ausreichende Hemmung der Kallikreinaktivität zu sichern. Dieser Befund stand in Einklang mit der Beobachtung einer anderen Arbeitsgruppe, die ebenfalls die Konzentration des Hemmstoffes im Leerwert erhöhte [264]. Die Spezifität des amidolytischen Assays war aufgrund der hohen Sensitivität des verwandten Substrates gegenüber renalem Kallikrein bei Messungen im Urin gesichert [76, 77], für die Bestimmung im Nierengewebe, das auch Plasmakallikrein in hohen Konzentrationen enthielt, mußte zum Erhalt der Spezifität dem Inkubationsmedium Sojabohnen-Trypsininhibitor zugesetzt werden, der nur die Plasmakallikreinaktivität hemmte, nicht aber die des renalen Kallikreins [85, 87, 375]. Der Koeffizient der Intra- und Interassayvarianz war entsprechend der einfachen Handhabung des Assays sehr niedrig, die Wiederauffindungsrate von glandulärem Kallikrein ausreichend hoch. Die hier vorgestellten Normalwerte liegen im allgemeingültigen Bereich [19]. Eine Ergänzung zu diesen Meßverfahren stellt der spezifische Radioimmunoassay dar, der in der Lage ist, die Konzentration des renalen Kallikreins zu erfassen. Mit beiden Meßverfahren, amidolytischer Assay und Radioimmunoassay, kann zusätzlich noch die spezifische Enzymaktivität errechnet werden. Der hier vorgestellte Radioimmunoassay für humanes Urinkallikrein wurde von Herrn Priv.-Doz. Dr. R. Geiger, München, entwickelt und mit nur wenigen Modifikationen von uns übernommen [302, 303]. Die mit diesem immunologischen Verfahren bestimmten Kallikreinkonzentrationen zeigten eine hoch signifikante Korrelation mit der enzymatischen Aktivität im amidolytischen Assay. Die Regressionsgerade schnitt die Ordinate annähernd bei Null. Bezieht man noch die gute Korrelation zwischen Kininogenase-Aktivität und amidolytischer Aktivität in die Betrachtung mit ein, so konnte in allen drei vorgestellten Meßverfahren eine gute Übereinstimmung der gemessenen Werte festgestellt werden. Wegen der einfachen Handhabung und der niedrigen Kosten wurde in den klinischen Studien dann hauptsächlich der amidolytische Assay eingesetzt.

Die Aktivierbarkeit des renalen Kallikreins durch Trypsin wurde sowohl mit dem amidolytischen Assay als auch mit dem Radioimmunoassay untersucht. In beiden Meßverfahren wurde nach der Trypsinaktivierung eine Steigerung der renalen Kallikreinaktivität bzw. -konzentration beobachtet. Auffällig war jedoch, daß das Ausmaß der Aktivierung in beiden Assays unterschiedlich war. Die Aktivierung im amidolytischen Assay war ungefähr doppelt so hoch wie die im Radioimmunoassay. Dieser Befund steht im Einklang mit Ergebnissen anderer Arbeitsgruppen [88, 415]. Die spezifische Aktivität stieg nach diesen Befunden durch die Trypsinaktivierung deutlich an und erreichte in den eigenen Untersuchungen die Werte des hochgereinigten aktiven humanen Urinkallikreins. Der zum Radioimmunoassay unproportionale Anstieg der Enzymaktivität nach der Aktivierung erklärt sich somit am ehesten über eine Zunahme der molaren Enzymaktivität, wie es auch anhand der Inhibitionsstudien mit Aprotinin aufgezeigt werden konnte. Eine Interaktion des zur Aktivierung eingesetzten Trypsins mit dem amidolytischen Assay war ausgeschlossen, da im Probenleerwert die Trypsinaktivität vollständig durch den beigemischten Sojabohnen-Trypsininhibitor (SBTI) gehemmt war. Die Aktivität des renalen Kallikreins blieb durch SBTI, wie schon erwähnt, unbeeinflußt. Der Anteil des inaktiven Kallikreins am Gesamtkallikrein wurde in den klinischen Studien stets prozentual angegeben, da so am schnellsten eine eventuelle Verschiebung des normalen Gleichgewichtes zwischen aktivem und inaktivem Kallikrein erfaßt werden konnte. Die Berechnungen der spezifischen Aktivität und des inaktiven Kallikreins wurde in Studien anderer Arbeitsgruppen auch anhand der Kininogenase-Aktivität vorgenommen, was zu ähnlichen Befunden führte [415].

Die Aktivität des *Plasmakallikreins* wurde in der Vergangenheit mit verschiedenen Verfahren bestimmt. Hierzu gehörten ähnlich den Bestimmungsmethoden des renalen Kallikreins Esteraseassays, Kininogenaseassays und direkte Radioimmunoassays [26, 86, 159, 450]. Der amidolytische Assay mit dem chromogenen Substrat D-Pro-Phe-Arg-pNA hat diese Verfahren in der letzten Zeit weitgehend verdrängt, da er einfach zu handhaben und kostengünstig ist [161]. Die Anwendung dieses Verfahrens in unbehandelten Proben stellte sich jedoch problematisch dar, da eine exakte Messung des Plasmakallikreins so kaum möglich war. Problematisch war schon die Formulierung der Aktivität des Plasmakallikreins, denn eine spontane Plasmakallikreinaktivität im Blut gibt es nicht. Aktiviertes Plasmakallikrein wird unmittelbar nach seiner Aktivierung wieder durch hochpotente Inhibitoren wie Alpha$_2$-Makroglobulin, C1-Esteraseinhibitor, Alpha$_1$-Proteaseninhibitor und Antithrombin III inaktiviert. In der Tat wird in dem vorgestellten amidolytischen Assay das in vitro aktivierte Plasmaprokallikrein bestimmt, daß in vivo biologisch inaktiv ist. Da mit dieser Technik zwar eine Plasmakallikreinaktivität gemessen wird, diese aber dem in vivo inaktiven Plasmaprokallikrein zugeschrieben werden muß, wurde die gemessene Enzymaktivität hier als "Plasma(pro)kallikrein-Aktivität" bezeichnet. Ernstere Probleme sind in einer ungenügenden Aktivierung des Plasmaprokallikreins, in einer Interferenz anderer Enzyme mit dem Substrat, in einer Aktivitätsminderung durch die Kallikrein-Inhibitoren und in einer fehlenden Bestimmbarkeit der Plasma(pro)kallikrein-Aktivität in mit Heparin kontaminierten Blutproben zu sehen. Die bisher übliche Aktivierung von Plasmaprokallikrein erfolgte mit Dextransulfat und Kaolin [85, 150]. Dieses Verfahren basierte auf einer Oberflächenaktivierung des Gerinnungsfaktors XII (Hageman-Faktor), der dann im Zusammenhang mit HMW-Kininogen die Aktivierung des Plasmaprokallikreins bewirkte. Bestand ein endogener Mangel oder Verbrauch dieser Gerinnungsfaktoren oder war ihre Aktivierung durch Heparin verzögert, so war eine vollständige Aktivierung des Plasmaprokallikreins mit dieser Methode nicht mehr gewährleistet [161]. Deshalb wurde in anderen Untersuchungen die Aktivierung des Plasmaprokallikreins unmittelbar durch den Zusatz von aktivem Hageman-Faktor zur Probe angestrebt [18, 266]. Durch dieses neue Aktivierungsverfahren war zwar ein großes Problem für die klinische Routine beseitigt, die eventuellen Meßfehler durch Inhibitoren oder mit dem Substrat interferierende Enzyme blieben jedoch unverändert bestehen. Eine Arbeitsgruppe schloß den Einfluß der Inhibitoren auf die Plasma(pro)kallikreinaktivität durch eine Vorbehandlung der Proben mit Chloroform aus [150]. In dem hier vorgestellten Meßverfahren für Plasma(pro)kallikrein konnten alle obengenannten Probleme durch eine Extraktion der Proben mittels Ionenaustauscher-Chromatographie gelöst werden. Durch diese Extraktion wurde Plasmaprokallikrein bei zufriedenstellender Recovery zuverlässig von den im Plasma vorhandenen Kallikreininhibitoren getrennt, so daß während der Inkubation eine konstante Substratspaltung über die gesamte Inkubationszeit gewährleistet war. Auch die im Assay interferierenden Enzyme wie Hageman-Faktor, Plasmin und glanduläres Kallikrein [77, 82, 251, 254] wurden durch die Ionenaustauscher-Chromatographie vollständig vom Plasmaprokallikrein getrennt. Die Separation des Hageman-Faktors vom

Plasmaprokallikrein war besonders klar daran zu erkennen, daß die üblichen ober-flächenaktiven Aktivatoren nach dem Extraktionsverfahren keinerlei Aktivierung des Plasmaprokallikreins mehr erreichten, wie es am Beispiel des Dextransulfats gezeigt wurde. Zur Aktivierung kam im eigenen Meßverfahren dementsprechend eine in allen Proben konstante Menge aktiven Hageman-Faktors und HMW-Kini-nogens zum Einsatz.Die Eigenaktivität des Aktivierungsgemisches auf das chro-mogene Substrat wurde in der Aktivitätsberechnung als Leerwert berücksichtigt. Als weiterer großer Vorteil der Ionenaustauscher-Chromatographie stellte sich heraus, daß die Plasma(pro)kallikrein-Aktivität mit dieser Bestimmungsmethode nicht, wie bisher praktiziert, nur in Zitratblut bestimmt werden konnte [83, 160], sondern jetzt auch in Blutproben meßbar war, die mit Heparin kontaminiert waren und keine exakte Bestimmung des Plasmaprokallikreins zuließen [169, 519]. Die anderen therapeutisch eingesetzten Kallikreininhibitoren wie Aprotinin und FOY [45] wurden hingegen nicht vom Plasmaprokallikrein separiert, so daß ihre thera-peutische Potenz auch nach Ionenaustauscher-Chromatographie bestimmbar blieb. Mit dem hier vorgestellten Meßverfahren existiert nun erstmalig eine Bestim-mungsmethode für Plasmaprokallikrein, die in allen Proben eine standardisierte Aktivierung sichert, unabhängig von der jeweiligen Plasmaart arbeitet und frei von interferierenden Enzymen und Inhibitoren die Enzymaktivität bestimmt. The-rapeutische Kallikreinhemmstoffe werden nicht aus der Probe entfernt und deshalb ungestört erfaßt. Die so ermittelten Normalwerte sind die höchsten bisher beob-achteten Werte und liegen zum Teil doppelt so hoch wie bei anderen Untersu-chungen ohne Probenaufarbeitung [9, 139]. Annähernd gleiche Plasma(pro)kalli-krein-Aktivitäten wurden nur in einer Studie ermittelt, in der die Kallikreininhi-bitoren mit Chloroform inaktiviert worden waren [150].

Die ursprüngliche Bestimmung der *Kinine* durch Blutdruck- oder Durchblu-tungsmessung an Ratte oder Hund sowie im Bioassay am isolierten Muskel wurde wegen ihrer allzu geringen Spezifität schon früh wieder verlassen [1, 140, 314]. In den folgenden Jahren wurde der spezifische Kinin-Radioimmunoassay entwik-kelt, der dann im weiteren Verlauf verschiedenen Variationen wie Festphasen-assay und Enzymimmunoassay unterzogen wurde [194, 228, 324, 372, 477, 503, 507]. Die in neuester Zeit beschriebenen Verfahren der Kininbestimmung mittels Hochdruckflüssigkeitschromatographie (HPLC) sind zur Zeit sicherlich die spezi-fischsten Verfahren [186, 507]. Sie sind jedoch wegen mangelnder Sensitivität in der Routine unbrauchbar und können deshalb nur für biochemische Untersuchun-gen eingesetzt werden.

Der hier vorgestellte Kinin-Radioimmunoassay mit Anti-Bradykinin-Antiseren ist ein ausreichend spezifischer und sensitiver Assay zur Bestimmung der Kinin-peptide. Eine Differenzierung zwischen den einzelnen Kininen ist wegen der fast vollständigen Kreuzreaktionen nicht möglich, wegen der identischen biologischen Aktivität der wichtigsten Kinine aber auch nicht nötig. Inaktive Bradykininfrag-mente werden durch die Antikörper nicht erfaßt. Die Bestimmung der Kinine im Urin ist unproblematisch. Die Wiederauffindungsrate ist annähernd 100%, die Va-riationskoeffizienten der Intra- und Intervarianz sind niedrig, und die Verdün-nungskurven der Proben zeigen die gleiche Immunoreaktivität wie reines Brady-kinin. War für die Kininbestimmung im Bioassay am isolierten Darmstreifen noch eine Extraktion der Kinine aus dem Urin erforderlich [552], so war seit Einführung des Bradykinin-Radioimmunoassays die Kininbestimmung im Humanurin ohne Vorbehandlung der Proben möglich [477]. Die Verdünnungsreihe der Urinproben verliefen auch in den eigenen Untersuchungen parallel zur Bradykininstandardkurve und wurden durch eine Alkoholextraktion der Kinine nicht verändert. Im Rattenurin hingegen waren die Kinine erst nach Alkoholextraktion zuverlässig zu messen. Die Wiederauffindung war auch unter diesen Bedingungen vollständig.

Im Blut stellte sich die Kininbestimmung wesentlich schwieriger dar. Es wurden Meßverfahren mit aufwendigen Extraktionsschritten [21, 371, 468, 480] und solche ohne jede Probenaufarbeitung [521] vorgestellt und Meßbereiche zwischen 4,2 ng/ml [521] und kleiner als 3 pg/ml angegeben [371]. Die Weiterentwicklung der Meßverfahren in den letzten Jahren hat nun gezeigt, daß nur nach einer sorgfältigen Probenaufarbeitung vergleichbare Kininkonzentrationen im Blut gemessen werden können. Zu den Aufarbeitungsschritten gehören eine sofortige Inaktivierung jeglicher Enzymaktivität in den Proben mit Salzsäure [467, 480], Alkohol [228] oder einem hochpotenten Inhibitor-Cocktail [21] sowie eine spezielle Extraktion der Kinine [21, 228, 467, 480]. In dem hier vorgestellten Meßverfahren wurde die Blutprobe schon in der Spritze sofort mit Salzsäure inaktiviert. Vergleichende Untersuchungen hatten ergeben, daß diese Form der Enzyminaktivierung gleichermaßen wirksam ist wie die Hemmung mit dem ebenfalls beschriebenen Inhibitorcocktail [21]. Die Extraktionsschritte sind in allen beschriebenen Verfahren ähnlich und beinhalten in der Regel einen Äther- und einen Alkoholextraktionsschritt. Auffallend ist aber, daß selbst bei intakter Probenaufarbeitung in einigen Assays wesentlich höhere Kininkonzentrationen im Blut bestimmt wurden ([228], eigene Untersuchungen mit AK O7a). In einer vergleichenden Messung mit vier verschiedenen Antibradykinin-Antiseren in einer Probe konnte hier nun erstmalig demonstriert werden, daß neben dem Extraktionsverfahren auch die im Radioimmunoassay eingesetzten Antikörper von entscheidender Bedeutung für die Höhe der Kininkonzentrationen im Blut sind. Diese Diskrepanzen sind, wie die umfangreichen Austestungen zeigten, mit großer Wahrscheinlichkeit nicht durch eine unterschiedliche Kreuzreaktivität der Antikörper bedingt, sondern eher auf zur Zeit noch unbekannte Plasmafaktoren zurückzuführen. Zur Zeit sind daher für die Bestimmung der Kinine im Blut drei Bedingungen zu erfüllen: erstens eine sofortige Hemmung jeglicher Enzymaktivität in der Probe, zweitens eine effektive Extraktion der Kinine und drittens einen hochspezifischen Antikörper. Diese drei Bedingungen waren in dem hier vorgestellten Meßverfahren mit Antikörper Si und Sh erfüllt. In Anlehnung an Scicli und Mitarbeiter [467] wurde im eigenen Extraktionsverfahren als letzter Schritt noch eine zusätzliche Ionenaustauscher-Chromatographie eingeführt, um die Kinine sicher von eventuell interferierenden Kininogenbruchstücken zu trennen. Die Recovery bei diesem Extraktionsverfahren lag mit 50 bis 60 % im üblichen Rahmen. Die bestimmten Normalwerte der Kinine im Blut zeigten eine gute Übereinstimmung mit neueren Publikationen anderer Arbeitsgruppen, aus denen sich ein Normalbereich zwischen 3 und 40 pg/ml Blut ableiten ließ [21, 371, 467].

Die Bestimmung der *Kininogene* ist zur Zeit noch nicht mit einem kommerziellen Assaykit möglich. Beschrieben wurden in der Vergangenheit mehrere Meßmethoden, die die Kininogene entweder über die Kininfreisetzung [110, 506] oder aber über ihre Immunoreaktivität bestimmten [51, 260, 265, 361]. Das hier vorgestellte Meßverfahren wurde in Anlehnung an die Methode von Diniz und Carvalho [110] entwickelt und basiert auf der Kininfreisetzung aus Kininogen durch Trypsin. Für die Bestimmung des Gesamtkininogens wurden in dem eigenen Verfahren höhere Trypsinkonzentrationen eingesetzt, um eine vollständige Bradykininfreisetzung innerhalb der Inkubationszeit zu gewährleisten. Ein Abbau des abgespaltenen Bradykinins durch die Trypsinpräparation, wie er initial noch beschrieben wurde [110], fand sich bei den heutigen hochgereinigten und chemisch aufgearbeiteten Chargen nicht mehr, da in diesen Chargen das eventuell noch vorhandene Chymotrypsin vollständig inaktiviert war. Auch der Abbau der Kinine durch die Kininasen war durch potente Inhibitoren im Inkubationsmedium vollständig gehemmt. Entsprechend vollständig (annähernd 100 %) gelang die Wiederauffindung von exogenem Bradykinin, das der Inkubationslösung zugesetzt war. Die Bestimmung des niedermolekularen (LMW-)Kininogens erfolgte nach dem identischen Prinzip der Gesamtkininogen-Bestimmung. Zuvor mußten in diesen Proben jedoch die Kinine aus dem ebenfalls vorhandenen hochmolekularen (HMW-)Kininogen vollständig abgespalten und von den Kininasen inaktiviert werden. Ein ausreichend spezifischer Umsatz von HMW-Kininogen konnte durch Zugabe von hochgereinigtem aktiven Plasmakallikrein zur Probe während einer gesonderten Vorinkubation erreicht werden. In diesem Punkte unterscheidet sich das hier vorgestellte Meßverfahren ganz wesentlich von dem bisher berichteten Verfahren, in dem der Abbau des HMW-Kininogens durch Aktivierung des endogenen Plasmaprokallikreins angestrebt wird [506]. Die Aktivierung des endogenen Plasmaprokallikreins kann sowohl durch die Zugabe von Dextransulfat und Kaolin [150] als auch durch die Zugabe von oberflächenaktiven Glaskügelchen erfolgen [506]. Die rasche und vollständige Aktivierung von Plasmaprokallikrein erfolgt bei diesen Methoden sekundär nach einer Aktivierung des Hageman-Faktors (F XII) durch die exogenen Aktivatoren (Glaskügelchen, Kaolin). Beiden Aktivierungsverfahren haftet daher aber der Nachteil an, daß bei einem endogenen Mangel an Hageman-Faktor oder Plasmaprokallikrein möglicherweise keine ausreichende Enzymaktivität im Inkubationsansatz mehr vorhanden ist, um das HMW-Kininogen vollständig abzubauen. In dem hier vorgestellten Verfahren wurde dem Inkubationsgemisch eine konstante Menge gereinigten aktiven Plasmakallikreins zugesetzt, so daß der vollständige Abbau des HMW-Kininogens stets in jeder Probe unabhängig vom ihrem endogenen Gehalt an Hageman-Faktor und Plasmaprokallikrein gewährleistet war. Der hohe Kininasengehalt des Plasmas (Kininase I und II) sicherte den sofortigen Abbau der aus dem HMW-Kininogen freigesetzten Kinine, so daß diese in der nun folgenden Inkubation zum LMW-Kininogen-Abbau nicht interferierten.

Das erarbeitete Meßverfahren zur Bestimmung der Kininogenkonzentration ermöglicht nur die Bestimmung des noch kininhaltigen Kininogens. Schon gespaltenes, kininfreies Kininogen wird mit diesem Verfahren sicher nicht erfaßt. In diesem Punkte unterscheidet sich das vorgestellte Meßverfahren von den immunologischen Bestimmungsmethoden. Denn diese Assays bestimmen wegen des gleichen immunologischen Verhaltens beide Kininogenformen, das kininhaltige und das kininfreie Kininogen, gleichermaßen. Ob diese Differenzierung in kininhaltiges und kininfreies Kininogen jedoch von physiologischer Bedeutung ist, bleibt zur Zeit ungeklärt, da es bisher zu wenige vergleichende Untersuchungen zu diesem Thema gibt. Eigene vergleichende Untersuchungen mit der ELISA-Technik (Priv.-Doz. Dr. W. Müller-Esterl, München) zeigten eine hervorragende Übereinstimmung der molaren Ergebnisse mit hochsignifikantem Korrelationskoeffizienten und einer Regressionsgeraden, die die Ordinate bei Null schneidet. Hiernach zu urteilen, scheinen beide Meßverfahren bei In-vivo-Messungen kein differentes Kininogen zu bestimmen. Auch die Koeffizienten der Intra- und Interassayvarianz waren in beiden Meßverfahren annähernd gleich [361]. Ein Vergleich der Variationskoeffizienten mit anderen Kininogenbestimmungen gleichen Prinzips war nicht möglich, da die anderen Autoren diese Parameter nicht angaben. Die hier erhobenen Kininogenkonzentrationen zeigten bei gesunden Normalpersonen eine gute Übereinstimmung mit den bisher berichteten Werten der anderen Arbeitsgruppen [110, 357, 361, 506].

Zur Bestimmung der Aktivität der *Kininase II* existieren zur Zeit zwei verschiedene Enzymassays. Neben dem hier vorgestellten Radioassay werden spektrophotometrische und fluorimetrische Bestimmungen mit synthetischen Peptidsubstraten vorgenommen [98, 288, 163]. Diese Assays scheinen für klinische Fragestellungen ausreichend spezifisch zu sein, doch fällt auf, daß trotz effektiver Hemmung der Kininase II durch Captopril in vivo kaum vollständig gehemmte Enzymaktivitäten im Blut festgestellt wurden. Mit dem von Ryan und Mitarbeitern [448] entwickelten Radioassay waren hingegen nach Captopril keine Enzymaktivitäten im Blut mehr nachzuweisen. Bei zu hohen Enyzmaktivitäten wurden mit diesem Assay wie auch mit den spektrophotometrischen und fluorimetrischen Testen falsch niedrige Werte gemessen, was sich auf eine Hemmung der Enzym-Substrat-Reaktion durch eine zu hohe Konzentration des Spaltproduktes zurückführen ließ [98, 288, 448]. Aus diesem Grunde mußten bei allzu hohen Werten die Proben zur Messung entsprechend verdünnt werden. Der Koeffizient der Intra- und Interassayvarianz lag in einem für Peptidsubstrate üblichen Bereich. Die Werte des Radioassays korrelierten hochsignifikant mit den Werten der Kininasengesamtaktivität im Plasma, die in einem neuentwickelten Assay anhand der bradykinin-abbauenden Aktivität der Probe bestimmt wurde. Die Regressionsgerade dieser Korrelation schnitt die Ordinate annähernd bei Null, so daß der Verdacht naheliegt, daß beide Meßverfahren die gleiche Enzymaktivität bestimmen. Die Aktivität der Kininase I im Plasma ist demzufolge zu gering, um unter den gegebenen Inkubationsbedingungen noch einen meßbaren Bradykininabbau zu bewirken. Die Bestimmung der Kininasengesamtaktivität war in Plasmen von captoprilbehandelten Patienten nicht zuverlässig möglich und ergab falsch hohe Werte. Ursache für dieses Phänomen dürfte eine Verdrängung des Kininase-II-Inhibitors Captopril vom aktiven Zentrum des Enzyms sein, die während der Inkubation durch das hier im Überschuß vorhandene Bradykinin bewirkt wird. Wegen dieser Probleme wurde das Verfahren zur Bestimmung der Kininasengesamtaktivität nur für methodische Fragestellungen eingesetzt, während dem weitgehend spezifischen Radioassay die Bestimmung der klinischen Proben vorbehalten blieb. Der an den eigenen Probanden erhobene Normalbereich der Kininasen-II-Aktivität stimmte gut mit dem in der Literatur beschriebenen Bereich überein [448].

Die Bestimmung der *Kallikreininhibitoren* im Plasma erfolgte in allen Fällen mit kommerziell erhältlichen Assaykits. So wurde vom Alpha$_1$-Proteaseninhibitor und vom Alpha2-Makroglobulin die immunologische Konzentration mittels Radialimmunodiffusion bestimmt, während vom Antithrombin III und von C1-Esteraseinhibitor die Hemmaktivität mittels spezifischer Substrate bestimmt wurde. Alle vier Verfahren wurden ohne Modifikation entsprechend der firmen-eigenen Arbeitsanleitungen durchgeführt. Die angelegten Verdünnungsreihen zeigten eine strenge Linearität in Abhängigkeit von der Inhibitorkonzentration bzw. -aktivität. Zur Frage der Spezifität können keine Angaben gemacht werden, da eigene Untersuchungen in diesem Zusammenhang nicht durchgeführt wurden. Die mit diesen Verfahren gemessenen Werte in Plasmen von Normalpersonen entsprachen den vorgegebenen Sollwerten.

5.2 Ergebnisse der tierexperimentellen und klinischen Untersuchungen

5.2.1 Physiologische Regulation und Bedeutung des renalen Kallikrein-Kinin-Systems

Bevor Studien zur physiologischen Regulation und Bedeutung des renalen Kallikreins geplant werden, sollte in einem Normalkollektiv abgeklärt werden, ob eine *Alters- oder Geschlechtsabhängigkeit* der einzelnen Komponenten der plasmatischen oder renalen Kallikrein-Kinin-Systeme vorliegt. Konnte primär bei Ratten im Wachstum eine Zunahme der Kallikreinexkretion mit dem Alter festgestellt werden, so fiel die Kallikreinexkretion jedoch im höheren Alter wieder deutlich ab. Dieser Befund läßt jedoch noch auf keine direkte Altersabhängigkeit beim Menschen schließen, da die Ratten anders als der Mensch ein kontinuierliches Körperwachstum aufweisen. Zudem muß bei genauerer Betrachtung die Bewertung des sekundären Kallikreinabfalls bei älteren Ratten mit größter Vorsicht erfolgen, da bei den Tieren gleichzeitig Hinweise für eine Schädigung der Nieren gefunden werden konnten (eigene Untersuchungen [419]). In den eigenen Studien an erwachsenen gesunden Probanden mit intakter Nierenfunktion fand sich dann gemäß dieser Bedenken auch keine Altersabhängigkeit. Dieses Ergebnis wurde in einer anderen vergleichbaren klinischen Studie bestätigt [223]. In einer weiteren Studie berichteten die Autoren über eine Reduktion der renalen Kallikreinexkretion mit zunehmendem Alter [365]. Betrachtet man aber die Ergebnisse dieser Studie im Detail, so fällt auf, daß die Kallikreinexkretion der Normalpersonen bis zu einem Alter von 60 Jahren völlig konstant blieb und erst über diesem Alter abfiel. Dieser erst sehr späte Abfall der Kallikreinexkretion ließ, ähnlich wie in den Tierversuchen, eher an einen sekundäres Geschehen aufgrund einer Nierenschädigung denken als auf eine direkte Altersabhängigkeit schließen. Bei den in dieser Studie gleichzeitig untersuchten Patienten mit arterieller Hypertonie konnte auch bei den älteren Personen keine Altersabhängigkeit der renalen Kallikreinexkretion festgestellt werden.

Der Vergleich der Kallikreinexkretion zwischen *Männern und Frauen* deckte bei den Frauen stets geringere Werte auf als bei den Männern; diese Differenz erreichte aber nur in einer einzigen epidemiologischen Studie eine statistische

Signifikanz, die zusätzlich noch Beziehungen zwischen der Kallikreinexkretion und der Rasse, dem Körpergewicht, der Nierenfunktion sowie der Jahres- und Tageszeit beschrieb [555]. Eine andere epidemiologische Studie [485] nahm hierzu leider keine Stellung, so daß diese multifaktoriellen Wechselbeziehungen ohne Bestätigung blieben. Auch innerhalb eines *Ovarialzyklus* konnten keine Unterschiede in der Kallikreinexkretion der Frauen beobachtet werden, obwohl die Aldosteronausscheidung signifikanten Schwankungen unterworfen war. Vergleichende Untersuchungen anderer Arbeitsgruppen zu diesem Problem existieren zur Zeit nicht. Die fehlende Alters- und Geschlechtsabhängigkeit bestätigte sich auch für die anderen Komponenten der Kallikrein-Kinin-Systeme im Blut. Lediglich die Kallikreininhibitoren Alpha$_2$-Makroglobulin und Alpha$_1$-Proteaseninhibitor zeigten eine kontinuierliche Konzentrationsabnahme im Alter.

Bei den hier untersuchten Komponenten der Kallikrein-Kinin-Systeme in Niere und Blut war keine signifikante *Tagesrhythmik* festzustellen. Dies galt sowohl für die tierexperimentellen Studien an Ratten als auch für die klinischen Studien an gesunden Normalpersonen. Diese Befunde stehen im Widerspruch zu zwei anderen Studien, die eine ausgeprägte Tagesrhythmik der renalen Kallikrein- und Kininexkretion beschrieben [6, 439]. Auffällig in diesen Studien war jedoch, daß die Tagesrhythmik der Kallikreinexkretion genau konträr zur Kininexkretion verlief und keine Beziehung zur Tagesrhythmik der Natrium- und Wasserexkretion bot. Diese Befunde blieben letztlich ohne Erklärung und konnten von keiner anderen Arbeitsgruppe bestätigt werden. In den eigenen Untersuchungen wurde auf die Bestimmung der Kinine verzichtet, da bei den über eine Stunde dauernden Urinsammelperioden wegen des raschen Kininstoffwechsels im Urin keine intakte Kininmessung mehr gewährleistet war. Untersuchungen zum Einfluß einer *Orthostase* auf die Komponenten der Kallikrein-Kinin-Systeme blieben sowohl bei Normalpersonen als auch bei Patienten mit Hypertonie ohne faßbares Ergebnis. Der in anderen Studien [335, 493, 546] beobachtete Anstieg der Kinine im Blut während Orthostase konnte mit dem hier vorgestellten, weiterentwickelten Meßverfahren bei Patienten mit Hypertonie nicht mehr bestätigt werden. Diese eigenen Befunde stehen im Einklang mit einer weiteren Untersuchung an essentiellen Hypertonikern, die schon mit einer verfeinerten Kininbestimmungsmethode durchgeführt wurde [229]. Nachdem durch diese Voruntersuchungen gezeigt werden konnte, daß vor allem die renale Kallikreinaktivität unabhängig von Alter, Geschlecht, Ovulationszyklus, Tageszeit und Körperlage war, wurden die Untersuchungen zur physiologischen Regulation und Bedeutung des renalen Kallikreins durchgeführt.

Bradykinin und Kallidin bewirkten am Hund nach *intraarterieller Injektion in die Niere* eine Steigerung der Diurese, der Natriurese und der Nierendurchblutung [212, 340, 533]. In einer der Studien wurde während einer nur 30minütigen Beobachtungsperiode neben einer deutlichen Steigerung der Diurese auch eine Stimulation der renalen Kallikreinexkretion gesehen [340]. In den eigenen Untersuchungen konnte nun gezeigt werden, daß die Kaliurese ebenso wie die Kallikreinexkretion im Urin nicht oder nur unbedeutend durch die Bradykinininjektion beeinflußt werden. Insbesondere konnte in dieser Studie, die sich über einen Zeitraum von drei Stunden erstreckte, kein sogenanntes Feedback-Phänomen zwischen intravasalem Bradykinin und renalem Kallikrein beobachtet werden. Anhand dieser Untersuchungen konnte jedoch letztlich nicht ausgeschlossen werden, daß ein solcher Feedback-Mechanismus eventuell noch lokal an der Epithelzelle des distalen Tubulus existiert. Denn es blieb bis heute unklar, ob und wie sich die lokale, tubulo-epitheliale Kininkonzentration nach intravasaler Bradykininapplikation ändert.

Durch den ausgeprägten diuretischen und natriuretischen Effekt der Kinine wurde diesen Peptiden bald eine wesentliche Bedeutung in der *physiologischen Regulation der Natrium- und Wasserausscheidung* zugesprochen. Die hierzu erhobenen Befunde widersprechen sich jedoch und lassen keine eindeutige Stellungnahme zu. Denn sowohl bei Normalpersonen als auch bei Patienten waren keine konstanten Beziehungen zwischen der Kallikreinexkretion im Urin und der Natriurese bzw. dem Urinvolumen zu beobachten. Diese Befunde stehen in guter Übereinstimmung mit der bisherigen Literatur klinischer und tierexperimenteller Studien, in denen sowohl positive [36, 138, 192, 258, 307, 322, 342, 345, 475] als auch negative [245, 246, 290, 308, 335, 444, 522] oder fehlende [7, 81, 134, 294, 308, 419, 557] Korrelationen zwischen diesen Parametern mitgeteilt wurden. Besonders auffällig ist, daß die überwiegende Zahl der Publikationen mit einer positiven Korrelation zwischen Kallikrein- und Natriumausscheidung sich mit Akutstudien befaßte. In diesen Untersuchungen kam es regelmäßig mit dem akuten Anstieg der Natriurese und Diurese auch zu einem Anstieg der Kallikreinexkretion im Urin, was zwangsläufig zu positiven Korrelationen führte. Wählt man aber kleinere Urinsammelperioden, wie es in einigen eigenen experimentellen Untersuchungen exemplarisch geschah, so bemerkt man, daß die Stimulation der Kallikreinexkretion nach akuter Steigerung der Diurese einen völlig anderen Verlauf nimmt als die Natriurese und Diurese und eine rein mathematische Korrelation zwischen diesen Parametern nicht unbedingt einer echten Wechselbeziehung entsprechen muß: Die Kallikreinexkretion stieg unmittelbar zu Beginn der Diuresezunahme an und erreichte schon rasch ihr Maximum. Der Abfall der Kallikreinexkretion trat bereits wieder ein, wenn die Diurese noch stieg. Zum Zeitpunkt der größten Diuresesteigerung hatte sich die Kallikreinexkretion dann schon wieder weitgehend normalisiert und fiel im weiteren Verlauf der Untersuchung trotz anhaltend gesteigerter Diurese unter die Kontrollwerte ab [40]. Dieses biphasische Verhalten der Kallikreinexkretion während einer akut gesteigerten Diurese galt gleichermaßen für das aktive und das inaktive Kallikrein und war sowohl in allen tierexperimentellen als auch klinischen Studien unabhängig von der Ursache der gesteigerten Diurese zu beobachten. So konnte dieser charakteristische Verlauf der Kallikreinausscheidung in den hier vorgestellten Untersuchungen nach Furosemid, Bumetanid, Triamteren, Mannitol, atrialem natriuretischen Faktor, Immersion und Änderung des Perfusionsdrucks der Niere verzeichnet werden. Auch kurzfristige Kochsalzinfusionen erzeugten bei kontinuierlicher Steigerung der Diurese und Natriurese den zuvor beschriebenen biphasischen Verlauf der Kallikreinexkretion [319, 321]. Lediglich die akute Steigerung der Diurese nach Denervation der Nieren blieb ohne Veränderung im renalen Kallikrein-Kinin-System [134]. Durch diesen biphasischen Verlauf der Kallikreinausscheidung war auch zu erklären, warum in einer anderen Studie mit nur einer längeren Urinsammelphase von 3 bzw. 4 Stunden keine Veränderung in der renalen Kallikreinexkretion beobachtet werden konnte [206]. In den Tierversuchen fiel die Kallikreinaktivität in der Niere selber regelmäßig nach akuter Steigerung der Diurese ab. Dieser parallele Kallikreinabfall in Niere und Urin nach einer akuten Diuresesteigerung ließ den Verdacht aufkommen, daß die biphasische Kallikreinexkretion im Urin nur einem sogenannten "Auswasch-Phänomen" entsprach und keine echte Stimulation widerspiegelte. Dieser Hypothese standen aber drei wesentliche Punkte entgegen. So konnte zum einen gezeigt werden, daß die Kininausscheidung während der gesamten Diuresesteigerung erhöht blieb und nicht gleichsinnig mit der Kallikreinexkretion verlief. Diese längerfristig gesteigerte Kininbildung könnte durchaus zu Lasten einer intrarenal gesteigerten Kallikreinsekretion gehen, die weder im Urin noch im Nierengewebe selber meßbar ist; denn das Kallikrein kann nach seiner Stimulation die Niere auch über den parallel zur Diurese gesteigerten Lymph- und Blutfluß verlassen [101, 429, 435]. Zum zweiten fiel in der klinischen Studie mit Furosemidinjektion nach Captoprilvorbehandlung auf, daß eine wiederholte Steigerung der Diurese (erster Diüreseanstieg nach Captopril, zweiter Anstieg nach Furosemid) auch mit einer wiederholten Steigerung der Kallikreinexkretion verbunden war. In dieser Versuchsanordnung war das sogenannte "Auswasch-Phänomen" im wesentlichen schon bei der ersten Diuresesteigerung abgelaufen und spielte bei der zweiten Diuresesteigerung nur noch eine untergeordnete Rolle, wie es aus dem Verlauf der Kreatininausscheidung hervorging. Dementsprechend war die kreatinin-bezogene Kallikreinexkretion bei dem zweiten Diureseanstieg dann auch deutlich gesteigert und wies auf eine echte Stimulation des renalen Kallikreins hin. Als dritter Punkt sprach gegen ein alleiniges "Auswasch-Phänomen" und für eine echte Stimulation des renalen Kallikrein-Kinin-Systems bei akuter Steigerung der Diurese, daß nach vollständiger Hemmung des renalen Kallikreins mit Aprotinin die furosemid-induzierte Diuresesteigerung reduziert war [483]. Dieser Befund unterstützt indirekt die These einer Beteiligung des renalen Kallikrein-Kinin-Systems an der akuten Regulation der Natriurese und Diurese, die schon in anderen Studien aufgrund einer Hemmung des renalen Kallikrein-Kinin-Systems mit Aprotinin oder Bradykininantikörpern diskutiert wurde [271, 317]. Die mangelnde Reproduzierbarkeit der Kallikreinstimulation durch wiederholte Änderung des Perfusionsdruckes an der isoliert perfundierten Rattenniere steht nicht im Widerspruch zu den bisher besprochenen Thesen, da die isoliert perfundierten Nieren in der Regel eine Schädigung des distalen Tubulus aufweisen [13] und so eventuell nicht mehr in der Lage sind, Kallikrein in adäquaten Mengen zu synthetisieren. – In allen tierexperimentellen Untersuchungen mit kurzfristiger Veränderung der Diurese fand sich keine Korrelation zwischen Kallikreinexkretion im Urin und intrarenaler Kallikreinaktivität oder Kininexkretion im Urin. Dieser Befund erscheint von besonderem Interesse zu sein, denn er legt den Schluß nahe, daß in Versuchen mit akuten Veränderungen in der Diurese die Kallikreinausscheidung im Urin nicht unbedingt die wahre intrarenale Kallikreinaktivität repräsentiert und unter Umständen zu falschen Schlußfolgerungen führen könnte. Anders als in den Akutversuchen sieht die Situation bei längerfristigen Studien über mehrere Tage aus. Hier bestand in allen Versuchsmodellen eine hoch signifikante Korrelation zwischen intrarenaler Kallikreinaktivität und renaler Kallikreinexkretion im Urin, so daß in diesen Studien die Kallikreinexkretion hervorragend die aktuelle Aktivität des renalen Kallikrein-Kinin-Systems wiedergibt.

Im Gegensatz zu der direkten positiven Korrelation zwischen Natrium- und Kallikreinexkretion im Urin in den Akutstudien konnte bei längerfristiger diätetischer Restriktion der oralen Natriumzufuhr ein inverses Verhalten von *Natrium- und Kallikreinexkretion im Urin* beobachtet werden. Dieser Befund war in allen Studien reproduzierbar und ist mit größter Wahrscheinlichkeit auf die gleichzeitige Stimulation der Aldosteronsekretion zurückzuführen [246, 259, 308, 345, 419, 522]. Denn die gleichzeitige Gabe von Spironolacton war in der Lage, den Anstieg des Kallikreins unter Natriumrestriktion wieder weitgehend aufzuheben [311]. Die Stimulation des renalen Kallikreins durch Natriumentzug betraf sowohl das aktive als auch das inaktive Kallikrein, wobei jedoch die des aktiven Kallikreins geringfügig stärker ausgeprägt war und eine verstärkte Konversion des inaktiven Kallikreins in aktives Kallikrein anzeigte. Die Stimulation des Kallikreins durch Natriumrestriktion konnte im Tierversuch nicht nur für die renale Kallikreinausscheidung, sondern auch für die intrarenale Kallikreinaktivität nachgewiesen werden. In einer biochemischen Studie an Kaninchen gelang es, anhand der Granulazunahme in den Zellen des distalen Tubulus unter Salzrestriktion zu zeigen, daß es sich bei der Stimulation des renalen Kallikreins um eine echte Steigerung der intrarenalen Kallikreinsekretion handelte [396]. Ob die Änderung der Natriumexkretion alleine eine Wirkung auf die renale Kallikreinexkretion entfalten kann, bleibt jedoch bis heute fraglich. Denn eine orale Natriumbelastung, die ja ebenfalls eine erhebliche Änderung in der Natriumexkretion – allerdings auf höherem Ausgangsniveau - bewirkt, war in den klinischen Studien trotz deutlicher Aldosteronsuppression nicht in der Lage, die Kallikreinexkretion der Niere zu beeinflussen. Ähnliche Befunde wurden auch von anderen Arbeitsgruppen erhoben [259, 308, 345, 419]. Nur in tierexperimentellen Studien an Ratten wurde eine Reduktion der Kallikreinexkretion unter Salzbelastung beobachtet [246, 315, 522]. Eine Erklärung für diese deutliche Diskrepanz zwischen den Ergebnissen der klinischen und der tierexperimentellen Studien kann zur Zeit anhand der publizierten Literatur nicht gegeben werden. Setzte man die Veränderungen in der Aktivität des renalen Kallikreins und in der Aldosteronaktivität zueinander ins Verhältnis, so war in allen Phasen der Natriumaufnahme eine Beziehung zwischen dem natrium-retinierenden Aldosteron und dem natriuretisch wirkenden Kallikrein der Niere aufzuzeigen, die darauf ausgerichtet war, die Homöostase im Natriumhaushalt des Organismus aufrechtzuerhalten. Die bisher besprochenen Veränderungen betrafen nur die Aktivität des renalen Kallikreins. Die Kininexkretion im Urin hingegen änderte sich unter Natriumrestriktion nicht [468, 522]. Im Blut wurde unter Natriumrestriktion in einer Untersuchung ein Anstieg der Kinine festgestellt [522], während eine andere Studie keine Veränderung der Blutkinine durch die Natriumrestriktion bemerkte [468]. In den eigenen Untersuchungen konnten während der diätetischen Manipulationen in der Natriumaufnahme keinerlei Veränderungen in den Aktivitäten bzw. den Konzentrationen der Komponenten der Kallikrein-Kinin-Systeme im Blut erfaßt werden.

Scheint nach den Ergebnissen der Versuche zur Diuresesteigerung das renale Kallikrein-Kinin-System eine Bedeutung für die akute Regulation der Natriurese und Diurese zu besitzen, so blieb seine Beziehung zum *antidiuretischen Hormon (Vasopressin)* bis heute ungeklärt. Bradykinin war in der Lage Vasopressin zu stimulieren und dessen Wirkung an der Krötenblase zu verstärken, während Aprotinin den gegenteiligen Effekt hatte [68, 172, 438]. Vasopressin seinerseits sollte die Kallikreinexkretion der Nieren stimulieren [94, 135] bzw. supprimieren [550a] und die Kininexkretion steigern können [256]. Doch diese Befunde blieben durch die eigenen Untersuchungen nicht unwidersprochen, und die Autoren einer dieser Studien mußten in einer späteren Untersuchung ihre älteren Ergebnisse selbst korrigieren [136]. Aus den eigenen Befunden ergibt sich, daß bei Ratten mit hereditärem zentralen Diabetes insipidus die renale Kallikreinaktivität normal ist und die erniedrigte Kallikreinexkretion nur auf das kleinere Nierengewicht der Tiere zurückzuführen ist. Ein Durstversuch über 24 Stunden hatte bei beiden untersuchten Rattenstämmen, den Long-Evans-Ratten und den Brattleboro-Ratten mit hereditärem Diabetes insipidus, die gleiche Wirkung auf das renale Kallikrein-Kinin-System [38]. Da sich die beiden Rattenstämme nur in Hinblick auf den Diabetes insipidus unterschieden, scheint eine Stimulation des endogenen Vasopressins – durch Durst nur bei den Long-Evans-Ratten möglich - keinen besonderen Einfluß auf das renale Kallikrein zu entfalten. Die Substitution von Vasopressin führte zu einem markanten Rückgang der Diurese in beiden Tierstämmen mit weitgehender Normalisierung der Urinausscheidung bei den kranken Tieren. Die Kallikreinausscheidung blieb jedoch unter diesen Bedingungen völlig unverändert. Ähnliche Ergebnisse konnten auch bei klinischen Studien erzielt werden. In diesen Untersuchungen am Menschen konnte in den ersten Stunden nach DDAVP ein leichter, jedoch nicht signifikanter Rückgang der Kallikreinausscheidung beobachtet werden, der letztlich ganz verschwand, wenn wegen der erheblichen Diureseschwankungen die kreatinin-bezogene Kallikreinausscheidung kalkuliert wurde.

Konnte in den Versuchen mit akuter Steigerung der Diurese stets eine direkte Stimulation des renalen Kallikrein-Kinin-Systems zu Beginn der Diurese mit Anstieg der Kinine im Urin beobachtet werden, so wiesen die Veränderungen nach diätetischen Manipulationen im Salzhaushalt auf eine weitere Möglichkeit hin, die Aktivität des renalen Kallikreins zu beeinflussen. Denn es war regelmäßig mit der Stimulation der endogenen *Mineralokortikoidaktivität* ein Anstieg der renalen Kallikreinaktivität zu beobachten. In Tierexperimenten war dies besonders nach Injektion von Desoxykortikosteron zu registrieren. Eine Beteiligung des renalen Kallikrein-Kinin-Systems am sogenannten "Escape-Phänomen" der Niere, wie es vor einiger Zeit noch diskutiert wurde [120, 316], konnte nicht beobachtet werden. Vielmehr war in eigenen Untersuchungen an der Ratte festzustellen, daß die Stimulation des renalen Kallikreins nur langsam einsetzte und einige Tage länger anhielt als die Wirkung der Mineralokortikoide auf den Elektrolythaushalt. Der beobachtete verzögerte Anstieg des renalen Kallikreins wurde indirekt auch durch Untersuchungen an der isoliert perfundierten Rattenniere und am Hund bestätigt, in der intrarenal injiziertes Aldosteron nicht in der Lage war, die renale Kallikreinexkretion spontan zu stimulieren [344, 524]. In klinischen Studien konnten die Ergebnisse der Tierexperimente weitgehend reproduziert und durch weitergehende Untersuchungen gefestigt werden. So fand sich eine Stimulation der Kallikreinexkretion nicht nur nach Natriumrestriktion, sondern auch nach oraler Kaliumbelastung und ACTH-Injektion. Besonders wirkungsvoll war die Stimulation des renalen Kallikreins nach kombinierter Natriumrestriktion und Kaliumbelastung mittels oraler Ionenaustauscher-Therapie. Ähnliche Befunde anderer Arbeitsgruppen wiesen ebenfalls auf die direkte Abhängigkeit des renalen Kallikreins von den

Mineralokortikoiden hin. So wurde in allen Untersuchungen an der Ratte oder auch am Menschen eine reproduzierbare Stimulation des Kallikreins durch Desoxykortikosteron, Aldosteron oder Fludrokortison beschrieben [80, 94, 187, 258, 311, 316, 368, 419, 522]. Auch bei einem 17-Hydroxylase-Defekt in der Steroidsynthese war die renale Kallikreinaktivität aufgrund der hohen Mineralokortikoidaktivität gesteigert und normalisierte sich nach ausreichender Substitution mit Glukokortikoiden [348]. Veränderungen der plasmatischen Komponenten der Kallikrein-Kinin-Systeme waren trotz Stimulation des renalen Kallikreins in keiner Untersuchung festzustellen.

Entsprechend diesen Befunden war eine Reduktion der endogenen Mineralokortikoidaktivität von einer Reduktion der renalen Kallikreinaktivität begleitet. In den Tierversuchen war dies besonders nach Natriumbelastung, längerfristiger Behandlung mit Captopril und vollständiger Adrenalektomie zu beobachten, und in den klinischen Studien imponierte dieser Zusammenhang besonders nach oraler Kaliumrestriktion und nach Spironolacton-Behandlung. Diese Ergebnisse, die zum Teil auch von anderen Autoren in ähnlicher Form beschrieben wurden [187, 311, 374, 419], erhielten vor kurzer Zeit ihre Bestätigung durch In-vitro-Untersuchungen an isolierten Nierenrindenzellen der Ratte, in denen nachgewiesen wurde, daß Aldosteron die Kallikreinsekretion dieser Zellen stimuliert und Spironolacton sie wieder supprimiert [310]. Doch die Abhängigkeit des renalen Kallikreins von den Mineralokortikoiden scheint nicht uneingeschränkt zu gelten. Denn es finden sich viele Berichte, in denen keinerlei Beziehung zwischen Aldosteron und renalem Kallikrein beschrieben wurden [60, 81, 94, 379, 557]. Auch in mehreren eigenen Untersuchungen – Ovarialzyklus der Frau, orale Natriumbelastung, ACTH-Injektion und Furosemidinjektion nach Captoprilvorbehandlung – fehlte jegliche Beziehung zwischen renalem Kallikrein und Aldosteron. Desweiteren fiel auf, daß die renale Kallikreinaktivität nach vollständiger Suppression der endogenen Mineralokortikoidaktivität durch Adrenalektomie oder Spironolactonbehandlung nach Kaliumrestriktion eine nicht unbeträchtliche Restaktivität behielt. Versucht man nun alle diese Befunde zusammenzufassen, so könnte folgende Hypothese daraus resultieren: Die Aktivität des renalen Kallikrein-Kinin-Systems setzt sich aus zwei Komponenten zusammen, einem mineralokortikoid-unabhängigen Anteil, der eine gewisse Basalaktivität des Systems aufrechterhält, und einem mineralokortikoid-abhängigen Anteil, der zusätzlich zur Basalaktivität existiert und der Feinmodulation durch die Mineralokortikoide unterliegt. Ob der Einfluß der Mineralokortikoide sich unmittelbar auf die renale Kallikreinaktivität auswirkt oder ob beide Hormonsysteme nur über gleiche Regulationsmechanismen miteinander verbunden sind, blieb bis heute unklar. Die fehlende Sofortwirkung von Aldosteron auf das renale Kallikrein in den Akutversuchen trotz schon meßbarer Veränderungen im Elektrolythaushalt stellt eine direkte Aldosteronwirkung jedoch erheblich in Frage. Als Bindeglied zwischen Mineralokortikoiden und renalem Kallikrein könnte die Regulation des Kaliumhaushaltes stehen, da In-vitro-Untersuchungen an der Krötenblase gezeigt haben, daß die Reduktion der Kallikreinaktivität durch Spironolacton scheinbar nicht spezifisch für dessen Aldosteronantagonismus ist, sondern eher auf der Hemmung des tubulären Kaliumstoffwechsels begründet ist. Diese Vermutung basiert auf der Tatsache, daß der gleiche kallikrein-hemmende Effekt auch mit anderen kalium-sparenden Diuretika, wie Amilorid und Triamte-

ren, erzielt werden konnte, obwohl diese Substanzen keine direkten Aldosteronantagonisten darstellen [312]. Nach einer Langzeittherapie mit diesen Substanzen
könnte dann wieder der zunehmende Natriumverlust des Organismus durch die
gesteigerte Diurese und Natriurese zu einer mineralokortikoid-bedingten Stimulation der renalen Kallikreinexkretion führen, wie es in den eigenen Tierversuchen
beobachtet wurde.

Ein Zusammenhang zwischen *Kaliumhaushalt* und renaler Kallikreinaktivität
konnte in vielen Untersuchungen beobachtet werden. Besonders auffällig war die
gehäuft auftretende, signifikante positive Korrelation zwischen Kaliumexkretion
und Kallikrein- bzw. Kininexkretion im Urin. Besonders deutlich trat diese enge
Wechselbeziehung in den Versuchen mit akuter Diuresesteigerung zutage. Denn
in diesen Situationen zeigten die Kalium- und die Kallikreinexkretion im Urin ein
völlig identisches Verlaufsmuster mit zeitgleich auftretendem Maximum und ver-
gleichbarem sekundären Abfall im Verlauf der Studien. Eine positive Korrelation
zwischen Kalium und Kallikrein im Urin wurde auch von anderen Autoren
beschrieben [138, 227, 257, 345, 365, 384, 522] und hatte in der größten epidemiologischen Studie im Vergleich zu allen anderen untersuchten Parametern den
mit Abstand höchsten Korrelationskoeffizienten, der sich konstant über einen Zeitraum von vier Jahren nachweisen ließ [555, 556]. Überraschend war die im
eigenen Kontrollkollektiv beobachtete Korrelation zwischen der Konzentration der
Kinine im Blut und der renalen Kaliumexkretion. Ob diesem Befund eine Bedeutung zukommt oder ob er nur zufällig auftrat, kann zum jetzigen Stand der Untersuchungen nicht entschieden werden. Keine Korrelation zwischen Kalium- und
Kallikreinexkretion fand sich im Falle einer Schädigung der Nieren im Sinne einer
Glomerulonephritis [81]. Bei annähernd gleicher Aldosteronsuppression durch eine orale Natriumbelastung oder eine diätetische Kaliumrestriktion fiel auf, daß die
Natriumbelastung keinen Effekt auf die Kallikreinexkretion hatte, während die
Kaliumrestriktion zu einer signifikanten Reduktion des renalen Kallikreins führte. Dieser Befund zeigte, daß die Veränderung in der Aldosteronaktivität alleine
nicht ausschlaggebend für die Veränderungen im renalen Kallikrein-Kinin-System
sein konnten. Der sofortige Anstieg der Kallikreinexkretion schon am ersten Tag
der Ionenaustauschertherapie wies ebenfalls eher auf eine direkte Wirkung der erhöhten Kaliumzufuhr hin; denn in dieser Behandlungsphase waren noch keine erhöhten Aldosteronkonzentrationen im Blut oder im Urin der Probanden nachzuweisen.

Die in der Literatur diskutierten Beziehungen zwischen dem *Renin-Angiotensin-System* und dem renalen Kallikrein-Kinin-System [5, 75, 102, 132, 246, 296,
297, 457, 472, 551] fanden in den hier vorgestellten Untersuchungen kein Korre-
lat. Es fanden sich je nach Untersuchung nicht nur positive, sondern auch negative oder gar fehlende Wechselbeziehungen zwischen diesen beiden renalen Hormonsystemen. Vergleicht man die publizierten Ergebnisse zu dieser Frage kritisch,
so sind die signifikanten positiven Korrelationen zwischen Renin- und Kallikrein-
aktivität fast ausschließlich über Aldosteron vermittelt [5, 164, 246], während die
negativen oder fehlenden Korrelationen in der überwiegenden Zahl der Fälle bei
essentieller oder renovaskulärer Hypertonie mit gestörter Nierenfunktion beschrieben wurden [60, 199, 231, 234, 523]. In einer älteren Studie wurde der direkte
Effekt von Angiotensin II auf die Konzentration der Kinine im Blut geprüft [334].

Diese Studie ist von besonderem Interesse, da sie den Einfluß von Angiotensin II sowohl bei intakter Nebennierenfunktion als auch bei Nebenniereninsuffizienz untersucht hat. In diesem Modell wurde deutlich, daß Angiotensin II die Kinine nur bei intakter Nebennierenfunktion stimulieren kann. Fehlt die adrenale Mineralokortikoidsekretion, bleibt Angiotensin II ohne Wirkung auf die Kinine. Der in einer anderen Studie [296] am Hund erhobene Befund, daß Angiotensin II die renale Kallikreinexkretion stimuliert, ist mit größter Zurückhaltung zu interpretieren, da in diesem Versuch durch Angiotensin II auch eine erhebliche Steigerung der Diurese ausgelöst wurde, die alleine schon eine Stimulation der Kallikreinexkretion bewirken konnte. In einer letztlich publizierten zytochemischen Studie mit hochspezifischen Antikörpern gegen renales Kallikrein und Renin konnte entgegen früheren Vermutungen [398, 418] nun erstmals gezeigt werden, daß die beiden Hormonsysteme innerhalb des Nephrons keine morphologischen Berührungspunkte aufwiesen [403]. Auch die subzelluläre Verteilung von Renin und Kallikrein erwies sich als deutlich different [27]. Alle diese Befunde deuten darauf hin, daß zwischen dem Renin-Angiotensin-System und dem renalen Kallikrein keine unmittelbaren Beziehungen bestehen. Eine Verbindung zwischen beiden Systemen vermittelt jedoch die Aldosteronsekretion der Nebenniere, über die Renin das renale Kallikrein sekundär zu stimulieren vermag.

Im Gegensatz zu den Mineralokortikoiden könnte den *Glukokortikoiden* ein supprimierender Effekt auf das renale Kallikrein zugesprochen werden. Diese Vermutung beruht auf den hier vorgestellten Tierexperimenten, in denen Kortikosteron wie auch ACTH eine deutliche Suppression der renalen Kallikreinaktivität bewirkten. Es waren aber recht hohe Dosen von Kortikosteron erforderlich, um diese Effekte zu erzielen. Kortikosteron in niedrigen Dosen war nicht in der Lage, die renale Kallikreinaktivität zu supprimieren [39]. Dexamethason, Methylprednisolon und Kortisol konnten in anderen Studien keine eindeutigen Ergebnisse erzielen und führten in einigen Fällen sogar zu einer Stimulation des Kallikreins [284, 294, 374, 524]. In nur einer Studie supprimierte Dexamethason die renale Kallikreinexkretion [332]. Diese unterschiedliche Beeinflussung des renalen Kallikreins durch die verschiedenen Glukokortikoide könnte durchaus in der unterschiedlichen Mineralokortikoidaktivität dieser Substanzen liegen. Das in den eigenen Untersuchungen eingesetzte Kortikosteron ist das einzige physiologische Glukokortikoid der Ratte und zeigt keine meßbare Mineralokortikoidwirkung [203]. Für Dexamethason trifft dies nicht uneingeschränkt zu, so daß bei Studien mit dieser Substanz ein unbekannter Anteil an Mineralokortikoidaktivität in die Ergebnisse mit eingeht. Dieser Vorteil des Kortikosterons mag dazu geführt haben, daß nur mit dieser Substanz solch einheitliche Ergebnisse erzielt wurden, die sowohl in tierexperimentellen Versuchen nach ACTH-Injektion mit Stimulation der endogenen Kortikosteronsekretion als auch in biochemischen Studien an Tubuluszellen [374] bestätigt werden konnten. In dieser biochemischen Studie wurde gezeigt, daß der negative Effekt der Glukokortikoide mit großer Wahrscheinlichkeit auf einer Hemmung der Kallikreinaktivierung aus inaktivem Kallikrein beruht. Das differente Verhalten der renalen Kallikreinaktivität nach ACTH im Tierversuch (Reduktion des Kallikreins) und in klinischen Studien (Stimulation des Kallikreins) kann wohl am ehesten auf die unterschiedlichen Steroidmuster bei Ratte und Mensch nach ACTH zurückgeführt werden. Wird bei der Ratte im wesentlichen Kortikosteron

stimuliert und hierüber das Kallikrein supprimiert, so kommt es beim Menschen
zu einer prozentual doch merklich geringeren Stimulation der Glukokortikoide und
einer wesentlich ausgeprägteren Stimulation der Mineralokortikoide als bei der
Ratte. Diese erhöhte Mineralokortikoidaktivität nach ACTH könnte als Ursache
für die beim Menschen beobachtete Stimulation des renalen Kallikreins angesehen werden, vorausgesetzt die stimulierende Wirkung der Mineralokortikoide wäre
in der Lage die supprimierende Wirkung der Glukokortikoide zu überspielen.

Das renale Kallikrein-Kinin-System besitzt neben der diuretischen auch eine
vasoaktive Komponente. Sie ist bedingt durch die intrarenal und intravasal freigesetzten Kinine und kann nicht nur lokal, sondern auch systemisch eine erhebliche *Vasodilatation* verursachen. Renales Kallikrein wird in die Zirkulation sezerniert [434] und dort nur langsam inaktiviert, so daß es im arteriellen Schenkel
der Zirkulation noch vasoaktive Kinine freisetzen kann [165, 184, 404]. Lokal
können die Kinine an der Regulation des Nierenplasmaflusses beteiligt sein, wie
aus multiplen tierexperimentellen Studien geschlossen werden darf. So fanden sich
besonders nach akuten Veränderungen der Nierendurchblutung durch Klamme-
rung oder Entklammerung einer Nierenarterie Änderungen in der renalen Kallikreinexkretion, die den Änderungen im Nierenplasmafluß parallel verliefen [36,
342, 391]. In den eigenen Untersuchungen mit Dihydralazin konnte erstmals zeitgleich mit dem gesteigerten Nierenplasmafluß eine erhöhte Kininexkretion im
Urin beobachtet werden. In diesem Versuch war als Besonderheit die Ausscheidungsfunktion der Niere trotz erhöhter Nierendurchblutung unverändert geblieben,
so daß eine Änderung in der Diurese oder Natriurese die erhöhten Kininkonzentrationen im Urin nicht erklären konnten. Die Steigerung der Kinine war mit größter
Wahrscheinlichkeit auf eine Stimulation der Kininfreisetzung zurückzuführen, da
keine Veränderungen in der intrarenalen Aktivität der Kininase II beobachtet wurden [41]. Anders sah das Bild jedoch aus, wenn wie nach Furosemid die Diurese
gleichzeitig mit dem Nierenplasmafluß erhöht war. Hier war auf den ersten Anschein eine Korrelation zwischen renaler Kallikreinaktivität und Nierenplasmafluß
gegeben. Der sekundäre Abfall der Nierendurchblutung war aber nur durch den
Volumenverlust der Ratten verursacht und verschwand sofort, wenn der Volumenverlust ausgeglichen wurde und so die Volumenbilanz des Organismus intakt
blieb. Nach einer derartigen Volumensubstitution fand sich keine Korrelation zwischen Kallikrein und Nierenblutfluß mehr. Doch fiel auf, daß bei konstantem
Wasserhaushalt die Kininexkretion wie auch unter Dihydralazin parallel zur Nierendurchblutung erhöht war. Unter basalen Bedingungen am Menschen hingegen
konnte keine signifikante Beziehung zwischen Nierendurchblutung und renalem
Kallikrein gefunden werden. Ähnliche Befunde wurden in einer anderen Studie
an Patienten mit essentieller Hypertonie mit und ohne Betablocker-Therapie erhoben [379]. Ein weiterer Hinweis für eine Beteiligung der Kinine an der lokalen
Regulation einer Organdurchblutung ergab sich aus klinischen Untersuchungen
am arbeitenden Muskel [107, 109, 541]. Diese Untersuchungen demonstrierten,
daß infundiertes Bradykinin die Muskeldurchblutung steigert und die Glukoseverwertung des Muskels fördert. Aprotinin zeigte den gegenteiligen Effekt und reduzierte die Muskeldurchblutung und die Glukoseutilisation. Eine Bradykinininfusion konnte den hemmenden Effekt von Aprotinin wieder vollständig aufheben
[109]. Systemische Effekte im Sinne der Blutdrucksenkung wurden sowohl am

Hund als auch der Ratte sowohl für Bradykinin als auch für Kallikrein beschrieben [157, 212, 244, 273, 342, 389, 390]. Indirekte Hinweise für eine Beteiligung der Kinine an der Blutdruckregulation gaben die Befunde, daß eine Hemmung der Kallikrein-Kinin-Systeme im Blut mit Aprotinin zu einer Blutdruckerhöhung führt [407], während eine Potenzierung der Kinine durch Captopril auch bei Normalpersonen eine Blutdrucksenkung bewirkt. Die gemessenen Kininkonzentrationen im Blut blieben aber überraschenderweise unter Captopril unverändert. In einer einzigen klinischen Studie wurde unter den Bedingungen einer ausgeprägten Stimulation des renalen Kallikreins durch Natriumrestriktion nur ein sehr kurzer, etwa fünf Minuten dauernder Anstieg der Kinine im Blut nach Injektion von Teprotide beobachtet. Somit darf angenommen werden, daß die langfristige Blutdrucksenkung durch diese Hemmstoffgruppe eher auf der Hemmung des Renin-Angiotensin-Systems beruht als auf der Potenzierung der Kinine [334]. Diese Befunde schließen letztlich jedoch nicht aus, daß die Kinine nach Hemmung der Kininase II durch den verzögerten Abbau an ihrem Wirkort (Rezeptor?) lokal doch noch verstärkt wirken können. In eigenen Untersuchungen wurde nun geprüft, welche systemische Wirkung Bradykinin sowie glanduläres Kallikrein am Menschen entwickeln können und wie diese Wirkung zu modulieren ist.

Die orale Einnahme von *Schweinepankreaskallikrein* in den bisher höchsten verabreichten Dosen von 1800 KE vermochte bei den untersuchten Probanden keinerlei Blutdruckreaktion hervorzurufen. Der periphere Gefäßwiderstand verhielt sich konstant, und auch die Kallikreinausscheidung im Urin blieb in dieser Studie unverändert. Für eine akute Blutdrucksenkung sind demzufolge bei gesunden Personen höhere intravasale Bradykininkonzentrationen erforderlich, als sie mit der oralen Einnahme der verabreichten Kallikreinmenge wohl akut erreicht werden können. Ob diese Vermutung auch bei chronischer Kallikreineinnahme aufrechterhalten werden kann, bleibt dahingestellt und bedarf der Prüfung. Zur weiteren Klärung der vasoaktiven Wirkung der Kallikrein-Kinin-Systeme wurde in einem zusätzlichen Versuch *Bradykinin* selbst *intravasal* verabreicht. In allen diesen Untersuchungen konnte nach Bradykinin ein sofortiger Blutdruckabfall registriert werden, der durch eine periphere Vasodilatation mit Reduktion des peripheren Gefäßwiderstandes bedingt war. Der Barorezeptorreflex blieb durch Bradykinin unbeeinflußt. Die Wirkung des Bradykinins stellte sich unabhängig vom Salzhaushalt des Organismus, den Betarezeptoren, den Histaminrezeptoren und den Prostaglandinen dar. Diese Ergebnisse deuten darauf hin, daß Bradykinin seine Wirkung mit großer Wahrscheinlichkeit direkt an spezifischen Rezeptoren in den Gefäßen entfaltet. Diese eigenen Befunde stehen in guter Übereinstimmung mit den Ergebnissen anderer In-vitro-Untersuchungen [73]. Spezifische Kinin-Rezeptoren selbst konnten bis heute noch nicht sicher nachgewiesen werden, doch deuten In-vitro-Studien stark auf die Existenz solcher spezifischer Bradykinin-Rezeptoren hin. Denn es konnte gezeigt werden, daß Bradykinin nur bei intakt erhaltenem Gefäßendothel vasodilatierend wirkte [16, 69, 74, 171], daß anhand von Reaktionsmustern auf verschiedene Kininpeptide B_1- und B_2-Rezeptoren für Kinine [117, 432] differenzierbar waren, daß sich diese verschiedenen Kinin-Rezeptoren für bestimmte Gefäßregionen spezifisch erwiesen [218, 539, 514], und daß mit einzelnen Bradykinin-Analoga die Bradykininwirkung am Gefäß wie mit spezifischen Rezeptorantagonisten aufgehoben werden konnten [34, 58, 488]. In Tierexperimenten konnte die direkte Wirkung von Bradykinin auf die Gefäße bestätigt werden [389, 390, 502], umstritten blieb lediglich die Bedeutung der Prostaglandine für die vasodilatierende Wirkung der Kinine. Denn es konnten nach Hemmung der Prostaglandinsynthese sowohl eine Abschwächung der vaskulären Kininwirkung [70, 193, 328, 494] als auch eine unveränderte [35, 73, 193, 220, 432] oder gar verstärkte Kininwirkung an den Gefäßen [293] beobachtet werden.

Die Hemmung der Kininase II mit Captopril oder Lisinopril führte zu einer erheblichen Potenzierung der Kininwirkung, so daß die verabreichte Bradykinindosis bei gleicher Wirksamkeit auf ungefähr ein Fünfzigstel der normalen Dosierung reduziert werden konnte. Die unter Captopril intravenös eingesetzten Bradykinindosen entsprachen in etwa den Konzentrationen, die bei intraaortaler Bradykinininjektion ohne Captoprilvorbehandlung verwandt wurden. Diese vergleichbare Wirkung von intraaortalem Bradykinin und intravenösem Bradykinin nach Captoprilvorbehandlung ließ den Verdacht aufkommen, daß die Potenzierung der intravenös verabreichten Kinine ganz entscheidend auf einem verminderten intrapulmonalen Abbau der Kinine beruhte. Die Verstärkung der intraarteriellen Kininwirkung durch Captopril nach lokaler Infusion in ein Bein trat hingegen unabhängig vom pulmonalen Stoffwechsel der Kinine ein und deutete auf eine zusätzliche lokale Regulation der Kinine durch die Kininase II am Gefäßrezeptor hin. Für das zweite vasoaktive Peptid (Angiotensin II), das dem Einfluß der Kininase II (identisch mit dem Angiotensin-I-Converting-Enzym) unterliegt, konnten solche lokalen Regulationsmechanismen und deren Beeinflußbarkeit durch spezifische Hemmstoffe bereits nachgewiesen werden [509, 518]. Aufgrund dieser lokalen Wirkmechanismen und des intrapulmonalen Kininmetabolismus erscheint es problematisch, die intravenös bestimmten Kininkonzentrationen mit den wahren Wirkspiegeln der Kinine am Erfolgsorgan in Beziehung zu setzen. Diese Problematik wird besonders augenfällig, wenn man die völlig differenten Verhaltensmuster der Kininkonzentration im venösen Blut nach Hemmung der Kininase II betrachtet. So wurde über markante Konzentrationsanstiege der Kinine unter Captopril berichtet [327], während andere Autoren einen Anstieg der Kinine im Blut nur in den ersten fünf Minuten nach Captopril beobachteten und dies auch nur unter Stimulation des renalen Kallikrein-Kinin-Systems durch Natriumrestriktion [334]. In den eigenen Untersuchungen war nach oraler Einnahme von Captopril selbst zum Zeitpunkt der maximalen Blutdrucksenkung (90 bis 120 min) kein Anstieg der Kinine im Blut zu verzeichnen. Der fehlende Anstieg der Kinine im Blut nach Hemmung der Kininase II könnte unter anderem damit erklärt werden, daß in dieser Situation die Kinine auch durch andere, kinin-abbauende Enzyme im Blut inaktiviert werden. Zu diesen Enzymen gehört in erster Linie die Kininase I, die im Blut in aktiver Form nachgewiesen wurde und nicht von Captopril gehemmt wird [128]. Andererseits steht, wie bereits erwähnt wurde, der fehlende biochemische Nachweis von erhöhten Kininkonzentrationen im Blut nicht im Widerspruch zur Potenzierung der biologischen Wirkung der Kinine durch Captopril, da die im Blut gemessenen Konzentrationen keine Beurteilung der lokalen Wirksamkeit und Inaktivierung der Kinine am Rezeptor zulassen. So wird diese Frage letztlich nur mit Hilfe von Kininrezeptorassays ausreichend geklärt werden können, an deren Entwicklung zur Zeit international intensiv gearbeitet wird. Die Aussagen der zu dieser Fragestellung vorgelegten tierexperimentellen und klinischen Studien sind zur Zeit auch noch nicht klar genug und lassen eine Beteiligung der Kinine an der blutdruck-senkenden Wirkung der Kininase-II-Hemmstoffe nur vermuten. Denn ihre Ergebnisse – Abschwächung der blutdrucksenkenden Wirkung von Captopril durch Bradykininantagonisten, Bradykininantikörper oder Aprotinin – wurden ausschließlich in pathologischen Situationen wie bei renovaskulärer Hypertonie [34, 346] oder unter extremen pharmakologischen Bedingungen [404] erhoben. Aus diesem Grunde sollten aus diesen Studien noch keine verbindlichen Rückschlüsse auf die physiologische Regulation und Bedeutung der zirkulierenden Kinine gezogen werden.

5.2.2 Veränderungen des renalen Kallikrein-Kinin-Systems bei der arteriellen Hypertonie

Schon bald nach der Entdeckung des renalen Kallikreins wurde über eine erniedrigte Kallikreinexkretion im Urin hypertoner Patienten berichtet [122, 537]. Eine genauere Analyse dieser Befunde blieb damals jedoch aus. Wieder aufgegriffen wurde die Kallikrein-Forschung in den 70er Jahren, als Margolius und Mitarbeiter die alten Befunde an essentiellen Hypertonikern bestätigen konnten [306]. Seit dieser Zeit folgten zahlreiche Publikationen mit zum Teil recht widersprüchlichen Ergebnissen. Am besten untersucht wurde die Aktivität des renalen Kallikrein-Kinin-Systems bei essentieller Hypertonie. Als Hauptparameter galt die renale Kallikreinexkretion. Sie wurde in der überwiegenden Zahl der Berichte erniedrigt gefunden [4, 5, 138, 122, 232, 236, 259, 281, 309, 335, 360, 383, 394, 406, 439, 473, 479, 481, 531]. Dieser Befund war jedoch nicht in allen Kollektiven reproduzierbar, denn in anderen Studien war die renale Kallikreinexkretion der Patienten mit Hypertonie nicht erniedrigt [223, 278, 290, 365, 557]. Bei der spontanen Hypertonie der Ratte oder der Maus waren die Ergebnisse noch widersprüchlicher. So fand sich bei den spontan-hypertonen Ratten sowohl eine erhöhte Kallikreinexkretion [23, 258, 307, 496], eine normale Kallikreinexkretion [62, 188] als auch eine erniedrigte Kallikreinexkretion [64, 133, 188, 241, 419, 422, 495]. Eine Erklärung für diese divergenten Ergebnisse konnte nur in einem einzigen Fall gefunden werden, in dem der falsche Rattenstamm zum Vergleich herangezogen wurde [258]. Neben einer Reduktion der renalen Kallikreinaktivität wurde bei genetisch hypertensiven Neuseeland-Ratten auch eine erniedrigte Kallikreinaktivität im Hypophysenvorderlappen beobachtet [423].

In den eigenen Untersuchungen zur *spontanen Hypertonie der Ratte* konnten je nach Alter der Tiere alle drei Verhaltensmuster der renalen Kallikreinexkretion beobachtet werden. Die jungen Ratten hatten eine höhere Kallikreinexkretion als die normotensiven Kontrolltiere, während die Tiere im Alter von ca. 20 Wochen eine normale und die um 44 Wochen alten Tiere eine signifikant erniedrigte Kallikreinexkretion aufwiesen. Die gesteigerte Kallikreinexkretion der jungen Ratten ist mit großer Wahrscheinlichkeit auf den erhöhten Sympathikotonus dieser Tiere [461] zurückzuführen, da sie sich durch chemische Sympathektomie mit 6-OH-Dopamin weitgehend normalisieren ließ. Wenn die Ratten einen normalen Sympathikotonus aufwiesen und keine Nierenfunktionsstörung hatten, war ihre Kallikreinexkretion im Urin normal. Trat mit zunehmendem Alter und Dauer der Hypertonie eine sekundäre Nierenschädigung auf, die zuerst am Anstieg der Aktivität des Renin-Angiotensin-Systems zu erkennen war, so sank die renale Kallikreinexkretion ab. Eine direkte Beziehung zwischen renaler Kallikreinausscheidung und Entwicklung der arteriellen Hypertonie konnte in diesem Hypertonie-Modell nicht gefunden werden. Anders stellt sich der Sachverhalt jedoch dar, wenn man die Kallikreinexkretion bei Dahl-salz-sensitiven Ratten untersucht. Diese Tiere weisen schon vor der Entwicklung einer Hypertonie eine erniedrigte Kallikreinexkretion im Urin auf, die in diesem Rattenstamm genetisch determiniert ist [65]. Dieser Defekt scheint aber alleine nicht auszureichen, eine Hypertonie auszulösen. Vielmehr muß sich zu diesem genetischen Defekt noch ein zweiter Faktor gesellen, der die Hochdruck-Wirksamkeit dieses Defektes auslöst. Bei den Dahl-salz-sensitiven Ratten ist dies die verstärkte orale Natriumaufnahme; denn sie führte bei den Tieren mit erniedrigter Aktivität des natriuretisch wirkenden renalen Kallikreins spontan zur Hypertonie, während sie bei den Kontrolltieren mit normaler Kallikreinaktivität keinen Einfluß auf den Blutdruck hatte [64, 495].

Für die *Blutdruckregulation des Menschen* könnten solche genetischen Faktoren ebenfalls von Bedeutung sein. So konnte in einer großen epidemiologischen Studie an Schulkindern gezeigt werden, daß eine niedrige oder auch hohe Kallikreinexkretion familiär gehäuft festzustellen ist und über mindestens zwei Generationen innerhalb der Familienmitglieder korreliert [555, 556]. In dieser und einer weiteren Studie [485] fand sich eine inverse Korrelation zwischen der renalen Kallikreinexkretion der Kinder und ihrem eigenen Blutdruck sowie dem Blutdruck der Mutter. Die Ergebnisse der eigenen Untersuchungen an 396 Patienten mit labiler bzw. Grenzwert-Hypertonie (n=60) sowie manifester essentieller Hypertonie (n=336) weisen ebenfalls auf einen genetischen Defekt im renalen Kallikrein-Kinin-System hin. Diese Patienten hatten unabhängig von der Höhe des arteriellen Blutdrucks eine erniedrigte Kallikreinexkretion im Urin, die sowohl für das Gesamt- als auch das aktive Kallikrein nachzuweisen war. Der prozentuale Anteil des inaktiven Kallikreins am Gesamtkallikrein war hingegen unverändert. Dieser Befund blieb auch bestehen, wenn man eine eventuelle, klinisch noch nicht manifeste, geringste Nierenfunktionsstörung in die Bewertung miteinbezog und die Kallikreinexkretion auf die endogene Kreatinin-Clearance kalkulierte. Neben diesem absoluten Mangel an renalem Kallikrein konnte in den eigenen Untersuchungen auch eine Reduktion der spezifischen Kallikrein-Aktivität (enzymatische Aktivität pro immunologische Konzentration) bei den Patienten mit Grenzwert- und essentieller Hypertonie beobachtet werden. Diese Kombination von zwei Störungen in der renalen Kallikrein-Aktivität konnte dank des wohl größten bisher untersuchten Patientenkollektivs hier erstmalig beobachtet werden. Eine erniedrigte spezifische Kallikreinaktivität wurde bisher nur bei Patienten mit essentieller Hypertonie festgestellt, die eine normale Kallikreinexkretion im Urin aufwiesen [290].

Die Ursache der erniedrigten Kallikreinexkretion im Urin bei Patienten mit essentieller Hypertonie ist auch heute noch weitgehend unklar. Neben einer verminderten Synthese von renalem Kallikrein bei Nierenschädigung wurde als wahrscheinlichste Ursache eine erhöhte Konzentration von Kallikreininhibitoren im Urin diskutiert [223, 241, 290, 495]. Diese Hypothese konnte jedoch nur für erniedrigte Kallikreinexkretionen bei schweren Nierenschädigungen bestätigt werden, wo es bei einer pathologischen Proteinurie im Sinne eines nephrotischen Syn-

droms zu einer vermehrten Ausscheidung von Alpha$_1$-Proteaseninhibitor kam
[225, 261, 376]. Eine kleine Proteinurie alleine reichte nicht aus, um die erniedrigte Kallikreinaktivität im Urin zu erklären, und im Fall der Aminonukleosid-Nephrose der Ratte trat der Abfall der renalen Kallikreinaktivität bereits vor dem Einsetzen der Proteinurie auf [191, 261, 376]. Im Urin der hier untersuchten Patienten war keine pathologische Proteinurie vorhanden, so daß eine vermehrte renale Ausscheidung von plasmatischen Kallikreinhemmstoffen unwahrscheinlich ist. Eine erhöhte Ausscheidung von spezifischen renalen Kallikreininhibitoren kann jedoch anhand der vorliegenden Daten letztlich nicht ausgeschlossen werden. Die Existenz eines solchen spezifischen renalen Kallikreininhibitors wurde in biochemischen Untersuchungen nachgewiesen [177]; eine klinische Relevanz dieses Stoffes konnte aber bisher nicht aufgezeigt werden. Eine Abhängigkeit der erniedrigten Kallikreinexkretion der Patienten von anderen renal wirksamen Hormonsystemen wie dem Renin-Angiotensin-System und den Mineralokortikoiden konnte sowohl in den eigenen als auch in den älteren Studien nicht beobachtet werden [223, 279, 281, 481].

Die *Stimulierbarkeit der erniedrigten renalen Kallikreinaktivität* im Urin der Patienten mit essentieller Hypertonie ist sowohl nach diätetischer Salzrestriktion als auch nach Injektion von ACTH erniedrigt. Betroffen sind sowohl das Gesamt- als auch das aktive Kallikrein. Diese eigenen Befunde stehen in guter Übereinstimmung mit älteren Befunden, die in Tierversuchen und an Patienten eine ähnliche verminderte Stimulierbarkeit des renalen Kallikreins nach Natriumentzug aufzeigten [311, 419, 92, 188, 223, 309, 473]. Als Ursache für die verminderte Stimulierbarkeit wird neben einer reduzierten Kallikreinsynthese auch ein schlechteres Ansprechen der hypertonen Tiere bzw. der Patienten auf den Salzentzug diskutiert, das sich besonders in einem unzureichenden Anstieg der Aldosteronexkretion und einer schlechteren Natriumverarmung dokumentiert ([223, 236] eigene Untersuchungen). In anderen Untersuchungen an Patienten mit essentieller Hypertonie und normaler Kallikreinexkretion fand sich eine normale Stimulation der renalen Kallikreinaktivität durch Salzentzug [223, 278]. Die akute und kurzfristige Stimulation des renalen Kallikreins durch Furosemid bei Patienten mit essentieller Hypertonie unterschied sich in den eigenen Untersuchungen nicht von der Stimulation bei den normotensiven Probanden. Auch die Steigerung der Diurese und Kaliurese war nach Furosemid ohne Unterschied zwischen Patienten und Probanden. Lediglich die Natriurese war bei den Patienten geringfügig, aber nicht signifikant, höher als bei den Probanden. – In anderen tierexperimentellen und klinischen Studien, wie auch den eigenen Untersuchungen an spontan hypertensiven Ratten [42, 46], wurde nach Injektion von Furosemid oder atrialem natriuretischen Faktor eine verminderte Stimulierbarkeit der Kallikreinexkretion beobachtet [4, 91, 439, 475, 531, 557]. Fast allen diesen Studien war gemeinsam, daß die Pharmaka auch eine verminderte diuretische Wirkung entfalteten. In diesem Punkte unterschieden sich die von uns untersuchten, nieren-gesunden Patienten mit essentieller Hypertonie von den bisher berichteten Kollektiven; denn sie zeigten neben der normalen Kallikreinstimulation auch ein den Normalpersonen nahezu identischen Anstieg der Diurese nach Furosemid.

Als *weitere Veränderungen bei essentieller Hypertonie* wurden im Urin der Patienten eine erniedrigte Ausscheidung von Kininen und eine erhöhte Aktivität

der Kininase I beschrieben [232, 233 ,481, 510]. Die Veränderungen in der Kinin-
ausscheidung sind jedoch mit Zurückhaltung zu bewerten, denn die Bestimmung
der Kinine im Urin ist auch heute noch ungenau und nicht reproduzierbar, wenn
sie über einen längeren Zeitraum mit unregelmäßiger Blasenentleerung durch den
Patienten erfolgt. Ursache hierfür sind der hohe Kininumsatz im Urin durch das
aktive renale Kallikrein (Neubildung aus Kininogen) und die Kininasen im Urin
(Abbau der Kinine). Zusätzlich wurden erniedrigte Kininogenkonzentrationen im
Blut der Patienten mit maligner Hypertonie beschrieben [433, 239, 476]. Die Reduktion des Gesamtkininogens ging zu Lasten beider Fraktionen, dem niedermolekularen als auch dem hochmolekularen Anteil, und war mit großer Wahrscheinlichkeit auf eine reduzierte Synthese in der Leber zurückzuführen. Eine sekundäre Veränderung auf die Hypertonie konnte ausgeschlossen werden, da der
Kininogenmangel sich auch nach effektiver medikamentöser Einstellung des erhöhten Blutdrucks nicht besserte [433]. Die Aktivität des Plasma(pro)kallikreins
wurde in zwei Untersuchungen erhöht gefunden [56, 139]. Diese Daten entstammen aber keinen repräsentativen Studien, da einerseits die angewandten Meßverfahren noch nicht ausreichend entwickelt waren und durch andere Enzyme und
Kallikreininhibitoren gestört werden konnten und andererseits auch die Patienten
neben der Hypertonie noch an einer chronischen Niereninsuffizienz litten. In den
eigenen vergleichenden Untersuchungen an normotensiven Probanden und Patienten mit unkomplizierter essentieller Hypertonie konnten mit den verfeinerten Meßverfahren keine Unterschiede in den Konzentrationen oder Aktivitäten der Komponenten der Kallikrein-Kinin-Systeme im Plasma gefunden werden. Dies galt
nicht nur für die Kininogene, die Kinine und das Plasma(pro)kallikrein, sondern
auch für die Kininase II (Angiotensin-I-Converting-Enzym). Dieser Befund wurde
durch Untersuchungen einer anderen Arbeitsgruppe [405] bestätigt, die die Aktivität des Enzyms durch Konversion von Angiotensin I zu Angiotensin II bestimmte. Eine Studie an nur wenigen Patienten mit essentieller Hypertonie zeigte erhöhte
Kininase-II-Aktivitäten bei den Patienten an [464, 465]; das untersuchte Kollektiv war aber sehr klein und ließ keine allgemeingültige Aussage für die essentielle
Hypertonie zu.

Bei den Patienten mit *sekundärer arterieller Hypertonie* fand sich mit Ausnahme des Phäochromozytoms [306, 479, 473] ebenfalls keine normale Aktivität
des renalen Kallikreins. So war in den eigenen Untersuchungen die Kallikreinausscheidung des renalen Kallikreins im Urin sowohl bei der *renalen Hypertonie* (renoparenchymalen und renovaskulären) als auch bei der glukokortikoid-induzier-
ten (M.Cushing) Hypertonie erniedrigt. Im Gegensatz zur essentiellen Hypertonie
jedoch war bei diesen Patienten die spezifische Aktivität des renalen Kallikreins
nicht verändert. Neben dieser bedeutenden Differenz konnte in unseren Untersuchungen ein zweiter wesentlicher Unterschied zwischen essentieller und renaler
Hypertonie aufgedeckt werden. Denn eine Kalkulation der renalen Kallikreinexkretion auf die endogene Kreatinin-Clearance führte bei den Patienten mit renaler
Hypertonie zu einer vollständigen Normalisierung der Kallikreinexkretion, während sie bei der essentiellen Hypertonie auch nach dieser Korrektur pathologisch
erniedrigt blieb. Eine ähnliche Abhängigkeit der renalen Kallikreinexkretion von
der endogenen Kreatinin-Clearance wurde einmal bei Patienten mit chronischer
Niereninsuffizienz und Hypertonie bei Glomerulonephritis berichtet [7]. In ande-

ren Arbeiten wurden zum Teil normale Kallikreinausscheidungen [306, 350] als auch erniedrigte Kallikreinausscheidungen [210, 349, 364] bei renaler Hypertonie gemessen. Diese unterschiedlichen Ergebnisse lassen sich am ehesten auf die Inhomogenität der verschiedenen Patientenkollektive zurückführen, die zum Teil Patienten mit Nierentransplantation [210, 350] oder anderen schwersten Niereninsuffizienzen umfaßten [349, 364]. In Tierversuchen zur renovaskulären Hypertonie wurden in der überwiegenden Zahl der Studien erniedrigte renale Kallikrein-Aktivitäten gefunden. Die eigenen Untersuchungen zeigten eine erniedrigte Kallikreinexkretion im Urin bei der renovaskulären Hypertonie nach Aortenligatur, nach Stenosierung einer Nierenarterie im Zwei-Nieren-Modell (2K/1C) und im Ein-Nieren-Modell (1K/1C). Nach Aortenligatur und in dem Zwei-Nieren-Modell fand sich initial noch eine eventuell kompensatorisch gesteigerte intrarenale Kallikreinaktivität, die aber im weiteren Verlauf rasch bis unter die Norm zurückging. Die in der Literatur berichteten Ergebnisse stehen in gutem Einklang mit diesen Untersuchungen und zeigten ebenfalls erniedrigte Kallikreinausscheidungen nach Stenosierung einer Nierenarterie [12, 60, 257, 282, 354, 391, 442, 523]. Im Widerspruch zu diesen Befunden standen nur zwei Berichte, die nach Aortenstenose eine normale [30] und im 2K/1C-Modell eine gesteigerte renale Kallikreinaktivität [245] erwähnen. Eine treffende Erklärung für diese Befunde blieben die Autoren jedoch schuldig. Weitergehende Untersuchungen legten dar, daß die veränderte Kallikreinexkretion der Niere keinerlei Beziehungen zur Aktivität des Renin-Angiotensin-Systems und der Entwicklung der Hypertonie hatte [60, 282, 442]. Eine komplette Kallikreinhemmung durch Aprotinin hatte weder einen positiven noch einen negativen Einfluß auf die Entwicklung einer renovaskulären Hypertonie im 2K/1C-Modell [447]. Auch auf die Blutdrucknormalisierung nach Entklammerung der Nierenarterie blieb das renale Kallikrein ohne Einfluß; denn es änderte nach der Wiederherstellung der normalen Nierendurchblutung seine Aktivität in keiner Weise, während die Reninaktivität unmittelbar nach der Entklammerung auf Normalwerte abfiel und die Blutdrucknormalisierung verursachte [199]. Im 1K/1C-Modell trat der Abfall der Kallikreinaktivität rascher ein [523], bildete sich aber im Laufe der Zeit langsam wieder zurück und überschritt nach 5 Wochen sogar die Kallikreinexkretion der gesunden Vergleichtiere [eigene Untersuchungen, 523]. Die Zunahme der Kallikreinexkretion in diesem Tiermodell ist letztlich nicht geklärt; da sie aber mit der Gewichtszunahme der Niere parallel verlief, kann vermutet werden, daß sie zumindest zu einem nicht unerheblichen Teil auf einer Zunahme von funktionsfähigem Nierengewebe beruhte. Ähnliche Befunde wie im 2K/1C-Modell ergaben sich auch nach einer Figur-8-Ligatur der Niere (Polischämie der Niere) [90, 92].

Die arterielle *Hypertonie im Rahmen eines Glukokortikoidexzesses* (M.Cushing; Kortikosteron- oder Dexamethason-Hypertonie der Ratte) war in allen Fällen mit einer erniedrigten Kallikreinausscheidung im Urin verbunden. In den eigenen Tierversuchen konnte diese Kallikreinreduktion sowohl durch exogen zugeführtes Kortikosteron als auch durch eine Steigerung des endogenen Kortikosterons durch ACTH (Tetracosactid) erzielt werden. Die Effekte waren unabhängig von der aktuellen Aldosteronaktivität. Auch Dexamethason erniedrigte die renale Kallikreinexkretion parallel zur Hypertonieentwicklung [208]. Die Reduktion der renalen Kallikreinaktivität verstärkt den natrium- und wasserretinierenden Effekt der Glukokortikoide und kann hierüber sicherlich die Entwicklung einer Hypertonie zusätzlich fördern.

Über die Kallikreinausscheidung bei arterieller Hypertonie auf dem Boden eines *primären Hyperaldosteronismus* liegen widersprüchliche Ergebnisse vor. So berichteten einige Arbeitsgruppen über exzessiv erhöhte Kallikreinausscheidungen bei Patienten mit mineralokortikoid-induzierter Hypertonie [4, 259, 281, 306, 309, 473], die durch den Aldosteronantagonisten Spironolacton normalisiert werden konnten [309, 474]. Andere Arbeitsgruppen sahen in ihren Studien keine veränderten Kallikreinexkretionen bei dieser Patientengruppe [223, 279]. In den eigenen Untersuchungen war die mittlere Kallikreinausscheidung der Patienten mit Conn-Syndrom nicht wesentlich von der der Normalpersonen unterschieden. Dies war aber mit großer Wahrscheinlichkeit auf eine sekundäre Nierenschädigung durch den hohen Blutdruck zurückzuführen; denn nach Korrektur der Kallikreinausscheidungen durch die endogene Kreatinin-Clearance lag die Kallikreinexkretion bei den Patienten mit Conn-Syndrom deutlich über der der Normalpersonen. Auch die in den eigenen Studien bestimmte spezifische Kallikreinaktivität war bei mineralokortikoid-induzierter Hypertonie höher als bei den anderen untersuchten Gruppen. Eine klare Beziehung der absoluten Kallikreinausscheidung im Urin zur Hypertonie oder zur Aktivität der Mineralokortikoide fand sich in diesen Untersuchungen nicht, da die Kallikreinausscheidung zusätzlich noch durch die Nierenfunktion beeinflußt wurde und sie so trotz erhöhter Mineralokortikoidaktivität erniedrigt sein konnte. Reproduzierbare Veränderungen der Kininkonzentration im Blut von Patienten mit primärem Hyperaldosteronismus fanden sich nicht [231].

In den Tierversuchen war die renale Kallikreinaktivität bei der *DOCA-Salz-Hypertonie* nicht von der der unbehandelten Kontrolltiere unterschieden. Vergleicht man aber die Kallikreinaktivität mit der Aktivität nach alleiniger DOCA-bzw. Salz-Behandlung, so fällt auf, daß je nach Kontrollgruppe einmal deutlich erhöhte Kallikreinausscheidungen (DOCA-Salz vs. Salz) und einmal deutlich erniedrigte Kallikreinausscheidungen (DOCA-Salz vs. DOCA) beobachtet werden konnten. In der Summe scheinen sich somit bei der DOCA-Salz-Hypertonie der supprimierende Effekt des Natriums und der stimulierende Effekt des Mineralokortikoids gegenseitig zu neutralisieren und eine normale renale Kallikreinaktivität trotz Hypertonieentwicklung einzustellen. Die in der Literatur beschriebenen erhöhten renalen Kallikreinaktivitäten bei DOCA-Salz-Hypertonie der Ratte beruhen alle auf vergleichenden Untersuchungen mit Tieren unter alleiniger Salz-Behandlung [66, 307]. Dieser einseitige Vergleich scheint aber nach den eigenen Untersuchungen heute nicht mehr zulässig.

Betrachtet man die renale Kallikreinexkretion in Relation zur aktuellen Aldosteronexkretion, so fällt auf, daß bei der Mineralokortikoid-Hypertonie wie auch bei der essentiellen Hypertonie ein Mißverhältnis in der Aktivität zwischen natriuretisch wirkendem Kallikrein-Kinin-System und natrium-retinierendem Aldosteron besteht. In der Summe resultiert bei dieser Betrachtung eine Überbetonung der natrium-retinierenden Aktivität, wie sie in der Pathogenese der arteriellen Hypertonie immer wieder diskutiert wird [202, 298]. Die Frage, ob die in dieser Relation erhöhte Kallikreinaktivität, die bei den Patienten mit Grenzwerthypertonie beobachtet wurde, einen Kompensationsversuch der Niere gegen eine vermehrte

Natrium- und Volumenretention darstellt, muß zur Zeit noch offen bleiben, da noch zu wenige Untersuchungen zu diesem Problem vorliegen.

Aus den eigenen Befunden und den Ergebnissen der Literatur läßt sich für die essentielle Hypertonie ein endogener Mangel an renalen Kininen ableiten, der in der Pathogenese der *essentiellen Hypertonie* von wesentlicher Bedeutung sein könnte. Zusammenfassend handelt es sich bei dem Defekt um eine erniedrigte renale Kallikreinproduktion mit gleichzeitig erniedrigter spezifischer Enzymaktivität. Besonders schwerwiegend tritt der Defekt bei Stimulation des renalen Kallikrein-Kinin-Systems zutage. Die Folge dieser Kallikreinreduktion könnte eine zu geringe Freisetzung von Kininen unter basalen, besonders aber unter Stimulationsbedingungen sein. Verstärkt werden könnte dieser endogene Kininmangel noch durch die erhöhte Kininase-I-Aktivität im Urin und ein eventuell erniedrigtes Substrat(Kininogen)angebot in der Zirkulation. Für die genetische Determination dieses möglicherweise hypertonie-auslösenden Defektes sprechen viele Befunde, wie die inverse Korrelation zwischen Kallikreinexkretion und Blutdruck bei gesunden Kindern [555], die schon bei Grenzwert-Hypertonie reduzierte renale Kallikreinaktivität (eigene Untersuchungen) sowie die Ergebnisse der Tierstudien mit schon vor Hypertonieinduktion erniedrigter renaler Kallikreinexkretion [62, 65]. Der Mangel an Kininen könnte mit zu der von Guyton und Mitarbeitern [202] postulierten Dysfunktion der Nieren beitragen, die sowohl über eine vermehrte Natrium- und Wasserretention als auch über einen erhöhten Gefäßtonus eine arterielle Hypertonie auslösen oder unterhalten können soll. Andererseits scheint neben dem genetischen Defekt aber auch die Nierenfunktion eine ganz erhebliche Rolle für die Höhe der renalen Kallikreinaktivität zu spielen. So nimmt mit zunehmendem Funktionsverlust der Nieren die renale Kallikreinexkretion ab, wie es für die renale und die mineralokortikoid-induzierte Hypertonie gezeigt werden konnte. Dieser Zusammenhang zwischen Nierenfunktion und Kallikreinaktivität kann für die essentielle Hypertonie auf den ersten Anschein nicht gefunden werden. Jedoch ist nach den vorliegenden Untersuchungen nicht mit letzter Sicherheit auszuschließen, daß die Kallikreinerniedrigung trotz normaler glomerulärer Filtrationsrate nicht doch schon einer sekundären Nierenschädigung durch die Hypertonie zuzuschreiben ist, die mit den herkömmlichen Methoden der Kreatinin-Clearance noch nicht erfaßbar ist.

5.2.3 Veränderungen des renalen Kallikrein-Kinin-Systems bei Nierenerkrankungen

Bei den Untersuchungen zur renalen Hypertonie konnte eine signifikante Korrelation zwischen dem Abfall der renalen Kallikreinaktivität und dem Anstieg des Kreatinins im Plasma gefunden werden. Die auf die Kreatinin-Clearance kalkulierte renale Kallikreinausscheidung war bei diesen Patienten normal. In Untersuchungen anderer Arbeitsgruppen in klinischen und tierexperimentellen Studien konnten ähnliche Beobachtungen gemacht werden, wenn auch nicht immer eine klare signifikante Korrelation zwischen Nierenfunktion und renalem Kallikrein beobachtet wurde. Die Veränderungen betrafen sowohl die Ausscheidung des renalen Kallikreins als auch die der renalen Kinine und waren bei verschiedenen Krankheitsbildern wie Glomerulonephritis, Transplantatabstoßung und toxischen

Tubulopathien ähnlich ausgeprägt [2, 7, 57, 81, 139, 210, 322, 364, 380, 416, 538]. Nur in einer einzigen Studie an der Ratte konnte kein Einfluß einer Glomerulonephritis auf die renale Kallikreinaktivität gefunden werden [192]. Die Ursache hierfür ist unbekannt. In einigen Diskussionen wurde eine erhöhte renale Proteinurie mit vermehrter Ausscheidung von Alpha$_1$-Proteaseninhibitor als Grund für die niedrige Kallikreinaktivität im Urin genannt [225, 261, 376]. Da die gestörte renale Kallikreinaktivität bei den genannten Krankheitsbildern auch ohne Proteinurie nachzuweisen ist [191], kann die Konzentration des Alpha$_1$-Proteaseninhibitors nur einen zusätzlichen Faktor, nicht aber die Hauptursache für die Kallikreinreduktion darstellen. Vielmehr konnte aufgrund der beobachteten Übereinstimmung der Befunde bei den verschiedensten Krankheitsbildern vermutet werden, daß die renale Kallikreinausscheidung zu einem erheblichen Teil von dem noch nicht zerstörten, funktionstüchtigen Nierengewebe abhängen kann.

Ist dies der Fall, so müßte nach einer einseitigen Nephrektomie die renale Kallikreinausscheidung annähernd um 50 % abfallen. In eigenen Untersuchungen an Ratten und auch an Patienten, die sich wegen eines Malignoms einer Nephrektomie unterziehen mußten, konnte gezeigt werden, daß die renale Kallikreinausscheidung tatsächlich nach unilateraler Nephrektomie um etwa die Hälfte absinkt, obwohl die verbliebene kontralaterale Niere den Funktionsverlust der entfernten Niere ausreichend kompensiert hatte. Der Befund beruht auf dem Phänomen, daß die Kallikreinaktivität im Nierenrindengewebe trotz angestiegener Exkretionsleistung der Niere unverändert geblieben ist. Entsprechend konnte auch keine eindeutige Beziehung zwischen Nierengesamtfunktion und renaler Kallikreinausscheidung gefunden werden. Ein ähnlicher Befund ließ sich erheben, wenn nach Aortenligatur die distale Niere nekrotisch wurde und abstarb (eigene Untersuchungen) oder die Niere an einer Hydronephrose nach Ureterligatur zugrunde ging [30]. Die in der Literatur mitgeteilten Ergebnisse nach unilateraler Nephrektomie sind jedoch nicht so einheitlich wie es nach den zuvor mitgeteilten Befunden zu erwarten wäre. So wurde über erhöhte [12, 22], unveränderte [12, 245] und erniedrigte renale Kallikreinaktivitäten bzw. -ausscheidungen [90, 523] berichtet. Eine exakte Erklärung für diese zum Teil recht widersprüchlichen Befunde kann nicht gegeben werden. Es ist aber durchaus denkbar, daß unterschiedliche Meßverfahren, differente Rattenstämme und verschiedene Zeitpunkte der Untersuchungen zu den abweichenden Ergebnissen geführt haben. Hinweise dafür bieten Untersuchungen, die darlegten, daß die Kallikreinausscheidung im Urin mit zunehmendem zeitlichen Abstand zur Nephrektomie wieder ansteigt und daß bei unspezifischen Meßverfahren nicht-kininspaltende Proteasen falsch hohe Kallikreinaktivitäten vortäuschen können [269, 523].

Wird die renale Kallikreinausscheidung nach unilateraler Nephrektomie annähernd auf die Hälfte erniedrigt, so ist sie bei vollständigem Funktionsverlust der Niere auf nicht mehr meßbare Werte reduziert. Bei den untersuchten Patienten mit einem akuten Nierenversagen fiel die intrarenale Kallikreinaktivität rasch bis auf nicht mehr meßbare Werte ab. Ähnlich drastische Verluste in der renalen Kallikreinaktivität fanden sich bei Patienten mit Transplantatnieren, die eine akute Tubulusnekrose erlitten [380].

Wie in den eigenen Untersuchungen an bilateral nephrektomierten Dialyse-Patienten gezeigt wurde, hat der Verlust der Nieren keinerlei Einfluß auf die Komponenten der Kallikrein-Kinin-Systeme im Blut. Inwieweit Veränderungen unter der Dauerdialysebehandlung die initialen Veränderungen durch den Verlust beider Nieren kompensieren können, bleibt durch diese Untersuchungen ungeklärt. Diese Möglichkeit erscheint jedoch recht unwahrscheinlich, werden doch die Komponenten der plasmatischen Kallikrein-Kinin-Systeme wie Plasmaprokallikrein, Kininogen und Kininase II nicht dialysiert und somit durch die Dauerdialysebehandlung nicht unmittelbar verändert. Auch mittelbare Veränderungen sind bei den heutigen Einmalkapillaren zumindest für das Plasmaprokallikrein nicht bekannt [240].

Am deutlichsten wurde die Abhängigkeit der renalen Kallikreinausscheidung von der Masse des funktionsfähigen Nierengewebes in den Untersuchungen an Patienten mit Analgetika-Nephropathie. Diese Patienten leiden an einer interstitiellen Nephritis mit überwiegender Schädigung des distalen Tubulus, dem Teil des Nephrons mit der höchsten Kallikreinkonzentration. Diese Patienten zeigten eine deutlich verminderte Kallikreinausscheidung im Urin, die schon bei den Patienten mit alleinigem klinischen Verdacht auf einen Analgetikaabusus augenfällig und mit zunehmender Niereninsuffizienz immer ausgeprägter wurde. Entsprechend fand sich bei allen Patienten eine signifikante Korrelation zwischen Kallikreinexkretion und glomerulärer Filtrationsrate, während zu anderen Parametern der renalen Ausscheidung wie Natrium, Kalium und Wasser keinerlei Beziehung beobachtet werden konnte. Lagen die Kallikreinexkretionen der Patienten mit Verdacht auf Analgetikaabusus auch signifikant unter denen der Normalpersonen, so war aber anhand dieses Parameters wegen der überaus großen interindividuellen Streubreite der Normalwerte leider keine scharfe Diskriminierung der Patienten von den Normalpersonen möglich.

Die Befunde, die bei den nephropathischen Erkrankungen beschrieben wurden, legen den Schluß nahe, daß die renale Kallikreinaktivität und -exkretion in ganz erheblichem Umfange durch die Masse des funktionstüchtigen Nierengewebes bestimmt wird. Betrachtet man nun von dieser Sicht aus die Ergebnisse bei den Patienten mit arterieller Hypertonie, so kann konstatiert werden, daß die Reduktion der Kallikreinexkretion bei diesen Patienten eventuell auch nur auf eine sekundäre Schädigung der Nieren durch den Bluthochdruck beruht. Für die renale Hypertonie trifft diese Vermutung am ehesten zu, da bei ihr eine normale spezifische Aktivität des renalen Kallikreins gefunden wurde und die Kallikreinexkretion nach Korrektur auf die glomeruläre Filtrationsrate ebenfalls in einem den Normalpersonen vergleichbaren Bereich lag. Bei den Patienten mit primärem Hyperaldosteronismus lagen die Verhältnisse ähnlich. Bei ihnen trat die gesteigerte Kallikreinexkretion der Nieren erst dann zum Vorschein, wenn ihre Nierenfunktionseinschränkung mit in die Bewertung einbezogen und die Kallikreinexkretion auf die glomeruläre Filtrationsrate kalkuliert wurde. Inwieweit diese Beziehung zwischen Nierenfunktion und renaler Kallikreinausscheidung auch für die essentielle Hypertonie gilt, kann zur Zeit nicht sicher geklärt werden. Neben einem alleinigen genetischen Defekt, wie er in Tierexperimenten für einige Rattenmodelle gezeigt [62, 65] und in epidemiologischen Studien auch für den Menschen diskutiert wurde [485, 555], muß sicherlich aber auch bei diesem Krankheitsbild eine sekundäre Nierenschädigung durch die Hypertonie als Ursache für die verminderte Kallikreinexkretion angenommen werden. Hierbei scheint es für klinische Studien sehr problematisch zu sein, eine direkte Beziehung der Kallikreinexkretion zur Dauer oder Höhe der Hypertonie herstellen zu wollen. Denn die anamnestischen Angaben zum Verlauf der Hypertonie sind in der Regel unzuverlässig und ungenau, da die Patienten sich trotz der Hypertonie meist wohlfühlen und so die Hypertonie oft nur zufällig entdeckt wurde. Aus diesem Grunde bietet es sich zur Klärung dieser Fragestellung an, auf adäquate Tiermodelle wie die spontane Hypertonie der Ratte zurückzugreifen. Denn diesen Hypertoniemodellen ist unabhängig von dem gewählten Rattenstamm gemeinsam, daß sich die Hypertonie zeitlich voraussagbar und in jedem Tier gleichermaßen ausgeprägt entwickelt. Bei den spontan hypertonen Ratten des Okamoto-Stammes nun konnte bei Entwicklung der Hypertonie noch keine reduzierte renale Kallikreinexkretion beobachtet werden. Erst mit zunehmendem Alter trat bei diesen Tieren ein Abfall der Kallikreinexkretion auf [188]. In eigenen Untersuchungen an Ratten des Stroke-Prone-Stammes von Okamoto konnte in den ersten Lebenswochen sogar eine erhöhte Kallikreinexkretion beobachtet werden. Erst mit zunehmenden Alter trat dann ein Abfall der Kallikreinexkretion ein. Dieser Abfall war mit großer Wahrscheinlichkeit auf eine sekundäre Schädigung der Nieren durch den Bluthochdruck zurückzuführen; denn in dem gleichen Zeitraum konnte ein paralleler Aktivitätsanstieg des Renin-Angiotensin-Systems verzeichnet werden, wie er sonst nur bei einer zunehmenden vaskulären Nierenschädigung vorkommen könnte. Überträgt man die Ergebnisse der Tierversuche nun auf die essentielle Hypertonie des Menschen, so kann postuliert werden, daß neben einem genetischen Defekt durchaus auch eine sekundäre, hypertoniebedingte Nierenschädigung für die erniedrigte Kallikreinausscheidung im Urin dieser Patienten verantwortlich ist. Daß diese eventuelle Nierenschädigung noch nicht mit den herkömmlichen Methoden der Kreatinin-Clearance erfaßt werden kann, spricht nicht gegen diese These, da selbst dieses Meßverfahren noch recht grob ist und aufgrund guter Kompensationsmechanismen der Niere erst anspricht, wenn mehr als die Hälfte des Nierengewebes geschädigt ist. Die Ausscheidung des renalen Kallikreins im Urin könnte hingegen bei fehlenden Kompensationsmechanismen schon wesentlich früher den Nierenschaden anzeigen. Auf der Basis dieser Arbeitshypothese sollten in der nächsten Zeit langfristige prospektive Studien geplant werden; denn eine zuverlässige Aussage über den Wert der renalen Kallikreinexkretion wird man in Zukunft nur anhand der Ergebnisse dieser langfristigen Verlaufsstudien an Patienten mit Hypertonie erkennen können. Solche prospektiven Studien sind zur Zeit aber erst in Planung, und selbst vorläufige Ergebnisse liegen noch nicht vor.

5.2.4 Therapeutische Ansatzpunkte des renalen Kallikrein-Kinin-Systems in der Behandlung der arteriellen Hypertonie

Unabhängig von der Pathogenese der erniedrigten Kallikreinexkretion bei arterieller Hypertonie wirft der Befund der reduzierten endogenen renalen Kallikrein-Aktivität die Frage auf, ob aus dieser Veränderung und dem daraus resultierenden Mangel an endogenen Kininen *therapeutische Prinzipien für die arterielle Hypertonie* abgeleitet werden können. Eine spezifische Therapie kann an drei Punkten einsetzen (Abb. 178): 1. Ausgleich der eventuellen Natrium- und Wasserretention

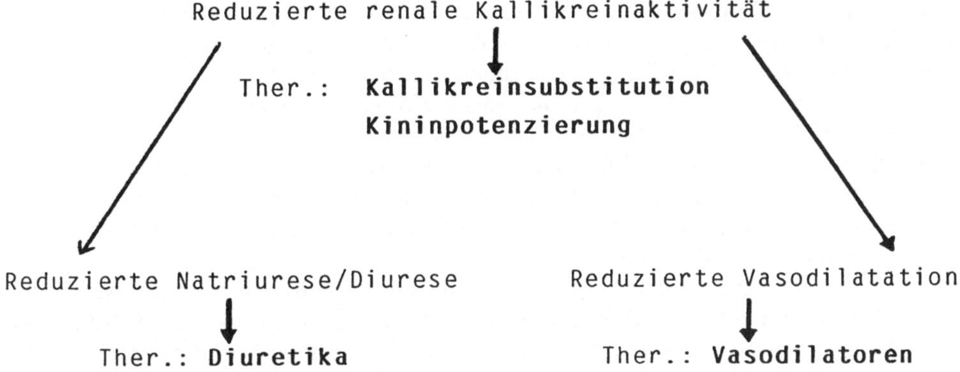

Abb. 178. Therapeutische Ansatzpunkte bei arterieller Hypertonie und Veränderungen im renalen Kallikrein-Kinin-System

durch Diuretika; 2. Ausgleich eines eventuell erhöhten peripheren Gefäßwiderstandes durch Vasodilatanzien und 3. direkte Substitution von Kallikrein oder Potenzierung der endogenen Kinine durch Hemmung der Kininase II.

Die heute angewandte orale Therapie mit *Vasodilatoren* hat keinen Einfluß auf das renale Kallikrein-Kinin-System und dient der unspezifischen Senkung eines eventuell erhöhten peripheren Widerstandes, unabhängig von dessen Genese. Nur für Dihydralazin konnte in den eigenen Tierversuchen eine Stimulation der renalen Kinine aufgezeigt werden. Diese Substanz spielt aber in der heutigen Langzeittherapie der Hypertonie kaum eine Rolle mehr, da sie von wesentlich potenteren Substanzen abgelöst wurde.

Am ehesten muß im Zusammenhang mit dem renalen Kallikrein-Kinin-System an eine *Diuretika-Therapie* gedacht werden, die einer eventuellen unphysiologischen Natrium- und Wasserretention durch die kranke Niere entgegenwirken könnte. In eigenen Tierversuchen konnte gezeigt werden, daß alle Diuretika mit der akuten Steigerung der Diurese auch zu einer kurzfristigen Stimulation der renalen Kallikreinaktivität führen. Nach längerfristiger Gabe des Diuretikums Furosemid kam es dann zu einer ausgeprägten und andauernden Stimulation des renalen Kallikrein-Kinin-Systems. Dieser Befund wurde auch von anderen Autoren in ähnlichen Versuchsprotokollen bestätigt [91, 92, 245, 246]. War bei hypertonen Tieren die Kallikreinstimulation zum Teil weniger deutlich ausgeprägt als bei den normotensiven Tieren, so ging dies in der Regel auch mit einer schlechteren diuretischen Wirkung der Substanz einher (eigene Untersuchungen [91]).

Für den Patienten mit essentieller Hypertonie konnten im wesentlichen gleiche Befunde erhoben werden. Auch hier ging die Akut- und Langzeittherapie mit Furosemid oder Hydrochlorothiazid mit einer Stimulation des renalen Kallikrein-Kinin-Systems einher [5, 384, 394, 444]. Ähnlich wie in den Tierversuchen stellte sich bei den Patienten heraus, daß ein eventuell schlechteres Ansprechen der Patienten auf das Diuretikum mit einer deutlich schlechteren Stimulation des renalen Kallikreins verbunden war [4, 475, 531, 557]. Interessant war der Befund, daß in zwei Studien [384, 444] an Patienten mit essentieller Hypertonie die Stimulierbarkeit des renalen Kallikreins auch mit der effektiven Blutdruckwirksamkeit der Therapie korrelierte. So stieg ausschließlich bei den "Respondern" mit Blutdruckabfall unter der Diuretikatherapie die renale Kallikreinaktivität fast bis auf Normalwerte an, während sie bei den "Non-Respondern" unverändert niedrig blieb. Diese Befunde weisen darauf hin, daß eine Korrektur der reduzierten renalen Kallikreinaktivität eventuell in der Lage ist, durch erhöhte endogene Kininbildung wieder direkt zu einer Normalisierung des erhöhten Blutdrucks zu führen oder zumindest einen wesentlichen Beitrag hierzu zu leisten.

Das dritte Behandlungsprinzip, das sich aus der erniedrigten renalen Kallikreinaktivität mit Mangel an endogenen Kininen ableitet, ist die direkte Substitution von glandulärem Kallikrein oder die Potenzierung der noch vorhandenen endogenen Kinine durch *Hemmung der Kininase II* (Angiotensin-Converting-Enzym) mit spezifischen Inhibitoren wie Captopril. Captopril als Prototyp der Angiotensin-Converting-Enzym-Hemmstoffe wirkt über zwei Mechanismen blutdrucksenkend. Unumstritten ist die Hemmung des Renin-Angiotensin-Systems. So kommt es bei allen reninabhängigen Formen der Hypertonie sowie bei einem großen Teil auch der genetischen Hypertonie zu einer effektiven Blutdrucksenkung unter der Captopril-Therapie [eigene Tierstudien, 409]. Auf die zusätzliche Bedeutung der Kininpotenzierung bei der Blutdrucksenkung durch Captopril wurde man erst aufmerksam, als in einigen Studien gezeigt werden konnte, daß eine simultane Hemmung des renalen Kallikreins mit Aprotinin die blutdrucksenkende Wirkung von Captopril verminderte [346, 407, 409]. Diese Befunde wurden später vorübergehend in Frage gestellt, als eine gleichzeitige Suppression der renalen Reninaktivität durch Aprotinin beobachtet wurde [475a]. Aprotinin, alleine verabreicht, führt zu einer meßbaren Blutdruckerhöhung [285], die jedoch nicht alleine auf die Verminderung der endogenen Kininfreisetzung zurückgeführt werden kann. Denn eine Hemmung der Kinine unter physiologischen Bedingungen bleibt ohne Effekt auf die systemische Blutdruckregulation, wie neueste Untersuchungen mit spezifischen Bradykinin-Rezeptorantagonisten zeigen konnten [34, 58]. Auch in diesen neueren Studien mit spezifischer Hemmung der Kinine war bei der renovaskulären Hypertonie der Ratte (2K/1C-Modell; Aortenligatur) die Blutdrucksenkung nach Captopril wesentlich abgeschwächt. Läßt sich nun aus diesen Untersuchungen eine Beteiligung der Kinine an der blutdrucksenkenden Wirkung der Angiotensin-Converting-Enzym-Hemmstoffe ableiten, so konnten in den eigenen Untersuchungen weder bei Normalpersonen noch bei Patienten mit Hypertonie signifikant erhöhte Kininkonzentrationen im Blut nach Captopril festgestellt werden. Die in der Literatur beschriebenen erhöhten Kininkonzentrationen unter Captopril wurden noch mit unzulänglichen Meßverfahren bestimmt, die keine exakte Kininbestimmung zuließen und weit überhöhte Werte (ng/ml) ermittelten [119, 326, 327]. Geht man nun von unveränderten Kininkonzentrationen im Blut unter Captopril aus, so darf vermutet werden, daß die Kininpotenzierung lokal direkt am Wirkungsort geschieht. Von ganz besonderer Bedeutung scheint hierfür die Tatsache zu sein, daß die lokal mit dem Bradykinin-Rezeptor konkurrierende Kininase II gehemmt ist und so nun die Kinine wesentlich länger am Rezeptor wirken können [382]. Doch auch dieser Zeitraum ist begrenzt, da die Kinine letztlich durch die noch aktive Kininase I, wenn auch nicht so schnell wie durch die Kininase II, abgebaut werden. Die eigenen Befunde, die nach intraarterieller Bradykinininfusion in die Beinarterie an Probanden erhoben wurden, bestätigen diese These der lokalen Wirksamkeit der Kininasen-II-Hemmung durch Captopril. Denn die lokale, vasodilatierende Wirkung von Bradykinin wurde durch Captopril je nach Proband um das 20- bis 50fache verstärkt. Wichtig erscheint dabei der Befund, daß die Kininpotenzierung schon sofort nach Infusionsbeginn zu verzeichnen war und unabhängig vom Kininstoffwechsel in der Lungenstrombahn auftrat. Die bisher berichteten Befunde galten alle nur für die akute Gabe von Captopril. Bei einer längerfristigen Verabreichung von Captopril scheinen die Kinine ihre Bedeutung für die Blutdruckregulation zu verlieren. Denn nach chronischer Applikation von Captopril blieb die zusätzliche Gabe von Aprotinin ohne jeden Effekt auf die Blutdrucksenkung durch Captopril [409]. Eine Erklärung für dieses Phänomen könnten die Befunde geben, die zeigten, daß nach chronischer Behandlung mit Captopril mit Rückgang der Aldosteronsekretion auch die renale Kallikreinaktivität abfiel ([384], eigene Befunde an spontan-hypertensiven Ratten). So wurden möglicherweise wieder weniger endogene Kinine gebildet und die ursprüngliche basale Konzentration der Kinine am Rezeptor wiederhergestellt (siehe auch Abb. 8).

Die zweite Möglichkeit, die Kininkonzentrationen endogen zu erhöhen, ist die vermehrte *Substitution von glandulärem Kallikrein.* In Tierversuchen als auch am Patienten wurde gezeigt, daß der Organismus selbst versucht, durch eine gesteigerte Kallikreinsekretion in den Speicheldrüsen die renale Kallikreinreduktion zu kompensieren [213, 439]. Das Speicheldrüsenkallikrein kann in aktiver Form über zwei Wege in die Zirkulation gelangen. Zum einem kann es enteral resorbiert werden und über die Lymphe des Darms in die Zirkulation gelangen [147] oder aber es wird direkt von den Speicheldrüsen aus in das Blut sezerniert [404]. Es erreichte die Zirkulation in aktiver Form; denn es führte – nach Hemmung der Kininase II – zu einem meßbaren Blutdruckabfall an der Ratte [404] und konnte in der Zirkulation noch an seinen natürlichen Inhibitor, den Alpha1-Proteaseninhibitor, gebunden werden [146]. Die Untersuchungen zur enteralen Resorption von glandulären Kallikrein wurden mit Schweinepankreaskallikrein vorgenommen, das nach der Resorption aufgrund seiner spezifischen Immunoreaktivität mittels Radioimmunoassay im Blut der Ratten nachgewiesen werden konnte [146, 411]. In eigenen Untersuchungen wurde höchstgereinigtes Schweinepankreaskallikrein normotensiven Kontrollpersonen in der bisher höchsten Dosierung von 1800 KE/d verabreicht. Eine Beeinflussung des arteriellen Blutdrucks konnte aber zu keiner Phase des Beobachtungszeitraumes festgestellt werden. Anders hingegen verhielt sich der Blutdruck der Patienten mit essentieller Hypertonie. Er fiel nach oraler Behandlung langsam ab und lag nach ca. 14 Tagen hochsignifikant unter den Werten der Kontrollgruppe [364, 383, 406, 408]. Berichteten zuerst alle Autoren über einen Wiederanstieg der renalen Kallikreinexkretion und der initial erniedrigten PGE2-Exkretion nach oraler Substitution des Schweinepankreaskallikreins [360, 383, 406], so mußte später nach Abschluß der einzigen, korrekt angelegten Doppelblindstudie dieser Befund zurückgenommen werden: die Kallikreinexkretion blieb trotz gesteigerter oraler Zufuhr unverändert [408]. Dieses Ergebnis steht in guter Übereinstimmung mit biochemischen Studien, die zeigen konnten, daß glomerulär filtriertes glanduläres Kallikrein schon im proximalen Tubulus durch Proteasen inaktiviert wird [338] und den Endharn nicht mehr erreicht.

Das differente Blutdruckverhalten bei normotensiven Kontrollpersonen und Patienten mit essentieller Hypertonie nach oraler Kallikreineinnahme kann auf zweierlei Fakten begründet sein. Zum einem könnte der blutdrucksenkende Effekt des oralen Kallikreins erst nach mehreren Tagen einsetzen und so bei den Kontrollpersonen innerhalb von 24 Stunden noch nicht meßbar gewesen sein. Zum anderen könnte aber auch bei den beiden Personengruppen eine unterschiedliche Ansprechbarkeit der Gefäße auf zirkulierende Kinine vorliegen, die die Gefäße der Normalpersonen gegenüber Kininen relativ unempfindlich macht, während sie die Gefäße der Patienten mit Hypertonie für Kinine empfindlich hält. Die zur Klärung dieser Frage durchgeführten eigenen Untersuchungen konnten die letztere Hypothese stützen. Denn sie zeigten bei den Patienten mit Hypertonie, ähnlich wie in einigen Tierversuchen an hypertensiven Ratten [235, 389, 502], eine Hyperreaktivität der Gefäße auf Bradykinin mit deutlich größerem Blutdruckabfall bei den Patienten als bei den normotensiven Kontrollpersonen. Der Unterschied blieb auch dann noch bestehen, wenn man den Blutdruckabfall in Relation zum erhöhten Ruheblutdruck der Patienten setzte. Zusätzlich verstärkt wurde die Blutdrucksenkung nach Bradykinin noch durch den gestörten Barorezeptor-Reflex bei den Patienten, wie er aus dem in Relation zum Blutdruckabfall zu niedrigen Anstieg der Herzfrequenz abgeleitet werden kann. In anderen Versuchen mit Angiotensin-II-Infusionen konnte der gestörte Barorezeptor-Reflex der Patienten ebenfalls beobachtet werden [235]. Die Hyperreaktivität der Gefäße und der gestörte Barorezeptor-Reflex waren bei der essentiellen Hypertonie gleichermaßen nachzuweisen wie bei der renovaskulären Hypertonie; sie waren jedoch nicht vorhanden bei einem Patienten mit Conn-Syndrom und bei Patienten mit Grenzwert-Hypertonie. In einer ähnlich konzipierten Studie konnte in der letzten Zeit gezeigt werden, daß die Patienten mit Hypertonie auch auf Natrium-Nitroprussid mit einer ausgeprägteren Senkung des peripheren Gefäßwiderstandes reagierten als die Kontrollen [463]. Die Unterschiede in dieser Studie waren aber äußerst gering und erreichten gerade eben statistische Signifikanz.

Nach diesen Ergebnissen scheint die orale Behandlung mit glandulärem Kallikrein bei Patienten mit essentieller und renovaskulärer Hypertonie ein sinnvolles therapeutisches Prinzip darzustellen. Vergleichende Untersuchungen sollten wegen der unterschiedlichen Gefäßansprechbarkeit jedoch nur noch zwischen identischen Patientengruppen erfolgen und nicht mehr zwischen Patienten und gesunden Kontrollpersonen.

6 Zusammenfassung

Die Geschichte des renalen Kallikrein-Kinin-Systems reicht bis in das Jahr 1908 zurück, wo erstmalig eine blutdrucksenkende Substanz im Urin beschrieben wurde. Seit dieser Zeit wurden zahlreiche biochemische, tierexperimentelle und klinische Studien vorgenommen, in denen die Bedeutung dieses vasoaktiven Hormonsystems untersucht wurde. Trotz dieser langen Forschungsperiode ist es aber bis heute noch nicht gelungen, die pysiologische Bedeutung und Regulation des renalen Kallikrein-Kinin-Systems aufzudecken, und eine Reihe von grundlegenden Fragen blieb unbeantwortet. Als gesichert galt bisher nur die pharmakologische Wirkung der Kininpeptide an der Niere und den Gefäßen, die in einer reproduzierbaren Steigerung der Natriurese und Diurese sowie in einer ausgeprägten Vasodilatation bestand. Aus anderen pharmakologischen Studien wurde eine enge Wechselbeziehung zwischen Aldosteron und renalem Kallikrein abgeleitet, die jedoch nicht unwidersprochen blieb. Bei einer arteriellen Hypertonie wurde die renale Kallikreinaktivität oft, aber nicht regelmäßig erniedrigt gefunden.

Die in den vorliegenden Untersuchungen bearbeiteten Fragen befaßten sich mit drei großen Themenkreisen, den methodischen Problemen bei der Bestimmung der Komponenten der Kallikrein-Kinin-Systeme, den physiologischen Problemen in der Regulation des renalen Kallikrein-Kinin-Systems und schließlich den Veränderungen des renalen Kallikrein-Kinin-Systems bei arterieller Hypertonie. Entsprechend gliederte sich die Arbeit in einen methodischen Teil und einen Abschnitt mit tierexperimentellen und klinischen Studien zur Regulation des renalen Kallikrein-Kinin-Systems und seiner Bedeutung bei der arteriellen Hypertonie.

Eines der größten Probleme der zurückliegenden Kallikreinforschung waren die bislang unspezifischen und nur wenig empfindlichen Meßverfahren. Aus diesem Grunde sollten in der vorliegenden Arbeit vor den experimentellen und klinischen Studien ausreichend spezifische und sensitive Meßmethoden zur Bestimmung der Aktivitäten und Konzentrationen der verschiedenen Komponenten der Kallikrein-Kinin-Systeme erarbeitet werden.

Eine zentrale Stellung in den Meßverfahren nahm der direkte Radioimmunoassay für Bradykinin ein, da mit ihm sowohl die Konzentration der Kinine, die Aktivität des renalen Kallikreins, die Konzentration der Kininogene als auch die Aktivität der Kininasen bestimmt werden konnten. Der hier entwickelte Radioimmunoassay für Bradykinin zeigte eine hohe Spezifität für alle Kininpeptide, ohne jedoch deren Abbauprodukte mitzuerfassen. Interferenzen mit anderen Peptiden oder Kininogen fanden sich nicht. Die Empfindlichkeit des Assays war mit 1-2 pg/Ansatz hoch. Die Bestimmung der Kinine im Urin und im Blut gelang nach einer zum Teil recht aufwendigen Probenaufarbeitung problemlos. Die Normalwerte entsprechen den heute gültigen Kininkonzentrationen.

Die Bestimmung des renalen Kallikreins erfolgte in der vorliegenden Arbeit anhand dreier verschiedener Meßverfahren. Im Vordergrund stand der amidolytische Assay mit einem kommerziellen Peptidsubstrat, der eine schnelle und kostengünstige Bestimmung des renalen Kallikreins zuließ. Seine Empfindlichkeit war für den Routineeinsatz ausreichend hoch. Da das Substrat jedoch nicht spezifisch für renales Kallikrein war, mußte in jedem Ansatz ein Probenleerwert mitbestimmt werden, in dem das Kallikrein mit Aprotinin gehemmt war. Die so ermittelte Kallikreinaktivität korrelierte gut mit den Kallikreinwerten der beiden anderen Meßverfahren. Diese waren zum einen die Bestimmung der wahren Kininogenase-Aktivität einer Probe und zum anderen die Bestimmung der immunologischen Kallikreinkonzentration. Das Prinzip des Meßverfahrens der Kininogenase-Aktivität beruhte auf der radioimmunologischen Bestimmung der Kinine, die durch das renale Kallikrein in vitro aus Kininogen freigesetzt werden können. Die Bestimmung der immunologischen Kallikreinkonzentration erfolgte ohne Probleme mit einem spezifischen und ausreichend sensitiven direkten Radioimmunoassay. Die Aktivierung des renalen Kallikreins erfolgte in einer Trypsinvorinkubation. Aufgrund der unterschiedlichen Aktivierbarkeit des renalen Kallikreins im amidolytischen Assay und im direkten Radioimmunoassay konnte erstmals festgestellt werden, daß bei der Aktivierung des renalen Kallikreins nicht nur inaktives Kallikrein in aktives Kallikrein überführt wird, sondern zusätzlich auch noch die spezifische Aktivität des aktiven Kallikreins gesteigert wird.

Das plasmatische Kallikrein wurde nach seiner Aktivierung in einem amidolytischen Assay bestimmt, dessen Peptidsubstrat keine ausreichende Spezifität besitzt. Aus diesem Grunde wurde das Verfahren weiterentwickelt und nun ein Assay vorgestellt, der es erstmalig ermöglicht, die Aktivität des Plasmakallikreins im amidolytischen Assay frei von interferierenden Enzymen, Kallikrein-Inhibitoren oder störenden Pharmaka wie Heparin zu bestimmen. Erreicht wurde diese erhebliche Aufwertung des amidolytischen Assays durch eine Extraktion des Plasmaprokallikreins der Probe mittels Ionenaustauscherchromatographie. Die Kallikreinaktivierung erfolgte in allen Proben mit einem Aktivatorgemisch, das unabhängig von den endogenen Kallikreinaktivatoren des Blutes eine vollständige Aktivierung des Plasmaprokallikreins garantierte. Die mit diesem modifizierten Verfahren ermittelten Werte lagen deutlich höher als in den Verfahren ohne Probenaufarbeitung und stimmten gut mit den Werten einer anderen Arbeitsgruppe überein, die die Proben vor der Bestimmung des Plasmakallikreins mit Chloroform aufarbeitete.

Die Aktivität der Kininase II wurde mit einem simplen und kostengünstigen Radioassay des Angiotensin-I-Converting-Enzyms gemessen, das der Kininase II identisch ist. Erstmalig konnte in dieser Arbeit gezeigt werden, daß die so im Plasma bestimmte Aktivität der Kininase II gut mit der echten Kininasengesamtaktivität der Probe übereinstimmt, die anhand des In-vitro-Abbaus von Bradykinin im Radioimmunoassay für Bradykinin ermittelt wurde. Eine weitere Bestätigung für die Spezifität der Meßverfahren ergab sich aus der vollständigen Hemmung der gemessenen Enzymaktivität durch den Kininasen-II-Inhibitor Captopril.

Die Konzentration der Kininogene wurde anhand der Bradykininfreisetzung durch Trypsin bestimmt. Die freigesetzten Kinine wurden im direkten Radioimmunoassay für Bradykinin gemessen. Bei der Bestimmung des niedermolekularen Kininogens wurde das hochmolekulare Kininogen zuvor durch hochgereinigtes Plasmakallikrein gespalten. Dieses Vorgehen machte das Meßverfahren unabhängig vom endogenen Plasmaprokallikrein und garantierte so erstmalig einen standardisierten und in allen Proben gleichen Abbau des hochmolekularen Kininogens. Die mit diesem Meßverfahren erhobenen Kininogenkonzentrationen korrelierten gut mit den Konzentrationen, die mit einem direkten Radioimmunoassay für Kininogene bestimmt wurden. Nach Ausarbeitung dieser spezifischen Meßverfahren wurden die experimentellen und klinischen Studien zur physiologischen Regulation des renalen Kallikrein-Kinin-Systems vorgenommen.

In ersten Studien an Ratte und Mensch wurde festgestellt, daß das renale Kallikrein-Kinin-System keine Alters- und Geschlechtsabhängigkeit aufwies. Es unterlag keiner zirkadianen Rhythmik und war nicht von der Körperlage abhängig. Bei jungen Frauen mit intaktem Ovulationszyklus konnte ebenfalls keine Abhängigkeit des renalen Kallikreins von der jeweiligen Zyklusphase der Frau festgestellt werden.

Die weiteren Untersuchungen beschäftigten sich im wesentlichen mit den Fragen, welche Bedeutung dem renalen Kallikrein-Kinin-System in der Regulation der Wasser-, Natrium- und Kaliumausscheidung der Niere zukommt, welche Beziehung das renale Kallikrein-Kinin-System zum Renin-Angiotensin-System und den Mineralokortikoiden aufweist, und welche Bedeutung das renale Kallikrein-Kinin-System in der Regulation des arteriellen Blutdrucks hat.

Zur Klärung der ersten Frage nach der Bedeutung des renalen Kallikrein-Kinin-Systems bei der Regulation der Wasser-, Natrium- und Kaliumausscheidung im Urin wurden in der vorliegenden Arbeit zahlreiche Untersuchungen an Ratte und Mensch durchgeführt. In diesen Untersuchungen wurde die Steigerung der Diurese durch drei verschiedene Mechanismen angestrebt. So wurde durch rein physikalische Maßnahmen wie Immersion, Osmose oder Erhöhung des renalen Perfusionsdruckes die Diurese stimuliert. In weiteren Modellen wurde die Diurese durch den Einsatz von endogenen Hormonen wie Bradykinin und dem atrialen natriuretischen Faktor erhöht. Pharmakologisch wurde eine Stimulation der Diurese mit Furosemid, Bumetanid, Amilorid, Triamteren und Captopril angestrebt.

Allen diesen Versuchen war unabhängig von der Ursache der Diuresesteigerung eine kurzfristige und sehr rasche Stimulation des renalen Kallikreins im Urin gemeinsam. Nach diesem Anstieg der Kallikreinausscheidung im Urin folgte regelmäßig ein sekundärer Abfall der Kallikreinexkretion unter die Kontrollwerte. In diesem Verhalten korrelierte die Kallikreinexkretion deutlich mit der Kaliumausscheidung im Urin und weniger mit der Ausscheidung von Wasser oder Natrium. Die Ausscheidung der Kinine im Urin zeigte keine klare Beziehung zur Kallikreinausscheidung und war in den Tierversuchen während der gesamten Diuresesteigerung deutlich erhöht. So korrelierte die Ausscheidung der Kinine im Gegensatz zur Kallikreinausscheidung gut mit der Diurese und Natriurese. Dieses diskrepante Verhalten von Kallikrein und Kininen im Urin läßt den Verdacht aufkommen, daß die renale Kallikreinausscheidung im Urin während einer akuten Steigerung der Diurese nicht unbedingt die wahre Aktivität des renalen Kallikrein-

Kinin-Systems wiedergibt, sondern daß diese wesentlich exakter durch die Veränderungen der Kininausscheidung im Urin erfaßt werden kann. Bei den Untersuchungen am Menschen mit ihren relativ milderen Steigerungen der Diurese konnte die Dissoziation zwischen Kallikrein- und Kininexkretion im Urin nicht beobachtet werden. In längerfristigen Urinsammelphasen um 24 h korrelierte die renale Kallikreinexkretion stets gut mit der renalen Kallikreinaktivität, so daß hier die Kallikreinexkretion als ein aussagefähiger Parameter der renalen Kallikreinaktivität angesehen werden darf.

Die Stimulation des renalen Kallikrein-Kinin-Systems durch Diuretika war unabhängig von einer eventuell gleichzeitig auftretenden Stimulation der Mineralokortikoide, da sie auch nach indirekter pharmakologischer Hemmung der Aldosteronsekretion durch Captopril zu beobachten war. Einen weiteren Hinweis für die vom Renin-Angiotensin-Aldosteron-System unabhängige Stimulation des renalen Kallikreins bei Diuresesteigerung gaben die gleichsinnigen Ergebnisse im Immersionsversuch, da in diesem Versuchsmodell bekanntermaßen die Aktivität des Renin-Angiotensin-Aldosteron-Systems anders als in den Diuretikaversuchen supprimiert wird.

Zur Klärung der Frage nach den Wechselbeziehungen des renalen Kallikrein-Kinin-Systems zum Renin-Angiotensin-System und den Steroiden wurden mehrere Studien an Ratte und Mensch vorgenommen. Die Versuche umfaßten eine direkte Injektion von Desoxykortikosteron, Kortikosteron und Adrenokortikotropin, eine vollständige Adrenalektomie, eine pharmakologische Hemmung des endogenen Aldosterons mit Spironolacton, Zyklusuntersuchungen bei Frauen, diätetische Manipulationen im Natrium- und Kaliumhaushalt durch orale Restriktion oder Belastung sowie eine perorale Behandlung mit einem Natrium-Kalium-Ionenaustauschersalz.

In der Mehrzahl dieser Versuche konnte eine gute Korrelation zwischen Aldosteron und renalem Kallikrein beobachtet werden. Doch fiel in einem Teil der Untersuchungen auf, daß nicht unter allen Umständen die Aktivität des renalen Kallikreins mit der Aktivität der Mineralokortikoide parallel ging. So fand sich keine Korrelation zwischen diesen beiden Hormonen während eines Ovarialzyklus der Frau, nach ACTH-Injektion und nach Immersion und akuter Captoprilgabe. Die vollständige Adrenalektomie mit komplettem Verlust an Mineralokortikoiden führte zwar zu einer Reduktion des renalen Kallikreins, war jedoch nicht in der Lage, die renale Kallikreinausscheidung aufzuheben. Auch mit Spironolacton war die renale Kallikreinausscheidung nur zu einem gewissen, aldosteron-abhängigen Anteil zu hemmen; eine nicht unerhebliche basale Restaktivität blieb bei allen Probanden erhalten. Diese Ergebnisse zeigen, daß das renale Kallikrein mindestens zwei Regulationsmechanismen unterliegt: einer basalen, aldosteron-unabhängigen Regulation und einer zusätzlichen, auf die basale Aktivität aufgesetzten Modulation durch Aldosteron.

Die Glukokortikoide hatten in den Tierversuchen eine kallikrein-supprimierende Wirkung. Für diese Wirkung wurden aber hohe Dosen benötigt, so daß dieser Befund in vivo wahrscheinlich ohne Bedeutung bleibt, wie es auch die Versuche mit ACTH-Injektionen am Menschen nahe legen. In diesen Versuchen kam es im Gegensatz zu den Tierversuchen trotz gesteigerter Glukokortikoide zu einer Stimulation des renalen Kallikreins.

Eine konstante Wechselbeziehung zwischen Renin-Angiotensin-System und Kallikrein-Kinin-System der Niere fand sich in den Untersuchungen nicht, da sowohl inverse als auch parallele Veränderungen in den Aktivitäten dieser beiden Systeme beobachtet wurden. Die bisher beschriebenen engen Beziehungen zwischen Renin und Kallikrein beruhten oft auf In-vitro-Untersuchungen oder ließen sich bei genauerer Betrachtung durch eine indirekte Beziehung über das Aldosteron erklären.

Auch zum antidiuretischen Hormon konnten in den hier vorgestellten Untersuchungen an Ratten mit Diabetes insipidus keine sicheren Beziehungen beobachtet werden.

Die letzte Frage aus dem Komplex der physiologischen Bedeutung des renalen Kallikrein-Kinin-Systems zielte auf die Rolle des renalen Kallikrein-Kinin-Systems in der Regulation des lokalen Blutflusses und des sytemischen Blutdrucks. Zu ihrer Klärung wurden Versuche mit Injektion von Dihydralazin, atrialem natriuretischen Faktor und Bradykinin sowie Versuche mit oraler Einnahme von glandulärem Kallikrein durchgeführt.

Die Injektion von Dihydralazin bewirkte einen langanhaltenden Blutdruckabfall und eine deutliche Zunahme der Nierendurchblutung. Die Ausscheidung von Kallikrein im Urin blieb unverändert. Anders verhielt sich hingegen die Kininausscheidung im Urin, denn sie war während des gesamten Beobachtungszeitraumes gesteigert und zeigte eine enge Beziehung zur Nierendurchblutung. Auch in den Versuchen mit dem atrialen natriuretischen Faktor fand sich eine enge Beziehung zwischen Kininexkretion und Blutdrucksenkung.

Die perorale Substitution von glandulärem Kallikrein bewirkte bei gesunden Probanden keinerlei Veränderung im systemischen Blutdruck oder in der renalen Kallikreinausscheidung. Die direkte Injektion von Bradykinin in die Zirkulation hingegen führte zu einer sofortigen Blutdrucksenkung und Zunahme der regionalen Durchblutung nach intraarterieller Infusion. In der vorliegenden Arbeit konnte erstmals am Menschen gezeigt werden, daß Bradykinin seine Effekte direkt und unabhängig vom Natriumhaushalt entfaltet und diese nicht über betaadrenerge Rezeptoren, Histamin-1-Rezeptoren oder Prostaglandine vermittelt wurden. Die einzige Modulation der Bradykininwirkung war durch Hemmung des Angiotensin-Converting-Enzyms (=Kininase II) mit Captopril oder Lisinopril möglich. Hierunter wurde die Bradykininwirkung um das 20- bis 30fache verstärkt. Die blutdrucksenkende Wirkung des Bradykinins korrelierte hochsignifikant mit dem Anstieg der Kininkonzentration im arteriellen Blut, der durch die Bradykinininjektion erzielt wurde. Captopril alleine war nicht in der Lage die Kininkonzentration im Blut zu steigern. Die Bedeutung der Kinine für die blutdrucksenkende Wirkung des Captoprils ist aufgrund dieses Befundes jedoch nicht ausgeschlossen, da unter Captopril die Kinine trotz gleichbleibender Konzentration im zirkulierenden Blut lokal am Rezeptor nur verzögert abgebaut und so wesentlich länger wirken könnten.

Im letzten Fragenkomplex der Arbeit wurde die Bedeutung des renalen Kallikrein-Kinin-Systems in der Pathogenese der arteriellen Hypertonie untersucht. Hierbei interessierten besonders die Fragen, welche Veränderungen im renalen Kallikrein-Kinin-System bei arterieller Hypertonie vorliegen, ob das renale Kallikrein bei Hypertonie den gleichen Regulationen unterliegt wie bei Normotonie und ob bei arterieller Hypertonie die Ansprechbarkeit der Gefäße auf Kinine verändert ist.

In diesem Zusammenhang wurde das bisher größte Patientenkollektiv von 482 Patienten untersucht. Die Patienten verteilten sich auf mehrere Diagnosegruppen, die Grenzwert-Hypertonie, die essentielle Hypertonie, die renale Hypertonie, die mineralokortikoid-induzierte Hypertonie und schließlich die glukokortikoid-induzierte Hypertonie. Zusätzlich wurden die Veränderungen im renalen Kallikrein-Kinin-System in Tierexperimenten mit DOCA-Salz-Hypertonie, Glukokortikoid-Hypertonie, ACTH-Hypertonie, spontaner genetischer Hypertonie und renovaskulärer Hypertonie der Ratte studiert. In diesen Untersuchungen konnte unabhängig von der Hochdruckgenese eine Reduktion des renalen Kallikreins bei manifester Hypertonie festgestellt werden. Eine sichere Beziehung zwischen dem Abfall der renalen Kallikreinaktivität und der Blutdruckhöhe fand sich nicht. Bei der mineralokortikoid-induzierten Hypertonie mußte die renale Kallikreinaktivität gesondert betrachtet werden, da sie in diesem speziellen Fall unabhängig von der Hypertonie durch die erhöhte endogene Mineralokortikoidaktivität stimuliert war und so den eventuellen Abfall durch die Hypertonie ausgleichen konnte.

Zwei wesentliche Ursachen für die reduzierte Kallikreinaktivität und -exkretion im Urin hypertoner Patienten konnten in den Untersuchungen herausgearbeitet werden. So war zum einen ein sekundärer Nierenschaden durch die Hypertonie ursächlich für die Erniedrigung der renalen Kallikreinaktivität verantwortlich. Dies konnte besonders gut für die Patienten mit renovaskulärer Hypertonie dargestellt werden. Denn bei ihnen war die Kallikreinexkretion nach einer Korrektur gemäß der ausgeprägten Nierenfunktionsschädigung wieder normal und nicht von der der normotonen Probanden zu unterscheiden. Diese strenge Abhängigkeit der renalen Kallikreinexkretion von der Nierenfunktion und dem gesunden Nierengewebe konnte in weitergehenden Untersuchungen nach unilateraler Nephrektomie, bei akutem Nierenversagen und bei Analgetika-Nephropathie bestätigt werden. Als zweite Ursache für die erniedrigte renale Kallikreinaktivität und -exkretion bei Hypertonie muß sicherlich auch eine genetische Komponente diskutiert werden. Denn in den Untersuchungen an Patienten mit Grenzwert-Hypertonie und manifester essentieller Hypertonie war nicht nur die renale Kallikreinaktivität bzw. exkretion erniedrigt, sondern auch die spezifische Kallikreinaktivität war nur in diesen beiden, pathogenetisch wahrscheinlich identischen Gruppen erniedrigt. Diese Veränderungen im renalen Kallikrein waren nur in diesen beiden Gruppen unabhängig von der Nierenfunktion und blieben auch nach Korrektur der Werte gemäß der Nierenfunktion vermindert. Solche möglicherweise genetischen Veränderungen könnten letztlich auch die sehr unterschiedlichen Kallikreinexkretionen bei den genetisch differenten Rattenstämmen mit spontaner Hypertonie erklären, über die bisher berichtet wurde.

Die Frage, ob das renale Kallikrein bei arterieller Hypertonie den gleichen Regulationen unterliegt wie bei Normotonie, wurde nur bei Ratten mit spontaner Hypertonie sowie bei Patienten mit essentieller Hypertonie abgeklärt. Die Untersuchungen befaßten sich ausschließlich mit Stimulationsversuchen. Es waren dies die diätetische Natriumrestriktion, die ACTH-Injektion und die Furosemid- bzw. Bumetanid-Injektion. Allen Versuchen gemeinsam war das Ergebnis, daß nach mehrtägiger Stimulation des renalen Kallikrein-Kinin-Systems die Stimulierbarkeit dieses Hormonsystems bei arterieller Hypertonie abgeschwächt ist und die Unterschiede im renalen Kallikrein zwischen Normotonie und Hypertonie im Zustand der Stimulation noch deutlicher hervortraten als unter basalen Bedingungen. Dieser Befund blieb auch bestehen, wenn die Kontrollpersonen in den Humanstudien vor Versuchsbeginn die gleiche niedrige Kallikreinausscheidung aufwiesen wie die Patienten mit Hypertonie.

Im Gegensatz zu diesen Ergebnissen der längerfristigen Beobachtungen fand sich kein Unterschied in der Stimulation des renalen Kallikrein-Kinin-Systems nach akuten Steigerungen der Diurese. In diesen Fällen war der Anstieg bei den spontan hypertensiven Ratten oder den Patienten mit arterieller Hypertonie genauso ausgeprägt wie bei den zugehörigen Kontrollen. Diese Befunde zeigen, daß die mangelnde Stimulierbarkeit des renalen Kallikreins bei Hypertonie erst nach einem längeranhaltenden Stimulus augenfällig wird und mit größter Wahrscheinlichkeit auch erst in diesem Stadium von pathophysiologischer Bedeutung werden kann. Zur Beantwortung der Frage, ob bei arterieller Hypertonie die Ansprechbarkeit der Gefäße auf Bradykinin verändert ist, wurden bei Patienten mit unterschiedlichen Hypertonieformen Untersuchungen mit Hemmung der Kininase II und Studien mit direkter Injektion von Bradykinin in die Zirkulation vorgenommen. In den Untersuchungen mit captopril-induzierter Hemmung der Kininase II war bei den Patienten mit essentieller und renovaskulärer Hypertonie ein wesentlich ausgeprägterer Blutdruckabfall festzustellen als bei den normotonen Kontrollpersonen. Eine Veränderung der zirkulierenden Kinine im Blut war jedoch auch bei diesen Patienten nicht zu beobachten.

Ein höherer Blutdruckabfall bei gleicher Kininkonzentration nach Captopril konnte eventuell ein Hinweis auf eine empfindlichere Ansprechbarkeit der Gefäße auf Bradykinin bei arterieller Hypertonie sein. Diese Vermutung wurde dann in den Versuchen mit direkter intravasaler Applikation von Bradykinin bestätigt. In diesen Studien zeigte sich, daß Patienten mit essentieller oder renovaskulärer Hypertonie, also Patienten der Hypertonieformen mit reduzierter renaler Kallikreinaktivität, wesentlich stärker auf Bradykinin reagierten als die Kontrollpersonen und einen deutlich gesteigerten Blutdruckabfall boten. Dieser Unterschied konnte für die Patienten mit Grenzwert-Hypertonie oder Mineralokortikoid-Hypertonie nicht beobachtet werden. Eine Vorbehandlung mit Captopril bewirkte bei den Patienten aller Hypertonieformen die gleiche Steigerung der Bradykininwirkung wie bei den Kontrollpersonen. Der Unterschied in der Ansprechbarkeit der Gefäße auf Bradykinin bei den Patienten mit essentieller oder renovaskulärer Hypertonie blieb auch nach Hemmung der Kininase II erhalten.

In allen hier besprochenen Untersuchungen am Menschen konnten keinerlei Beziehungen zwischen den Komponenten der Kallikrein-Kinin-Systeme im Blut und dem renalen Kallikrein-Kinin-System beobachtet werden. Diese fehlende Wechselbeziehung kam am besten in der Patientengruppe zum Ausdruck, bei denen das renale Kallikrein-Kinin-System nach bilateraler Nephrektomie vollständig fehlte. Denn diese Patienten wiesen völlig normale Konzentrationen oder Aktivitäten in den plasmatischen Kallikrein-Kinin-Systemen auf.

Die Interpretation aller vorgestellten Ergebnisse, die im Rahmen der Untersuchungen zur physiologischen Regulation des renalen Kallikreins und seiner pathophysiologischen Bedeutung für die arterielle Hypertonie am Menschen vorgenom-

men wurden, darf nach kritischer Abwägung zu folgenden, zusammenfassenden
Schlüssen führen:

1. Das renale Kallikrein weist keine Abhängigkeit von Alter, Geschlecht, Tagesrhythmik oder Körperlage auf und ist unabhängig vom Ovulationszyklus der
Frau.
2. Das renale Kallikrein unterliegt zu einem Teil der direkten Kontrolle der Mineralokortikoide, während der andere Anteil als basale Kallikreinaktivität unabhängig von den Mineralokortikoiden nachweisbar ist.
3. Eine akute Steigerung der Diurese ist mit einer deutlichen Stimulation des
renalen Kallikrein-Kinin-Systems verbunden, die unabhängig von der parallel auftretenden Stimulation des Renin-Angiotensin-Aldosteron-Systems ist.
4. Die Kinin-Peptide des renalen Kallikrein-Kinin-Systems sind an der Regulation
der regionalen Durchblutung und möglicherweise auch des systemischen Blutdrucks beteiligt. Ihre Wirkung entfalten sie unmittelbar an den Gefäßen.
5. Bei einer arteriellen Hypertonie ist das renale Kallikrein erniedrigt, teils genetisch bedingt, teils aufgrund einer sekundären Nierenschädigung durch die Hypertonie. Nur bei der mineralokortikoid-induzierten Hypertonie ist die renale Kallikreinaktivität aufgrund der mineralokortikoid-bedingten Stimulation normal oder
sogar erhöht.
6. Bei der essentiellen Hypertonie treten die Veränderungen im renalen Kallikrein-
Kinin-System besonders hervor. Diese Patienten zeigen neben einer erniedrigten
absoluten Kallikreinexkretion im Urin auch eine erniedrigte spezifische Aktivität
ihres Kallikreins. Ihre Kallikreinaktivität im Urin ist erheblich schlechter stimulierbar als bei Normalpersonen. Zu diesen Veränderungen des renalen Kallikreins
gesellt sich noch eine erhöhte Ansprechbarkeit der Gefäße auf Bradykinin.
7. Da die Kinine natriuretisch, diuretisch und vasodilatierend wirken, könnten die
beobachteten Veränderungen im renalen Kallikrein-Kinin-Systems bei der essentiellen Hypertonie und eventuell auch bei der Grenzwert-Hypertonie über eine
mangelnde renale Wasser- und Natriumexkretion sowie über einen erhöhten Gefäßtonus an der Entwicklung und Aufrechterhaltung der Hypertonie ursächlich beteiligt sein. Die erhöhte Gefäßansprechbarkeit auf Bradykinin bei den Patienten
mit essentieller Hypertonie könnte eventuell schon eine Folge des endogenen
Kininmangels bei der reduzierten Kallikreinaktivität der Nieren sein.

Danksagung

Allen, die mir bei dieser Arbeit halfen, möchte ich aufrichtig danken!

Mein besonderer Dank gilt Herrn Prof. Dr. med. Werner Kaufmann für seine großzügige Unterstützung meiner Arbeit an der Medizinischen Klinik II der Universität zu Köln. Durch wertvolle Ratschläge und tolerante Gewährung von wissenschaftlichen Freiräumen hat er diese Arbeit allzeit gefördert.

Herrn Prof. Dr. Franz Gross (Heidelberg) und Herrn Prof. Dr. Hans Fritz (München) möchte ich ebenfalls meinen aufrichtigen Dank für ihren wissenschaftlichen Rat und die stets hilfreiche Unterstützung aussprechen.

Für die hervorragende Kooperation, durch die die vorgestellten Untersuchungen erst möglich wurden, danke ich den Kollegen Prof. Dr. A. Helber, Priv.-Doz. Dr. G. Wambach, Priv.-Doz. Dr. S. Abdelhamid (Wiesbaden) und Priv.-Doz. Dr. M. Marin-Grez (München). Desweiteren bin ich den Kollegen Prof. Dr. D. Ganten, Priv.-Doz. Dr. T. Unger, Dr. G. Speck, Priv.-Doz. Dr. W. Rascher, Dr. U. Schwertschlag, Dr. M. Stocker (alle Heidelberg), Priv.-Doz. Dr. R. Geiger, Priv.-Doz. Dr. W. Müller-Esterl (beide München), Priv.-Doz. Dr. V. Lent, Priv.-Doz. Dr. P. Allhoff, Dr. J. Evers, Dr. S. Degenhard, Prof. Dr. V. Hossmann (alle Köln) und Prof. K. Shimamoto (Sapporo) für ihre Zusammenarbeit zu Dank verpflichtet.

Für die geduldige und hilfreiche statistische Beratung möchte ich Herrn Priv. Doz. Dr. E. Godehardt (Köln) herzlich danken.

Aufrichtiger Dank gilt auch meinen technischen Mitarbeitern, Frl. M. Bittsansky, Frl. A. Frericks, Frl. C. Kapp, Frl. J. Kopatsch und Frau G. Breypohl; allen zuvor jedoch soll der exakten und unermüdlichen technischen Assistenz von Frl. U. Büchsler gedacht werden. Für ihre Mitarbeit sei auch den Doktoranden Dr. M. Deeg, Dr. D. Beck, Dr. R. Autenrieth, Dr. B. Rastetter, D. Iwersen, H. Langen, J. Horn, B. Hirzel, A. Frericks, G. Malirsch, A. Gentges und U. Schunk-Paschke gedankt.

Die Untersuchungen wurden mit finanzieller Unterstützung der Deutschen Forschungsgemeinschaft, des Landesamtes für Wissenschaft und Forschung und der Quandt-Stiftung durchgeführt.

Literaturverzeichnis

1. Aarsen,P.N.: Sensitization of guinea-pig ileum to the action of bradykinin by trypsin hydrolysate of ox and rabbit plasma. Br.J.Pharmac.Chemother. 32: 453-465 (1968)
2. Abe,K., Yoshinaga,K., Miwa,I., Aida,M., Maebashi,M., Watanabe,N.: Excretion of urinary kinin in man. Tohoku J.Exp.Med. 82: 270-275 (1964)
3. Abe,K.: Urinary excretion of kinin in man with special reference to its origin. Tohoku J. Exp. Med. 87: 175-184 (1965)
4. Abe,K., Seino,M., Yasujima,M., Chiba,S., Sakurai,Y., Irokowa,N., Miyazaki,S., Saito,K., Ito,T., Otsuka,Y., Yoshinaga,K.: Studies on renomedullary prostaglandin and renal kallikrein-kinin-system in hypertension. Jap.Circ.J. 41: 873-880 (1977)
5. Abe,K., Yasujima,M., Sakurai,Y., Chiba,S., Itoh,T., Imai,Y., Sato,M., Haruyama,T., Omata,K., Goto,T., Sato,K., Hiwatari,M., Otsuka,Y., Yoshinaga,K.: The role of renal prostaglandin E and kallikrein in pathogenesis of essential hypertension. Jap.Circ.J. 43: 1105-1116 (1979)
6. Abe,K., Sato,M., Kasai,Y., Haruyama,T., Sato,K., Miyazaki,S., Imai,Y., Hiwatari,M., Itoh, T., Sakurai,Y., Goto,T., Tajima,J., Seino,M., Yoshinaga,K.: A circadian variation in the excretion of urinary kinin, kallikrein and prostaglandin E in normal volunteers. Jap.Circ.J. 45: 1098-1103 (1981)
7. Abe,K., Haruyama,T., Sato,M., Imai,Y., Yasujima,M., Seino,M., Chiba,S., Hiwatari,M., Kasai,Y., Tajima,J., Itoh,S., Yoshinaga,K.: Renal kallikrein and PGE in the exaggerated fractional Na excretion in patient swith chronic renal failure. Adv.Exp.Med.Biol. 156B: 977-984 (1983)
8. Abelous,J.E., Bardier,E.: Les substances hypotensives de l'urine humaine normale. Cr.Soc. Biol. 66: 511-512 (1909)
9. Adam,A., Azzouzi,M., Boulanger,J., Damas,J., Ers,P., Faymonville,M.L.: A full automatic determination of plasma prekallikrein. Kinin 84, Abstract book p. 10 (1984)
10. Adetuyibi,A., Mills,I.H.: Relation between urinary kallikrein and renal function, hypertension, and excretion of sodium and water in man. Lancet II: 203-207 (1972)
11. Albano,J., Boohla,K.D., Heap,P.F., Lemon,M.J.C.: Stimulus-secretion coupling: Role of cyclic AMP, cyclic GMP and calcium in mediating enzyme (kallikrein) secretion in the submandibular gland. J.Physiol. 258: 631-658 (1976)
12. Albertini,R., Rosas,R., Croxatto,H.R., Roblero,J.: Kallikrein-kinin-system in one and two-kidney Goldblatt hypertensive rats. Clin.Sci. 56: 227-233 (1979)
13. Alcorn,D., Emslie,K.R., Ross,B.D.; Ryan,G.B., Tange,J.D.: Selective distal nephron damage during isolated kidney perfusion. Kidney international 19: 638-647 (1981)
14. Alt,U.: Blutvolumenaenderungen und Sinusknotenfunktion, Dissertation, Universitaet zu Köln (1984)
15. Altenburger,E.: Ueber die Einwirkung des Padutins auf den Blutzuckerspiegel des gesunden Menschen. Klin.Wschr. 12: 789-791 (1933)
16. Altura,B.M., Chand,N.: Braydkinin-induced relaxation or renal and pulmonary arteries is dependent upon intact endothelial cells. Brit.J.Pharmacol. 74: 10-11 (1981)
17. Alving,B.M., Hojima,Y., Pisano,J.J., Mason,B.L , Buckingham,R.E., Mozen,M.M., Finlayson,J.S.: Hypotension associated with prekallikrein activator (Hageman-factor fragments) in plasma protein fraction. N.Engl.J.Med. 299: 66-70 (1978)

18. Alving,B.M., Tankersley,D.L., Mason,B.L.: Plasma prekallikrein: quantitative determination by direct activation with Hageman factor fragment (b-XIIa). J.Lab.Clin.Med. 101: 226-241 (1983)

19. Amundsen,E., Puetter,J., Friberger,P., Knoes,M., Larsbraten,M., Claeson,G.: Methods for determination of glandular kallikrein by means of a chromogenic tripeptide substrate. Adv.Exp.Med.Biol. 120A: 83-96 (1979)

20. Anderson,R.J., Berl T., McDonald,K.M., Schrier,R.W.: Evidence for an in vivo antagonism between vasopressin and prostaglandin in the mammalian kidney. J.Clin. Invest. 56: 420-426 (1975)

21. Ando,T., Shimamoto,K.: A sensitive radioimmunoassay of blood and plasma kinin and its clinical applications. Sapporo Med. J. 52: 453-467 (1983)

22. Antonello,A., Baggio,B., Favaro,S., Zen,A., Sandei,F., Todesco,S., Borsatti A.: Effect of uninephrectomy on tissue kallikrein concentration of the remaining kidney. Biomedicine 23: 303-306 (1975)

23. Arrigoni-Martelli,E.P., Nielsen,C.K.: Urinary kallikrein excretion in normotensive and spontaneously hypertensive rats. Acta Pharmacol.Toxicol. 37: 177-184 (1975)

24. Arturson,G.: The plasma kinins in thermal injury. Scand.J.Clin.Lab.Invest. Suppl. 107: 153-161 (1969)

25. Axelrod,L , Minnich,A.K., Ryan,C.A.: Stimulation of prostacyclin production in isolated rat adipocytes by angiotensin II, vasopressin, and bradykinin: Evidence for two separate mechanisms of prostaglandin synthesis. Endocrinology 116: 2548-2553 (1985)

26. Bagdasarian,A., Lahiri,B., Talamo,R.C., Wong,P., Colman,R.W.: Immunochenical studies of plasma kallikrein. J.Clin.Invest. 54: 1444-1454 (1974)

27. Baggio,B., Favaro,S., Antonello,A., Zen,A., Borsatti,A.: Subcellular localisation of renin and kallikrein in rat kidney. Ital.J.Biochem. 24: 199-206 (1975)

28. Bagshaw,A.F., Bhoola,K.D., Lemon,M.J.C., Whicher,J.T.: Development and characterization of a radioimmunoassay to measure human tissue kallikrein in biological fluids. J.Endocrinol. 101: 173-179 (1984)

29. Barraclough,M.A., Mills,I.H.: Effect of bradykinin on renal function. Clin.Sci. 28: 69-74 (1965)

30. Barton,S., Schachter,M.: Kininogenase in kidney after ligation of the ureter and after experimental aortic stenosis. Experientia 30: 1289-1290 (1974)

31. Barton,S., Sanders,E.J., Schachter,M., Uddin,M.: Autonomic nerve stimulation, kallikrein content and acinar cell granules of the cat's submandibular gland. J.Physiol. 251: 363-369 (1975)

32. Batterink,G.J., Kremer,J. Jager,S.: The effect of oral kallikrein treatment on sperm motility in asthenozoospermia. Int.J.Androl. 6: 173-179 (1983)

33. Beilensen,S., Schachter,M., Smaje,L H.: Secretion of kallikrein and its role in vasodilation in the submaxillary gland. J.Physiol. 199: 303-317 (1968)

34. Benetos,A., Gavras,H., Stewart,J.M., Vavrek,R., Hatinoglou,S., Gavras,I.: The antihypertensive contribution of bradykinin as assessed by a specific bradykinin antagonist. Agents Actions Suppl. 22: 355-364

35. Betkerur,M.V., Yeh,T.F., Miller,K., Glasser,R.J., Pildes,R.S.: Indomethacin and its effect on renal function and urinary kallikrein excretion in premature infants with patent ductus arteriosus. Pediatrics 68: 99-102 (1981)

36. Bevan,D.R., Macfarlane,N.A.A., Mills.I.H.: The dependence of urinary kallikrein excretion on renal artery pressure. J.Physiol. 241: 34P-35P (1974)

37. Blasingham,M.C., Nasjletti A.: Contribution of renal prostaglandins to the natriuretic action of bradykinin in the dog. Am.J.Physiol. 237: F182-F187 (1979)

38. Bönner,G., Rascher,W., Speck,G., Marin-Grez,M., Gross,F.: The renal kallikrein-kinin-system in Brattleboro-rats with hereditary hypothalamic diabetes insipidus. Acta Endocrinol. 98: 36-42 (1981)

39. Bönner,G., Autenrieth,R., Marin-Grez,M., Rascher,W., Gross,F.: Effects of sodium loading, desoxycorticosterone acetate, and corticosterone on urinary kallikrein excretion. Hormone Res. 14: 87-94 (1981)

40. Bönner,G., Beck,D., Deeg,M., Marin-Grez,M., Gross,F.: Effects of frusemide on the renal kallikrein-kinin-system of the rat. Clin.Sci. 63: 447-453 (1982)

41. Bönner,G., Beck,D., Deeg,M., Marin-Grez,M., Gross,F.: Effect of dihydralazine on the renal kallikrein-kinin-system of the rat. Eur.J.Pharmacol. 78: 219-223 (1982)

42. Bönner,G., Unger,T., Rascher,W., Speck,G., Ganten,D., Gross,F.: The renal kallikrein-kinin system in spontaneously hypertensive rats. Agents Actions 15: 111-118 (1984)

43. Bönner,G., Wambach,G., Geiger,R., Allhof,R., Bleienheuft,C., Hossmann,V.: Veränderungen der Kallikrein-Kinin-Systeme im Plasma und im Urin bei arterieller Hypertonie. Nieren- und Hochdruckkrankh. 13: 483-487 (1984)

44. Bönner,G.: Kallikrein. In: Ganten,D., Ritz,E.: Lehrbuch der Hypertonie. Schattauer Verlag, Stuttgart, 231-242 (1985)

45. Bönner,G., Babst,H., Kaufmann,W.: In-vivo effects of camostate mesilate on plasma kallikrein, plasma kininase II, and renal kallikrein of man. Drug Res. 37: 535-537 (1987)

46. Bönner,G., Hirzel,B., Wambach,G., Kaufmann,W.: Stimulation of renal kallikrein-kinin-system by atrial natriuretic factor in normotensive and spontaneously hypertensive rats. Clin.Exp.Hypertension A8: 138-139 (1986)

47. Borawska,M., Wisniewski K.: The influence of bradykinin in vitro on uptake and release of dopamine by rat striatal synaptosomes. Pol.J.Pharmacol.Pharm. 33: 585-592 (1981)

48. Borges,D.R., Gordon,A.H.: Kininogen and kininase synthesis by the liver of normal and injured rats. J.Pharmacol. 28: 44-48 (1976)

49. Borges,D.R., Webster,M.E., Guimaraes,J.A., Prado,J.L.: Synthesis of prekallikrein and metabolism of plasma kallikrein by perfused rat liver. Biochem.Pharmacol. 30: 1065-1069 (1981)

50. Boscolo,P., Porcelli,G., Carmignani,M., Finelli,V.N.: Urinary kallikrein and hypertension in cadmium-exposed rats. Toxicol.Lett. 7: 189-194 (1981)

51. Bouma,B.N., Kerbiriou,D.M., Vlooswijk,R.A.A., Griffin,J.H.: Immunological studies of prekallikrein, kallikrein, and HMW kininogen in normal and deficient plasma and in normal plasma following cold dependent activation. J.Lab.Clin.Med. 96: 693-709 (1980)

52. Brandi,C.M., Prado,E.S., Prado,M.J.B.A., Prado,J.L.: kinin-converting aminopeptidase from human urine: partial purification and properties. Int.J.Biochem. 7: 335-341 (1976)

53. Brandtzaeg,P., Gautvik,K.M., Nustad,K., Pierce,J.V.: Rat submandibular gland kallikreins: Purification and cellular localisation. Brit.J.Pharmacol. 56: 155 (1976)

54. Bratton,A.C., Marshall,E.K.Jr.: A new coupling component for sulfanilamide determination. J.Biol.Chem. 128: 537-550 (1939)

55. Brouhard,B.H., Gill Jr.,J.R., Yun,J.C.H., Kelly,G.D., Bartter,F.C.: Prostaglandin dependent and independent effects of bradykinin on renal function in the dog. Renal Physiol. 2: 44-53 (1979/80)

56. Bruhn,H.D., Albert,J-P., Britz,A., Brueck,M., Hartmann,F., Niedermayer,W.: Plasma-Praekallikreinspiegel bei Hypertonie. Dtsch.med.Wschr. 107: 797 (1982)

57. Cannella,G., Baggio,B., Antonello,A., Favaro,S., Todesco,S., Borsatti,A., Campanacci,L.: L'escrezione urinaria di callicreina nella glomerulonefrite. Boll.Soc.It.Biol.Sper. 49: 580-585 (1973)

58. Carbonell,L.F., Carretero,O.A, Stewart,J.M., Scicli,A.G.: Effect of a kinin antagonist on the acute antihypertensive activity of enalaprilat in severe hypertension. Hyperstension 11: 239-243 (1988)

59. Carone,F.A., Pullman,T.N., Oparil,S., Nakamura,S.: Micropunture evidence of rapid hydrolysis of bradykinin by rat proximal tubule. Am.J.Physiol. 230: 1420-1424 (1976)

60. Carretero,O.A., Oza,N.B., Scicli A.G., Schork,A.: Renal tissue kallikrein, plasma renin and plasma aldosterone in renal hypertension. Acta Physiol. Latinoam. 24: 448-452 (1974)

61. Carretero,O.A., Oza,N.B., Piwonska,A., Ocholik,T., Scicli,A.G.: Measurement of urinary kallikrein activity by kinin radioimmunoassay. Biochem.Pharmacol. 25: 2265-2270 (1976)

62. Carretero,O.A., Polomski,C., Hampton,A., Scicli,A.G.: Urinary kallikrein, plasma renin and aldosteron in New Zealand genetically hypertensive (GH) rats. Clin.Exp.Pharmacol.Physiol. 3(Suppl.): 55-59 (1976)

63. Carretero,O.A., Scicli A.G.: Renal kallikrein: its localization and possible role in renal function. Fed.Proc. 35: 194-198 (1976)

64. Carretero,O.A., Scicli,A.G., Piwonska,A., Koch,J.: Urinary kallikrein in rats bred for susceptibility and resistance to the hypertensive effect of salt and in New Zealand genetically hypertensive rats. Mayo Clin.Proc. 52: 465-467 (1977)
65. Carretero,O.A., Amin,V.M., Ocholik,T., Scicli,A.G., Koch,J.: Urinary kallikrein in rats bred for their susceptibility and resistance to the hypertensive effect of salt. A new radioimmunoassay for its direct determination. Circ.res. 42: 727-731 (1978)
66. Carretero,O.A., Scicli,A.G.. The renal kallikrein-kinin system. Am.J.Physiol. 238: F247-F255 (1988)
67. Carvalho,I.F., Diniz,C.R.: Kinin-forming enzyme (kininogenin) in homogenates of rat kidney. Biochem.Biophys.Acta 128: 136-148 (1966)
68. Carvounis,C.P., Carvounis,G., Arbeit,L.A.: Role of the endogenous kallikrein-kinin system in modulating vasopressin-stimulated water flow and urea permeability in the toad bladder. J.Clin.Invest. 67: 1792-1796 (1981)
69. Chand,N., Altura,B.M.: Acetylcholine and bradykinin relax intrapulmonary arteries by acting on endothelial cells: Role in lung vascular disease. Sci. 213: 1376-1379 (1981)
70. Chand,N., Altura,B.M.: Inhibition of endothelial cell-dependent relaxations to acetylcholine and bradykinin by lipoxygenase inhibitors in canine isolated renal arteries. Microcirc. 1: 211-223 (1981)
71. Chao,J., Margolius,H.S.: Studies on rat renal cortical cell kallikrein. II. Identification of kallikrein as an ecto-enzyme. Biochim. Biophys.Acta 570: 330-340 (1979)
72. Chao,J., Buse.J., Shimamoto,K., Margolius,H.S.: Kallikrein-induced uterine contration independent of kinin formation. Proc.Natl.Acad.Sci. USA 78: 6154-6157 (1981)
73. Chase,A., Volicer,L.: Bradykinin receptors in isolated intestinal smooth muscle. Drug Develop.Res. 2: 1-16 (1982)
74. Cherry,P.D., Furchgott,R.F., Zawadzki,J.V., Jothianandan,D.: Role of endothelial cells in relaxation of isolated arteries by bradykinin. ProcNatl.Acad.Sci.USA 79: 2106-2110 (1982)
75. Cinotti G.A., Stirati G., Taggi,F., Rouci,R., Simonetti,B.M.,Pierucci,A.: Relationship between kallikrein and PRA after intravenous furosemide. J.Endocrinol.Invest. 2: 147-150 (1979)
76. Claeson,G., Friberger,P., Knoes,M., Erikson,E.: Methods for determination of prekallikrein in plasma, glandular kallikrein and urokinase. Haemostasis 7: 76-78 (1978)
77. Claeson,G., Aurell,L., Karlsson,G., Gustavsson,S., Friberger,P., Arielly,S., Simonsson,R.: Design of chromogenic peptide substrates. In: Scully,M.F., Kakkar,V.V.. Chromogenic peptide substrates. Churchill Livingstone, Edinburgh, 20-31 (1979)
78. Clappison,B.H., Anderson,W.P., Johnston,C.I.: Renal hemodynamics and renal kinins after angiotensin-converting enzyme inhibition. Kidney International 20: 615-620 (1981)
79. Colina-Chourio,J.A., McGiff,J.C., Miller,M.P., Nasjletti,A.: Possible influence of intrarenal generation of kinins on prostaglandin release from the rabbit perfused kidney. Br.J.Pharmacol. 58: 165-172 (1976)
80. Colina-Chourio,J.A., McGiff,J.C., Nasjletti,A.: Effects of aldosterone and desoxycorticosterone on the urinary excretion of kallikrein and of prostaglandin E-like substance in the rat. Contr.Nephrol. 12: 126-131 (1978)
81. Colina-Chourio,J.A., Rodriguez-Iturbe,B., Baggio,B., Garcia,R., Borsatti A.: Urinary excretion of prostaglandins (PGE2 and PGF2a) and kallikrein in acute glomerulonephritis. Clin. Nephrol. 20: 217-224 (1983)
82. Colman,R.W.. Activation of plasminogen by human plasma kallikrein. Biochem.Biophys. Res.Com. 35: 273-279 (1969)
83. Colman,R.W., Badgasarian,A.: Human kallikrein and prekallikrein. Methods Enzymol. 45: 303-314 (1976)
84. Colman,R.W., Wong,P.Y.: Kallikrein-kinin system in pathologic conditions. In: Erdoes,E.G.: Bradykinin, kallidin and kallikrein. Springer Verlag, Berlin, Handbook Exp.Pharmacol.XXV (Suppl.): 569-607 (1979)
85. Colman,R.W., Schapira,M., Scott,C.F.: Regulation of the formation and inhibition of human plasma kallikrein. Ann.N.Y.Acad.Sci. 370: 261-270 (1981)

86. Colman,R.W., Girey,G.J., Zacest,R., Talamo,R.C.. The human plasma kallikrein-kinin-system. Prog.Hematol. 7: 255-298 (1971)
87. Colman,R.W.: Formation of human plasma kinin. N.Engl.J.Med. 291: 509-515 (1974)
88. Corthorn,J., Imanari,T., Yoshida,H., Kaizu,T., Pierce,J., Pisano,J.J.: Inactive kallikrein in human urine. Fed.Proc. 36: 893 (1977)
89. Crosswell,A., Shimamoto,K., Chao,J., Westbury,M., Powell,B., Margolius,H.S.: Increased kallikrein in the renal cortex of rats fed a low sodium diet. Fed.Proc. 38: 685 (1979)
90. Croxatto,H.R., San Martin,M.: Kallikrein-like activity in the urine of renal hypertensive rats. Experientia 26: 1216-1217 (1970)
91. Croxatto,H.R., Roblero,J.S., Garcia,R.L , Corthorn,J.H., San Martin,M.: Urinary kallikrein under furosemide and plasma kininogen levels in normal and hypertensive rats. Acta Physiol.Lat.Am. 23: 556-558 (1973)
92. Croxatto,H.R., Albertini,R., Arrigada,R., Roblero,J., Rojas,M., Rosas,R.: Renal urinary kallikrein in normotensive and hypertensive rats during enhanced excretion of water and electrolytes. Clin.Sci.Mol.Med. 51: 259s-261s (1976)
93. Croxatto,H.R., Arriagada,R., Rojas,M., Roblero,J., Rosas,R.: Effects of prostaglandin E2 and prostaglandin F2a upon urinary kallikrein excretion in rats. Clin.Sci.Mol.Med. 55(Suppl.): 187s-189s (1978)
94. Croxatto,H.R., Arrigada,R., Rojas,M.: Effect of aldosterone upon urinary kallikrein excretion in rats. J.Steroid Biochem. 9: 827-828 (1978)
95. Croxatto,H. R., Zamorano, B., Rojas,M., Arrigada,R.: Effect of hypophysectomy upon renal kallikrein-kinin system in rats. Adv.Exp.Med.Biol. 120B: 437-446 (1979)
96. Crutchley,D.J., Ryan,J.W., Ryan,U.S., Fisher,G.H.: Bradykinin-induced release of prostacyclin and thromboxanes from bovine pulmonary artery endothelial cells. Studies with lower homologs and calcium antagonists. Biochim.Biophys.Acta 751: 99-107 (1983)
97. Cuschieri,A., Worthington,K.: Kinin levels in the peripheral venous blood of patients with severe vasomotor dumping before and after revisional surgery. Br.J.Surg. 63: 210-212 (1976)
98. Cushman,D.W., Cheung,H.S.: Spectrophotometric assay and properties of the angiotensin-converting enzyme of rabbit lung. Biochem. Pharmacol. 20: 1637-1648 (1971)
99. Cuthbert,A.W., Margolius,H.S.: Kinins stimulate net chloride secretion by the rat colon. Br.J.Pharmacol. 75: 587-598 (1982)
100. Da Prada,M., Zuercher,G.. Simultaneous radioenzymatic determination of plasma and tissue adrenaline, noradrenalin and dopamine within the femtomole range. Life Sci. 19: 1161 (1976)
101. De Bono,E., Mills,I.H.: Simultaneous increases in kallikrein in renal lymph and urine during saline infusion. J.Physiol. 241: 127P-128P (1974)
102. Derkx,F.H.M., Bouma,B.N., Schalekamp,M.P.A., Schalekamp,M.A.D., An intrinsic factor XII-prekallikrein-dependent pathway activates the human plasma renin-angiotensin system. Nature 280: 315-316 (1979)
103. Derkx,F.H.M., Tan-Tijong,H.L., Man in'T Veld,A.J., Schalekamp,M.P.A., Schalekamp, M.A.D.H.: Activation of inactive plasma renin by plasma and tissue kallikreins. Clin.Sci. 57: 351-357 (1979)
104. Deutsche Liga zur Bekaempfung des hohen Blutdrucks e.V., Normwerte des Blutdrucks und Einteilung der chronischen arteriellen Hypertonie. Heidelberg, 2.Auflage (1984)
105. Dietze,G., Wicklmayr,M.: Effekt von Bradykinin auf die Glukoseaufnahme durch die Muskulatur beim Menschen. Klin.Wschr. 55: 357-358 (1977)
106. Dietze,G., Wicklmayr,M., Boettger,I., Mayer,L.: Inhibition of insulin action on glucose uptake into skeletal muscle by a kallikrein-trypsin inhibitor. Hoppe-Seyler's Zeitschr.Physiol. Chem. 359: 1209-1215 (1978)
107. Dietze,G.: Modulation of the action of insulin in relation to the energy state in skeletal muscle tissue: Possible involvement of kinins and prostaglandins. Molecul.Cell.Endocrinol. 25: 127-149 (1982)
108. Dietze,G.: Neue Aspekte zur durchblutungssteigernden und insulin aehnlichen Wirkung der Muskelarbeit: Moegliche Beteiligung des Kallikrein-Kinin-Prostaglandin Systems. Klin. Wschr. 60: 429-444 (1982)

109. Dietze,G., Maerker,E., Lodri,C., Schifman,R., Wicklmayr,M., Geiger, R., Fink,E., Boettger,I., Fritz,H., Mehnert,H.: Possible involvement of kinins in muscle energy metabolism. Adv.Exp.Med.Biol. 167: 63-71 (1984)

110. Diniz,C.R., Carvalho,I.F.: A micromethod for determination of bradykininogen under several conditions. Ann.N.Y.Acad.Sci 104: 77-89 (1963)

111. Diz,D.I., Baer,P.G., Nasjletti,A.: Effect ot norepinephrine and renal denervation on renal PGE2 and kallikrein in rats. Am.J.Physiol. 241: F477-F481 (1981)

112. Donaldson,V.H., Ratnoff,O.D., Dias da Silva,W., Rosen,F.S.: Permeability-increasing activity in hereditary angioneurotic edema plasma. II. Mechanism of formation and partial characterization. J.Clin.Invest. 48: 642-653 (1969)

113. Donaldson,V.H., Glueck,H.I., Miller,M., Habal,F.M., Movat,H.Z.: Kininogen deficiency in Fitzgerald trait: role of high molecular weight kininogen in clotting and fibrinolysis. J.Lab.Clin.Med. 87: 327 (1976)

114. Donaldson,V.H., Kleniewski,J., Saito,H.: Prekallikrein deficiency in a kindred with kininogen deficiency and Fitzgerald trait clotting defect. J.Clin.Invest. 60: 571-583 (1977)

115. Dorer,F.E., Kahn,J.R., Lentz,K.E., Levine,M., Skeggs,L.T.: Hydrolysis of bradykinin by angiotensin-converting enzyme. Circ.Res. 34: 828-827 (1974)

116. Dorer,F.E., Kahn,J.R., Lentz,K.E., Levine,M., Skeggs,L.T.: Kinetic properties of pulmonary angiotensin-converting enzyme. Hydrolysis of hippuryglyglyglycine. Biochim.Biophys. Acta 429: 220-228 (1976)

117. Drouin,J.N., St-Pierre,S.A., Regoli,D.: Receptors for bradykinin and kallidin. Can.J.Physiol.Pharmacol. 57: 375-379 (1979)

118. Drouin,J.N., Gaudreau,P., St.Pierre,S.A., Regoli,D.: Structure-activity studies of (des-Arg9)-bradykinin on the B1 receptor of the rabbit aorta. Can.J.Physiol.Pharmacol. 57: 562-566 (1979)

119. Edery,H., Rosenthal,T., Amitzur,G., Rubinstein,A., Stern,N.: The influence of SQ 20881 on the blood kinin system of renal hypertensive patients. Drugs Exp.Clin.Res. 7: 749-756 (1981)

120. Edwards,O.M., Adetuyibi,A., Mills,I.H.: Kallikrein excretion during the "escape" from the sodium retaining effect of fludrocortisone. J.Endocrinol. 59: 35 (1973)

121. Eisen,V., Vogt,W.: Plasma kininogenases and their activators. In: Erdoes,E.G.: Bradykinin, kallidin and kallikrein. Springer-Verlag, Berlin, Handbook Exp. Pharmacol. 25: 82-130 (1970)

122. Elliot,A.H., Nuzum,F.R.: The urinary excretion of a depressor substance (kallikrein of Frey and Kraut) in arterial hypertension. Endocrinol. 18: 462-474 (1934)

123. Elliot,A.H., Lewis,G.P.. Methionyl-Lysyl-bradykinin, a new kinin from ox blood. Biochem.J. 95: 437 (1965)

124. Elliott,D.F., Horton,E.W., Lewis,G.P.: The isolation of bradykinin, a plasma kinin from ox blood. Biochem.J. 78: 60-65 (1961)

125. Elmer,A.W., Scheps,M.: Ueber die Wirkung des Kallikreins (Padutin) auf den Blutzucker beim Diabetes Mellitus. Klin.Wschr. 48: 1993-1995 (1932)

126. Erdoes,E.G., Tague,L.L., Miwa,I.: Kallikrein in granules of the submaxillary gland. Biochem.Pharmacol. 17: 667-674 (1968)

127. Erdoes,E.G.: Bradykinin, kallikrein and kallikrein. Springer-Verlag, Handbook Exp.Pharmacol. 25 (1970)

128. Erdoes,E.G., Yang,H.Y.T.: Kininases. In: Erdoes,E.G.: Bradykinin, kallidin and kallikrein. Springer-Verlag, Handbook Exp.Pharmacol. 25: 289-323 (1970)

129. Erdoes,E.G.: The angiotensin I converting enzyme. Fed.Proc. 36: 1760-1765 (1977)

130. Erdoes,E.G.: Bradykinin, kallidin and kallikrein. Springer-Verlag, Handbook Exp.Pharmacol. 25(Suppl.) (1979)

131. Erdoes,E.G., Nishimura,K.: Membrane-bound kininase and kallikrein. In: Gross,F., Vogel, H.G.: Enzymatic release of vasoactive peptides. Raven Press, 225-234 (1980)

132. Erdoes,E.G., Yamada,K.: Prekallikrein, kallikrein, and renin in membrane fractions of rat kidney. Clin.Exp.Hypertension A4: 2083-2096 (1982)

133. Favaro,S., Baggio,B., Antonello,A., Zen,A., Cannella,G., Todesco,S., Borsatti A.: Renal kallikrein content of spontaneously hypertensive rats. Clin.Sci.Mol.Med. 49: 69-71 (1975)

134. Fejes-Toth,G., Szenasi,G., Zahajszky,T., Takacs,L.: Urinary kallikrein excretion after renal sympathectomy in the rat. Renal Physiol. 1: 219-222 (1979)

135. Fejes-Toth,G., Zahajszky,T., Filep,J.: Effect of vasopressin on renal kallikrein excretion. Am.J.Physiol. 239: F388-F392 (1980)

136. Fejes-Toth,G., Froelich,J.C., Naray-Fejes-Toth,A.: Effect of aprotinin on the renal response to vasopressin in diabetes insipidus rats. J.Physiol. 339: 585-590 (1983)

137. Felder,R.B., Thames,M.D.: Responses to activation of cardiac sympathetic afferents with epicardial bradykinin. Am.J.Physiol. 242: H148-H153 (1982)

138. Feltkamp,H., Hummerich,W., Lang,R., Meurer,K.A., Kaufmann,W.: Kallikrein- und Elektrolytausscheidung bei essentieller Hypertonie. Med.Welt 31: 1133-1134 (1980)

139. Feltkamp,H., Vlaho,M., Meurer,K.A.: Influence of renal function on urinary and plasma kallikrein activity. Kidney international 20: 146 (1981)

140. Ferreira,S.H., Vane,J.R.: The detection and estimation of bradykinin in the circulating blood. Br.J.Pharmacol.Chemother. 29: 367-377 (1967)

141. Ferreira,S.H., Vane,J.R.: The disappearance of bradykinin and eledoisin in the circulation and vascular beds of the cat. Brit.J.Pharmacol. 30: 417-424 (1964)

142. Ferreira,S.H., Vane,J.R.: Half-lives of peptides and amines in the circulation. Nature 215: 1237-1240 (1967)

143. Fiedler,F.: Enzymology of glandular kallikrein. In: Erdoes,E.G.: Bradykinin, kallidin and kallikrein. Springer-Verlag, Berlin, Handbook Exp.Pharmacol. 25(Suppl.): 103-161 (1979)

144. Fiedler,F., Gebhard,W.: Isolation and characterization of nativ single-chain porcin pancreatic kallikrein, another possible precursor of urinary kallikrein. Hoppe Seyler's Zeitschr. Physiol.Chem. 361: 1661-1671 (1980)

145. Fink,E., Guettel,C.: Development of a radioimunoassay for pig pancreatic kallikrein. J. Clin. Chem.Clin.Biochem. 16: 381-385 (1978)

146. Fink,E., Dietl,T., Seifert,J., Fritz,H.: Studies on the biological function of glandular kallikrein. Adv.Exp.Med.Biol. 120B: 261-274 (1979)

147. Fink,E., Geiger,R., Witte,J., Biedermann,S., Seifert,J., Fritz,H.: Biochemical, pharmacological, and functional aspects of glandular kallikreins. In: Gross,F., Vogel,H.G.: Enzymatic renlease of vasoactive peptides. Raven Press, New York, 101-113 (1980)

148. Fink,E., Seifert,J., Guettel,C.: Development of a radioimmunoassay for pig pancreatic kallikrein and its application in physiological studies. Fresenius Zeitschr.Anal.Chem. 290: 183 (1978)

149. Fink,E., Fritz,H., Geiger,R., Guder,W., Hallbach,J., Kellermann,J., Linke,R., Lottspeich,F., Mueller-Esterl,W.: The kallikrein-kinin system of the kidney. Vasodepressor hormones in hypertension, Nürnberg, Abstract book (1986)

150. Fisher,C.A., Schmaier,A.H., Addonizio,V.P., Colman,R.W.: Assay of prekallikrein in human plasma: comparison of amidolytic, esterolytic, coagulation and immunochemical assays. Blood 59: 963-970 (1982)

151. FitzGerald,G.A., Hossmann,V., Hummerich,W., Konrads,A.: The renin-kallikrein-prostaglandin system: Plasma active and inactive renin and urinary kallikrein during prostacyclin infusion in man. Prostaglandins Med. 5: 445-456 (1980)

152. Fortes,Z.B., Leme,J.G., Scivoletto,R.: Influence of diabetes on the reactivity of mesenteric microvessels to histamine, bradykinin and acetylcholine. Br.J.Pharmacol. 78: 39-48 (1983

153. Flammenbaum,W., Gagnon,J., Ramwell,P.: Bradykinin induced renal hemodynamic alterations: renin and prostaglandin relationships. Am.J.Physiol. 237: f433-f440 (1979)

154. Franke,M., Rohrschneider,S., Geiger,R.: Enzyme immunoassay of human urinary kallikrein. J.Clin.Chem.Clin.Biochem. 28: 621-626 (1982)

155. Frey,E.K., Kraut,H.: Ueber einen von der Niere ausgeschiedenen, die Herztaetigkeit anregenden Stoff. Hoppe-Seyler's Zeitschr.Physiol.Chem. 157: 32-61 (1926)

156. Frey,E.K.: Zusammenhaenge zwischen Herzarbeit und Nierentaetigkeit. Langenbecks Arch. Klin.Chir. 142: 663 (1926)

157. Frey,E.K., Kraut,H.: Ein neues Kreislaufhormon und seine Wirkung. Naunyn-Schmiedebergs Arch.Exp.Pathol.Pharmakol. 133: 1-56 (1928)

158. Frey,E.K., Kraut,H., Werle,E.: Ueber die blutzuckersenkende Wirkung des Kallikreins (Padutins). Klin.Wschr. 20: 846-849 (1932)

159. Frey,E.K., Werle,E.. Kallikrein (Padutin). Ferdinand Enke Verlag, Stuttgart (1950)

160. Friberger,P., Eriksson,E., Gustavsson,S., Claeson,G.: Determination of prekallikrein in plasma by means of a chromogenic tripeptide substrate for plassma kallikrein. Adv.Exp .Med. Biol. 120A: 67-82 (1979)

161. Friberger,P., Aurell,L., Claeson,G.: Chromogenic substrates for kallikreins and related enzymes. Agents Actions Suppl. 9: 83-90 (1982)

162. Friberger,P., Gallimore,M.J.: Description and evaluation of a proposed chromogenic substrate assay kit for the determination of prekallikrein in human plasma. Adv.Exp.Med.Biol. 198B: 543-548 (1986)

163. Friedland,J., Silverstein,E.: A sensitive fluorimetric assay for serum angiotensin-converting enzyme. Am.J.Clin.Pathol. 66: 416-423 (1976)

164. Fritschka,E., Gotzen,R., Kittler,R., Schoeneshoefer,M.: Effect of metoprolol on 24-hour urinary excretion of adrenal steroids and kallikrein in patients with essential hypertension. Br.J.Pharmacol. 81: 245-253 (1984)

165. Fritz,H., Wunderer,G., Kummer,K., Heimburger,N., Werle,E.: Alpha1-Antitrypsin und C1-Inaktivator: Progressiv-Inhibitoren fuer Serumkallikrein von Mensch und Schwein. Hoppe Seyler's Zeitschr.Physiol.Chem. 353: 906-910 (1972)

166. Fritz,H.: Glandular and plant kallikrein inhibitors. In: Pisano,J.J., Austen,K.F.: Chemistry and Biology of the kallikrein-kinin system in health and disease. Fogarty Internat.Cent.Proc. 181-195 (1976)

167. Fritz,H., Fink,E., Truscheit,E.: Kallikrein inhibitors. Fed.Proc. 38: 2753-2759 (1979)

168. Frucht,H., Lilling,G., Beitner,R.: Influence of bradykinin on glucose 1,6-Bisphosphate and cyclic GMP levels and on the activities of glucose 1,6-bisphosphatase, phosphofructokinase and phosphoglucomutase in muscle. Int.J.Biochem. 16: 397-402 (1984)

169. Fuhrer,G., Gallimore,M.J., Heller,W., Hoffmeister,H.E.: Effect of high and low molecular weight heparin preparations on chromogenic substrate assays for components of the kallikrein-kinin system. Adv.Exp.Med.Biol. 198B: 537-542 (1980)

170. Funk,R., Rohen,J.W.: Histomorphometrische Untersuchungen ueber den Einfluss des Kallikrein-Kinin-Systems auf die Frakturheilung bei der Ratte. Med.Welt 31: 748-752 (1980)

171. Furchgott,R.F., Cherry,P.D., Zawadzki,J.V.: Endothelium-dependent relaxation of arteries by acetylcholine, bradykinin, and other agents. In: Bevan,J.A.: Vasc.Neuroeffector Mechanisms: 4th Int.Symp., 151-157 (1983)

172. Furtado,M.R.F.: Inhibition of the permeability response to vasopressin and oxytocin in the toad-bladder: effects of bradykinin, kallidin, eledoisin and physalaemin. J.Membr.Biol. 4: 165-178 (1971)

173. Gallimore,M.J., Aasen,A.O., Amundsen,E.: Changes in plasma levels of prekallikrein, kallikrein, high molecular weight kininogen and kallikrein inhibitors during lethal endotoxin shock in dogs. Haemostasis 7: 79-84 (1978)

174. Ganten,D., Schelling,P., Hoffman,W.E., Phillips,M.I., Ganten,U.: The measurement of extrarenal iso-renins. In: Krause,D., Hummerich,W., Poulsen,K.: Radioimmunoassay-Renin-Angiotensin. Principles of radioimmunoassay and their application in measuring renin and angiotensin. Thieme Verlag, Stuttgart, 144-155 (1978)

175. Gaudreau,P., Barabe,J., St-Pierre,S., Regoli,D.: Pharmacological studies of kinins in venous smooth muscles. Can.J.Physiol.Pharmacol. 59: 371-379 (1981)

176. Gaudreau,P., Barabe,J., St-Pierre,S., Regoli,D.: Structure study of kinins in vascular smooth muscles. Can.J.Physiol.Pharmacol. 59: 380-389 (1980)

177. Geiger,R., Mann,K.: A kallikrein-specific inhibitor in rat kidney tubules. Hoppe-Seyler's Zeitschr.Physiol.Chem. 357: 553-558 (1976)

178. Geiger,R., Mann,K., Bettels,T.: Isolation of human urinary kallikrein by affinity chromatography. J.Clin.Chem.Clin.Biochem. 15: 479-483 (1977)

179. Geiger,R., Hofmann,W., Franke,M., Baur,X.: Biochemistry of human tissue kallikrein. Adv. Exp.Med.Biol. 156A: 275-288 (1983)

180. Geiger,R., Stuckstedte,U., Foerg-Brey,B., Fink,E.: Human urinary kallikrein - Biochemical and physiological aspects. Adv.Exp.Med.Biol. 10A: 235-244 (1979)

181. Geiger,R., Clausnitzer,B., Fink,E., Fritz,H.: Isolation of an enzymatically active glandular kallikrein from human plasma by affinity chromatography. Hoppe Seyler's Zeitschr. Physiol.Chem. 361: 1795-1803 (1980)

182. Geiger,R., Stuckstedte,U., Fritz,H.: Isolation and characterization of human urinary kallikrein. Hoppe-Seyler's Zeitschr.Physiol.Chem. 361: 1003-1016 (1980)

183. Geiger,R., Koenig,G., Fruhmann,G.: Inhibition of human tissue (urinary) kallikrein by sera of patients suffering from hereditary a1-antitrypsin (a1-proteinase inhibitor) deficiency. Hoppe-Seyler's Zeitschr.Physiol.Chem. 362: 1013-1015 (1981)

184. Geiger,R., Stuckstedte,U., Clausnitzer,B., Fritz,H.: Progressive inhibition of human glandular (urinary) kallikrein by human serum and identification of the progressive antikallikrein as alpha1-antitrypsin (alpha1-Protease inhibitor). Hoppe-Seyler's Zeitschr.Physiol.Chem. 362: 317-325 (1981)

185. Geiger,R., Clausnitzer,B.: Isolation of an enzymatically active tissue kallikrein from human seminal plasma by immunoaffinity chromatography. Hoppe-Seyler's Zeitschr.Physiol.Chem. 362: 1279-1283 (1981)

186. Geiger,R., Hell,R., Fritz,H.: Determination of bradykinin, kallidin, and Meth-Lys-bradykinin by high performance liquid chromatography. Hoppe-Seyler's Zeitschr.Physiol.Chem. 363: 527-530 (1982)

187. Geller,R.G., Margolius,H.S., Pisano,J.J., Keiser,H.R.: Effects of mineralocorticoids, altered sodium intake and adrenalectomy on urinary kallikrein in rats. Circ.Res. 31: 857-861 (1972)

188. Geller,R.G., Margolius,H.S., Pisano,J.J., Keiser,H.R.: Urinary kallikrein excretion in spontaneously hypertensive rats. Circ.Res. 36/37 (Suppl.): I-103-I-106 (1975)

189. Gigli I., Mason,J.W., Colman,R.W., Austen,K.F.: Interaction of plasma kallikreins with the C1-Inhibitor. J.Immunol. 104: 574-580 (1970)

190. Gill,J.R., Melmon,K.L, Gillespie,L., Bartter,F.C.: Bradykinin and renal function in normal man: Effects of adrenergic blockade. Am.J.Physiol. 209: 844 (1965)

191. Glasser,R.J., Michael,A.F.: Urinary kallikrein in experimental renal disease. Lab.Invest. 34: 616 (1976)

192. Godon,J.P., Damas,J.: The kallikrein-kinin-system in normal and in glomerulonephritic rats. Arch.Int.Physiol.Biochem. 82: 273-277 (1974)

193. Goldberg,M.R., Chapnick,B.M., Joiner,P.D., Hyman,A.L., Kadowitz,P.J.: Influence of inhibitors of prostaglandin synthesis on venoconstrictor responses to bradykinin. J.Pharmacol. Exp.Ther. 198: 357-365 (1976)

194. Goodfriend,I.C., Ball,D.L.: Radioimmunoassay of bradykinin: Chemical modification to enable use of radioactive iodine. J.Lab.Clin.Med. 73: 501-511 (1969)

195. Grantham,J.J., Orloff,J.: Effect of prostaglandin E1 on the permeability response of the isolated collecting tubule to vasopressin, adenosine 3'5'-monophosphate, and theophylline. J. Clin.Invest. 47: 1154-1161 (1968)

196. Greenbaum,L.M., Okamoto,H.: T-kinin and T-kininogen - an overview. Adv.Exp.Med.Biol., in press (1976)

197. Greenwood,F.C., Hunter,W.M., Glover,J.S.: The preparation of 131J-labelled human growth hormone of high specific radioactivity. Biochem.J. 89: 114-123 (1963)

198. Griffin,J.H., Cochrane,C.G.: Mechanism for the involvement of high molecular weight kininogen in surface-dependent reactions of Hageman factor. Proc.Natl.Acad.Sci.USA 73: 2554 (1976)

199. Gulati,O.P., Carretero,O.A., Morina,T., Oza,N.B.: Urinary kallikrein and plasma renin during the reversal of renovacular hypertension in rats. Clin.Sci.Mol.Med. 51(Suppl.): 263s-266s (1976)

200. Guellner,H.G., Scicli A.G., Bartter,F.C.: Increased urinary kallikrein excretion in experimental hypokalemia in rats. IRCS Med.Sci.8: 608 (1980)

201. Gustafson,G.T., Lerner,U.: Bradykinin stimulates bone resorption and lysosomal-enzyme release in cultered mouse calvaria. Biochem.J. 219: 329-332 (1984)

202. Guyton,A.C., Coleman,T.G., Cowley Jr.,A.W., Scheel,K.W., Manning Jr.,R.D., Norman Jr., R.D.: Arterial pressure regulation. Overriding dominace of the kidneys in long-term regulation and in hypertension. Am.J.Med. 52: 584-594 (1972)
203. Haack,D., Moehring,B., Petri,M., Hackenthal,E.: Comparative studies on development of corticosterone and Doca hypertension in rats. Am.J.Physiol. 233: F403-F411 (1977)
204. Haberland,G.L.: The role of kininogenases, kinin formation and kininogenase inhibition in post traumatic shock and related conditions. Klin.Wschr. 56: 325-331 (1978)
205. Hall,E.R., Kato,J., Erdoes,E.G., Robinson,C.J.G., Oshima,G.: Angiotensin I-converting enzyme in the nephron. Life Sci. 18: 1299-1303 (1976)
206. Halushka,P.V., Margolius,H.S., Allen,H., Conradi,E.C.: Urinary excretion of prostaglandin E like material and kallikrein: effects of furosemide. Prostaglandins 18: 360-368 (1979)
207. Hamberg,U., Vahtera,E., Moilanen,L.: Functionally active a2-macroglobulin and kinin release in synovial fluids of rheumatoid arthritis. Agents Actions 8: 50-56 (1978)
208. Handa,M., Kondo,K., Suzuki,H., Saruta,T.: Urinary prostaglandin E2 and kallikrein excretion in glucocorticoid hypertension in rats. Clin.Sci. 65: 37-42 (1983)
209. Harpel,P.C.: Human plasma alpha2-macroglobulin. An inhibitor of plasma kallikrein. J.Exp. Med. 132: 329-352 (1970)
210. Haruyama,T., Abe,K., Sato,M., Chiba,S., Imai,Y., Yasujima,M., Seino,M., Yoshinaga,K.: Urinary kallikrein excretion in kidney allograft recipients: The possible role of the renal nerve in secretion of renal kallikrein. Adv.Exp.Med.Biol. 156B: 1011-1015 (1983)
211. Hayashi,M., Senba,S., Saito, I., Kitajima,W., Saruta,T.: Changes in blood pressure, urinary kallikrein, and urinary prostaglandin E2 in rats with streptozotocin-induced diabetes. Naunyn-Schmiedeberg's Arch.Pharmacol. 322: 290-294 (1983)
212. Heidenreich,O., Keller,P., Kook,Y.: Die Wirkung von Bradykinin und Kallidin auf die Nierenfunktion des Hundes. Naunyn-Schmiedebergs Arch.Exp.Pathol.Pharmakol. 247: 243-253 (1964)
213. Heidland,A., Roeckel,A., Schmid,G.: Salivary kallikrein excretion in hypertension. Klin. Wschr. 57: 1047-1052 (1979)
214. Helber,A., Kaufmann,W.: Radioimmunologische Methode zur Aldosteronbestimmung im Urin. Klin.Wschr. 51: 1164-1169 (1973)
215. Henriques,O.B., Reyes,C., Romero,R.M.: Kallikrein-inactivating substance in human plasma. Biochem.Pharmacol. 25: 201-203 (1976)
216. Herbig,H.: Ueber die blutzuckersenkende Wirkung des Kallikrein. Arch.Exp.Pathol.Pharmacol. 167: 555-572 (1932)
217. Hirano,H., Kawai,Y., Taniguchi H., Uematsu,A., Sugiyama,Y.: Fundamental clinical investigation into concomitant use of kallidinogenase in chemotherapy of carcinomas. Kinin 84, Abstract book, p. 59 (1984)
218. Hirose,R., Katori,M.: Difference in sensitivity to bradykinin of venules along the vascular tree as revealed by changes in vascular permeability. Microcirc. 2: 379-391 (1982/83)
219. Hofbauer,K.G., Zschiedrich,H., Rauh,W., Gross,F.: Conversion of angiotensin I into angiotensin II in the isolated perfused rat kidney. Clin.Sci. 44: 447-456 (1973)
220. Hofbauer,K.G., Dienemann,H., Forgiarini,P., Stadler,R., Wood,J.M.: Renal vascular effects of angiotensin II, arginine-vasopressin and bradykinin in rats: Interactions with prostaglandins. Gen.Pharmac. 14: 145-147 (1903)
221. Hojima,Y., Isobe,M., Moriya,H.: Kallikrein inhibitors in rat plasma. J.Biochem 81: 37-46 (1977)
222. Hojvat,S.A., Musch,M.W., Miller,R.J.: Stimulation of prostaglandin production in rabbit ileal mucosa by bradykinin. J.Pharmacol.Exp.Ther. 226: 749-755 (1983)
223. Holland,O.B., Chud,J.M., Braunstein,H.: Urinary kallikrein excretion in essential and mineralocorticoid hypertension. J.Clin.Invest. 65: 347-356 (1980)
224. Hong,S.L., Levine,L.: Stimulation of prostaglandin synthesis by bradykinin and thrombin and their mechanisms of action on MC 5-5 fibroblasts. J.Biol.Chem. 251: 5814-5816 (1976)
225. Hoerl,W.H., Heidland,A.: Inactivation of urinary kallikrain by alpha1-antitrypsin. Klin. Wschr. 59: 761-763 (1981)
226. Horton,E.W.: The estimation of urinary kallikrein. J.Physiol. 148: 267-282 (1959)

227. Horwitz,D., Margolius,H.S., Keiser,H.R.: Effects of dietary potassium and race on urinary excretion of kallikrein and aldosterone in man. J.Clin.Endocrinol.Metabol. 47: 296-299 (1978)
228. Hulthen,L.U., Borge,T.: Determination of bradykinin in blood by a sensitive radioimmunoassay. Scand.J.Clin.Lab.Invest. 36: 833-839 (1976)
229. Hulthen,L.U., Lecerof,H., Hoekfelt,B.: Effect of upright tilting on kinins as compared to renin activity in the renal venous blood from patients with essential hypertension. Acta Med.Scand. 203: 411-414 (1978)
230. Hummerich,W., Krause,D.K.: Improvement of renin determination in human plasma using a commonly renin standard in a radioimmunological method. Klin.Wschr. 53: 559-569 (1975)
231. Hulthen,L.U., Jonsson,K., Lecerof,H., Hoekfelt,B.: Kinins in relation to renin activity in renal and inferior caval veins in normal individuals and patients with primary aldosteronism. Acta Endocrinol. 96: 235-242 (1981)
232. Iimura,O., Shimamoto,K., Ura,N., Mita,T., Tanaka,S., Nishimiya,T., Nakagawa,M., Yamaguchi,Y.: Study on the renal kallikrein-kinin system in normal and low renin subgroups of essential hypertension. J.Hypertension 2(Suppl.3): 297-299 (1984)
233. Iimura,O., Shimamoto,K., Uras,N., Nakagawa,M., Nishimiya,T., Ando,T., Yamaguchi,Y., Masuda,A., Ogata,H., Saito,S., Yamaji,I., Fukuyama,S.: The pathophysiological role of renal dopamine, kallikrein-kinin and prostaglandin systems in essential hypertension. Agents Actions Suppl. 22: 247-256 (1987)
234. Ishida,H., Shimamoto,K., Nishitani,T., Hosoda,S., Yokoyama,T., Nakahashi,Y., Ando,T., Tanaka,S., Iimura,O.: Interrelation between the renin-angiotensin system and kallikrein-kinin system in patients with essential hypertension. Adv.Exp.Med.Biol. 198B: 329-336 (1986)
235. Ismailov,Sh.I.: Comparison of effects of bradykinin and angiotensin II on the hemodynamics in normotensive, spontaneously hypertensive, and renovascular hypertensive rats.: Bull. Exp.Biol.Med. 93: 296-298 (1982)
236. Izzo,J.L.: Urinary kallikrein levels and hypertension. N.Engl.J.Med. 299: 1316-1317 (1978)
237. Jacobsen,S.: Substrates for plasma kinin-forming enzymes in human, dog and rabbit plasma. Brit.J.Pharmacol. 26: 403-411 (1966)
238. Jacobsen,S.: Substrates for plasma kinin-forming enzymes in rat and guinea-pig plasma. Brit.J.Pharmacol. 28: 64-72 (1966)
239. James,F.W., Donaldson,V.H.: Decreased exercise tolerance and hypertension in severe hereditary deficiency of plasma kininogens. Lancet I: 889 (1981)
240. Jankova,T., Nenov,D.: Veraenderungen im Kallikrein-Kinin-System bei chronischen Haemodialyse-Patienten. Zeitschr.Urol.Nephrol. 75: 81-84 (1982)
241. Jenner,S., Croxatto,H.R.: Urinary kallikrein from normal and hypertensive rats. Experientia 29: 1359-1361 (1973)
242. Jochum,M., Duswald,K.H., Neumann,S., Witte,J., Fritz,H.: Proteinases and their inhibitors in septicemia - basic concepts and clinical implications. Adv.Exp.Med.Biol. 167: 391-404 (1984)
243. Johansen,L.,Orstavik,T.B., Nustad,K., Holck,M.: Excess antibody immunoassays for rat glandular kallikreins. Measurement of kallikrein from different organs in the presence of cross-reacting antigens. J.Immunol.Methods 59: 315-326 (1983)
244. Johnson,R.: Effect of kinins on organ systems. Life Sci. 2: 357 (1979)
245. Johnson,C.I., Matthews,P.G., Dax,E.: Renin-Angiotensin and kallikrein-kinin systems in sodium homeostasis and hypertension in rats. Clin.Sci.Mol.Med. 51(Suppl.): 283s-286s (1976)
246. Johnston,C.I., Matthews,P.G., Dax,E.: Effects of dietary sodium, diuretics, and hypetension on renin and kallikrein. In: Sambhi,M.P.: Systemic effects of antihypertensive agents. Stratton Intercontinental Med. Books, New York, 323-336 (1976)
247. Johnston,C.I., Millar,J.A., McGrath,B.P., Matthews,P.G.: Long-term effects of captopril (SQ 14.225) on blood pressure and hormone levels in essential hypertension. Lancet II: 493-495 (1979)
248. Kaizu,T., Margolius,H.S.: Studies on rat renal cortical cell kallikrein. I. Separation and measurement. Biochem.Biophys.Acta 411: 305-315 (1975)

249. Kalter,E.S., van Dijk,W.C., Timmerman,A., Verhoef,J., Bouma,B.N.: Activation of purified human plasma prekallikrein triggered by cell wall fractions of Escherichia coli and Staphylococcus aureus. J.Infect.Dis. 148: 682-691 (1983)

250. Kangasniemi,P., Riekkinen,P., Penttinen,R., Ivaska,K., Rinne,U.K.: Enzyme changes in the cerebrospinal fluid and serum and their correlation to the breakdown of bradykinin during different stages of headache attacks of migraine patients. Headache 14: 139-148 (1974)

251. Kaplan,A.P., Austen,K.F.: A prealbumin activator of prekallikrein. II: Derivation of activators of prekallikrein from active Hageman factor by digestion with plasmin. J.Exp.Med. 133: 696-712 (1971)

252. Kaplan,A.P., Austen,K.F.: The fibrinolytic pathway of human plasma. Isolation and characterization of the plasminogen proactivator. J.Exp.Med. 136: 1378-1393 (1972)

253. Kaplan,A.P., Kay,A.B., Austen,K.F.: A prealbumin activator of prekallikrein. III. Appearance of chemotactic activity for human neutrophils by the conversion of human prekallikrein to kallikrein. J.Exp.Med. 135: 81-97 (1972)

254. Kaplan,P., Silverberg,M., Dunn,J.T., Miller,G.: Mechanism for Hageman factor activation and role of high molecular weight kininogen as a coagulation cofactor. Ann.N.Y.Acad.Sci. 370: 253-260 (1981)

255. Katori,M., Uchida,Y., Oh-Ishi,S., Sawai,K.: Parameters for indicating the involvement of plasma kallikrein-kinin system in acute inflammation. Agents Actions Suppl. 9: 645-648 (1982)

256. Kauker,M.L., Crofton,J.T., Share,L., Nasjletti,A:. Role of vasopressin in regulation of renal kinin excretion in Long-Evans and diabetes insipidus rats. J.Clin.Invest. 73: 824-831 (1984)

257. Keiser,H.R., Andrews,M.J., Guyton,R.A., Margolius,H.S., Pisano,J.J.: Urinary kallikrein in dogs with constriction of one renal artery. Proc.Soc.Exp.Biol.Med. 151: 53-56 (1976)

258. Keiser,H.R., Geller,R.G., Margolius,H.S., Pisano,J.J.. Urinary kallikrein in hypertensive animal models. Fed.Proc. 35: 199-202 (1976)

259. Keiser,H.R., Geller,R.G., Margolius,H.S., Pisano,J.J.: Urinary kallikrein in hypertensive animal models. Fed.Proc. 35: 199-202 (1976)

260. Kerbiriou,D.M., Garcia,F.O., Larrieu,M.J.: Radioimmunoassay of human HMW and LMW kininogens in plasma and platelets. Br.J.Haematol. 56: 273-286 (1984)

261. Kimura,K., Onodera,K., Oike,Y., Yamabe,H., Numahata,H., Kikuchi,K., Hanada,S.: A clinical study on urinary kallikrein in patients with renal diseases. Adv.Exp.Med.Biol. 120B: 549-559 (1979)

262. Kimura,K., Moriya,H.: Enzyme- and immuno-histochemical localization of kallikrein. I.The human parotid gland. Histochem. 80: 367-372 (1984)

263. Kitamura,N., Takagaki,Y., Furuto,S., Tanaka,T., Nawa,H., Nakanishi,S.: A single gene for bovine HMW and LMW kininogen. Nature 305: 545-549 (1983)

264. Klauser,R.J., Bluemel,G.: Zur Bestimmung der Kallikreinausscheidung im Urin. Med.Welt 31: 521-522 (1980)

265. Kleniewski J., Donaldson,V.H.: Quantification of human HMW kininogen by specific hemagglutination inhibition reaction. Proc.Soc.Exp.Biol.Med. 156: 113-117 (1977)

266. Kluft,C.: Determination of prekallikrein in human plasma: optimal conditions for activating prekallikrein. J.Lab.Clin.Med. 91: 83-95 (1978)

267. Koh,H., Uchida,K., Nambu,S., Tsushima,M., Nishioheda,Y., Murakami,K., Ikeda,M.: Changes of glandular kallikrein activity in human plasma following glucose ingestion. Drug Res. 32: 1564-1566 (1982)

268. Kolber-Post'epska,B.: Changes in the plasma kinin system in patients with myocardial infarction. Cor vasa 17: 169-176 (1975)

269. Koolen,M.I., van Brummelen,P., Paul,L.C., Daha,M.R., van Es,L.A.: Excretion of urokallikrein in renal transplant patients. Transplantation 37: 471-474 (1984)

270. Kortmann,H., Fink,E., Boenner,G.: The influence of the kallikrein-kinin system in the development of the pancreatic shock. Adv.Exp.Med.Biol. 167: 495-504 (1984)

271. Kramer,H.J., Moch,T., von Sicherer,L., Duesing,R.: Effects of aprotinin on renal function and urinary prostaglandin excretion in conscious rats after acute salt loading. Clin.Sci. 56: 547-553 (1979)

272. Kraut,H., Frey,E.K., Werle,E.: der Nachweis eines Kreislaufhormons in einer Pancreasdrue-
se. IV. Mitteilung. Hoppe-Seyler's Zeitschr.Physiol.Chem. 189: 97-106 (1930)

273. Kraut,H., Frey,E.K., Bauer,E.: Ueber ein neues Kreislaufhormon. II. Mitteilung. Hoppe-
Seyler's Zeitschr.Physiol.Chem. 175: 97-114 (1928)

274. Kuehne,H., Schlagehan,I.M., Lehmann,B., Hinkel,G.K., Scheuch,D.W.: Zur Aktivierung des
kallikrein-kinin-Systems durch Clonidin. Zeitschr.Ges.Inn.Med. 39: 566-569 (1984)

275. Kurachi,K., Ohkubo,I., Heimark,R.L., Fujikawa,K., Davie,E.W.: Initiation of intrinsic blood
coagulation. Adv.Exp.Med.Biol. 156A: 39-44 (1983)

276. Lahiri,B., Rosenberg,R., Talamo,R.C., Mitchell,B., Bagdasarian,A., Colman,R.W.: Antithrombin III, an inhibitor of human plasma kallikrein. Fed.Proc. 33: 642a (1974)

277. Lasser,E.C., Lang,J.H., Lyon,S.G., Hamblin,E., Howard,M.M.: Prekallikrein-kallikrein conversion rate as a predictor of contrast material catastrophies. Radiology 140: 11-15 (1981)

278. Lawton,W.J., Fritz,A.E.: Urinary kallikrein in normal renin essential hypertension. Circ. 56:
856-859 (1977)

279. Lawton,W.J., Fritz,A.E.. Abnormal urinary kallikrein in hypertension is not related to aldosterone or plasma renin activity. Hypertension 2: 787-793 (1980)

280. Lawton,W.J.: Urinary kallikrein response to acute saline or water loads in hypertensive and
normal humans. Hypertension 6: 175-183 (1984)

281. Lechi,A., Covi,G., Lechi,C., Corgnati,A., Arosio,E., Zatti,M., Scuro,L.A.: Urinary kallikrein
excretion and plasma renin activity in patients with essential hypertension and primary aldosteronism. Clin.Sci.Mol.Med. 55: 51-55 (1978)

282. Lechi,C., Rasi,G.P., Covi,G., Arosio,E., Zannini,G., Lechi,A.: Urinary and kidney kallikrein
in hypertensive rats. Biomedicine 25: 236-238 (1976)

283. Leckie,B.J.: The reversible activation of inactive renin in human plasma: Role of acid and
of plasma kallikrein and plasmin. Clin.Exp.Hypertension A4: 2133-2148 (1982)

284. Lefer,A.M., Inge Jr.,T.F.: Lack of interaction between glucocorticoids and the kallikrein-
kinin system. Proc.Soc.Exp.Biol.Med. 145: 658-662 (1974)

285. Lee,T.C., Kushiro,T., Gassia,J.P., Girolami,J.P., Lupu,A.N., Maxwell,M.H.: The kallikrein-
kinin system in blood pressure homeostasis. Clin.Sci. 57(Suppl.): 255s-258s (1979)

286. Levison,P.R., Tomalin,G.: A comparison of the catalytic activities of human plasma kallikrein I and II. Biochem.J. 207: 97-100 (1982)

287. Levy,S.B., Frigon,R.P., Stone,R.A.: The relatiomship of urinary kallikrein to renal salt and
water excretion. Clin.Si.Mol.Med. 54: 39-45 (1978)

288. Liebermann,J.: A new confirmatory test for sarkoidosis. Serum angiotensin-converting enzyme: effect of steroids and chronic lung disease. Am.Rev.Respri.Dis. 109: 743 (1974)

289. Lieberthal,W., Oza,N.B., Arbeit,L., Bernard,D.B., Levinsky,N.G.: Effects of alterations in
sodium and water metabolism on urinary excretion of active and inactive kallikrein in man.
J.Clin.Endocrinol.Metabol. 56: 513-519 (1983)

290. Lieberthal,W., Arbeit,L., Oza,N.B., Bernard,D.B., Levinsky,N.G.: Reduced ratio of active-
to-total urinary kallikrein in essential hypertension. Hypertension 5: 603-609 (1983)

291. Lijnen,P., Boelaert,J., Van Eeghem,P., Daneels,R., Schurgers,M., De Jaegere,P., Van der
Stichele,E., Vincke,J., Verschueren,L.J., Amery,A.: Effects of aspirin on renal function and
the prostaglandin-kallikrein systems early after myocardial infarction. J.Cardiovasc.Pharma-
col. 6: 455-459 (1984)

292. Lippton,H.L., Chapnick,B.M., Hyman,A.L., Glass,F.L., Kadowitz,P.J.: The influence of indomethacin on vasodilator responses to bradykinin and nitroglycerin in the cat. Peptides 2:
165-169 (1981)

293. Lonigro,A.J., Hagemann,M.H., Stephenson,A.H., Fry,C.L.: Inhibition of prostaglandin synthesis by indomethacin augments the renal vasodilator response to bradykinin in the anes-
thetized dog. Circ.res. 43: 447-455 (1978)

294. Lopez,J.M., Arteaga,E., Rodriguez,J.A., Croxatto,H.: Increased excretion of kallikrein during
dexamethasone administration in normal man on low and normal salt intake. Clin.Sci. 65:
487-490 (1983)

295. Lowry,O.H., Rosebrough,N.J., Farr,A.L., Randall,R.J.: Protein measurement with the folin
phenol reagent. J.Biol.Chem. 193: 265-275 (1951)

296. MacFarlane,N.A.A., Adetuyibi,A., Mills,I.H.: Changes in kallikrein excretion during arterial infusion of angiotensin. J.Endocrinol. 61: 72P (1974)
297. MacFarlane,N.A.A., Adetuyibi,A., Mills,I.H.: Changes in kallikrein excretion during arterial infusion of angiotensin. N.Engl.J.Med. 291: 72 (1974)
298. MacGregor,G.A.: Sodium chloride and blood pressure. In: Kaufmann,W., Bönner,G., Lang,R., Meurer,K.A.: Primary Hypertension. Springer-Verlag, Heidelberg, 3-12 (1986)
299. Maier,M., Zhegu,Z., Binder,B.R.: Hemodynamics of the isolated perfused rat kidney (IPRK) in the absence and presence of kallikrein-substrate. Adv.Exp.Med.Biol. 198A: 173-180 (1986)
300. Mandle,R., Kaplan,A.P.: Hageman factor substrates: human plasma prekallikrein: mechanism of activation by Hageman factor and participation in Hageman-factor dependent fibrinolysis. J.Biol.Chem. 252: 6097-6104 (1977)
301. Mann,J.F.E., Johnson,A.K., Ganten,D.: Plasma angiotensin II. Dipsogenic levels and angiotensin-generating capacity of renin. Am.J.Physiol. 238: R372-R377 (1980)
302. Mann,K., Geiger,R.: Radioimmunoassay of human urinary kallikrein. In: Haberland,G.L., Rohen,J.W., Suzuki T.: Kininogenases. Kallikrein 4. Schattauer-Verlag, Stuttgart, 55-62 (1977)
303. Mann,K., Geiger,R.: Radioimmunoassay of human urinary kallikrein. J.Clin. Chem. Clin. Biochem. 18: 395-401 (1980)
304. Marceau,F., Lussier,A., Regoli,D., Giroud,J.P.: Pharmacology of kinins: Their relevance to tissue injury and inflammation. Gen.Pharmacol. 14: 209-229 (1983)
305. Margolis,S.: The mode of action of Hageman factor in the release of plasma kinin. J.Physiol. 15: 238-245 (1960)
306. Margolius,H.S., Geller,R., Pisano,J.J., Sjoerdsma,A.: Altered urinary kallikrein excretion in human hypertension. Lancet II: 1063-1065 (1971)
307. Margolius,H.S., Geller,R.G., de Jong,W., Pisano,J.J., Sjoerdsma,A.: Urinary kallikrein in hypertension. Circ.Res. 30/31(Suppl.II): II-125-II-131 (1972)
308. Margolius,H.S., Horwitz,D., Geller,R.G., Alexander,R.W., Gill Jr.,J.R., Pisano,J.J., Keiser, H.R.: Urinary kallikrein excretion in normal man. Relationship to sodium intake and sodium retaining steroids. Circ.Res. 35: 812-819 (1974)
309. Margolius,H.S., Horwitz,D., Pisano,J.J., Keiser,H.R.: Urinary kallikrein excretion in hypertensive man. Relationship to sodium intake and sodium-retaining steroids. Circ.Res. 35: 820-825 (1974)
310. Margolius,H.S., Chao,J., Kaizu,T.: The effects of aldosterone and spironolactone on renal kallikrein in the rat. Clin.Sci.Mol.Med. 51(Suppl.): 279s-282s (1976)
311. Margolius,H.S., Horwitz,D., Pisano,J.J., Keiser,H.R.: Relationship among urinary kallikrein, mineralocorticoids and human hypertensive disease. Fed.Proc. 35: 203-206 (1976)
312. Margolius,H.S., Chao,J.: Amiloride inhibits mammalian renal kallikrein and a kallikrein-like enzyme from toad bladder and skin. J.Clin.Invest. 65: 1343-1350 (1980)
313. Marin-Grez,M., Carretero,O.A.: Urinary kallikrein excretion in the rats under low and high sodium intake. Physiologist 14: 189 (1971)
314. Marin-Grez,M., Carretero,O.A.: A method for measurement of urinary kallikrein. J.Appl. Physiol. 32: 428-431 (1972)
315. Marin-Grez,M., Carretero,O.A.: The relationship between kallikrein and natriuresis. In: Haberland,G.L., Rohen,J.W.: Kininogenases-kallikreins. Schattauer-Verlag, Stuttgart, 113-122 (1973)
316. Marin-Grez,M., Oza,N.B., Carretero,O.A.: The involvement of urinary kallikrein in the renal escape from the sodium retaining effect of mineralocorticoids. Henry Ford Hosp.Med.J. 21: 85-90 (1973)
317. Marin-Grez,M.: The influence of antibodies against bradykinin on isotonic saline diuresis in the rat. Pluegers Arch.Ges.Physiol. 350: 231-239 (1974)
318. Marin-Grez,M., Boenner,G., Gross,F.: Ureteral contractions induced by rat urine in vitro: Probable involvement of renal kallikrein. Experientia 36: 865-866 (1980)
319. Marin-Grez,M., Boenner,G., Gross,F.: The influence of isotonic saline administration on the urinary excretion of kallikrein in rats. Biochem.Pharmacol. 33: 3585-3590 (1984)

320. Marin-Grez,M., Speck,G., Hilgenfeldt,U., Schaechtelin,G.: Inhibition of the ureteral contractions induced by rat urine with kallikrein antibodies. Experientia 39: 360-362 (1983)
321. Marks,E.S., Frech,M., Proud,D., Keiser,H.R.: Effect of alterations in extracellular fluid volume on urinary kallikrein in the conscious rat. Hypertension 4: 625-633 (1982)
322. Martin,R., Nesse,A., Arrizurieta de Muchnik,E.E.: Urinary kallikrein and pathophysiology of acute renal failure in the rat. Medicinia 36: 223-228 (1976)
323. Mashford,M.L., Roberts,M.L.: Determination of human urinary kinin levels by radioimmunoassay using a tyrosine analogue of bradykinin. Biochem.Pharmacol. 20: 969-973 (1971)
324. Mashford,M.L., Roberts,M.L.: Determination of blood kinin levels by radioimmunoassay. Biochem.Pharmacol. 21: 2727-2735 (1972)
325. Mayfield,R.K., Margolius,H.S., Bailey,G.S., Miller,D.H., Sens,D.A., Squires,J., Namm,D.H.: Urinary and renal tissue kallikrein in the streptozocin-diabetic rat. Diabetes 34: 22-28 (1985)
326. McCaa,R.E., Hall,J.E., McCaa,C.S.: The effects of angiotensin I-converting enzyme inhibitors on arterial blood pressure and urinary sodium retention. Role of the renal renin-angiotensin and kallikrein-kinin systems. Circ.Res. 43(Suppl.I). I-32-I-39 (1978)
327. McCaa,R.E.: Studies in vivo with angiotensin I converting enzyme (kininase II) inhibitors. Fed.Proc. 38: 2783-2787 (1979)
328. McGiff,J.C., Itskovitz,H.D., Terragno,N.A.: The action of bradykinin and eledoisin in the canine isolated kidney: Relationship to prostaglandins. Clin.Sci.Mol.Med. 49: 125-131 (1975)
329. McGiff,J.C., Itskovitz,H.D., Terragno,A., Wong,Y.K.: Modulation and mediation of the action of the renal kallikrein-kinin system by prostaglandins. Fed.Proc. 35: 175-180 (1976)
330. McGiff,J.C., Nasjletti,A.: Kinins, renal function and blood pressure regulation. Fed.Proc. 35: 172-174 (1976)
331. McMichan,J.C., Rosengarten,D.S., Philipp,E.: Prophylaxis of post-traumatic pulmonary insufficiency by protease-inhibitor therapy with aprotinin: A clinical study. Circ.Shock 9: 107-116 (1982)
332. McPartland,R.P., Rapp,J.P., Sustarsic,D.L.: Effects of dexamethasone on excretion of urinary kallikrein and urinary protein in Dahl salt-sensitive and salt-resistent rats. Endocr.Res. Comm. 8: 145-154 (1981)
333. Meier,H.L., Kaplan,A.P., Lichtenstein,L.M., Revak,S., Cochrane,C.G., Newball,H.H.: Anaphylactic release of a prekallikrein activator from human lung in vitro. J.Clin.Invest. 72: 574-581 (1983)
334. Mersey,J.H., Williams,G.H., Hollenberg,N.K., Dluhy,R.G.: Relationship between aldosterone and bradykinin. Circ.Res. 40(Suppl.I): I-84-I-88 (1977)
335. Mersey,J.H., Williams,G.H., Emanuel,R., Dluhy,R.G., Wnng,P.Y., Moore,T.J.: Plasma bradykinin levels arnd urinary kallikrein excretion in normal renin essential hypertension. J. Clin.Endocrinol.Metabol. 48: 642-647 (1979)
336. Meurer,K.A., Ganten,D., Kaufmann,W.: Testverfahren zur Prüfung der Stimulierbarkeit der Plasmarenin Aktivitaet. Dtsch.Med.Wschr. 95: 1404-1407 (1970)
337. Milbradt,R., Neist,W., Feller,H.: Zur Behandlung der Idiopathischen Fertilitätsstörung mit Kallikrein. Therapiewoche 28: 6568 (1978)
338. Mills,I.H., Paterson,C.L , Ward,P.E.: The role of the kidney in the inactivation of injected 125J-kallikrein. J.Physiol. 251: 281-286 (1975)
339. Mills, I.H., Obika,L.F.O.: The effect of adrenergic and dopamine-receptor blockade on the kallikrein and renal response to intra-arterial infusion of dopamine in dogs. J.Physiol. 263: 150P-151P (1976)
340. Mills,I.H., Obika,L.F.O.: Urinary kallikrein excretion during bradykinin and eledoisin infusion and its relationship to urinary osmolality. J.Physiol. 269: 72P-73P (1977)
341. Mills,I.H., Obika,L.F.O., Newport,P.A.: Stimulation of the renal kallikrein-kinin system by vasoactive substances and its relationship to the excretion of salt and water. Contr. Nephrol. 12: 132-144 (1978)
342. Mills,I.H.: Kallikrein, kininogen and kinins in control of blood pressure. Nephron 23: 61-71 (1979)

343. Mills,I.H., Obika,L.F.O.: The natriuretic actions of intraarterial acetylcholine and isoprenaline are associated with increased kallikrein excretion in the dog. J.Physiol. 289: 37P-38P (1979)
344. Mills,I.H., Newport.P.A.: Failure of intra-arterial aldosterone infusion to increase kallikrein excretion. J.Physiol. 312: 24P-25P (1981)
345. Mimran,A., Baudin,G., Casellas,D., Soulas,D.: Urinary kallikrein and changes in endogenous aldosterone in the rat. Eur.J.Clin.Invest. 7: 497-502 (1977)
346. Mimran,A., Targhetta,R., Laroche,B.: The antihypertensive effect of captopril. Evidence for an influence of kinins. Hypertension 2: 732-737 (1980)
347. Misumi,J., Alhenc-Gelas,F., Marre,M., Marchetti,J., Corvol,P., Menard,J.: Regulation of kallikrein and renin release by the isolated perfused rat kidney. Kidney International 24: 58-65 (1983)
348. Mita,T., Shimamoto,K., Ura,N., Nakao,T., Aoki K., Nakagawa,M., Tsuzuki M., Yamazaki,K., Tanaka,S., Iimura,O.: A case of 17a-hydroxylase deficiency with special reference to the renal kallikrein-kinin system. Endocrinol. Japon. 30: 763-767 (1983)
349. Mitas,J.A., Levy,S.B., Holle,R., Frigon,R.P., Stone,R.A.: Urinary kallikrein activity in the hypertension of renal parenchymal disease. N.Engl.Med.J. 299: 162-165 (1978)
350. Miyashita,A., Sakai,A., Butt,K.M.H.: Urinary kallikrein activity (esterase activity), plasma renin activity, and urinary aldosterone excretion in kidney transplantation patients. Transplant.Proc. 15: 2136-2138 (1983)
351. Moniuszko-Jakoniuk,J., Wisniewski K.: The effect of kinins on the psychomotor activity of rats as evaluated by Lat's test. Acta Neurobiol.Exp. 34: 621-628 (1974)
352. Moniuszko-Jakoniuk,J., Wisniewski K., Koscielak,M.: Investigations of the mechanism of central action of kinins. Psychopharmacol. 50: 181-186 (1976)
353. Mookherjee,S., Anderson Jr.,G.H., Eich,R., Hill,N., Smulyan,H., Streeten,D.H.P., Vardan,S., Warner,R.: Acute effects of captopril on cardiopulmonary hemodynamics and renin-angiotensin-aldosterone and bradykinin profile in hypertension. Am.Heart J. 105: 106-112 (1983)
354. Moore Jr.,J., Gagnon,J.A., Verma,P.S., Sander,G.E., Butkus,D.E.: Plasma kinin levels in acute renovascular hypertension in dogs. Renal Physiol. 7: 102-114 (1984)
355. Moriwaki,C., Moriya,K., Yamaguchi,K., Kizuki,K., Fujimori,H.: In testinal absorption of pancreatic kallikrein and some aspects of its physiological role. In: Haberland,G.L., Rohen,J.W., Suzuki,T.: Kininogenases.Kallikrein. Schattauer-Verlag, Stuttgart, 57-66 (1972)
356. Morris,B.J.: Specific radioactivity of radioimmunoassay tracer determined by self-displacement: a re-evaluation. Clin.Chim.Acta 73: 213-216 (1976)
357. Mouri T.: A method for the estimation of human plasma kininogens I and II. Tohoku J.Exp.Med. 98: 147-153 (1969)
358. Movat,H.Z.: The kinin system: its relation to blood coagulation, fibrinolysis and the formed elements of the blood. Rev.Physiol.Biochem.Pharmacol. 84: 143-202 (1978)
359. Movat,H.Z.: The plasma kallikrein-kinin system and its interrelationship with other components of blood. In: Erdoes,E.G.: Bradykinin, kallidin and kallikrein. Springer-Verlag Berlin, HandbookExp.Pharmacol. 25(Suppl.): 1-89 (1979)
360. Mueller,H., Overlack,A., Stumpe,K.O., Kolloch,R., Ressel,C.: Increased prostaglandin E2 excretion with oral kallikrein treatment in hypertensive and normotensive subjects. Adv. Exp.Med.Biol. 156B: 1005-1009 (1983)
361. Mueller-Esterl,W., Just,I., Fritz,H.: Quantitation and differentiation of human kininogens by enzyme-linked immunosorbent assay (ELISA). Fresenius Zeitschr.Anal.Chem. 317: 733-734 (1984)
362. Mueller-Esterl,W., Dittmann,B., Fritz,H., Lottspeich,F., Henschen,A.: Structural aspects of human kininogens. Adv.Exp.Med.Biol. 1556A: 157-164 (1983)
363. Mueller-Esterl,W., Fritz,H., Machleidt,W., Ritonja,A., Brzin,J., Kotnik,M., Turk,V., Kellermann,J., Lottspeich,F.: Human plasma kininogens are identical with a-cysteine proteinase inhibitors. FEBS 182: 310-314 (1985)
364. Mune,M., Morishita,S., Gotoh,T., Saika,Y., Yamada,Y., Yukawa,S., Nomoto,H.: Urinary kallikrein and prostaglandin excretion in patients with chronic glomerulonephritis of hyper-

tensive type and the effect of kallidinogenase on its abnormality. Nippon Jinzo Gakkai Shi 26: 75-82 (1984)

365. Naka,T., Ogihara,T., Hath,T., Maruyama,A., Mikami,H., Marua,N., Gotoh,S., Masuo,K., Ohde,H., Iwanaga,K., Kumahara,Y.: The effect of aging on urinary kallikrein excretion in normotensive subjects and in patients with essential hypertension. J.Clin.Endocrinol. Metabol. 52: 1023-1026 (1981)

366. Narayanan,T.K., Greenbaum,L.M.: Detection and quantitation of fluorescamine-labeled bradykinin, its analogues and metabolites using high performance liquid chromatography. J. Chromatography 302: 109-116 (1984)

367. Nasjletti,A., Colina-Chourio,J., McGiff,J.C.: Disappearance of bradykinin in the renal circulation of dogs. Circ.Res. 37: 59-65 (1975)

368. Nasjletti,A., Colina-Chourio,J.: Interactions of mineralocorticoids, renal prostaglandins and the renal kallikrein-kinin system. Fed.Proc. 35: 189-193 (1976)

369. Nasjletti,A., Malik,K.U.: The renal kallikrein-kinin and prostaglandin systems interaction. Ann.Rev.Physiol. 43: 597-609 (1981)

370. Nielson,C.K., Olsen,U.B., Ahnfeldt-Ronne,I., Arrigoni-Martelli,E.: Investigation on the antihypertensive activity of timolol and brendroflumethiazide and the combination in dogs and rats. Acta Pharmacol.Toxicol. 39: 500-512 (1976)

371. Nielsen,F., Nielsen,M.D., Giese,J.: Plasma bradykinin concentration does not represent the true level of circulation hormone. Agents Actions Suppl. 9: 227-232 (1982)

372. Nielsen,M.D., Nielsen,F., Kappelgaard,A.M., Giese,J.: Double-antibody solid-phase radioimmunoassay for blood bradykinin. Clin.Chim.Acta 125: 145-156 (1982)

373. Nishimura,K., Ward,P., Erdoes,E.G.: Kallikrein and renin in the membrane fractions of the rat kidney. Hypertension 2: 538-545 (1980)

374. Noda,Y., Yamada,K., Igic,R., Erdoes,E.G.: Regulation of rat urinary and renal kallikrein and prekallikrein by corticosteroids. Proc.Natl.Acad.Sci.USA 80: 3059-3063 (1983)

375. Nolly,H., Lama,C.: Active and inactive kallikrein released by kidney slices from normotensive and hypertensive rats. Hypertension 3(Suppl. II): II35-II38 (1981)

376. Numahata,H.: A clinical study on urinary kallikrein in patients with renal diseases. Nippon Jinzo Gakkai Shi 21: 39-52 (1979)

377. Nustad,K.: The relationship between kidney and urinary kininogenase. Brit.J.Pharmacol. 39: 73-86 (1970)

378. Nustad,K., Vaaje,K., Pierce,J.V.: Synthesis of kallikreins by rat kidney slices. Brit.J.Pharmacol. 53: 229-234 (1975)

379. O'Connor,D.T., Preston,R.A.: Urinary kallikrein activity, renal hemodynamics, and electrolyte handling during chronic beta blockade with propranolol in hypertension. Hypertension 4: 742-749 (1982)

380. O'Connor,D.T., Preston,R.A., Mitas,J.A., Frigon,R.P., Stone,R.A.: Urinary kallikrein activity and renal vascular resistance in the antihypertensive response to thiazide diuretics. Hypertension 3: 139-147 (1981)

381. Odya,C., Wilgis,F.P., Walker,J.F., Oparil,S.: Immunoreactive bradykinin and (des-Arg9)-bradykinin in low-renin essential hypertension - before and after treatment with enalapril (MK 421). J.Lab.Clin.Med. 102: 714-721 (1983)

382. Odya,C.: Iodobradkinins: Application to bradykinin radioimmunoassay and to bradykinin receptor studies. Ph.D.-Thesis, University of Wisconsin-Madison (1975)

383. Ogawa,K., Ito,T., Ban,M., Mochizuki,M., Satake,T.: Effects of orally administered glandular kallikrein on urinary kallikrein and prostaglandin excretion, plasma immunoreactive prostanoids and platelet aggregation in essential hypertension. Klin.Wschr. 63: 332-336 (1985)

384. Oehman,K.P., Karlberg,B.E., Nilsson,O.R., Wettre, S.: Captopril, aldosterone and urinary kallikrrin in primary hypertension. Clin.Exp.Hypertens. A5: 523-529 (1983)

385. Ohno,T., Yajima,T., Urano,T., Nakamura,K.: Interaction of prostaglandin E2 and bradykinin in the induction of afferent splanchnic nerve discharges in cats. Jap.J.Pharmacol. 34: 191-202 (1984)

386. Okamoto,K., Aoki,K.: Development of a strain of spontaneously hypertensive rats. Jap.Circ J. 27: 282-293 (1963)

387. Okamoto,K., Yamori,Y., Nagaoka,A.: Establishment of the stroke-prone spontaneously hypertensive rat. Circ.Res. 34/35(Suppl.I): 143-153 (1974)

388. Ole-MoiYoi,O., Seldin,D.C., Spragg,J., Pinkus,G.S., Austen,K.F.: Sequential cleavage of proinsulin by human pancreatic kallikrein and a human pancreatic kininase. Proc. Natl. Acad.Sci.USA 76: 3612-3616 (1979)

389. Oliveira Salgado,M.C. de, Krieger,E.M.: Hyperreactivity to bradykinin and alterations in angiotensin I conversion and bradykinin inactivation in renal hypertensive rats. Hypertension 4: 77-83 (1982)

390. Oliveira Salgado,M.C. de, Krieger, E.M.: Acute changes in the renin-angiotensin system modify bradykinin and angiotensin reactivity and metabolism in conscious rats. Hypertension 5(Suppl.V): V172-V176 (1983)

391. Olsen,U.B.: Urine kallikrein and kinin excretions in dogs during renal artery constriction and release. Acta Physiol.Scand. 108: 187-188 (1980)

392. Olsen,U.B.: Changes of urinary kallikrein and kinin excretions induced by adrenalin infusion in conscious dogs. Scand.J.Clin.Invest. 40: 173-178 (1980)

393. Olsen,U.B.: Clonidin decreases rat urinary kallikrein excretion by alpha-adrenergic receptor stimulation. Europ.J.Pharmacol. 79: 311-314 (1982)

394. Olshan,A.R., O'Connor,D.T., Preston,R A., Frigon,R.P., Stone,R.A.: Involvement of kallikrein in the antihypertensive response to furosemide in essential hypertension. J. Cardiovasc.Pharmacol. 3: 161-167 (1981)

395. Omata, K. Carretero, O.A., Scicli,A.G., Jackson,B.A.: Localization of active and inactive kallikrein (kininogenase activity) in the microdissected rabbit nephron. Kidney Int. 22: 602-607 (1982)

396. Omata,K., Carretero,O.A., Itoh,S., Scicli,A.G.: Active and inactive kallikrein in rabbit connecting tubules and urine during low and normal sodium intake. Kidney Internatl. 24: 714-718 (1983)

397. Orstavik,T.B.; Brandtzaeg,P., Nustad,K., Halvorsen,K.M.: Cellular localization of kallikreins in rat submandibular and sublingual salivary glands. Acta Histochem. 54: 183-192 (1975)

398. Orstavik,T.B.; Nustad,K., Brandtzaeg,P., Pierce,J.V.: Cellular origing of urinary kallikreins. J.Histochem.Cytochem. 24: 1037-1039 (1976)

399. Orstavik,T.B.; Gautvik,K.M.: Regulation of salivary kallikrein secretion in the rat submandibular gland. Acta Physiol.Scand. 100: 33-44 (1977)

400. Orstavik,T.B.: The distribution and secretion of kallikrein in some exocrine ogans of the rat. Acta Physiol.Scand. 104: 431-442 (1978)

401. Orstavik,T.B.; Glenner,G.G.: Localization of kallikrein and its relation to other trypsin-like esterases in the rat pancreas. A comparison with the submandibular gland. Acta Physiol. Scand. 103: 384-393 (1978)

402. Orstavik,T.B.: The kallikrein-kinin system in exocrine organs. J.Histochem.Cytochem. 28: 881-889 (1980)

403. Orstavik,T.B.; Inagami,T.: Localisation of kallikrein in the rat kidney and its anatomical relationship to renin. J.Histochem.Cytochem. 30: 385-390 (1982)

404. Orstavik,T.B.; Carretero,O.A., Johansen,L.B., Scicli,A.G.: Role of submandibular gland kallikrein in the hypotensive effect of captopril after sympathetic stimulation of the rat submandibular gland. Circ.Res. 51: 385-390 (1982)

405. Osborn,E.C., Hodges,N.G., Pickens,P.T., Willicombe,P.R., Mahler,R.F.: The conversion of (35S) PTC-angiotensin I to PTC-angiotensin II in plasma of normotensive and hypertensive subjects. Clin.Sci. 38: 217-223 (1970)

406. Overlack,A., Stumpe,K.O., Ressel,C., Kolloch,R., Zywzok,W., Krueck,F.: Decreased urinary kallikrein activity and elevated blood pressure normalized by orally applied kallikrein in essential hypertension. Klin.Wschr. 58: 37-42 (1980)

407. Overlack,A., Stumpe,K.O., Kuehnert,M., Heck,I.: Altered blood pressure and renin response to converting enzyme inhibition after aprotinin-induced kallikrein-kinin system blockade. Clin.Sci (Suppl.) 59: 129s-132s (1980)

408. Overlack,A., Stumpe,K.O., Kolloch,R., Ressel,C., Krueck.F.: Antihypertensive effect of orally administered glandular kallikrein in essential hypertension. Results of a double blind study. Hypertension 3(Suppl. I): I18-I21 (1981)

409. Overlack,A., Stumpe,K.O., Kuehnert,M., Kolloch,R., Ressel,C., Heck,I., Krueck,F.: Evidence for participation of kinins in the antihypertensive effect of converting enzyme inhibition. Klin.Wschr. 59: 69-74 (1981)

410. Overlack,A., Stumpe,K.O., Mueller,H.M., Kolloch,R., Higuchi,M.: Interactions of diuretics with the renal kallikrein-kinin and prostaglandin systems. Klin.Wschr. 60: 1223-1228 (1982)

411. Overlack,A., Scicli,A.G., Carretero,O.A.: Intestinal absorption of glandular kallikrein in the rat. Am.J.Physiol. 244: G689-G694 (1983)

412. Overlack,A., Scicli A.G., Carretero,O.A.: Role of mineralocorticoids in salt-induced changes in urinary kallikrein excretion. Kinin 84, Abstract book, p. 103 (1984)

413. Oza,N.B., Amin,V.M., Gandolfi,R., Yanari,S., Carretero,O.A.: A direct radioimmunoassay for rat urinary kallikrein. Fed.Proc. 35: 693 (1976)

414. Oza,N.B.: Development of a rat urinary kallikrein-binding radioimmunoassay and identification of homologous enzyme in Plasma. J.Clin.Chem.Clin.Biochem. 19: 1033-1038 (1981)

415. Oza,N.B., Lieberthal,W., Bernard,D.B., Levinsky,N.G.: Antibody that recognizes total human urinary kallikrein: Radioimmunological determination of inactive kallikrein. J.Immunol. 126: 2361-2364 (1981)

416. Paar,D.: Ausscheidung von Kallikrein und Urokinase im Harn der Ratte nach Folsaeure-induzierter Nierenschaedigung. J.Clin.Chem.Clin.Biochem. 21: 243 (1983)

417. Petrides,P.: Padutin beim Diabetes mellitus. Klin.Wschr. 24/25: 742-746 (1947)

418. Pinkus,G.S., Maier,M., Seldin,D.C., Ole-Moiyoi,O., Austen,K.F., Spragg.J.: Immunohistochemical localization of glandular kallikrein in the endocrine and exocrine human pancreas. J.Histochem.Cytochem. 31: 1279-1288 (1983)

419. Pisano,J.J., Geller,R., Margolius,H.S., Keiser,H.R.. Urinary kallikrein in hypertensive rats. Acta Physiol.Latinoam. 24: 453-458 (1974)

420. Plers,J., Stuermer,E., Guttmann,S., Boisonnas,R.A.: Kallidin, Synthese und Eigenschaften. Helv.Chim.Acta 45: 394 (1962)

421. Popieraitis,A.S., Thompson,A.G.: The site of bradykinin release in acute experimental pancreatitis. Arch.Surg. 98: 73-76 (1969)

422. Porcelli,G., Bianchi,B., Croxatto,H.R.: Urinary kallikrein excretion in a spontaneously hypertensive strain of rats (38939). Proc.Soc.Exp.Biol.Med. 149: 983-986 (1975)

423. Powers,C.A., Baer,P.G., Nasjletti,A.: Reduced glandular kallikrein-like activity in the anterior pituitary of the New Zealand genetically hypertensive rat. Biochem.Biophys.Res.Comm. 119: 689-693 (1984)

424. Proud,D., Knepper,M.A., Pisano,J.J.: Distribution of immunoreactive kallikrein along the rat nephron. Am.J.Physiol. 244: F510-F515 (1983)

425. Proud,D., Togias,A., Naclerio,R.M., Crush,S.A., Norman,P.S., Lichtenstein,L.M.: Kinins are generated in vivo following nasal airway challenge of allergic individuals with allergen. J.Clin.Invest. 72: 1678-1685 (1983)

426. Puustinen,T., Uotila,P.: The effect of bradykinin, histamine, and leukotrienes B4, C4 and D4 on the formation of 6-keto-prostaglandin F1a and thromboxane B2 in hamster lungs. Prostaglandins Leukotrienes Med. 12: 443-448 (1983)

427. Rabito,S.F., Scicli,A.G., Kher,V., Carretero,O.A.: Immunoreactive glandular kallikrein in rat plasma: a radioimmunoasay for its direct determination. Am.J.Physiol. 242: H602-H610 (1982)

428. Rabito,S.F., Scicli,A.C., Carretero,O.A.: Immunoreactive glandular kallikrein in plasma during alterations of urinary kallikrein excretion. Hypertension 5(Suppl.V): V153-U157 (1983)

429. Rabito,S.F., Orstavik,T.B., Scicli,A.G., Schork,A., Carretero,O.A.: Role of the autonomic nervous system in the release of rat submandibular gland kallikrein into the circulation. Circ.Res. 52: 635-641 (1983)

430. Rapp,N.S., Zenser,T.V., Mattammal,M.B., Davis,B.B.: Inhibition of bradykinin stimulation of renal medullary prostaglandin E2 synthesis by phosphodiesterase inhibitors. J.Pharmacol.Exp.Ther. 219: 442-446 (1981)

431. Ratnoff,O.D., Pensky,J., Ogston,D., Naff,G.B.: The inhibition of plasmin, plasma kallikrein, plasma permeability factor, and the C1r subcomponent of the first component of complement by serum C1-esterase inhibitor. J.Exp.Med. 129: 315-331 (1969)

432. Regoli,D., Mizrahi J., D'Orleans-Juste,P., Caranikas,S.: Effects of kinins on isolated blood vessels. Role of endothelium. Can.J.Physiol.Pharmacol. 60: 1580-1583 (1982)

433. Ribeiro,A.B., Schwarzwalder,S.R., Saragoca,M.A.S., Almeida,F.A., Voss,A., Stella, R.C.R., Ramos,O.L.: Malignant hypertension: A syndrom accompanied by plasmatic diminution of low and high molecular weight kininogens. Hypertension 5(Suppl.V): V158-V162 (1983)

434. Roblero,J.S., Croxatto,H.R., Albertini,R.B.: Release of renal kallikrein to perfusate by isolated rat kidney. Experientia 32: 1440-1441 (1976)

435. Roblero,J.S., Croxatto,H.R., Garcia,R., Corthorn,J., De Vito,E.: Kallikrein-like activity in perfusates and urine of isolated rat kidney. Am.J.Physiol. 231: 1381-1389 (1976)

436. Rocha e Silva,M., Beraldo,W.T., Rosenfeld,G.: Bradykinin, a hypertensive and smooth muscle stimulating factor released from plasma by snake venoms and by trypsin. Arvn.J.Physiol. 156: 261-273 (1949)

437. Rocha e Silva,M.: Method of assay of bradykinin upon guinea pig gut. Acta Physiol.Latinoam. 2: 238 (1952)

438. Rocha e Silva,M., Malnic,G.: Release of antidiuretic hormone by bradykinin. J.Pharmacol.Exp.Ther. 146: 24-32 (1964)

439. Roeckel,A., Stuermer,G., Heidland,A.: Kallikrein Exkretion der Niere und Parotis bei essentieller und renaler Hypertonie - Effekte von Diuretika und Captopril. In: Rosenthal,J., Knauf, H.: Diuretika. Edition Med., Weinheim, 185-193 (1980)

440. Roeckel,A., Zenglein,H., Preissler,A., Voelker,J., Hein,G., Heidland,A.: Pharmacological influences on parotid salivary kallikrein concentration in rats. Kidney International 20: 161-162 (1981)

441. Roesen,P., Eckel,J., Reinauer,H.: Influence of Bradykinin on glucose uptake and metabolism studied in isolated cardiac myocytes and isolated perfused rat hearts. Hoppe-Seyler's Zeitschr.Physiol.Chem. 364: 1431-1438 (1983)

442. Rosas,R., Albertini R., Croxatto,H.R.: Renal kallikrein system, volemia, and renal hypertension. Mayo Clin.Proc. 52: 459-461 (1977)

443. Roscher,A.A., Manganiello,V.C., Jeisema,C.L., Moss,J.: receptors for bradykinin in intact cultured human fibroblasts. Identification and characterization by direct binding study. J. Clin.Invest. 72: 626-635 (1983)

444. Rosenthal,J., Arlart,I., Jaeger,H.: Zur Bedeutung der Kallikreinausscheidung im Harn bei der Behandlung der Hypertonie mit Diuretika. Med.Welt 30: 1926-1927 (1979)

445. Rothschild,A.M., Cordeiro, R.S., Castanias,A.: Acute pulmonary edema and plasma kininogen consumption in the adrenaline-treated rat: Inhibition by acetylsalicylic acid and resistance to salicylate and indomethacin. Naunyn-Schmiedeberg's Arch.Pharmacol. 288: 319-321 (1975)

446. Rumpf,K.W., Becker,K., Kreusch,U., Schmidt,S., Vetter,R., Scheler,F.: Evidence for a role of plasma kallikrein in the activation of prorenin. Nature 283: 482-483 (1980)

447. Russell,G.I., Bing,R.F., Swales,J.D., Thurston,H.: Indomethacin or aprotinin infusion: effect on reversal of chronic two-kidney, one-clip hypertension in the conscious rat. Clin.Sci. 62: 361-366 (1982)

448. Ryan,J.W., Chung,A., Ammons,C., Carlton,M.L.: A simple radioassay for angiotensin-converting enzyme. Biochem.J. 167: 501-504 (1977)

449. Saito,H., Ratnoff,O.D., Waldmann,R.: Fitzgerald trait. J.Clin.Invest. 55: 1082-1089 (1975)

450. Saito,H., Poon,M.C., Vicic,W., Goldsmith,G.H., Menitove,J.E.: Human plasma prekallikrein (Fletcher factor) clotting activity and antigen in health and disease. J.Lab.Clin.Med. 92: 84-95 (1978)

451. Sato,H., Mochimaru,F., Kobayashi,T. Iizuka,R., Kaneko,S., Morikawi,C.: Kallikrein treatment of male infertility. Adv.Exp.Med.Biol. 120A: 529-536 (1979)

452. Sato,H.: Studies of the components of kallikrein-kinin system and treatment of male infertility. Keio.J.Med. 29: 19-38 (1980)

453. Sato,H., Schill,W.B.: temperature-dependent effect of kallikrein, bradykinin and captopril on sperm motility in vitro. In: Haberland,G.L., Rohen,J.W., Fritz,H., Huber,P.: Kininogenases, Kallikrein 6. Schattauer-Verlag, Stuttgart. 155 -162 (1983)

454. Schachter,M.: Nervous regulation of kallikrein and sialotonin secretion. Bradykinin and related Kinins. Plenum Press, New York. 629-633 (1970)

455. Schachter,M., Peret,M.W., Moriwaki,C., Rodrigues,J.A.A.: Localization of kallikrein in submandibular gland of cat, guinea-pig, dog, and man by the immunoperoxidase method. J.Histochem.Cytochem. 28: 1295-1300 (1980)

456. Schachter,M., Peret,M.W., Billing,A.G., Wheeler,G.D.: Immunolocalization of the protease kallikrein in the colon. J.Histochem.Cytochem. 31: 1255-1260 (1983)

457. Schalekamp,M.A.D.H., Derkx,F.H.M.: Plasma Kallikrein and plasmin as activators of prorenin: links between the renin-angiotensin system and other proteolytic systems in plasma. Clin.Sci. 61: 15-21 (1981)

458. Schapira,M., Scott,C.F., James,A., Silver,L.D., Kueppers,F., James,H.L., Coleman,R.W.: High molecular weight kininogen or its light chain protects human plasma kallikrein from inactivation by plasma protease inhibitors. Biochem. 21: 567-572 (1982)

459. Schill,W.B.: Improvement of sperm motility in patients with asthenozoospermia by kallikrein treatment. Int.J.Fertil. 20: 61-63 (1975)

460. Schill,W.B.: Kallikrein im Doppelblindversuch bei idiopathischer Oligozoospermie. Hautarzt 29: 319-322 (1978)

461. Schoemig,A., Dietz,R., Rascher,W., Lueth,J.B., Mann,J.F.E., Schmidt,M., Weber,J.: Sympathetic vascular tone in spontaneously hypertensive rats. Klin.Wschr. 56(Suppl.I): 131-138 (1978)

462. Schor,N., Voos,A., Stella,R.C.R., Ribeiro,A.B., Ramos,O.L..: Effects of cyclooxygenase inhibitors on plasma and urinary kallikrein. Hypertension 5(Suppl.V): V48-V52 (1983)

463. Schulte,K.L, Braun,J., Meyer-Sabellek,W., Wegscheider,K., Gotzen,R., Distler,A.: Functional versus structural changes of forearm vascular resistance in hypertension. Hypertension 11: 320-325 (1988)

464. Schweisfurth,H.: Das Angiotensin-I-Converting-Enzym. Physiologische Aspekte und klinische Bedeutung. Dtsch.Med.Wschr. 107: 1815-1818 (1982)

465. Schweisfurth,H., Kment,A., Dahlheim,H., Strauer,B.E.: Elevated angiotensin-I-converting enzyme (ACE) in patients with essential hypertension. Klin.Wschr. 60: 49-50 (1982)

466. Schwertschlag,U., Seyberth,H.W., Mueller,H., Grunewald,R., Erlenmaier,T., Rohs,H.G., Hackenthal,E.: Intrarenal conversion of prostaglandin F2 into prostaglandin E2a and renin release in the isolated perfused rat kidney. Clin.Sci.: 59(Suppl.): 117s-119s (1980)

467. Scicli,A.G., Orstavik,T.B., Rabito,S.F., Murray,R.D., Carretero,O.A.: Blood kinins after sympathetic nerve stimulation of the rat submandibular gland. Hypertension 5(Suppl.I): I101-I106 (1983)

468. Scicli,A.G., Carretero,O.A., Rabito,S.F.: Blood and urinary kinins in human subjects during normal and low sodium intake. Adv.Exp.Med.Biol. 156B: 877-882 (1983)

469. Scicli,A.G., Diaz,M.A., Carretero,O.A.: Effects of pH and amiloride on the intrarenal formation of kinins. Am.J.Physiol. 245: F198-F203 (1983)

470. Scicli,A.G.: A new kinin in human urine and its physiological regulation. Agents Actions Suppl. , in press (1987) and J.Biol.Chem. 261: 7407-7411 (1986)

471. Scott,C.F., Colman, R.W.: Function and immunochemistry of prekallikrein-high molecular weight kininogen complex in plasma. J.Clin.Invest. 65: 413-421 (1980)

472. Sealey,J.E., Atlas,S.A., Laragh,J.H.: Linking the kallikrein and renin systems of inactive renin. Am.J.Med. 65: 994-1000 (1978)

473. Seino,M., Abe,k., Otsuka,Y., Saito,T., Irokawa,N., Yasujima,M., Chiba,S., Yoshinaga,K.: Urinary kallikrein excretion and sodium metabolism in hypertensive patients. Tohoku J. Exp.Med. 116: 359-367 (1975)

474. Seino,M., Abe,k., Sakurai,Y., Irokawa,N., Yasujima,M., Chiba,S., Otsuka,Y., Yoshinaga,K.: Effect of spironolactone on urinary kallikrein excretion in patients with essential hypertension and in primary aldosteronism. Tohoku J.Exp.Med. 121: 111-119 (1977)

475. Seino,M., Abe,K., Irokawa,N., Ito,T., Yasujima,M., Sakurai,Y., Chiba,S., Saito,K., Ritz,K., Kusaka,T., Miyazaki,S., Yoshinaga,K.: Effect of forosemide on urinary kallikrein excretion in patients with essential hypertension. Tohoku J.Exp. Med. 124: 197-203 (1978)

475. Seto,S., Kher,V., Scicli A.G., Beierwaltes,W.H., Carretero,O.A.: a. The effect of aprotinin (a serine protease inhibitor) on renal function and renin release. Hypertension 5: 893-899 (1983)

476. Sharma,J.N., Zeitlin,I.J.: Altered plasma kininogen in clinical hypertension. Lancet II: 1259-1260 (1981)

477. Shimamoto,K., Ando,T., Nakao,T., Tanaka,S., Sakuma,M., Miyahara,M.: A sensitive radioimmunoassay method for urinary kinins in man. J.Lab.Clin.Med. 91: 721-728 (1978)

478. Shimamoto,K., Margolius,H.S., Chao,J., Crosswell,A.R.: A direct radioimmunoassay of rat urinary kallikrein and comparison with other measures of urinary kallikrein activity. J. Lab. Clin.Med. 94: 172-179 (1979)

479. Shimamoto,K., Ura,N., Tanaka,S., Ogasawara,A., Nakao,T., Nakahashi,Y., Chao,J., Margolius,H.S., Iimura,O.: Excretion of human urinary kallikrein quantity measured by a direct radioimmunoassay of human urinary kallikrein in patients with essential hypertension and secondary hypertensive diseases. Jap.Circ.J. 45: 1092-1097 (1981)

480. Shimamoto,K., Ado,T., Tanaka,S., Nakahashi,Y., Nishitani,T., Hosoda,S., Ishida,H., Iimura,O.: An improved method for the determination of human blood kinin levels by sensitive kinin radioimmunoassay. Endocrinol.Japon. 29: 487-494 (1982)

481. Shimamoto,K., Nakao,T., Ura,N., Tanaka,S., Ando,T., Nishimiya,T., Mita,T., Kondo,M., Nakagawa,M., Iimura,O.: The role of the renal Kallikrein-kinin system in sodium metabolism in normal and low renin essential hypertension. Jap.Circ.J. 47:1210-1215 (1983)

482. Shimamoto,K., Iimura,O.: Measurement of circulating kinin, their changes by inhibition of kininase II and their possible blood pressure lowering effect. Agents Actions Suppl. 22: 297-308 (1987)

483. Shimoda,K., Lee,T.C., Kushiro,T., Girolami,J.P., Maxwell,M.H.: Suppression of furosemide-induced natriuresis and renin secretion by aprotinin in conscious rabbits. Agents Actions Suppl. 9: 484-490 (1982)

484. Shimojo,N., Mayfield,R., Margolius,H.S.: Tissue kallikrein and kinin have no detectable effects on isolated skeletal muscle glucose metabolism. Kinin 84, Abstract book p. 129 (1984)

485. Sinaiko,A.R., Glasser,R.J., Gillum,R.F., Prineas,R.J.: Urinary kallikrein excretion in grade school children with high and low blood pressure. J.Pediatrics 100: 938-940 (1982)

486. Spragg,J., Austen,K.F., Haber,E.: Production of antibody against bradykinin: Demonstration of specifity by complement fixation and radioimmunoassay. J.Immunol. 96: 865-871 (1966)

487. Stewart,J.M.: Inactivation of bradykinin in the pulmonary circulation. Agents Actions 6: 494-497 (1976)

488. Stewart,J.M., Vavrek,R.J.: Bradykinin competitive antagonists for classical kinin system. Adv.Exp.Med.Biol. 198A: 537-542 (1986)

489. Stewart,T.A., Weare,J.A., Erdoes,E.G.: Human peptidyl dipeptidase (converting enzyme, kininase II). Methods Enzymol. 80: 450 (1981)

490. Stocker,M., Hornung,J.: Application of bradykinin radioimmunoassay for the measurement of urinary kallikrein activity in rats. Klin.Wschr. 56(Suppl.I): 127-130 (1978)

491. Stocker,M., Hilgenfeldt,U., Gross,F.: Production of antibodies against bradykinin. Experientia 35: 1113-1115 (1979)

492. Stoner,J., Manganiello,B.C., Vaughan,M.: Effects of bradykinin and indomethacin on cyclic GMP and cyclic AMP in lung slices. Proc.Nat.Acad.Sci. 70: 3830-3833 (1973)

493. Streeten,D.H.P., Kerr,L.P., Kerr,C.B., Prior,J.C., Dalakos,T.G.: Hyperbradykininism: A new orthostatic syndrome. Lancet II: 1048-1053 (1972)

494. Susic,H., Nasjletti,A., Malik,K.U.: Inhibition by bradykinin of the vascular action of angiotensin II in the dog kidney. J.Pharmacol.Exp.Ther. 218: 103-107 (1981)

495. Sustarsic,D.L., McPartland,R.P., Rapp,J.P.: Total and kallikrein arginine esterase activities in the urine of salt-hypertensive susceptible and resistant rats. Hypertension 2: 813-820 (1980)

496. Sustarsic,D.L., Mc Partland,R.P., Rapp,J.P., Schlager,G., Tan,S.Y.: Urinary kallikrein and urinary prostaglandin E2 in genetically hypertensive mice (40746). Proc.Soc.Exp.Biol.Med. 163: 193-199 (1980)

497. Suzuki,S., Franco-Saenz,R., Tan,S.Y., Mulrow,P.J.: Direct action of rat urinary kallikrein on rat kidney to release renin. J.Clin.Invest. 66: 757-762 (1980)

498. Swartz,S.L., Williams,G.H., Hollenberg,N.K., Moore,T.J., Dluhy,R.G.: Converting enzyme inhibition in essential hypertension: the hypotensive response does not reflect only reduced angiotensin II formation. Hypertension 1: 106-111 (1979)

499. Szurska,G., Kleinrok,Z.: The influence of betablocking agents on the kinin system in rat plasma. J.Pharm.Pharmac. 30: 323-324 (1978)

500. Tager,H.S.: Coupling of peptides on albumin with difluorodinitrobenzene. Analyt.Biochem. 71: 367-375 (1976)

501. Takaoka,M., Akiyama,H., Ito,k., Okamura,H., Morimoto,S.: Isolation of inactive kallikrein from rat urine. Biochem.Biophys.Res.Comm. 109: 841-847 (1982)

502. Takata,M., Sugimoto,T., Matsumoto,M.,Iida,H., Mizumura,Y.: Role of bradykinin potentiation in the antihypertensive effect of captopril in conscious rabbits with two-kidney,one-clip hypertension. J.Cardiovasc.Pharmacol. 3: 1260-1268 (1981)

503. Talamo,R.C., Haber,E., Austen,K.F.: A radioimmunoassay of bradykinin in plasma and synovial fluid. J.Lab.Clin.Med. 74: 816-827 (1969)

504. Terashita,Z., Fukui,H., Nishikawa,K., Hirata,M., Kikuchi,S.: Effects of arachidonic acid and bradykinin on the coronary flow, release of PGI2 and cardiac functions in the perfused guinea-pig heart. Japan.J.Pharmacol. 32: 351-358 (1982)

505. Tomita,M., Suzuki,H., Matsuoka,Y., Sakurada,N.: Increased renal kallikrein excretion in SIADH after vincristine therapy. Endocrinol.Japon. 28: 637-641 (1981)

506. Uchida,Y., Katori,M.: An improved method for determination of the total kininogen in rabbit and human plasma. Biochem.Pharmacol. 27: 1463-1470 (1978)

507. Ueno,A., Oh-Ishi S., Kitagawa,T., Katori M.: Enzyme immunoassay of bradykinin using beta-D-galactosidase as a labeling enzyme. Biochem.Pharmacol. 30: 1659-1664 (1981)

508. Unger,T., Rockhold,W., Boenner,G., Rascher,W., Ganten,D.: Effects of different orally active inhibitors of the converting enzyme in spontaneously hypertensive rats. Drug Development Evaluation 4: 23-29 (1980)

509. Unger,T., Ganten,D., Lang,R.E., Schoelkens,B.A.: Is tissue converting enzyme inhibition a determninant of the antihypertemsive efficiacy of converting enzyme inhibitors? Studies with the two different compounds, Hoe 498 and MK 421, in spontaneously hypertensive rats. J.Cardiovasc.Pharmacol. 6: 872-880 (1984)

510. Ura,N., Shimamoto,K., Tanaka,S., Nishimiya,T., Mita,T., Nakagawa,M., Maeda,T., Yamaguchi,Y., Iimura,O.: Urinary excretions of kininase I and kininase II activities in essential hypertension. A sensitive and simple method for its kinin-destroying capacity. J.Clin.Hypertens. 1: 15-22 (1985)

511. Valtin,H., Sawyer,W.H., Sokol,H.W.: Neurohypophysial principles in rats homozygous and heterozygous for hypothalamic diabetes insipidus (Brattleboro strain). Endocrinol. 77: 701-706 (1965)

512. Yandongen,R., Tunney,A., Barden,A., Mahoney,D.: Potentiation of bradykinin by captopril during suppression of prostacyclin synthesis. Hypertension 4: 642-645 (1982)

513. Vargaftig,B.B., Dao Hai,N.: Selective inhibition by mepacrine of the release of "rabbit aorta contracting substance" evoked by the administration of bradykinin. J.Pharm.Pharmacol. 24: 159-161 (1972)

514. Vedernikov,Y.P., Ignatenko,A.S.: Presence ot specific bradykinin receptors in smooth muscle of arteries and veins. Bull.Exp.Biol.Med. 91:15-17 (1981)

515. Vecsei,P., Kessler,H.: In vivo conversion of radioactive progesterone and cortiosterone to adrenal cortical hormones in normal and ACTH treated rats. Acta Endocrinol. 68: 759-770 (1971)

516. Vecsei P., Penke,B., Joumaah,A.: Radioimmunoassay of free aldosterone and of its 18-oxo-glucuronide in human urine. Experientia 28: 730-732 (1972)

517. Vecsei P., Gless,K.H.: Aldosteron-Radioimmunoassay. Ferdinand-Enke-Verlag, Stuttgart, (1975)

518. Velletrie,P., Bean,B.L.: The effects of captopril on rat aorta angiotensin-converting enzyme. J.Cardiovasc.Pharmacol. 4: 315-325 (1902)

519. Venneroed,A.M., Laacke,K.: Inactivation and binding of human plasma kallikrein by antithrombin III and heparin. Thromb.Res. 9: 457-466 (1976)

520. Venneroed,A.M., Laacke,K.: Prekallikrein and plasminogen proactivator, absence of plasminogen proactivator in Fletcher factor deficient plasma. Thromb.Res. 8: 519-522 (1976)

521. Verma,P.S., Lorenz,P.E., Sander,G.E.: Simplified radioimmunoassay of bradykinin in human plasma. Clin.Chem. 26: 429-432 (1980)

522. Vinci,J.M., Zusman,R.M., Izzo,J.L., Bowden,R.E., Horwitz,D., Pisano,J.J., Keiser,H.R.: Human urinary and plasma kinins. realtionship to sodium-retaining steroids and plasma renin activity. Circ.Res. 44: 228-237 (1979)

523. Vio.C.P., Roblero,J.S., Croxatto,H.R.: Kallikrein-kinin and renin-angiotensin systems in renovascular hypertension in rats. Proc.Soc.Exp.Biol.Med. 163: 447-451 (1980)

524. Vio,C.P., Roblero,J.S., Croxatto,H.R.: Dexamethasone, aldosterone and kallikrein release by isolated rat kidney. Clin.Sci. 61: 241-243 (1981)

525. Vogel,R.: Kallikrein inhibitors. In: Erdoes,E.G.: Bradykinin, kallidin and kallikrein. Springer-Verlag, Berlin, Handbook Exp.Pharmacol. 25(Suppl.): 163-226 (1979)

526. Vygovskaia,I., Vorobel,A.: Coagulation homeostasis and the kinin system in acute intravascular hemolysis. Probl.Gematol.Pereliv.Krovi 22: 29-32 (1977)

527. Waldmann,R., Scicli,A.G., McGregor,R.K., Carretero,O.A., Abraham,J.P., Kato,H., Han, Y. N., Iwanaga, S.: Effect of bovine high molecular weight kininogen and its fragments on Fitzgerald trait plasma. Thromb.Res. 8: 785-795 (1976)

528. Ward,P.E., Gedney,C.D., Dowben,R.M., Erdoes,E.G.: Isolation of membrane-bound renal kallikrein and kininase. Biochem.J. 151: 755-758 (1975)

529. Ward,P.E., Erdoes,E G., Gedney,C.D., Dowben,R.M., Reynolds,R.C.: Isolation of renal membranes that contain kallikrein, angiotensin I-converting enzyme (kininase II) and angiotensinase in the rat. Clin.Sci Mol.Med. 51(Suppl.): 267s-270s (1976)

530. Ward,P.E., Erdoes,E.G., Gedney,C.D., Dowben,R.M., Reynolds,R.C.. Isolation of membrane-bound renal enzymes that metabolize kinins and angiotensins. Biochem.J. 157: 643-650 (1976)

531. Weber,P.C., Scherer,B., Held,E., Siess,W., Stoffel,H.: Urinary prostaglandins and kallikrein in essential hypertension. Clin.Sci 57(Suppl.5). 259s-261s (1979)

532. Weber,R.N., Blair,R.W., Foreman,R.D.: Effects of cardiac administration of bradykinin on thoracic spinal neurons in the cat. Exp.Neurol. 78: 703-715 (1982)

533. Webster,M. E., Gilmore,J.P.: Influence of kallidin-10 on renal function. Am.J.Physiol. 206: 714-718 (1964)

534. Weiss,A.S., Gallin,J.I., Kaplan,A.P.: Fletcher factor deficiency. J.Clin.Invest. 53: 622-633 (1974)

535. Werle,E.: Ueber den Aktivitaetszustand des Kallikreins der Bauchspeicheldruese und ihres aeusseren Sekretes beim Hund. Biochem.Zeitschr. 290: 129 (1937)

536. Werle,E.: Ueber die Wirkung des Kallikreins auf den isolierten Darm und ueber eine neue darmkontrahierende Substanz. Biochem.Zeitschr. 289: 217-233 (1937)

537. Werle,E., Korsten,H.: Der Kallikreingehalt des Harns, des Speichels und des Blutes bei Gesunden und Kranken. Zeitschr.Ges.Exp.Med. 103: 153-162 (1938)

538. Werle,E., Busse,R., Schamal, A.: Ueber die Kallikreinausscheidung im Harn des Menschen nach Nierentransplantation. Klin.Wschr. 46: 1315-1317 (1968)

539. Whalley,E.T., Wahl,M.: Analysis of bradykinin receptor mediating relaxation of cat cerebral arteries in vivo and in vitro. Naunyn-Schmiedeberg's Arch.Pharmacol. 323: 66-71 (1983)

540. Whorton,A.R., Young,S.U., Data,J.L., Barchowsky,A., Kent,R.S.: Mechanism of bradykinin-stimulated prostacyclin synthesis in porcine aortic endothelial cells. Biochim.Biophys. Acta 712: 79-83 (1982)

541. Wicklmayr,M., Dietze,G.: Effect of oral kallikrein and intrabrachial-arterial bradykinin on forearm metabolism in maturity onsat diabetes. In: Haberland,G.L., Rohen,J.W., Suzuki T.: Kininogenases, Kallikrein. Schattauer-Verlag,Stuttgart, 299-308 (1977)

542. Wicklmayr,M., Dietze,G., Guenther,B., Mayer,L., Boettger,I., Geiger,R., Schultis,K.: Verbesserung der gestoerten Glukoseverwertung durch Bradykinin bei Diabetikern und bei Patienten im postoperativen Stress. Klin.Wschr. 556: 1077-1083 (1978)

543. Wilhelm,D.L.: Mechanisms responsible for increased vascular permeability in acute inflammation. Agents Actions 3: 297-306 (1973)

544. Williams,G.H., Hollenberg,N.K.: Accentuated vascular and endocrine response to SQ 20881 in hypertension. N.Engl.J.Med. 297: 184-188 (1977)

545. Wong,P.Y., Talamo,R.C., Babior,B.M., Raymond,C.G., Colman R.W.: Kallikrein-kinin system in postgastrectomy dumping syndrome. Ann.Intern.Med. 80: 577-581 (1974)

546. Wong,P.Y., Talamo,R.C., Williams,G.H., Colman,R.W.: Response of the kallikrein-kinin and renin-angiotensin systems to saline infusion and upright posture. J.Clin.Invest. 55: 691-698 (1975)

547. Wunderer,G., Kummer,K., Fritz,H: Charakterisierung des Schweine und Human-Serumkallikreins durch die Hemmbarkeit mit Protein-Proteinase - Inhibitoren. Hoppe-Seyler's Zeitschr. Physiol.Chem. 353: 1646-1650 (1972)

548. Yamada,K., Erdoes,E.G.: Isolation of two forms of kallikreins from rat kidney. Adv. Exp. Med.Biol. 156A: 387-392 (1983)

549. Yang,H.Y.T., Erdoes,E.G., Levin,Y.: A dipeptidyl caroxypeptidase that converts angiotensin I and inactivates bradykinin. Biochim.Biophys.Acta 214: 374-376 (1970)

550. Yasujima,M., Matthews,P.G., Johnston,C.I., Abe,K., Yoshinaga,K.: Influences of low sodium diets on vascular effects of bradykinin and on bradykinin receptors in the uterine smooth muscle in the rats. Jap.Circ.J. 46: 540-543 (1982)

550a. Yasujima,M., Abe,K., Tanno,M., Sato,K., Kasai,Y., Seino,M., a. Chiba,S., Goto,T., Omata,K., Tajima,J., Yoshinaga,K.: Chronic effects of norepinephrine and vasopressin on urinary prostaglandin E and kallikrein excretions in conscious rats. Clin.Exp.Hypertension A6: 1297-1310 (1984)

551. Ylitalo,P.: Relation of renin-angiotensin system to kallikrein-kinin and prostaglandin systems in hypertension. Acta Med.Scand. 214(Suppl 677): 36-39 (1983)

552. Yoshinaga,k., Abe,K., Miwa,J., Aida,M., Maebashi,M., Wada,Y.: Assay of urinary kinin. Tohoku J.Exp.Med. 81: 246 (1963)

553. Yoshinaga,K., Abe,K., Miwa,I., Furuyama,T., Suzuki,C.H.: Evidence for the renal origin of urinary kinin. Experientia 20: 396-397 (1964)

554. Yun,J.C.H., Gill Jr.,J.R., Bartter,F.C., Kelly,G.D., Keiser,H.R.: Effect of bradykinin on renal function in dogs treated with indomethacin or propranolol. Renal Physiol. 5: 31 -43 (1982)

555. Zinner,S.H., Margolius,H.S., Rosner,B., Keiser,H.R., Kass,E.H.: Familial aggregation of urinary kallikrein concentration in childhood: relation to blood pressure, race and urinary electrolytes. Am.J.Epidemiol. 104: 124-132 (1976)

556. Zinner,S.H., Margolius,H.S., Rosner,B., Kass,E.H.: Stability of blood pressure rank and urinary kallikrein concentration in childhood: An eight-year follow-up. Circ. 58: 908-915 (1978)

557. Zschiedrich,H., Fleckenstein,P., Geiger,R., Fink,E., Sinterhauf,K., Philipp,T., Distler,A., Wolff,H.P.: Urinary kallikrein in normotensive subjects and in patients with essential hypertension. Clin.Sci. 57(Suppl.): 247s-250s (1979)

Sachverzeichnis

Desmopressindiazetat 225, 269
Desoxykortikosteron 71, 284, 285
Desoxykortikosteronazetat 65, 155
Dexamethason 287,295
Dextransulfat 51, 117, 274
Diabetes insipidus 59, 284
Diabetes mellitus 19, 27, 31
Dialyse 298
Dickdarm 12
Dihydralazin 64, 78, 150, 288, 301
Diurese 15, 132, 170, 252, 281
Diuretika 301
DOCA-Salz-Hypertonie 71, 180, 296
Dumping-Syndrom 26
Durchblutung 18

E
Eiweiß 58
Ektoenzym 13
Elacsäure 51, 117
Enzymassay 278
Enzymimmunoassay 275
Escape-Phänomen 22, 156, 284
Esterase A2 42
Esteraseassay 274
Exsikkose 152

F
Faktor, atrialer natriuretischer 60, 281, 293
F-Stoff 4
Festphasenassay 275
Fibrinolyse 19
Filtrationsrate, glomeruläre 232, 264, 270, 299
Fitzgerald trait 6
Fletscher-Faktor 5
Fletscher-Krankheit 6, 26
Fludrokortison 285
Flush 263
FOY 275
Furosemid 15, 63, 75, 81, 143, 171, 212, 252,
281, 285, 293, 301

G
Gastrointestinaltrakt 20
Gefäßendothelien 17, 23
Gefäßwiderstand, peripherer 77, 228, 257, 289,
301
Gehirn 20
Gerinnung 19, 26
Gerinnungsfaktor XII 274
Gesamtkininogen 189
Geschlecht 280
Geschmacksstörungen 263
Gewebekallikrein 8
Glomerulonephritis 286, 294, 297
Glukokortikoid-Hypertonie 232
Glukokortikoide 22, 65, 287
Glukoseaufnahme 8, 18
Glukoseverwertung 288
GMP, zyklisches 20

Goldblatt-Hypertonie 69
Grenzwert-Hypertonie 79, 292, 232

H
Hämodialyse 82
Hämatokrit 58
Hageman-Faktor 6, 51, 113, 274
Hageman-Krankheit 26
Harn 13
Heparin 50, 56, 120, 274
Herzfrequenz 230
Herzinfarkt 26
Herzsyndrom, hyperkinetisches 31
Hippuran-Clearance 58
Hirn 11
Histaminrezeptoren 289
HMW-Kininogen 107
Hochdruckflüssigkeitschromatographie 275
Hormon, antidiuretisches 24, 64, 152, 225, 283
HPLC 275
Humanurinkallikrein 99
Hydrochlorothiazid 301
6-Hydroxydopamin 174
6-Hydroxydopamin-Hydrobromid 69
17-Hydroxylase-Defekt 285
17-alpha-Hydroxylase-Mangel 22
Hyperaldosteronismus, primärer 30, 79, 296, 299
Hyperinsulinämie 19
Hyperthyreose 31
Hypertonie 26, 27, 300
- adrenokortikotropin-induzierte 71, 183
- arterielle 1, 28, 78
- essentielle 28, 79, 232, 246, 291, 292, 297
- genetische 20
- kortikosteron-induzierte 71, 183
- maligne 294
- renale 31, 79, 232, 294
- renovaskuläre 69, 175, 295
- steroid-induzierte 71
Hypophysektomie 22
Hypotonie 27

I
Ile-Ser-Bradykinin 9
Immersion 76, 220, 281
Indomethazin 16,77, 230
Infertilität 19, 26
Inhibitor-Cocktail 276
Insulin 6, 8
Ionenaustauscher-Chromatographie 274
Isoprenalin 62, 139

K
Kalium 15, 57, 74, 196, 232, 237, 248
Kaliumbelastung 200, 284
Kalium-EDTA 50
Kaliumexkretion 213, 286
Kalium-Natrium-Ionenaustauscher 74, 200
Kaliumrestriktion 200
Kaliurese 15, 252
Kallidin 4, 35, 280